本书谨献给我爱的人和爱我的人

中医学的逻辑哲学

中医原创思维与中西医逻辑比较

邱鸿钟 著

广东高等教育出版社
Guangdong Higher Education Press
·广州·

图书在版编目（CIP）数据

中医学的逻辑哲学：中医原创思维与中西医逻辑比较/邱鸿钟著. —广州：
广东高等教育出版社，2023.3
ISBN 978 - 7 - 5361 - 7432 - 0

Ⅰ．①中…　Ⅱ．①邱…　Ⅲ．①中医学 - 研究　Ⅳ．①R2

中国版本图书馆 CIP 数据核字（2023）第 016959 号

ZHONGYI XUE DE LUOJI ZHEXUE：ZHONGYI YUANCHUANG SIWEI YU
ZHONGXI YI LUOJI BIJIAO

出版发行	广东高等教育出版社
	社址：广州市天河区林和西横路
	邮编：510500　营销电话：（020）87551597
	http：//www. gdgjs. com. cn
印　　刷	佛山市浩文彩色印刷有限公司
开　　本	787 毫米 ×1 092 毫米　1/16
印　　张	30. 5
字　　数	668 千
版　　次	2023 年 3 月第 1 版
印　　次	2023 年 3 月第 1 次印刷
定　　价	88. 00 元

人类理性在其知识的某个门类里有一种特殊的命运，就是：它为一些无法摆脱的问题所困扰；因为这些问题是由理性自身的本性向自己提出来的，但它又不能回答它们；因为这些问题超越了人类理性的一切能力。①

——康德

　　世界精神太忙碌于现实，太驰骛于外界，而不遑回到内心，转回自身，以徜徉自怡于自己原有的家园中。②
　　自由的思想就是不接受未经考察过的前提的思想。③

——黑格尔

① 康德. 纯粹理性批判 [M]. 邓晓芒，译. 北京：人民出版社，2004：3.
②③ 黑格尔. 小逻辑 [M]. 贺麟，译. 2 版. 北京：商务印书馆，1980：30，118.

序　言

为何要研究医学与逻辑哲学的关系？为何要研究中医的原创思维？研究这些问题对中医的现代化发展，对解决中西医结合的若干疑难问题有何助益？这些都是构思本书首先会自然而然想到的一些问题。要回答这个问题，首先我们必须回到如何理解人类医学的本质或特性这个话题上来。其次要回到中西医能够并存而且争论不休上百年的这个事实上来。马赫打趣地说："哲学家认为可能是开端的东西，在自然科学家看来正是他工作的遥远的终点。"① 但这恰好道出了哲学研究为何要与医学和其他科学结合研究的必要性。事实上，每个哲学家都有他自以为懂得的自然科学，而每个自然科学家也有他不自觉遵循的哲学。但如果双方都愿意去对方的领域里考察一下，那么，目前这种分离的可悲状况将会大为改观。哲学家将不再空谈，科学家也不再迷茫。

笔者对人类医学的本质这个问题的阐述是分三个阶段来完成的。在《医学与人类文化》这本书里笔者重点阐述了文化是人的一个本质特性，而医学与文化的复杂关系是人类医学区别于兽医学的根本特性。在《医学与语言——关于医学的历史、主体、文本和临床的语言观》一书里，笔者进一步阐述了语言是人类社会中最基础的元文化，人的存在一刻也离不开语言，人是唯一依赖于语言社会化的动物，也是唯一可以用语言文字表达和描述自己的痛苦，唯一会患语言疾病和可以用语言医治疾病的动物，而且中西医的差异主要是语言类型、话语表达文本的不同，而不是面对的人体与疾病世界的不同。现在，在这本《中医学的逻辑哲学——中医原创思维与中西医逻辑比较》一书笔者希望再进一步揭示中西医语言文本背后的逻辑思维的同与异。人之为人，根本地在于人有理性思维或逻辑思维，"我思故我在"，人不仅因为能思而确认了自我的存在，而且正因为如此才能认识和把握真理，通过思维把握真理的方式是人类的一种骄傲。我们只有深入地探究中西逻辑思维的同和异才能较为彻底地解答中西医论争的

---

① 马赫. 认识与谬误 [M]. 洪佩郁，译. 南京：译林出版社，2011：3.

根本原因，认识中医原创思维的价值，找到中医现代化和中西医结合正确的方向与途径。

中医药研究者凭借青蒿素的研究和抗疟应用获得的巨大成就从而获得了 2015 年诺贝尔生理学或医学奖，使用毒物砒霜治疗白血病取得的实际临床疗效也为世界医学界共同瞩目，然而，我们不应该以为中医学的价值仅限于它为世界医学所贡献的方药。说中医药是一个伟大的宝库，也包括它优秀的文化资源、巨大的经济资源、原创的理论范式和逻辑体系等。遗憾的是，在世人对于中医药的生态资源、经济资源、科技资源和医疗资源越来越重视的同时，中医原创的理论范式和逻辑思维却被严重地忽视了。事实上，中西医所面对的人体与疾病世界并无不同，但各自的认识兴趣、认识的意向性、认识的路径和方法、真理的标准和逻辑的表达方式同中有异、异中有同。中西医并存是中国特有的国情，中西医之争从未间断，中西医结合的努力从未放弃，虽然，中医基础与临床研究资金花费巨大，研究机构与研究人员前赴后继，但理论创新进步甚微，困惑仍然甚多，究其原因，与长期以来在中医理论逻辑研究方面的贫乏有极大的关系。许多中西医之争的背后是有关真理标准、认识途径与方法论等逻辑哲学问题的困惑。一方面，在西方文化中心论和科学主义的眼界下，中医学的合理性只能依赖于西方的标准来进行评价，中医原创思维的科学价值被严重低估；另一方面，在维护民族自尊的强烈情感下，在强调中医药特色优势的同时，中西医的思维逻辑差异又被过分地夸大，中西医逻辑思维的通约性，中西医结合的可能道路被保守的思想所封闭。

《素问·阴阳应象大论篇》中说："智者察同，愚者察异。"这不能不说是一种超越自我的智慧。本书试图通过中西医的跨文化比较，从历史和逻辑两个层面来揭示中西医逻辑思维的同与异，阐述达到真理彼岸的逻辑类型的丰富多样性，以及展望医学逻辑上的可能世界。

对于习惯于临床和实验的医护人员和医学生来说，学习和研究逻辑学与逻辑哲学有何意义？首先，"逻辑学是使一切科学生气蓬勃的精神，逻辑学中的思想规定是一些纯粹的精神力量"[①]，学习逻辑学不是为了某种特殊的目的，但逻辑学作为普遍的真理一定能促进特殊目的的实现。[②] 因为逻辑学以纯粹的思维形式为研究对象，所以，只有那些愿意深究事物本质、知晓人与实在世界关系的人才有兴趣指向这种逻辑的纯粹规定上来。思考中医原创思维特质的人不会满足于只做一个懂得辨证施治的大夫，而应像古代大医一样，志存高远，精研医理，知其辨证施治所以然，明白中西医差异及其论争的根本原因。其次，研究逻辑学和逻辑哲学也是认识自我思维的需要，人只有认识了存在与思维的关系，认识了概念的本质与思维规律，才能更好地认识自己与周围世界的关系，认识与人打交道的其他的存在。逻辑学是探究真理的工具，如果认为逻辑就是思维运作之语法，那么，逻辑学可以教人集中精神，练习正确的思维方式，培养分析语句语义、反观内省的习惯，有助于提高严谨思维和正确表达思想的能力，

①② 黑格尔. 小逻辑 [M]. 贺麟，译. 2 版. 北京：商务印书馆，1980：84，73.

减少与他人交流理解的困难和分歧。

逻辑学是各学科的建筑师，科学发现少不了严格的逻辑推理，科学理论的建构也需要逻辑学脚手架的帮助。苏格拉底（Socrates，前470—前399）认为，逻辑学是思想分娩的助产术，而亚里士多德（Aristotle，前384—前322）认为，逻辑学是研究科学知识所必需的工具，因为与依附于个人的、直接的、不稳定的和非必然的意见相比，科学知识是关于共同的、普遍的，借必然的联系所建立起来的知识。① 虽然同一事物既能成为意见的对象也能成为知识的对象，但只有借助证明的方式所掌握的必然性的真理，才是知识；而如果他所了解到的属性依附于主体，那么他所知的仅仅是意见，而不是真正的知识。可见，把握事物必然性的逻辑学，对于提高个体的思维水平，避免纷争的意见具有极强的现实意义。逻辑学研究正确的思维形式和规则，因此，学习研究逻辑学有助于识别形而上的虚假理论和伪科学的诱惑，提高对各种伪装的诡辩之说的质疑与批判能力。伊曼努尔·康德（Immanuel Kant，1724—1804）曾满怀自豪地说，学习纯粹理性批判方法和辩证论将是留给年轻人的一批重要遗产，这是通向一门科学的可靠道路的理性教养，将有助于年轻人从过早接受"独断论"的学派专制和随意玄想的不良思维习惯下拯救出来，克服那些理性的"无根基的摸索"和"无批判的轻率漫游"，在未来的时代里，年轻人将会以掌握"苏格拉底辩论的方式"来证明那些狂信和迷信的无知而终结各种欺世谎言。与没有预先批判它自己的能力就独断处理事物的独断论相反，严谨的逻辑学的最初的和最重要的任务就是要让我们掌握正确思考问题的方法论，或者说，不仅要学习识别真理，更重要的是要掌握寻找真理的钥匙。康德极力提倡要"合乎规律地确定原则，对概念作清晰的规定，在证明时力求严格及防止在推论中大胆跳跃，来达到一门科学的稳步前进"，他反对"把工作变成儿戏，把确定性变成意见，把哲学变成偏见"。② 康德这些关于逻辑哲学的见解对于现代中医界克服那种情绪化的意见，扎实稳妥地推进中医理论的分析性研究是具有启发性的。尤其是对于那些聒噪不安的中西医论争的情绪，非常需要一场冷静的逻辑净化！

历史进入现代以来，逻辑学逐渐成为哲学的主要兴趣和骨骼，而且语言逻辑的分析成了终结那些无用的形而上学问题，将哲学转变成一种命题的分析活动。虽然哲学研究高度抽象的理念，但它并不是不关心现实。黑格尔（G. W. F. Hegel，1770—1831）认为，"哲学的内容就是现实……哲学研究的对象就是现实性"③。他甚至指出，要"将哲学与经验的一致至少可以看成是考验哲学真理的外在的试金石"④。

如果说科学发展的动力来源于社会需求的推动，那么，逻辑哲学的研究同样也与社会背景的变化和由此而引发的困惑有关。令人惊奇的是，我们今天所处的时代竟然与康德当年写《纯粹理性批判》和黑格尔写作《小逻辑》那时候的社会风气有许多的

---

① 亚里士多德. 工具论 [M]. 李匡武，译. 广州：广东人民出版社，1984：214.

② 康德. 纯粹理性批判 [M]. 邓晓芒，译. 北京：人民出版社，2004：23-26.

③④ 黑格尔. 小逻辑 [M]. 贺麟，译. 2版. 北京：商务印书馆，1980：43-45.

相似。1818 年，黑格尔在柏林大学的开讲辞中分析道：这个"世界精神太忙碌于现实，太驰骛于外界，而不遑回到内心，转回自身，以徜徉自怡于自己原有的家园中"①。目前中医学的研究的确需要避免轻浮任性、庸俗浅薄，将意见当成研究、将臆想自诩为哲学，闭门造车、夜郎自大的心态，而坚持守正创新、开放交流才是光明的出路。

将中医的原创思维纳入逻辑学和逻辑哲学的研究范围，这不仅对于那些认为只有西方逻辑才是唯一正确的西方文化中心论者来说是一种意外，而且对于那些认为中医学不能用现代科学和逻辑学标准来评价的中医人来说也是一种挑战。其实，无论是从人类进化与文字演化的历史，还是从中西医逻辑的跨文化比较来看，中西医理当遵循同样的思维规律，因为在中医文本中可以找到与西医几乎相同的命题形式，它们都是可能的知识系统，两者之间完全具有可以相互通约和互补的可能性，甚至有可能重新组合在一个新的系统之下。

现象学认为，每门学科的理论都必然在一定的"逻辑介质"中进行表达，逻辑意义只是一个表达问题。② 中西医同为人类理性建构的产物，正如西式的摩天大楼与中式的园林建筑风格不同一样，中西医理论的差异除了意向性的差别之外，就是逻辑表达的不同，而不是所面对的实在的本体世界的区别。我们完全没有理由要求全人类的各民族都必须要居住在同一种风格的建筑之中。康德坚信，人类的理性是自由的，如果命题和反命题都可以不受任何威胁地在陪审官面前为各自的立场辩护，就应该让它们登场，这是任何人都不能去责怪，更不能去阻止的。③ 现在，中医需要的正是一场为自己理论的合理性进行的逻辑辩护。

2021 年 3 月 3 日

---

① 黑格尔. 小逻辑［M］. 贺麟，译. 2 版. 北京：商务印书馆，1980：31.
② 胡塞尔. 纯粹现象学通论：第一卷［M］. 李幼蒸，译. 北京：商务印书馆，1992：302 - 303.
③ 康德. 纯粹理性批判［M］. 邓晓芒，译. 北京：人民出版社，2004：395.

目　　录

第一章　绪论

　　哲学不是梦游者的呓语，而乃是清醒的意识。哲学家的工作只在于把潜伏在精神深处的理性揭示出来，提到意识前面，成为知识。哲学的工作实在是一种连续不断的觉醒。[①]

——黑格尔

　　基于目前中医界和医学生逻辑知识的实际状况，在深入研究中医原创思维逻辑体系之前，理当先行谈谈研究的目的与意义，逻辑与逻辑学的基本概念，逻辑学与语言学、心理学、数学和哲学的关系，医学发展的历史与逻辑关系，逻辑的共性与文化类型等基本问题。

---

　　① 黑格尔. 哲学史讲演录：第一卷［M］. 贺麟，王太庆，译. 北京：商务印书馆，1996：42.

第一节　逻辑学与逻辑哲学

一、逻辑和逻辑学概念

什么是逻辑？什么是元逻辑？什么是逻辑学和逻辑哲学？尽管这些都是逻辑学的基本问题，但却深刻地影响着研究者的态度和选择研究对象的取向，例如一些人认为中国古代没有逻辑，这不仅将"逻辑"和"逻辑学"两个概念相混淆了，而且因此会否定中国古代逻辑学的存在，并继而轻视对逻辑加以应用的中医学。如果"逻辑"是指思维本身遵循的规则和判断、推理的方法的话，那么，全人类各民族当然都有自己思维的逻辑，或者说只要是有语言的民族都有自己的逻辑规则，每个人无须学习逻辑学都能思考，逻辑蕴含在人的思维过程之中，表现在人的话语中，人与人之间依靠这种规则才可以相互对话和理解，结成一个社会。但作为一门高度抽象的学问，对逻辑形式与规律的研究，各民族重视的程度和兴趣取向倒大不一样，如一些民族喜欢研究抽象的概念、范畴、定义和证明；一些民族则喜欢类比说理，或辩证推理。我们不能因一个民族热衷的逻辑学研究兴趣就指责或嘲笑别的民族逻辑思维贫乏。也许在不同的民族看来，那些远离实际生活的抽象研究只是智力或文字游戏，只要你在说话或与人交谈，只要你在实际劳作方面遵循一定的逻辑规则似乎是自然而然的事情，合不合逻辑，生活的实际效用就是自然的检验标准。正如每个人无须学习生理学都有消化功能一样，每个人也无须专门学习逻辑学就会思考。事实上，逻辑学与逻辑哲学等与其他学科一样，在世界上有许多不同的类型和研究取向，我们需要一种无偏见的和有容乃大的胸怀，放眼人类全部思想发展的历史长河，穿梭于各民族的知识丛林之中，才能全面地理解逻辑学的真谛。《墨子·亲士》中说得好："江河不恶小谷之满己也，故能大。圣人者，事无辞也，物无违也，故能为天下器。是故江河之水，非一水之源也；千镒之裘，非一狐之白也。夫恶有同方不取，而取同己者乎？盖非兼王之道也。"

史学家一般认为，虽然亚里士多德（Aristotle，前384—前322）最早创建了形式逻辑体系，但他未曾用"逻辑"这一术语来命名自己的理论体系。在《工具论》中，亚里士多德讨论了前提与结论、命题与判断、归纳与演绎、证明与真理等许多逻辑学的核心内容，但并没有使用一个抽象的概括性的"逻辑"一词。可见，在古代中国即使没有使用"逻辑"一词，也并不意味着中国古代就没有逻辑学的思想和运用逻辑的各种形式。在西方，"逻辑学"（logic）一词是在亚里士多德之后形成的逍遥派等一些逻辑学派才开始使用的。随着时间的推移，亚里士多德关于必然性知识的证明学逐渐被冷落，而他的三段论和辩证法的形式因素却受到关注。逍遥派在与斯多葛学派的论战中认为，"逻辑学乃是哲学的武器或工具，而不是哲学的一部分……逻辑学是一种形式的学科，它涉及的只是一般的词项，而不是具体的词项"①。在那个时期，"逻辑"一词已经得到普遍的使用。

事实上，世界同为一个地球村，各人种都源自走出非洲的同一个母亲，人类的思维规律是完全相同的，只是其表现的形式和传统有差异而已，如果夸大了这种差别及其意义，那就只能说是某种族优势论的残余，或者说是对人类学的无知。《荀子·正名》中说："凡同类同情者，其天官之意物也同，故比方之疑似而通。"这是中国古人对世界逻辑之通约性的正确判断，而那些不懂、轻蔑、否定或者曲解中国传统文化的人的偏见往往都是没有深究中国浩瀚文献的结果，即使是像黑格尔这样的大哲学家，在他的《哲学史讲演录》中对中国古代哲学和逻辑学的评价也是极其浅薄的。

如果要做一个简要的跨文化比较，《墨子·小取》中说的"以名举实，以辞抒意，以说出故。以类取，以类予"，即相当于西方形式逻辑的概念、判断、推理和范畴的逻辑形式，中国古代的"名学"或"名辩之学"就是研究逻辑问题的学问。孔子说："名不正则言不顺，言不顺则事不成。"（《论语·子路》）说明那时的教育者已经认识到要将"正名"当成讲好话语和言之有理的首要前提，进而是人行动的指南。事实上，包括中医学在内的中国古代文献中几乎具有形式逻辑的所有命题形式，阐述了同一律、矛盾律、排中律等逻辑规则，充分发挥了概念和范畴分类、概括、类比、假言推理等多种论证方法阐述医理和社会政见。尤其在对立统一、同异交得等辩证逻辑的应用方面更有突出的特色与优势。东方逻辑更关注对当下社会人伦、生命和社会治理等实际问题的思考，而西方逻辑则对内心的抽象思维形式更有兴趣，两者只是关注的取向有别，而非遵循的思维形式和思维规律有什么不同。借用《素问·阴阳应象大论篇》"智者察同，愚者察异"的这句话，本书研究的主要目的之一就是希望在中西医逻辑之间找到更多的通约之处，以及借他山之石，琢中医之玉。

"逻辑"是一个多义词，主要含义有：①指客观事物发展的规律。②指某人或某组织团体的特殊理论、观点或方法。③指思维的规则。在逻辑学中，"逻辑"一词专指理性思维的规则。正是在这种意义上，奥地利哲学家路德维希·约瑟夫·约翰·维特根斯坦（Ludwig Josef Johann Wittgenstein，1889—1951）说："逻辑的探究就是对所有符合规律性的东西的探究。"②

什么是元逻辑？这是对逻辑的来源，逻辑的完全性、一致性和可判定性的证明或证伪等基础性的一种探讨。之所以说是一种"探讨"，这是因为在对元逻辑问题的看法上各家学说还没有一致的共识。显然，元逻辑问题涉及形而上学的逻辑哲学深度，但对这

① 波波夫，斯佳日金. 逻辑思想发展史：从古希腊罗马到文艺复兴时期［M］. 宋文坚，李金山，译. 上海：上海译文出版社，1984：135.

② 维特根斯坦. 逻辑哲学论［M］. 贺绍甲，译. 北京：商务印书馆，1996：100.

些问题的基本看法决定了对一个知识逻辑体系的合理性，乃至将什么作为真理评判的标准等根本性问题的看法，例如"中医是科学吗？"这样的质疑就与中国古代是否有逻辑学，中医是否可以接受西医标准的评价等这些问题有关联性。如果我们不返回到事实面前和生活世界，不考察概念、命题等理论创造之源始处，不回到原创者的意向性，我们就完全看不清问题发生的根源与本质，就不能彻底解决那种久久不能驱散的困惑。

逻辑产生于何处？历史上有两种不同的看法：一种观点认为是天赋的，如古希腊斯多葛哲学流派后期学者爱比克泰德（Epictetus，约55—约135）就认为，逻各斯有广义和狭义之分。广义上，逻各斯、神、自然、世界几乎是一回事。世界的本原只有主动作用者和被动承受者两个，而主动作用者的本原就是使被动承受者（或质料）运动起来并获得性质的理性。主动作用者是第一性的，即决定万物本性"是之为是"的第一因或工匠，这个自然的理性就是逻各斯，理性贯穿万物。狭义上，理性是人之为人，人异于其他动物的独特的最优秀的能力，而这种能力是正确运用表象的能力，是人感知世界和行为事件的中枢，这种能力也是人获得自由的根本原因，它不仅是人灵魂的主宰，而且是人类权能之内唯一的财产，因此，人唯逻各斯是求！① 法律本为逻辑产生和应用的典型领域，古罗马哲学家、法学家和雄辩家马尔库斯·图利乌斯·西塞罗（Marcus Tullius Cicero，前106—前43）从法律正义的角度也表达了逻辑的理性出自天赋的观点。他认为，要解释法的本质问题，就需要到人的本性中去寻找，自然法的本质是正确的理性，是"最高的法"。法律乃是自然之力量，是明理之士的智慧和理性，是合法和不合法的尺度。既然大自然创造了人类，而共同的生物进化使得自然法必定对所有的人同样适用，从这种意义上说，人类不存在任何差异。自然法是正义的基础，而正义的实质是正确的理性。"那独一无二的，使我们超越于其他动物的理性，那使我们能进行推测、论证、批驳、阐述、综合的作结论的智慧，毫无疑问是大家共同具有的。"② 西塞罗从自然进化的角度阐述了人类理性逻辑产生于天赋的普遍性。

一种观点认为逻辑是人从生活的不断试错的实践中习得的。德国哲学家尼采（Nietzsche，1844—1900）自问自答："逻辑是怎样在头脑中产生的呢？肯定是从非逻辑中产生的，非逻辑的领域一定是非常广阔的。过去许多人做推论完全不同于我们今天，所以都遭到毁灭，这是不争的事实！举例来说，谁若不是经常根据谋生之道和敌视他的人去发现'同类'，谁若对事物归纳概括得过于迟缓和谨慎，那么，谁继续生存的可能性就小于从一切相似中立即找到同类的那一个人。然而，把相似当作相同来对待，这一占绝对优势的倾向却是非逻辑的倾向，却是奠定逻辑的基础。正因为这样，事物的变化必然长期被忽视，不为人所感知，以便产生对于逻辑必不可少的物质概念，

---

① 王文华. 逻各斯与自由［M］. 北京：北京大学出版社，2011：59 - 60.
② 西塞罗. 论共和国 论法律［M］. 王焕生，译. 北京：中国政法大学出版社，1997：194 - 196.

尽管没有什么实际的东西与这概念相符。"① 尼采认为，除了实践一条路径之外，逻辑还产生于潜意识、本能和情绪冲动相斗争的非逻辑领域。他说："我们现在脑子里的逻辑思维和推论的过程与自身非逻辑、非正当的本能欲望的过程和斗争是一致的，我们通常只经历斗争的结果罢了。这个古老的机制现在就发生在我们内心，如此迅疾，如此隐秘。"② 马克思主义经典作家也持逻辑来源于人的实践的观点，列宁（Lenin，1870—1924）就这样说过："逻辑规律就是客观事物在人的主观意识中的反映"，"人的实践活动必须亿万次地使人的意识去重复各种不同的逻辑的格，以便这些格能够获得公理的意义"。③ 概而言之，逻辑是在人类大脑的进化中，伴随语言的发展而产生，在适应自然环境和人的实践的过程中逐渐习得的思维规则。

其实这两种观点并不矛盾，从人类发展的远因来看，理性当然是从非理性进化而来，从生活的实践中抽象总结而提高；但从个体的思维发展来看，在他出生之前，不仅时间和空间等那些概念、范畴、思维形式与思维规则，而且连判定真理的文化标准都早已经在那里等待他的降生和可以让他学习一辈子了，因此，他以为逻辑能力是先验就具备的。

二、逻辑学的研究对象

独特的研究对象是任何一门学科存在的前提。什么是逻辑学的研究对象？广义上，逻辑学是研究思维的科学。虽然思维与认识活动、语言形式、心理活动密不可分，但逻辑学并不研究认识过程、语言和心理活动，因此，精细地界定逻辑学并不容易。伊曼努尔·康德（Immanuel Kant，1724—1804）认为，普通逻辑学是关于一般知性规则的科学，它只研究思维的单纯形式，而不考察知识与客体的关系，省略掉一切经验性的知识内容，忽略对象的差异性。④ 黑格尔（G. W. F. Hegel，1770—1831）在《小逻辑》一书中的不同地方对逻辑学就有过不同的表述，他说："什么是逻辑学的对象？对于这个问题的最简单、最明了的答复是，真理就是逻辑学的对象。"⑤ 逻辑学的研究内容是超感官的纯粹的理念世界。思想通常拿来与感性事物相区别，感性事物的特点是个别性和相互外在性（即彼此相外、彼此并列和彼此相续的）；而思想具有普遍抽象性和内在包容性的特性，即思想是思想的自身又是思想的对方，思想统摄其对方，绝不让对方逃出其范围。⑥ "逻辑学是研究纯粹理念的科学，所谓纯粹理念就是思维的

---

① ② 尼采. 快乐的知识［M］. 黄明嘉，译. 北京：中央编译出版社，2001：115–116.

③ 列宁. 黑格尔《逻辑学》一书摘要［M］. 中共中央马克思恩格斯列宁斯大林著作编译局，译. 北京：人民出版社，1965：123.

④ 康德. 纯粹理性批判［M］. 邓晓芒，译. 北京：人民出版社，2004：52–53.

⑤ ⑥ 黑格尔. 小逻辑［M］. 贺麟，译. 2版. 北京：商务印书馆，1980：64，71.

最抽象的要素所形成的理念。"① 何谓理念？古希腊柏拉图（Plato，前427—前347）是第一个将理智的对象称作理念的哲学家。柏拉图将世界一分为二，划分为事物世界和理念世界或可感世界和可知世界是他整个哲学的出发点。"理念"（idea）一词的原意是"看到的东西"，柏拉图引申为"心灵看到的东西"，或引申为"型相"。"理念"的译法强调它是人的理智所认识的、外在理智之中的一种非感性的东西；而"型相"的译法强调它向人的理智所显示的是普遍的真相。柏拉图认为，太阳光下的不同事物组成了事物的或现象的可感的世界，而由人所认识事物世界的理念所组成的总体就是可知的理念世界。每一类事物有一个理念，各式各样的事物有各式各样的理念。太阳下的个别事物或现象世界始终处在生灭变化之中，它们是个别、相对和偶然的，面对始终处在生灭变化之中的感觉事物只能产生个别、偶然、相对的意见；而唯有超越于感觉事物之上的理念才是通过对事物或现象的抽象而形成的关于事物的类概念或本质的，永恒不变的、绝对的、必然的和普遍的共相，它们才是知识的对象。柏拉图将人的灵魂区分为理性、激情和欲望三部分，并集中探索了理性中的理念，尝试通过从两个世界的关系出发，来解决知识的来源与合理性问题，从而拉开了逻辑学研究的序幕。

黑格尔继承了柏拉图学说，认为"逻辑学是研究思维、思维的规定和规律的科学"②。是通过研究思维的活动和它的产物来达到对真理的认识，③ 简而言之，"真理就是逻辑学的对象"④。与柏拉图的做法类似，黑格尔从感性世界与思维世界两分法的角度来界定逻辑学的研究对象。他认为，人与动物都有感觉，但人之所以异于禽兽即由于人能知道他是什么，他做什么，或者说只有人才具有思维这种唯一足以体验真理和最高存在的活动。这也是为何会单独将思维作为一种特殊科学的对象来加以研究，却不见另外成立一些专门的学科来研究意志、想象等精神活动的原因。

逻辑学是研究思维的科学，但并不研究思维的全部。所谓思维（thinking、thought）通常是指人脑以已有的知识为中介进行推断和解决问题的心理过程。推断亦即认知，解决问题亦即决策。一般认为，思维具有以下特性：①思维是大脑的高级心理活动（与本能、情感相区别）。②思维是一个精神流逝的过程，而不是一种静止的结构（思维活动可以包括记忆、重现和判断、推理等阶段）。③思维是大脑运用符号（包括语言与图像）认识事物和创造精神产品的过程。④思维具有概括性。⑤思维具有间接性。⑥思维具有能动性和意向性。

思维既然是一种流动的心理过程或个体意识有对象指向的意向活动，因此，思维必须以一定的符号或图像作为运动的载体或软件。根据思维运用的符号及其遵循的规则可以将思维分为逻辑思维和非逻辑思维。逻辑思维是指运用概念、判断、推理等语言符号系统进行的抽象的理性思维。据研究，逻辑思维主要是由大脑左半球来完成的。非逻辑思维可以分为形象思维（或简称象的思维）和直觉思维。形象思维是指运用图像及其形象的语言进行的思维。神经心理学研究显示，形象思维主要是由大脑右半球

---

①②③④ 黑格尔. 小逻辑［M］. 贺麟，译. 2版. 北京：商务印书馆，1980：63，63，67，64.

的一些区域来完成的。逻辑思维是认识主体对感性材料进行命名、抽象加工，撇开事物的具体形象和个别属性，运用概念、判断和推理来概括地、间接地反映和建构事物的认识过程。相反，形象思维则是从所感知的事物整体的、全部现象的、具体的角度直接地反映事物的认识过程。

用内容和形式的范畴来看思维，思维具有思维的内容与思维的形式。所谓思维的内容是指以思维所指向的对象或思维符号反映的对象，如以"人"这个思维的符号概念指称现实生活中的人。所谓思维的形式，是指反映思维内容的符号及其符号的一般联结方式或结构，如"人是一种会思考的动物"和"病人是具有求医行为的社会角色"这两个命题都是由若干个符号联结起来构成的，即具有 S－P 的思维形式（其中，S 表示主项，P 表示谓项）。尽管两个命题具有不同的思维内容，但却有相同的常项与变项，一般可以将表示不同具体思维内容的 S、P 称之为变项，而将在同类逻辑形式中保持不变，并决定这种形式的逻辑特性的部分称之为常项，如"是""和""或"等联结词。

与心理学研究思维的实际过程相比较，逻辑学主要限于研究思维活动的产物，或者说只是研究思维的形式或规定性这种普遍的抽象的东西，尤其是对于由亚里士多德开创的形式逻辑对象和论域来说更是如此，而黑格尔所倡导的辩证逻辑则认为初级的形式逻辑学脱离思维的内容来研究思维的形式必然与实际的思维过程相距甚远，高阶的逻辑学应该涉及思维内容的领域。

既然思维是一个过程，那逻辑学为什么只研究思维的产物呢？黑格尔的解释也许不错，他认为，"思维只是精神的许多活动或能力之一，在实际的精神生活中，思维与感觉、直观、想象、欲望和意志等精神活动并列杂陈"，"不过思维活动的产物，思维的形式或规定性一般是普遍的抽象的东西"。① 它不仅仅抖掉了掺杂在其身上的感性成分，成为净身的纯粹的理念，而且这种产物化作种种语句，静静地摆在那里可以为人尽情地拆分和反思。何谓思维的产物？黑格尔说："凡是经反思作用而产生出来的就是思维的产物。"② 因此，从这种意义上，形式逻辑学可以被认为是研究思维运动的形式结构的学问。康德认为，"逻辑学的界限是有很确切的规定的，它不过是一门要对一切思维的形式规则作详尽的摆明和严格的证明的科学而已"。③ 列宁认为，如果将逻辑学仅仅只是限于关于思维外在形式的研究是不够的，认为逻辑不能研究自在之物的认识内涵是荒谬的，而应将逻辑学看作是包括一切物质的、自然的和精神的事物的发展规律的学说，即对世界的认识的历史的总计、总和与结论。④ 可以说，这预见了后来内涵逻辑发展的需要。

①②　黑格尔. 小逻辑［M］. 贺麟，译. 2 版. 北京：商务印书馆，1980：68，76.
③　康德. 纯粹理性批判［M］. 邓晓芒，译. 北京：人民出版社，2004：52.
④　列宁. 黑格尔《逻辑学》一书摘要［M］. 中共中央马克思恩格斯列宁斯大林著作编译局，译. 北京：人民出版社，1965：9－10.

三、逻辑学研究的目的与范围

人类有一个久远的信念，就是："人心的使命即在于认识真理"，或者说"思维即在于揭示出对象的真理"。[①] 研究逻辑学的目的是最大限度地实现正确的思维，避免错误的思维。而要判断什么才是正确的思维，就必须知晓什么是逻辑规律。所谓逻辑规律是指从正确的逻辑形式中抽象出来的，具有普遍意义的组织和表达思维内容的法则或公理。从思维符号的构成来看，逻辑规律也就是指用概念组成命题或判断，用命题或判断组成推理的规律。逻辑方法则是指遵守逻辑规律，正确运用各种思维形式的方法。什么是真理？无论在认识论，还是在逻辑学中，迄今没有一个可以为所有人都普遍接受的观点或真理论，或者说我们所能看到的只是一个关于真理的句子、思维与客观世界关系的各家学说。[②] 关于真理观问题我们在后面将专门进行讨论。

真理论既然如此地不统一，于是，逻辑学转而研究较为低层次的和具体的问题，比如论证的有效性问题。事实上，从亚里士多德开始，逻辑学起源于各个智者或学派之间的论辩，论证问题就成了逻辑学中历史悠久的核心研究对象，所谓论证就是从前提推出结论的推理过程。逻辑学的核心研究对象实际上就转化为关于什么样的推理规则才能保证论证形式更具有说服力或更有效可靠的问题。

在一个形式逻辑系统中，所谓论证的有效性可以从语形（即根据系统的公理或规则来定义）和语义（即通过系统的解释）两个方面来加以定义。[③] 用合适公式来表示就是：

设 $A_1 \cdots A_{n-1}$ 是前提，A_n 是结论，$n \geq 1$，$\vdash$ 表示语形后承，$\vDash$ 表示语义后承，那么，语形的有效性就可以解释为：

$A_1 \cdots A_{n-1}$，A_n 在形式系统 L 中是有效的，仅当 A_n 通过 L 的推理规则，可以从 $A_1 \cdots A_{n-1}$ 和 L 的公理中推出。可以简约地表示为 $A_1 \cdots A_{n-1} \vdash_L A_n$。

类似地，语义的有效性就可以解释为：

$A_1 \cdots A_{n-1}$，A_n 在 L 中是有效的，仅当在 $A_1 \cdots A_{n-1}$ 是真的一切解释中，A_n 都是真的。可以简约地表示为 $A_1 \cdots A_{n-1} \vDash_L A_n$。

可见，无论是形式或语义有效性都是相对于一个系统而言的。要么根据 L 的一个定理，要么根据 L 中的一个逻辑真理来进行论证。事实上，只有那些语形上有效的公式才是语义上有效的，于是，定理和逻辑真理往往就是相对应重合和耦合在一起的。从某种意义上说，几乎后来发展起来的各种非经典逻辑都是试图用精确的符号公式将自然语言中的各种非形式论证形式化，因此，我们可以将逻辑学的发展历史简单概括为：是一种对非形式论证的自发逻辑（logica utens）进行反思并创建形式论证的自觉逻辑（logica docens）的过程。

① 黑格尔. 小逻辑 [M]. 贺麟，译. 2 版. 北京：商务印书馆，1980：77 - 78.
②③ 哈克. 逻辑哲学 [M]. 罗毅，译. 北京：商务印书馆，2003：21，24.

与科学哲学关心"具有什么样特征的知识才能算是科学"的提问一样，逻辑哲学也将"哪些形式系统可以看成是一个逻辑系统"以及"是什么东西使得这个系统成为有效的"作为自己独特的追问。英国哲学家、日常语言哲学牛津学派的创始人之一赖尔（G. Gilbert Ryle，1900—1976）曾说过："逻辑是对论题是中立的"，那么，依照这种逻辑学追问的动机与论题要求，可以认为凡是在历史文化中出现的各种形式系统，无论是经典的还是现代的，自然语言的还是人工的，西方的还是东方的，纯粹的还是应用性的系统都是可以被纳入逻辑学视野范围的。正如世界上不只有一种文化模式一样，世界上也不只存在一种逻辑体系；不只有一个现实的世界，还有多种可能存在的世界，不只有唯一正确的真理，还有许多随此在与意指而变化的、合理的和有效的知识体系。因此，人为地限制逻辑学的考察范围，将一切所谓的"非标准"的逻辑都排除在外，这是一种非常狭隘的、傲慢的和浅薄的做法。例如，认知逻辑、模糊逻辑和多值逻辑都曾因为所处理的问题不属于传统逻辑学的范围而被人排除在外。事实上，逻辑学的研究范围一定是随科学技术的发展和文化之间交流和比较视野的扩展而丰富的，例如，如果没有对生物基因的发现和对各类概率事件的关注，怎么会有概率逻辑的兴起？没有对时间本质的思考，怎么会有时间逻辑的发展？没有中西医结合的实践，怎么会提出研究中医原创思维和中西医逻辑比较的需求？笔者认为，逻辑哲学的使命就应该是站在逻辑学的前面，破除那些阻碍去探究新问题和未知领域的思想障碍，放弃或革除那些既定的条条框框，如黎曼几何和罗巴切夫几何学因为勇于放弃了欧氏几何学第五公理而发现一片新的可能世界一样；逻辑哲学也站在逻辑学的后面，当逻辑学在形而下的地方找不到出路的时候，为它指明在形而上高度上看到的可能的方向。例如，当一些人按照西方逻辑的标准在东方文化和中医学里找不到自信的时候，也许可以告诉他们，其实逻辑的规则在绝大多数时候都是具有自明性的，例如"高者抑之，下者举之"作为中医的一条治疗原则的合理性就是自明的，而自明性即使在西方经典哲学和现代的现象学看来，那都是可以确信无疑的真理。如果我们接受孟子"万物皆备于我"（《孟子·尽心上》）的论断，那么，逻辑学的研究范围应是不设限制的。我们以为，逻辑学的研究范围应该是意向性所到之处！从人的存在与言说的角度来看逻辑学的研究意义，德国哲学家马丁·海德格尔（Martin Heidegger，1889—1976）的理解非常贴切，他说："一门科学的逻辑学的意义，就在于清理言说的这一先天的此在结构，清理解释的可能性与方式，清理在解释中生长起来的各个阶段与形态的概念方式。这样的一种科学的逻辑学不外乎就是一门关于言说的现象学，也就是关于 λογοσ（逻各斯）的现象学。"[1] 于是我们也理解了本书为何将中医概念、命题和言说的现象学分析纳入逻辑学范围的原因。

---

① 海德格尔. 时间概念史导论 [M]. 欧东明，译. 北京：商务印书馆，2009：366.

四、逻辑的类型与学科体系

现代逻辑学已经发展成为一个分支众多的学科体系。如果从其研究对象和内容的差异可以将其分为理论逻辑和应用逻辑两大类别。尽管西方逻辑学有许多流派和体系，但其主流仍然是形式逻辑体系。所谓形式逻辑是一个多义词，其一指亚里士多德逻辑或古典演绎逻辑。其二泛指演绎、归纳、类比等逻辑。其三在现代多指数理逻辑。有时亦可指一门课程或一个学科体系。

形式逻辑源起亚里士多德《工具论》一书，成于《形而上学》一书；亚诺德（Antoine Arnauld，1612—1694）在《逻辑学或思维术》（1662）中第一次给"逻辑"下定义；康德在《逻辑》一书中第一次使用"形式逻辑"一词；笛卡尔发展了演绎理论；19世纪中期英国哲学家弗朗西斯·培根（Francis Bacon，1561—1626）和英国哲学家与经济学家约翰·穆勒（John Mill，1806—1873）在《逻辑学与体系：演绎和归纳》中引入归纳法；而数理逻辑则归功于莱布尼茨、布尔、弗雷格和罗素等人的推进。目前学界的倾向是用"普通逻辑"（或广义的形式逻辑）一词取代"形式逻辑"的名称，以便与数理逻辑相区别，扩大古典逻辑的研究范围。

20世纪以来，现代逻辑学在如下几种力量的推动下逐渐走向新的发展阶段，这些背景主要有：哥德尔不完全性定理和塔斯基形式语言真理论的提出以及数学的公理化运动打破了传统逻辑学僵化的思想格局；克服传统形式逻辑偏重关注外延的不足；对日常思维的命题形式和推理规则进行精确化、严格化的需求推动；分析哲学、人工智能、计算机科学、认知科学和现代语言学的发展，向传统逻辑学提出了许多新的挑战。所谓现代逻辑主要指数理逻辑以及与其他学科交叉融合而产生的逻辑学群，包括数理逻辑、哲学逻辑、自然语言逻辑、现代归纳逻辑、逻辑哲学，以及逻辑与计算机科学的交叉研究等许多新的逻辑分支。总之，逻辑学研究在观念、对象、范围、方法等方面都发生了深刻的变化。

目前，现代逻辑学呈现出以下发展态势：一是现代逻辑学跟哲学、语言学，计算机科学跟技术、人工智能等学科的交叉与融合，呈现研究主题和领域的多元化，同时也进一步推动了经典逻辑理论的应用和发展。二是用形式化、公理化的数学方法研究逻辑问题，促进了逻辑数学化的研究风格。用数学方法研究逻辑问题，或者用逻辑方法研究数学问题，促进了数理逻辑的发展，也促进了逻辑向自然科学、工程技术、人工智能逻辑等多领域的渗透。三是逻辑学的人文化色彩日益突出，形式化的技术性研究与非形式化的逻辑哲学研究相辅相成，互相促进，出现了量子论逻辑、控制论逻辑、逻辑悖论、谬误理论、哲学逻辑、自然语言逻辑、现代归纳逻辑等逻辑分支学科的兴起。四是逻辑学的综合应用化趋势增强，出现了概率逻辑、价值逻辑、法律逻辑、科学逻辑、医学逻辑等。例如，医学逻辑虽然属于综合应用逻辑，但其所涉及的逻辑问题却几乎与所有逻辑学的分支都有或多或少的联系。例如，生理和病理理论与命题逻辑、关系逻辑，诊断与模态逻辑、多值逻辑、模糊逻辑，医学伦理与义务逻辑都有关联。因此说医学逻辑学（medical logic）是一门运用一般逻辑原理和方法研究医学问题的应用逻辑学科。

现代逻辑发展的多学科与多分支的状况见图 1 – 1。

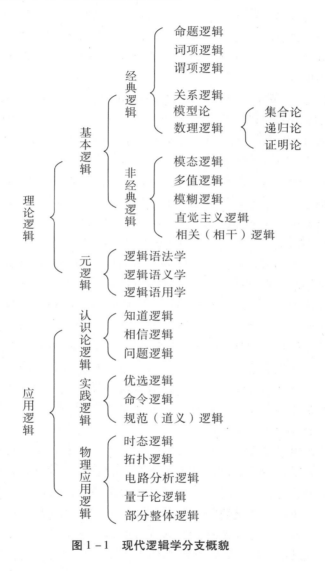

图 1 – 1　现代逻辑学分支概貌

五、逻辑哲学的历史发展

如果就研究逻辑中的哲学问题这样一条主线来考察的话，逻辑哲学的研究几乎与哲学史的发展历史同样悠久。因为哲学研究人的各种观念形态的发展与关系，当然离不开对观念产生的基础、观念的本质、观念之间的关系和观念的有效性和一致性的研究，而这些其实就是逻辑的哲学问题。黑格尔在《哲学史讲演录》中阐述了历史与逻辑相统一的这样一种基本观点，他说："历史上的那些哲学系统的次序，与理念里的那些概念规定的逻辑推演的次序是相同的。"① 而且认为要善于从历史形态所包含的内容里去认识这些纯粹概念，哲学史的研究就是哲学本身的研究，而不会是别的什么。因为哲学的发展就是理念的发展，但是研究者必须先具有理念的知识才能看见在历史的材料和现象中的理念发展，才能真正阐明这些研究对象，否则，哲学史的研究就变成了一堆意见的简单罗列。

在黑格尔看来，"精神并不仅只是个人的有限的意识，而它自身乃是普遍的具体的精神"②。而且这种普遍的精神具有丰富的表现形态，在精神发展的过程中，全世界各民族的发展时间和形式都是有差异的，例如理念的某一形式、某一阶段可能在某一民族那里先得到自觉，而这一民族在这一时间内的理念也只表现为这一形式，并且在这一形式内它造就了它的精神世界和造就了它的情况。在许多世纪以后，理念发展的较高的阶段又可能在另一个民族那里被发现。值得注意的是，黑格尔将中国古代哲学排列在他的《哲学史讲演录》第一卷"东方哲学"的首位应该是有其历史和哲学深意的安排。

黑格尔将"具体""发展"和"多样性"（或区别性）作为看待和分析哲学史的基本原理或原则是非常重要的意见，因为只有当研究者具有这样的眼界时，才不至于对世界各民族的精神发展的成果视而不见，唯以希腊和西方哲学学术为评价标准，而将其他民族的哲学统统视为是落后的、非理性的，缺乏逻辑和严谨性地加以排斥。黑格尔认为，"理念之所以为理念，只是因它在它的区别中；区别对于理念仍是本质的，并构成理念的内容。内容展开出来成为多，它就有了形式"③。在世界历史上的每一个哲学系统都是一个范畴，但它并不因此就与别的范畴相互排斥，它们不过是人类精神发展整体的一个环节；每一个哲学的产生曾经是必然的，而且没有任何哲学曾被消灭或被完全推翻，它们只是在一定程度上被扬弃后回复到"多"最初所出自的"统一"之中。所谓消灭或推翻的并不是那些哲学的原则，而是关于这些原则的绝对性和至上性。黑格尔从全世界和各民族的视野来看，认为人类在精神解放自身达到自我意识的途中，有许多曲折的道路，因此，认为历史发展中的每一种哲学都有其被肯定的和否定的方面才是公正的态度。黑格尔还认为，哲学史虽然研究理念的历史发展，但所其研究的是不老的，现在还活生生的东西。哲学工作的产物并不是寄存在记忆的庙宇里，作为过去年代的古董，而它们现在仍然同样地新鲜、同样地生动，如它们初产生时一样。④ 笔者以为，目前还在实际指导着几亿人养生的中医哲学就非常符合黑格尔所说的这种不老的、现在还活生生的产物。当然，在现时代研究这种古老哲学的时候既要珍视这种宝贵的文化遗产，寻找对现代人的智慧启迪，如黑格尔所说："在哲学领域内

①②③④ 黑格尔. 哲学史讲演录：第一卷［M］. 贺麟，王太庆，译. 北京：商务印书馆，1996：34，37，38，42.

劳作所得到的成就乃是真理，而真理是永恒的，它不是这时存在，它那时就不复存在的东西。"① 但也应忠于历史，基于文献考据去研究，不要拿我们现在的思想方式去改铸古代的哲学家，在古代哲学里面去寻找较多于所应找得到的东西。无论如何，任何哲学都是一个时代的精神，所以，哲学研究并不是站在它的时代之外，而是冲在时代前沿的弄潮儿，要仔细倾听时代精神浪潮的呼唤。

用黑格尔上述阐述的关于哲学、逻辑的多样性与民族和历史发展的关系的观点，以及哲学研究的方法论，对于指导我们探讨的中西医逻辑及其逻辑哲学的跨文化比较研究尤其重要。

在历史上，逻辑曾被认为是哲学的骨骼，虽然后来两者的发展各有所侧重，但两者的关系却一直如影相随，又若即若离。一方面哲学研究依赖逻辑工具；另一方面逻辑的元问题又必然是一个哲学问题。20 世纪以来，欧美逻辑学的发展呈现出对元逻辑中的哲学问题进行反思的逻辑哲学（philosophy of logic）和对哲学中的逻辑问题进行探究的哲学逻辑（philosophical logic）两种取向。逻辑哲学是关于元逻辑问题的形而上学，逻辑哲学关注事实与概念和指称的关系、逻辑论证的有效性、真理的理论问题、逻辑悖论、与逻辑有关的形而上学问题。例如，蒯因（Willard Van Orman Quine，1908—2000）提出的"存在就是作为约束变项的值"这种"本体论承诺"的观点就是逻辑学处理不了的形而上学问题；又如关于模态逻辑中讨论的"可能世界"这样的问题也是一个典型的哲学问题。哲学逻辑则是关于如何用逻辑的方法来解决一系列与人文现象相关的逻辑问题的新的逻辑分支，哲学逻辑关注研究高阶逻辑、模态逻辑、道义逻辑、认知逻辑、时间逻辑、直觉主义逻辑、自由逻辑、相干逻辑、多值逻辑、非单调逻辑、概率逻辑等。当然逻辑哲学与哲学逻辑学的亲缘关系密切，相互渗透的现象也非常普遍，甚至有学者认为两者不分彼此。如英国逻辑哲学家苏珊·哈克（Susan Haack，1945—）就认为，逻辑的哲学的研究对象就是关于逻辑的特殊哲学问题，而不是说还存在着一种特殊的研究逻辑的哲学方法。因此，她主张用"逻辑的哲学"这种叫法，而不是使用"哲学的逻辑"这种容易造成误会的术语。② 基于医学逻辑的综合应用性，本书既会涉及中西医的真理标准等逻辑哲学问题，也会讨论中医理论的直觉主义逻辑等非形式化的哲学逻辑问题。

什么才是逻辑哲学研究的主题和范围？哈克认为，逻辑哲学的中心问题应该是围绕非形式论证与其形式刻画之间的符合关系这条主线，依次阐述逻辑的范围与限度、系统内外有效性、整体多元论、逻辑可修正性、真理理论等内容。③ 笔者以为，逻辑哲学的研究范围应该更加宽泛一点，举凡那些在逻辑学体系中的形而上学的问题，无论是来源性问题、有效性问题、可能性问题、有争议的问题，还是自以为是的问题、有文化差异的问题都是值得逻辑哲学关注的。事实上，逻辑哲学的发展就是那些杰出

① 黑格尔. 哲学史讲演录：第一卷 [M]. 贺麟，王太庆，译. 北京：商务印书馆，1996：42.
②③ 哈克. 逻辑哲学 [M]. 罗毅，译. 北京：商务印书馆，2003：10，9.

学者不断质疑、发现、批判、证明或证伪逻辑学和哲学发展历史上传统问题的历史，正是每个学者的点点滴滴的开创性工作为现在的逻辑哲学内容的丰富增添了养料。

逻辑哲学的发展并没有一个清晰确切和公认的起点时间与开创者。如果将那些对逻辑学的某些形而上学的问题进行反思和改革的哲学家、逻辑学家和数学家都计算在内的话，那么，这份名单不知会有多长。限于篇幅这里仅仅选几个具有里程碑式的代表性研究做扼要的叙述。虽然这些现代研究的思想渊源都可以向前追溯到很久很久，但逻辑哲学的兴起与 19 世纪末到 20 世纪初科学的快速发展给哲学带来的危机不无关系。这种危机给哲学带来的是挑战与革命性的任务。一方面，越来越多的学科从哲学中分离出来发展成为独立的学科，因此，再次划定哲学的领土和与其他学科之间的界限成为哲学本身生存需要解决的大问题。另一方面，哲学本身的研究方法需要革新，要从过去那种高谈阔论的猜想式的研究方式进化到一种分析性的技术。

如果将德国数学家和哲学家戈特弗里德·威廉·莱布尼茨（Gottfried Wilhelm Leibniz，1646—1716）视为是现代逻辑学和分析哲学的先驱的话，那么德国数学家、逻辑学家和哲学家弗里德里希·路德维希·戈特洛布·弗雷格（F. L. G. Frege，1848—1925）就是现代数理逻辑和分析哲学的奠基人，也被后人誉为是"现代逻辑之父"。莱布尼茨不仅发明了二进位制，与牛顿一样独自发明了微积分，还开创了符号逻辑，他坚信，人所有的观念都是由非常小数目的简单观念组合而成，它们是构成人类思维的字母，而复杂的观念就是简单观念的模拟算术运算的统一的和对称的组合。于是，精炼人类思维推理的唯一方式就是使它们同数学一样切实，通过计算不仅能一眼就找出我们的错误，而且可以解决看法上的差异和争议，而无须进一步地忙乱，就能看出谁是正确的。弗雷格继承了莱布尼茨的思想脉络，也认为数学和逻辑是相通的，数学的基础是逻辑，但他又用数学改造了逻辑。他认为他所构造的逻辑哲学的基本原理也就是他的数学哲学的基本原理。弗雷格还先后出版了《概念演算——一种按算术语言构成的思维符号语言》（1879）等著作，并发表了《函项和概念》（1891）、《论概念和对象》（1892）和《论意义和指称》（1892）等逻辑哲学的论文。在逻辑哲学中他最重要的贡献有：将逻辑的东西与心理的东西、客观的东西与主观的东西、含义与指称、概念与对象进行了清晰的区分，而这种区分对于哲学、逻辑学和所有科学研究都具有基础性的意义。他认为，语句表达的思想是意义，其真值是指称，语句可以有意义而无指称；概念、关系是抽象实体，是逻辑与数学的研究对象；语词只有在具体的语境中才具有意义，语句是语词为真的条件。鉴于自然语言有不严谨和歧义的缺点，因此，他呼吁应建立人工语言系统，从而实现对事物的完全和严格的定义。弗雷格并没有自称为哲学家，他不过在研究数学和逻辑的基础性问题时触及传统哲学的痼疾，带来了现代哲学研究的转向。

事实上，在那个时代有许多学者有共同或近似的兴趣，围绕类似的问题他们相互争论，相互启发与影响，以至于形成了一个时代的哲学思潮。如美国哲学家、物理学家和数学家查尔斯·桑德斯·皮尔士（Charles Sanders Santiago Peirce，1839—1914）

就撰写过《如何使我们的观念清晰》等生前还未发表的论文。他不仅改进了希尔代数，还引入了新的概念和符号，把关系逻辑发展成一个关系演算的体系。他倡导的实用主义哲学强调实际经验是最重要的，原则和推理是次要的；认为理论只是对行为结果的假定总结，是一种工具，是否有价值取决于是否能使行动成功，真理就是思想的有成就的活动。尽管实用主义有诸多不足，但他将哲学从过去那种高谈弘论的话语体系改造为一种研究问题和澄清语义的批判方法，把知识解释为一种评价过程，以科学探索的逻辑作为处世待物的行为准则的精神却是不朽的。

英国哲学家、数学家和逻辑学家伯特兰·阿瑟·威廉·罗素（Bertrand Arthur William Russell，1872—1970）也是一位与弗雷格有许多交往的学者，他是推动将哲学研究转向语言与逻辑，建立分析哲学的创始人之一。他出版了《数学原理》（与怀特海合作，1903）、《逻辑原子论的哲学》（1918）、《数理哲学引论》（1919）、《意义与真理的探究》（1940）等重要著作和论文。1950 年他还凭借《哲学问题》一书获得诺贝尔文学奖。他认为数学是逻辑学的一部分，分析哲学的口号就是：哲学的根本任务是对语言进行逻辑分析。他还认为可以通过将哲学问题转化为逻辑符号，就不会被不够严谨的语言所误导，并认为哲学和数学和其他自然科学除了在其研究方向上有差别之外，其研究方法应该是同样严谨的，哲学家的工作就是发现一种能够解释世界本质的一种理想的逻辑语言。

接下来试图继续完善罗素开创的逻辑哲学，尝试用逻辑上完美的语言条件来定义哲学界限的学者是奥地利的维特根斯坦，1921 年他发表了《逻辑哲学论》一书，他看透了哲学的功用，并幽默地形容："什么是哲学？就是给苍蝇指出逃出捕蝇瓶的道路。"他相信，"世界是事实的总和，而非事物的总和"。他认为，"凡能够说的，都能够说清楚；凡不能谈论的，就应该保持沉默"。他坚持"哲学所能做的一切就是破除偶像"。最重要的是，他认为许多传统的哲学问题其实是由于对符号系统原则的无知和对语言的误用而产生出来的。因此，他提出了逻辑哲学的几个重要命题，即世界就是所发生的一切东西；而那发生的东西即事实，就是原子事实的存在①；事实的逻辑形象就是思想（观念）；思想是通过命题来表述的，思想就是有意义的命题；而命题是基本命题的真值函项（truth-function，基本命题则是其本身的真值函项），有意义的命题与现实是相对应的；真值函项具有一般的形式；对于那些不能言说的事情就应当沉默（意即人不能说人所不能思想的东西，也就是说不能进入逻辑的存在就无法表达）。可见，维特根斯坦的思路就是通过语言，将思想逻辑与现实世界联系起来，从而将对世界的分析过渡到对命题的逻辑分析。因此，在维特根斯坦看来，哲学的对象是对思想的逻辑阐明，哲学不是一种理论而是一种语言的分析活动，一种澄清概念和命题的工作，哲学家的主要任务就是力求将那些模糊不清的思想弄清楚，并给以明确的界限。

---

① 所谓原子事实是指不能再分析成更基本的事实。原子事实乃是对象的结合（如物项、事物），对象的本质在于能成为原子事实的成分，世界就是原子事实的总和。

维特根斯坦提出的逻辑分析方法对当代逻辑学、科学哲学、语言哲学、历史哲学、法哲学等多学科带来了重要的影响。

作为弗雷格的学生，德裔美籍哲学家保罗·鲁道夫·卡尔纳普（Paul Rudolf Carnap，1891—1970）是经验主义和逻辑实证主义代表人物，维也纳学派的领袖之一。他出版过《哲学中的假问题》（1928）、《世界的逻辑构造》（1928）、《语言的逻辑句法》（1934）、《意义和必然》（1947）、《概率的逻辑基础》（1950）和《符号逻辑导论》（1954）等有影响力的著作。他认为，哲学的对象是语言而不是世界，而语言的核心问题是语言的意义，因此意义问题就成了哲学的中心问题；一切关于世界的概念和知识最终来源于直接经验；哲学的最终目的就在于运用逻辑分析方法消除旧哲学的混乱和错误，并从逻辑上阐明科学的经验基础，因此，哲学问题可以被归结为语言问题，哲学方法就在于对科学语言进行逻辑分析。归纳推理可以像演绎推理一样予以规则化和精确化，归纳逻辑提供据以评价人的合理信念和合理行为的标准。卡尔纳普提出了语言选择的宽容原则，即人们可以自由地选择自己所喜欢的有不同的规则系统，从而选择不同的逻辑、不同的语言。唯心论与实在论、现象主义与物理主义之间的分歧其实只是哲学家选择不同语言的结果。卡尔纳普曾认为，理论概念能够通过显定义还原为一组观察概念，这种还原意味着理论概念可用观察概念代替。后来，他修改或放宽了这一要求，规定了一种条件形式的还原语句，即在指定的场合下被还原概念与直接经验的联系，即从理论陈述导出依不同的实验条件而改变的各个观察陈述，而不是还原为代表直接经验的始录语句。卡尔纳普以确认程度的定量与检验原则代替了原先逻辑实证主义的证实原则，主张科学知识与直接经验之间的关系是科学假设从经验证据取得一定程度的确认。所谓确认度也就是逻辑概率或称归纳概率。卡尔纳普把科学语言分为观察语言和理论语言，认为理论语言只能通过对应规则间接地部分地得到解释，而且理论概念的意义还依赖于其所表述的理论本身。他不仅将语法问题，还将语义分析纳入元逻辑的研究，对事实真与逻辑真进行了区别。

受教于 A. 怀特海和 C. 刘易斯门下，又担任过皮尔士讲座哲学教授的美国哲学家、逻辑学家和逻辑实用主义的代表人物蒯因也是一位对逻辑哲学很有贡献的学者，他发表有《从逻辑的观点看》（1953）、《语词和对象》（1960）和《本体论的相对性》（1969）这些对学界很有影响力的著作，他认为，分析哲学的主要特征就是越来越频繁地使用现代逻辑和越来越关注语言的性质，于是他也极力主张把哲学问题置于一个系统的语言框架内进行研究，并且他使哲学讨论的技术性和专业性越来越强。他对"分析命题和综合命题的区别"的质疑，提出的"翻译的不确定性"的假说，做出的"真即去引号"的解释，建立的"没有同一就没有实体"，以及本体论承诺的承担者是约束变项，即"是乃是变元的值"等本体论承诺都是很有启发意义的观点。中医逻辑学的研究不仅需要这种埋头苦干的专业和技术性的清理工作，也需要重新审视一下本体论的承诺问题。

美国逻辑学家、哲学家索尔·阿伦·克里普克（Saul Aaron Kripke，1940—2022）

是模态逻辑语义学的创始人之一，但他的观点是在批判罗素的学说的基础上发展起来的。他出版的逻辑学著作有《关于模态逻辑的语义学思考》（1963）、《关于信念的疑难》（1977）、《说话者指称和语义指称》（1977）和《命名与必然性》（1980）。他反对哲学史上关于凡先验的即是必然的，凡后验的均为偶然的成见，但他指出，不仅有后验必然的知识，也有先验偶然的知识。他不同意罗素关于名称的摹状词理论，提出了自己的因果历史的命名理论，认为专名并不与一个或一组摹状词同义，摹状词只不过是确定指称对象的临时手段，专名的语义功能是指称，并且其指称对象主要依靠与使用该名词有关的社会历史的传递链条而得以确定，由此出发，他进一步阐发了有关专名和通名的理论。克里普克还建立了一种完整的可能世界的语义学理论，阐述了严格指示者和非严格指示者、现实世界和可能世界、先天性和必然性三对概念，为模态逻辑的哲学基础与语义解释提供了有力的解释框架。

美国哲学家大卫·凯洛格·刘易斯（David Kellogg Lewis，1941—2001）倡导的模态实在论的哲学取向开拓了经典逻辑的想象空间，他认为，我们现在所处的现实世界只是所有可能世界中，或者说仅仅是众多世界中的一个而已，还存在着无数其他的世界，它们不仅存在而且是真实的实体，各种不同的世界是孤立的，隶属于不同世界的事物之间根本没有任何时空联系。在可能世界（possible worlds）、对应体（counterpart）、事件（events）和可比较的相似性等概念框架下，他认为因果关系中蕴含着某种反事实依赖关系，并用事件序列之间的反事实的依赖关系来分析因果关系。在《三个反事实条件句逻辑系统的完全性和可判定性》（1971）和《反事实条件句》（1973）中他构造了反事实条件句的公理系统 V、VC 和 VCS，给出了反事实条件句的三类恰当性理论，即择类语义、可比较的相似关系语义和球类语义，证明了这些公理系统的完全性和可判定性。也就是说，他通过可能世界和相似关系定义了反事实条件句的真值条件。他认为事件序列之间的反事实的依赖关系就是因果依赖关系。因果关系是传统哲学经久不息的论题，但刘易斯将其推进到一个形式化系统研究的水平，并在不知不觉中建构了自己的模态实在论的系统哲学观。

在本著作中，笔者始终将现象学运用于逻辑问题的分析，这是因为经典的逻辑学只是抽象地把握着纯粹的逻辑形式，而对于意向作用在概念和命题形成，以及关于事物本质的理解中的作用一无所知，因而这种纯粹的逻辑是脱离了此在存在，此在情态、信念和价值取向，脱离了真实世界的孤立的知识。而现象学研究则可以大大补充我们对概念、命题的来源，及其与此在存在的本质联系的认识，有助于了解先天范畴、本质直观等意向作用在逻辑构造中的作用机制等。

总之，只要科学在发展，逻辑学总会遇到困惑，逻辑哲学的思考就永远不会停止，探索的视野和视角就会不断变换，并带来一个新的可能世界。

第二节 逻辑与其他学科的关系

逻辑是贯穿人类所有认知和行为中的灵魂，逻辑学的发展自然不会是孤独的，而是与多学科在发展历史上和研究问题上都具有亲缘和交叉关系。虽然研究的领域被人为地分割成不同的学科，但现实中的实际问题永远不可能泾渭分明地被分离开来。如果说语言是思想外衣的材料，思维是织衣的过程，那么，逻辑就好像是编织思维之衣的设计师，不见真容，却在衣上无处不在。逻辑不能离开语言，也属于心智活动，但却有独立自主的王国。

一、逻辑学与语言学

正因为有语言符号，人类的思维才可以摆脱对环境的感知觉和图像的直接依赖，才有回忆、沉思、反思、内省、推理等复杂的思维活动。可见，没有语言就没有思维，没有思维就没有逻辑问题。如果说语言是思维的工具和外衣的话，那么，语词是概念的形式，句子是命题或判断依存的形式，而推理则表现为句子与句子之间的连接。研究逻辑离不开语言，语言可以分为自然语言、人工语言和逻辑语言。所谓自然语言是指人们日常运用的语言；人工语言即指为了某种专门的目的而编制的某种有意义的符号系统，如计算机语言；而逻辑语言则是指为了研究上述两种语言的有关逻辑问题而创造的专业术语，如变项、常项、联结词等。语音、语法、语义、词汇和文字都是语言学研究的核心问题，其中语法、语义、词汇与逻辑的关系较为密切。如果说语法学主要研究词法和句法的话，那么，逻辑学则主要研究那些具有认识功能的词义及其组成句义的思维法则。语法学研究主要只涉及文本世界的表面形态结构，而逻辑学则主要涉及文本世界是否正确地反映认识世界和是否与客观世界相一致的真值问题。按照乔姆斯基（A. N. Chomsky, 1928—）的句法理论来看，句法是表层结构，逻辑思维才是深层结构。

语法研究不仅直接或间接地影响着逻辑学的研究，有时甚至就是逻辑学研究的一部分。追溯语词的来源和历史的词源学同时也就是概念的发育思想史。研究语词概念与指称对象的关系，比较各种词义的异同、正反、上下、交叉等语义场的关系，剖析整个句子意义的语义学也是分析判断和推理的基础。语言学的研究历史非常悠久，在中国汉代就产生了训诂学。在印度和古希腊公元前4—3世纪就建立了语法学。现代的语法学兴起于18世纪。西方语法理论开始于以古希腊和拉丁语为对象的语法研究。寓句法于形态的语法观念深刻地影响了形式逻辑学对思维形式偏爱的研究模式。一般情况下，逻辑的文化类型与语言的文化类型是相对应的或一致的。例如，英语是语序比较固定的语言，而拉丁语和汉语则都是语序相对自由的语言。在西方语法学研究中，以什么语言为"对象语言"①和"参照语言"，在很大程度上影响到所得出的结论是否具有多大程度的语种偏见，可见，语种面的扩大和多样化，对语法理论和流派的发展至关重要。同样，在现代逻辑学研究中也存在着以西方逻辑为中心或标准的立场性或视角问题。像语言共性研究和语言类型学同步发展一样，逻辑学的研究同样也需要在对抽象的共性规则进行研究的同时，加强对逻辑文化类型的关注。如对象语言的改换，将可能引发语法研究范式和标准的改变一样，无论是中西医比较研究，还是中医现代化研究，以什么逻辑类型为对象语言和参照语言将是一个根本性的问题。

在语言和逻辑学研究中，语种偏见不只是存在于西方研究者那里，同样也存在于中国人。从两千年前的大汉民族看来，曾长期视汉语言以外的语言为蛮夷之语而不予关心，因此中国人一直缺少文化比较的参照语言和语法内省意识。直到 1703 年，从西方传教士瓦罗神父所写的《国语语言文法》开始，对汉语和文言语法的研究才逐渐兴起。1898 年，马建忠编纂的《马氏文通》成为由中国人自己所写的第一本以文言为对象语言，以拉丁语等印欧语言为参照语言的汉语语法著作。

人类的逻辑与语言一样，既有多元的文化类型，也有某种共同的深层结构。结构主义（structuralism）的研究就是语言学和逻辑学、人类学研究交互影响的一个例子。1922 年，奥地利哲学家维特根斯坦在《逻辑哲学论》中初步表达了一种结构主义的系统论的观点，他认为，世界是由许多"状况"构成的总体，而每一个"状况"处于一种确定的关系之中，这种关系就是结构。继而瑞士语言学家弗迪南·德·索绪尔（Ferdinand de Saussure，1857—1913）将个体的具体言语行为和在学习言语中所习得的深层语言生成规则区别开来，认为产生语言意义的并不是符号本身，而是能指（signifiant）和所指（signifie）所组成的符号关系，第一次将结构主义思想运用到语言学的研究中。他认为，言语是第一性的，而语言是第二性的；言语是个人的和随机产生的，而语言是社会性的，是一种寓于言语之中的一种抽象记忆的规则，言语的意义源于语言，从这种意义上说，语言优于言语，语言是一种自主的、内在化的，自我满足和自我表现的系统。1945 年法国人类学家克洛德·列维－斯特劳斯（Claude Levi-Strauss，1908—2009）发表了《语言学和人类学中的结构分析》一文，又进一步将结构主义语言分析的方法运用到人类学研究之中。结构主义认为，任何一个文化意义都是通过某种结构关系被建构，并透过某种表意系统（systems of signification）被呈现、表达和实践。列维－斯特劳斯研究了原始人的逻辑、图腾制度和神话等具体逻辑的范例，并将这些文化习俗看成是一种语言的元素和概念系统，人们正是通过这种结构来组织和理解世界的。由此可见，人类的思维逻辑总是寓于各种民族习俗、制度和语言等概念系统之中的，某种逻辑文化类型的合理性和必然性必须返回到世俗生活世界中来解答。结构主义强调整体性和共时性的两个基本特征对于语言学和逻辑学的影响是

---

① 所谓对象语言是指研究什么语言，参照语言是指拿什么语言作为参照。

深远的。如果说整体对于部分具有逻辑上优先的重要性，那么，文化结构的整体对于每一个个体的思维逻辑来说也同样具有优先的重要性。类似地，用共时性的研究方法看待不同民族的逻辑文化类型，它们在人类历史上实际是共时存在的，而未必是不同的历时发展阶段，更不一定是先进与落后、原始与现代的更替关系。共时性观点为论证多元文化和多元逻辑的合理性提供了新的研究视角。

古典哲学中的真理被看成是语言与事物的相应一致。康德追问：这种一致如何才成为可能？事物是具体的和物化的，而语言是抽象的，这两种东西怎么会一致？关于语言和思想的关系成为一个悬而未决的哲学问题。从柏拉图开始，西方哲学就假设在语言的背后有一种可以称之为观念的东西，并且为观念和语言的关系困惑不解。一些人认为，观念或理念其实总是蕴含在语词或语词关系之中的，离开了语言，观念就不复存在。如海德格尔说："语词破碎处，无物可存在。"而黑格尔认为，语言既是思想的产物，与感觉所具有的个别性相比，思想总是具有普遍性的，因而，凡由语言所说出的，也就无不具有普遍性。① 笔者以为，西方人之所以假设语词之后还有"观念"的东西存在，那是为语词一词多义的现象所迷惑。假定一个人想表达某种观念或思想，其实这种观念和思想必然是附着在一组语词之上的，但他可以重新选择或创造不同的词组或句子表达出来，于是，人以为在他表达出来之前，已经有了一种与表达形式不同的内心的观念。其实，用行为主义心理学的理论来解释，在这里只是发生了一种等值的转换现象而已，即思想是未发出声音的语言，而言语则是发出声音的思想。② 我们说某人具有某观念，必定说出或写出代表这个观念的相应的语词，当然还可以表达成其他语词，除此以外，我们难道还能用什么形式表达出这种观念吗？当然，我们还可以倒回到原逻辑思维的阶段或采用非逻辑思维的方式，用"象"或"数"来表达。可见，逻辑思维就是运用语言的理性思维。通过中西医比较也可见，假定在语言之后还存在着一种观念的哲学假设也未必是需要的。人可以用多种民族的语言或不同的语词组合方式来表达同一种思想，这只能说明任何观念或思想在任何时候都不能离开某种语言，或者说任何语言在表达观念或思想的功能上是等值的，而不一定非要假定语言背后必定还有某种共同的观念或思想的存在。脱离语言这个载体很难想象思维将会附着在哪里维持生命。

语言是人类文化生态的一部分，综合语言地理学（linguistic geography）的研究，估计目前世界上有 3 000 种以上的语言，根据其语言的起源和分布的历史承袭的亲缘远近关系，大抵可以划分为汉藏语系、印欧语系等 13 大主要语系。其中印欧语系分布最广，使用人数约超过 20 亿，汉藏语系使用人数超过 10 亿。③ 根据有关语言生态的调查研究，全世界的语言种类的数量分布并不均匀，一般由赤道向两极递减，纬度越高的地方语

① 黑格尔. 小逻辑 ［M］. 贺麟，译. 2 版. 北京：商务印书馆，1980：71.
② 车文博. 西方心理学史 ［M］. 杭州：浙江教育出版社，1998：373.
③ 资料来源于搜狗百科。

言的种类越少。例如在巴布亚新几内亚有 839 种语言，尼日利亚有 529 种语言，印度有 454 种语言，欧洲人口占世界上人口的 26%，却只有 286 种语言。[①] 一般认为，民族语言种类数量越多，其语言多样性指数越高，提示该地区文化类型的多样性越丰富。

语言类型也与人文地理和生产方式有关。日本语言学家桥本万太郎（Mantaro J. Ha-shimoto，1932—1987）在《语言地理类型论》一书中提出，可以把世界各种语言归纳为"游牧民型"和"农耕民型"两大地理类型，前者以印欧语系为主，后者以亚洲大陆语系为主。以汉语方言研究为基础，他发现越往北走，话语的逆行结构越多；越往南走，话语的顺行结构越多。[②] 从这种意义上说，循等语线我们就可以划出"民族语言"的界限。进而可以说，语言的边界常常就是民族的疆界，就是思维逻辑类型的边界，语言地理类型的研究有助于思维类型及其思维特征的研究。

既然语言具有民族的差异，因此，逻辑也就具有民族表现方式的差异了。中西医就是分属于不同民族文化的逻辑构造。跨文化的比较研究显示，中西医思维其实常常具有相同的思维内容，但却有不同的思维形式或语言表达方式，这与其语言类型的差异有关。笔者在《医学与语言——关于医学的历史、主体、文本和临床的语言观》一书中指出，语言在民族医学体系的形成与交流过程中所发挥的重要作用，即凡是在同一语言系谱上愈靠近的语言以及由它而形成的文化则愈容易被认同与融汇；而在不同语言系谱上愈是平行发展的语言以及由它而建构的文化则愈相似。[③] 认识到中西医理论的许多差异与其语言和逻辑形式的差异相关这点是非常重要的，因为世人常将这种语言与逻辑形式的差异当作真理与谬误的区别。

认知语言学认为，人的认知能力与语言能力的发展是密切相关的。乔治·雷可夫（George Lakoff）和马克·约翰逊（Mark Johnson）专门研究了隐喻与人类认知的关系，而美国语言学家朗奴·兰盖克（Ronald Langacker）等人则研究了认知语法。认知语法学认为，语义不仅是客观的真值条件，而且总是涉及人的主观看法和心理因素，因此，语义是主观和客观的结合。无论就中西医的整体而言，还是就中西医医生个人的认知能力而言，中西医的认知能力和思维取向都受到其民族语言类型的影响和潜在的制约。

逻辑学的任何研究都离不开语言材料的分析。例如，对中西医逻辑特征的判断就必须基于对中西医文本的语言学分析。如中西医概念的差异可以通过成分分析法加以辨析；中医的辩证逻辑可以通过反义语义场的分析来加以证明；中医的类比推理可以通过对文本中句子的隐喻进行论证；我们还可以通过对中西医关于皮肤颜色词的多少与种类的比较来阐述中西医观察经验与相关理论的差异。作为医学逻辑与语言的关系还可以从精神病患者通过语义、语用混乱所表现出来的思维障碍中得到揭示。

---

① 资料来源于搜狗百科。

② 桥本万太郎. 语言地理类型学 [M]. 余志鸿，译. 北京：北京大学出版社，1985.

③ 邱鸿钟. 医学与语言：关于医学的历史、主体、文本和临床的语言观 [M]. 广州：广东高等教育出版社，2010：102.

二、逻辑学与心理学

思维是一种心理活动，逻辑存在于思维之中，那么，逻辑学与心理学的关系就很自然地成为一个被关注的问题。逻辑思维是否可以用心理学来加以解释，19 世纪下半叶以来，随着实验心理学科学的迅速发展，试图用心理学的观点来解释哲学、物理学、数学和逻辑学等一切人类知识原理的心理主义成为一种思潮。就逻辑学领域来说，有"强心理主义"和"弱心理主义"之分。所谓"强心理主义"认为逻辑规律就是人类心理学的规律，它描述我们怎样进行思维，如穆勒等逻辑学家认为，逻辑学规定的本质基础在心理学之中，心理学与逻辑学这两门科学的基础或者说为我们所赞叹的合规律性实际上也就是起源于我们自身的智力组织机构的基础。认为逻辑学不过是心理学的一个部分或一个分支，它与心理学的区别仅仅是类似于部分与整体、工艺论与科学的区别。① 所谓"弱心理主义"则认为，逻辑规律起源于心智活动，逻辑是指导我们应当怎样思考的某些规则，但最终与心智活动分离，成为规范我们推理行为的原则。如康德等哲学家认为，逻辑学和心理学各自研究思维的不同侧面，即心理学研究关于思维是怎样的自然规律，而逻辑学研究关于思维应当怎样的规范规律。也就是说，逻辑学研究思维的形式及其构成规律和运用的方法；而心理学则研究概念、判断、推理等思维形式的发育过程，思维的个性特点，思维的水平和思维障碍等。心理学是一种关于在时间中进行的意识事实或内在经验的科学，而逻辑学研究的则只是观念的单位，以及以此为基础的观念法则的科学，逻辑概念、判断和推理形式与逻辑规则是指摆脱了各种经验偶然因素的观念的关系形式。心理学与逻辑学的区别被认为是实证科学和观念科学的区别。②

20 世纪这种试图糅合逻辑学与心理学的做法遭到了弗雷格、埃德蒙德·古斯塔夫·阿尔布雷希特·胡塞尔（Edmund Gustav Albrecht Husserl, 1859—1938）以及新康德主义者等逻辑主义者的坚决抵制③④。他们认为，心理主义的主张会动摇哲学和逻辑

---

① 胡塞尔. 逻辑研究·第一卷：纯粹逻辑学导引 [M]. 倪梁康，译. 上海：上海译文出版社，2006：50 – 53.

② 施太格缪勒. 当代哲学主流：上卷 [M]. 王炳文，燕宏远，张金言，等译. 北京：商务印书馆，1986：91.

③ 所谓心理学中的逻辑主义最初是指由于符兹堡学派仍仿用内省的研究方法来研究思维心理学，使它不能超出纯粹的描述，不能解释智慧的实际构造机制或思维形成的机制，因此，一旦涉及心理因素之间的因果关系，又不得不借用逻辑学来解释。此后，人们便把类似于符兹堡学派对逻辑的不恰当运用称为心理学中的"逻辑主义"。

④ 哲学上的逻辑主义（logicism）是指 20 世纪初产生的数学哲学学派之一。逻辑主义主张把数学"还原"为逻辑，认为"数学和逻辑是全等的"每条数学真理都能够表示为完全用逻辑表达或表示的语言。逻辑主义的思想可追溯到莱布尼茨，创始人是德国逻辑学家弗雷格，而最有代表性是英国哲学家罗素和怀特海的巨著《数学原理》。

学存在的根基，甚至使得哲学和逻辑学的研究对象和独立性将变得一无所有。逻辑主义者认为，逻辑思维与心理过程毫不相干，因为逻辑是客观的和公共的，而心灵是主观的和私人的，逻辑学只研究思维的单纯形式，并不具有经验性的内容，而心理学则研究思维的经验规则。心理学只会看到思维是如何发生的，以及思维是如何处于种种障碍和条件之下；而逻辑学只对必然的规律和应该如何思维感兴趣。认为心理的东西和逻辑的东西之间具有种类上的根本性差异。为此，所有为了维护哲学和逻辑学生存地盘的哲学家和逻辑学家都在努力找出逻辑学与心理学的区别。根据逻辑主义观点的激烈程度，可分为极端的反心理主义（extreme anti-psychologism）和温和的反心理主义（moderate anti-psychologism）。前者认为心理因素与知识的辩护或合理的可接受性问题完全不相干；后者认为心理因素不能穷尽知识的辩护或合理的可接受性问题，但与之相干，并有助于这类问题的解决。弗雷格对逻辑学中的心理主义的抨击最为坚定，他认为：①心理主义不能解释逻辑规律的客观性，因为被认为是逻辑规律基础的主观的表征（如信念、想象）必然是私人的，而逻辑规律则是公共的，并且对每一个人来说都是可接受的；逻辑处理的是思想的一种普遍性，而这种普遍性不能被归结为表征。②心理主义不能揭示逻辑规律的必然性，因为这些主观的表征从一个人到另一个人是变化着的，而可变规律的理念是无意义的。

受弗雷格的影响，胡塞尔在他的《逻辑研究》（1900—1901）第一卷《纯粹逻辑学导引》中也将对心理主义的批判作为他建立"现象学"的逻辑起点。他认为对逻辑规律本质的不同理解，构成了心理主义和反心理主义争论问题的焦点。反心理主义者们认为纯粹逻辑学规律是可以进行客观论证的观念规律，而心理主义者们则认为逻辑学的方法论规则就是人类学的规则。因此，两派不能相互理解。胡塞尔认为康德等人的观点并不能驳倒心理主义，反而等于变相地接受了心理主义的主张。胡塞尔对心理主义的批判概括起来就是："心理主义的逻辑学家们忽视了在观念规律与实在规律之间、在规范性规定与因果规定之间、在逻辑必然性和实在必然性之间、在逻辑基础与实在基础之间所具有的那种根本性的、永远无法消除的差异。"① 他认为，逻辑规律绝不等同于心理学规律，他说："逻辑规律的明晰性是坚定不移的。但只要人们将逻辑规律的内涵理解为心理学的内涵，人们就完全改变了逻辑规律的原本意义，明晰性是与这种原本的意义相联系的。"② 胡塞尔认为，至今被心理学称为规律的定律其实都是一些经验模糊的一般化，而不是精确的规律，而三段论等逻辑规律所具有的绝对精确性是根本不可能以模糊的心理学规律为基础的。事实上，"没有一条自然规律是先天可知的，没有一条自然规律是能明确自证的"③。恰恰相反，"纯粹逻辑学的规律都是先天有效的，没有什么能比这更明白无疑的了。这些规律不是通过归纳，而是通过决然的明见性（evidenz）而获得其论证和证实的。得到明确证实的不是逻辑规律有效性的单纯或然性，而且是它们的有效性或真理性本身"④。他还说："心理学无法提供那种决

①②③④　胡塞尔. 逻辑研究·第一卷：纯粹逻辑学导引［M］. 倪梁康，译. 上海：上海译文出版社，2006：73，85，78，78.

然明见的、从而是超经验的、绝对精确的规律，这些规律是逻辑学的核心。"① 其实，胡塞尔在反驳心理主义的三个经验主义的结论的同时，只是证明了逻辑学不同于心理学，但并没有证明逻辑思维并不是心理活动，或者说逻辑思维规律不是心理活动的规律。逻辑思维规律是具体表现在思维中运用语言，陈述认识对象和进行判断和推理过程的规则，而逻辑学规律则是研究者从逻辑思维中抽象出来的符号组成的观念的规律。前者是大脑中实际发生的事实性规律，后者是学科抽象出来的纯粹观念的规律或一种知识体系，两者的性质根本不同。有许多争论源于将逻辑与逻辑学、心理与心理学概念在语用上混淆了。事实上，除了描述感知觉规律的韦伯－费希纳定律等极少数用实验心理学方法证明的定量法则之外，心理学几乎没有提供用符号表述的精确的思维规律，但这是由于心理学研究传统所决定的研究对象和任务限定造成的结果，但这并不等于可以得出"逻辑规律当然就不可能是心理活动或心理产物的规律"的结论。② 韦伯－费希纳定律所反映的心理量和物理量之间的函数关系其实说明了心理学同样是可以建构出精确的抽象规律的。

胡塞尔认为纯粹逻辑规律的特征都是一般的、超个人的和超时间的，即"真理本身是超越于所有时间性之上的东西"，并以此来证明与时间相关的心理事实规律的不同。胡塞尔的这一论证也不见得很有说服力。因为现代逻辑学的发展业已证明，经典逻辑的非时间性特征不仅已经为时间逻辑等非经典逻辑所包含，而且海德格尔的《存在与时间》的研究已告诉人们时间也即是所有存在的展开形式。即使就时间而言，逻辑规律与事实规律也并不矛盾。胡塞尔认为，与从经验中和从个别事实归纳中产生出来的事实规律不同，逻辑规律是先天有效的，是通过决然的明见性（evidenz）而获得其论证和证实的，而不是通过归纳得到的，③ "逻辑规律的明晰性是坚定不移的"④。同样，胡塞尔对心理主义的这种反驳也是无力的。因为这只能说明逻辑规律更是人类一种普遍的观念构造规律或思维直觉规律。

在历史上，一是由于实验心理学的独立发展，二是由于反心理主义的推动，进一步加速了逻辑学和心理学的彻底分离。虽然逻辑学和心理学都获得了很大的进步，但知识分割的同时也带来一些负面的影响。例如，离开了心理学，对逻辑的起源、自然思维的结构等问题难以说清楚，限制了逻辑学在心理学范围上的扩展；而离开了逻辑学，心理学家们则不懂运用逻辑工具来解释智力的运算，也限制了心理学研究在逻辑学领域的扩展。事实上，形式化或数学化的逻辑学也不能完全刻画所有的认知过程，于是，逻辑学便出现了一种新的发展动态，即逻辑的认知转向，20 世纪 40 年代瑞士儿童心理学家让·皮亚杰（Jean Piaget，1896—1980）就建构了世界上的第一个心理逻辑学体系。皮亚杰认为，正因为逻辑学与心理学的彻底分离，客观上形成一个逻辑学和心理学都未思考的中间地带，即自然思维的结构及其发展的过程，而这才是人类真

---

①②③④　胡塞尔. 逻辑研究·第一卷：纯粹逻辑学导引［M］. 倪梁康，译. 上海：上海译文出版社，2006：63，90，78，103.

正现实的思维的事实。皮亚杰的心理逻辑的研究揭示了逻辑学和心理学之间相互依赖的关系以及重新联结两者的价值。他认为，智力或认知的发展体现在思维结构或认知结构的建构、扩展和转换上，而逻辑代数是一种可以帮助我们精确刻画儿童不同智力水平的思维结构的便利工具。皮亚杰认为，各种非经典逻辑逐渐增多，以及哥德尔定理表明，任何理论不管它有多么丰富，都不能借助它本身来证明自己的不矛盾性。这也就是说，任何知识逻辑的形式化都有自己的界限，逻辑学再也不能闭关自守了，逻辑学不仅需要心理学的事实支持，还需要借助于发展心理学的研究来帮助解决关于逻辑是如何产生的逻辑哲学问题。

在皮亚杰看来，生命先于认知，任何认知都必须以机体结构为前提，以融入先行的内源性结构同化过程为前提，而机体就是这样一个在同化过程中保存自身的组织，也即是认识的主体的出发点。他认为，"全部逻辑，无论是我们正在谈论的所谓自然逻辑，还是专业逻辑学家已经加以系统化的公理，其本质都是自我修正系统，它的功能是区分真假，并提供保持真实的手段"①。他发现，这种类似认知自动调节机制其实可以在一般的器官调节系统、遗传学、形态发生学、生理学以及神经系统等水平上发现，因此，认识必然与整个生命有机体相互依存。一方面，在机体形态发生与认知"形式"的建构之间可以发现一切"同型"和"转换"，认知机能成了器官自动调节的机制反映。另一方面，认知适用的独特机能获得了器官水平不能获得的适用形式，例如认识能将外界的认识对象整合到逻辑—数学结构、语言结构或社会结构中来。皮亚杰通过对儿童心理逻辑的研究认为，认知逻辑既不像逻辑实在论者所说的是一种发现，也不约定论者所说的是一种发明，认识并不发端于主体，也不发端于客体，而是发端于主客体之间的相互作用。皮亚杰认为，只有依靠生物学家、生理学家和认知论等各学科间的共同努力，科学的认识论才有可能。皮亚杰提出的发生认知论为逻辑学与心理学在认知科学中的重新联合提供了新的思路。

回顾逻辑哲学发展史上关于逻辑与心理关系的争论，笔者以为硬生生地要在逻辑与心理之间划出一条泾渭分明的界限，远远没有考察感知和思维等心理过程与观念逻辑活动的内在联系更有意义。因为那种人为的分割，只是学科霸权的圈地，在思维逻辑本身的真相中难道思维逻辑与思维心理活动、逻辑规律与思维心理规律是本质不同的吗？首先，逻辑必须以人大脑正常的神经活动为基础，精神病患者常有思维障碍，同时显现的也是语言的逻辑障碍，而这种思维障碍可以用化学药物予以治愈或恢复正常，说明思维障碍与逻辑混乱是同步发生的。从直觉主义逻辑学的观点来看，人类关于基本元逻辑规则的来源也是近似于天生的，神经网络结构等生物学因素在逻辑思维中所具有的作用不能忽视。根据承受思维的生理器官及其思维加工的内容来看，思维活动可以分为感性思维和理性思维两大阶段，显然，传统逻辑学只关注理性思维阶段

---

① 皮亚杰. 生物学与认识：论器官调节与认知过程的关系 ［M］. 尚新建，杜丽燕，李渐生，译. 北京：生活·读书·新知三联书店，1989：34.

规则的研究，而没有将感性思维阶段纳入自己关注的范围。实际上，这两个阶段是很难截然分割的，不仅是理性思维，即使是感性思维阶段，都依赖于大脑加工活动的参与，单纯的感觉器官并不能完成对外界环境中事物的感知和识别，事实上，理性渗透观察。例如，眼睛观察一个事物，不单只是眼睛视网膜对光刺激的接受，还必须有眼睛的主动扫描及其连带的头部运动和大脑对接受信息的判别，因此，就"看见"这个复合词来说，包括"看"的物理化学的感知觉和"见"的理性分析判断两重意思。视觉心理学、听觉心理学等生理心理学、完形心理学着重研究了感知觉阶段的心理学规律，发现了不少感知觉遵循先天性的心理规则，正是感知倾向的先天性，才导致了理性逻辑思维规律的明见性。因为，如果没有这些来自感知阶段的自然规律对理性思维的作用，我们就很难理解那些由后天学习而来的语言符号所建构的观念规律的明见性来源于何处，也很难理解全人类思维的共性和交流沟通的可行性。因此，完型知觉规律不能不说亦即是逻辑规律。这些被称之为神经感知的自然倾向对思维的影响必定是全世界共同的，也是人类思维逻辑的自然始基。胡塞尔试图将逻辑规律从心理学中分离和独立出来，但他却将逻辑规律建立在一个更需要说明来源的明见性之上。应该说，逻辑规律就是认识规律，所有有效的认识一定是符合逻辑的。反过来说，合符逻辑的思维都是某种认识。

三、逻辑学与数学

法国的勒内·笛卡尔（René Descartes，1596—1650）是最早主张将数学与逻辑学结合起来，将代数改造成为一种运用通用语言（符号）关于量的演绎的通用数学或分析术的哲学家和数学家。同一时期的英国哲学家托马斯·霍布斯（Thomas Hobbes，1588—1679）也提出"思维就是计算"和"逻辑与计算合一"的逻辑观，他认为，"逻辑就是以名称的形式来表示的符号运算"，"所有推理都可以被理解为思想中的加和减这两个运算"。将旧的形式逻辑推向新的形式化逻辑的实质性转变归功于德国哲学家和数学家莱布尼茨，他提出把推理的一般规则改造为演算的规则，将推理运用的自然语言改换为人工语言，即一种通用的符号语言。他宣称：所有概念都可以还原为少数的原初概念，而这些原初概念就构成了人类思想的字母表，而复合概念由原初概念通过逻辑相乘而得出，通过这些概念的组合和通用代数就可以解决所有的问题，其中，一切推理的正确性将化归于计算，而且这种计算分析可以处理为一种机械的思路，也就是说思维形式的对错可以在计算中看出来。莱布尼茨还具体设计了他建立的第一个符号逻辑体系的四条公理、四条定理、五个基本演算原则。之后有英国数学家乔治·布尔（George Boole，1815—1864）发表了《逻辑的数学分析》和《思维规律的研究》，建构了着重于概念外延的类的逻辑和命题演算，把自然语言推理改造为逻辑代数，将逻辑的数学化大大向前推进了一大步。真正将逻辑与数学视为同等的是德国的数学家、逻辑学家和哲学家弗雷格，他发表了《概念文字》等著作，他认为，逻辑规律与真相关，但并不是作为"是真"的规律，而只是作为"被认为是真"的规律。这种将"逻辑的真"与"事实的真"相区别的见解对于一些总是将文本世界与现实世界相混淆的人来说是非常重要的清醒剂。他认为，逻辑是数学的前科学，数学是逻辑的延伸，所有数学的东西都可以通过定义转化或还原为逻辑的东西，逻辑与数学是同一的。弗雷格还进一步发展了命题逻辑、谓词逻辑、语义学理论和证明理论，广泛探究了指称、意义、函项、真值、定义等问题，系统地论证了作为算术基础的逻辑，因此，弗雷格被认为是数学哲学逻辑主义（logicism）的开拓者。英国哲学家、数学家和逻辑学家罗素和怀特海合著三大卷的《数学原理》，也是极力宣扬数学与逻辑同一的逻辑主义著作，他们认为，数学与逻辑都研究同一个对象——形式，一切数学命题皆可以从逻辑中推导出来，所有数学真理都可以表示为真正的逻辑命题。罗素和怀特海不仅全面总结了以前的数理逻辑成就，而且加强对蕴含、类逻辑、摹状词、关系逻辑等问题的研究，极大地推动了逻辑学的进一步发展。至此，现代形式逻辑、形式系统的建构工作基本完成。

有趣的是，弗雷格和罗素将数学逻辑化的逻辑主义促进了荷兰数学家布劳威尔（Luitzen Egbertus Jan Brouwer，1881—1966）的直觉主义和德国数学家戴维·希尔伯特（David Hilbert，1862—1943）的形式主义的产生。直觉主义认为，逻辑是关于语言的规则，而数学是一种超语言的活动，数学相对于逻辑活动是独立的，逻辑法则在数学中的应用并不总是有效的，例如排中律在数学中就是不可靠的。他认为数学和逻辑都是以直觉为基础的构造活动。而形式主义则坚信，只要从严格的形式观点去考虑数学理论就可以解决全部的基础问题。不管如何，数学和逻辑的渗透与融合不仅带来了现代形式逻辑的飞跃发展，而且促进了数学基础的深入思考。

数学作为抽象科学与同样抽象的哲学有着天然的内在联系，事实上，数学不仅经常是拆除哲学旧房子的杠杆，也常常圈定了哲学不可能逾越的边界条件。虽然一些数学家自己从未正式发表过有关哲学的论述，他们的学术著作都是一些枯燥和严谨的数学运算，但其研究的结论却给逻辑哲学领域带来深刻的影响，甚至宣布了逻辑学对真理追求梦想的破灭。这主要涉及真理和意义理论等方面。美籍奥地利数学家和逻辑学家库尔特·哥德尔（Kurt Gödel，1906—1978）于1931年发表的论文《〈数学原理〉及有关系统中的形式不可判定命题》[①] 被认为是20世纪对逻辑学和数学基础最有影响力的重要文献之一，因为根据他的研究，证明：①任何一个形式系统，只要包括了简单的初等数论描述，而且是自洽的，那么必定包含某些系统内所允许的方法既不能证明真也不能证伪的命题。②任何相容的形式体系不能用于证明它本身的相容性。哥德尔不完全性定理打破了由希尔伯特曾提出的数学逻辑大厦的哲学构想，根据这种构想，一个较为复杂的体系的相容性，可以用较为简单的体系中的手段来证明。全部数学的相容性可以归结为基本算术的相容性。但哥德尔不全性定理证明了基本算术的相容性不能在自身内部证明，因此当然就不能用来证明比它更强的系统的相容性了。同一时

---

① 《数学原理》指怀特海和罗素合著的书。

期，波兰数学家、逻辑学家和语言哲学家阿尔弗雷德·塔斯基（Alfred Tarski，1901—1983）1924 年与斯特凡·巴拿赫（Stefan Banach，1892—1945）一道提出了巴拿赫 - 塔斯基定理，根据这一定理在选择公理成立的情况下，可以将一个三维实心球分成有限部分，然后仅仅通过旋转和平移到其他地方重新组合，就可以组成 2 个半径和原来相同的完整的球。巴拿赫和塔斯基提出这一定理的原意是想拒绝选择公理，意味着选择公理可以导致令人惊讶和反直觉的结果。塔斯基在算术系统中证明了"算术的真理"的不可定义性，对于逻辑哲学关于真理的讨论来说无异于是一种清醒剂，如果将这一定理进行推广，那就意味着我们无法在任何形式系统中定义所谓的"系统标准模型的真理"。这便是真理不可定义性的定理：在一般情况下，一种语言句子的"真值"的概念无法在同一语言中进行定义。也许是为了立，塔斯基提出了能在适当的条件下精确定义某种语言句子为真，其条件是该语言必须完全是形式化的并且具有明确的语法，于是他提出了所谓的模型论真理论。

　　简要地梳理了一下逻辑学与其他学科的多种关系之后，我们再借助海德格尔的一段话来概括认识一下研究科学逻辑的目的与意义，他说："一门科学的逻辑学的意义，就在于清理言说的这一先天的此在结构，清理解释的可能性与方式，清理在解释中生长起来的各个阶段与形态的概念方式。这样的一种科学的逻辑学不外乎就是一门关于言说的现象学，也就是关于逻各斯的现象学。"① 相比而言，他将那些在哲学、心理学、科学论等名目下关于存在和思维的研究都当作是一些杂乱无章的东西。他认为"唯有根据（科学的）'逻辑学'这一理念的视野，逻辑学的历史以及由此哲学研究本身所经历的过程形态才会成为可理解的"②。

第三节　医学逻辑思维的发展

　　如果说动物的自救本能还不能算作是人类医学起源的话，那么，人类医学的逻辑起点就是从有语言和理性思维开始的。人类医学知识的本质就必须到逻辑思维的起点那里去追溯了。人类的逻辑思维是不断进化发展的，逻辑的东西是历史进程的缩影，历史从哪里开始，思想进程也即从哪里开始，而思想进程的进一步发展不过是历史过程在抽象的、理论上升后一贯的形式上的反映；当然，这种反映是经过修正的，然后是按照现实的历史过程本身的规律修正的。就医学而言，每一个时代的医学逻辑思维，亦即是当下历史的产物，在不同的历史时代，医学理论常具有不同的逻辑内容和逻辑形式，而且与不同的民族文化类型相对应，不同的医学范式即具有相应的逻辑类型。

─────────────

① ② 海德格尔. 时间概念史导论［M］. 欧东明，译. 北京：商务印书馆，2009：366 - 367.

研究医学逻辑学既要描述从非逻辑思维到逻辑思维发展的"历时性结构"，还应剖析基于不同文化系统的"逻辑共时性结构"。

一、原始医学与原逻辑思维

如果说概念是逻辑思维的细胞，那么，在概念正式产生之前的思维可以称为前逻辑（pre-logic）思维，或原逻辑思维、野性的思维。考察医学逻辑思维的形成，必然要追溯其基本概念的来源，或者说要知逻辑为何，必先知非逻辑之所以然。例如，阴阳、五行学说是中医的基本理论，但其形成可以溯源至前逻辑思维阶段。

所谓原逻辑思维并不等于是落后的思维，野性的思维也并不等于是野蛮人的思维。这一术语的含义首先是指这是一种在自觉的理性思维形成和普及之前的一个思维发展阶段。在发生学上，原逻辑思维早于逻辑思维而诞生，是逻辑思维诞生的摇篮。其次，原逻辑思维也是指另一种区别于因果推理等逻辑思维的思维模式；或者是指一个民族区别于另一些民族的逻辑思维规则，尤其是一些后来经济较为发达的欧洲大陆地区的民族将其他经济不发达地区的民族的思维视之为原始的和野性的，这显然是一种以本民族文化为中心的偏见。例如，法国人类学家列维－斯特劳斯就将他所考察的一些部落人的思维称为"原始思维"，而法国哲学家列维－布留尔（Lucine Lévy-bruhl，1857—1939）则将其称为"野性的思维"。

基于原逻辑思维对器官、疾病的命名与分类，草药的分类，诊断的依据与分类，以及所建构的病因推理模式与现代医学的理论逻辑类型完全不同，因此，今人常常难以理解这些"文化的遗产"，而且很容易认为这些原始医学的理念和技术荒诞不经。换而言之，就像两种不同的密码本或两种不同的进位制，无法解读或难以换算。

一方面，原始社会和古代、近代、现代社会中所遇到的病因和疾病的种类并无什么不同，不同的只是人对这些问题的认识和建构这些事物的逻辑结构。列维－斯特劳斯认为，原始人用我们相同的眼睛来看，但却是用与我们不同的意识来感知。原始思维的基本要素不是概念，而是类化的意象。它是远古人共同的社会生活中形成的对客观对象的主观摹写，并经过了一定的抽象和概括，突破了个体的界限。类化的意象可以通过词的抽象逻辑转化为概念。另一方面，原始人运用投射—幻化的方式把思维主体的幻想、情感、智慧、意志、能力等人性的因素投入到思维对象，使许多事物具有了灵性和人格。不管在他们的意识中出现什么客体，它必然包含着一些与它分不开的精神属性。例如，癔病被看成是由一种看不见的、触摸不到的原因造成的，或是魔鬼，或是敌人或死人。这些被想象出来的"病因"是依赖于拥有与神秘力量和鬼魂交结能力的特殊人杰，经过击鼓—跳舞—狂歌等一种神秘的形式被直觉"诊断"出来的。

在前逻辑思维中，巫医很少注意患者的症状和体征，对症状、体征与某种病因之间的因果联系的认识也还未建立起来。原始思维中根本就没有确定的逻辑"格"。原逻辑思维的基本规则是"互渗律"，主要的说理方法和逻辑语句的表现形式是比喻和类比方法。

二、古代医学与演绎、类比逻辑

早期的古代医学首先必须经过收集材料和经验积累的阶段。据文献考证，在那时就已经有许多药用植物被发现，经验方剂也逐渐增多，不少疾病的症状和体征被区分和记录。随着经验积累的增加，解释症状和病因之间的因果关系，对众多的症状和药物进行整理和分类就成为必要。于是，借用当时流行的哲学理论对临床观察的经验进行系统化的整理和理论解释就是逻辑思维发展进程中很自然产生的需要。

就整体而言，古希腊医学和古代中医理论都属于演绎逻辑的类型。所谓演绎逻辑是从一般到个别的推理解释模式，也就是从当时人们普遍认为的一些不证自明的哲学理论出发来推演和解释生理和病理现象。据医学史考证，不仅古希腊当时的许多医生就是哲学家，而且哲学家就是教授医理的导师。例如，毕达哥拉斯（Pythagoras，前580—前490）不仅是古希腊的哲学家、数学家，还是一名医生。他对动物机体的结构功能和生育现象的观察有极大的兴趣，他最先注意到音调和锤的重量以及弦长的关系，建立了关于和谐的理论。他是第一个提出"万物皆数"观点的人，并发现了勾股定理，坚持数学论证必须从"假设"出发，从而开创了演绎逻辑的先河，他的学说不仅对数学，而且对希波克拉底医学派的发展具有深远的影响。[①] 据史学家们的研究，毕达哥拉斯学派的成员恩培多克勒（Empedocles，约前495—约前435）其性格也颇像毕达哥拉斯，他确立了以土、气、火与水四种元素不同比例的混合，以及用爱与斗争的关系来解释世界上所有事物的差异及其变化的原因，打破了用原子的一元论解释的局面。用这种理论来看待一切生物和人体，健康就是这四种元素关系的和谐，而疾病就是这四种元素关系的不和谐。希波克拉底（Hippocrates，前460—前370）继承了恩培多克勒四元素的观点，认为身体就是由气（风）、土（地）、水、火四元素构成的，而且每一种元素都有冷、热、干、湿的特性。认为人体还有血液、黏液、黄胆、黑胆四种液体的多少比例决定了人的体质、健康与疾病。在解剖学和生理学尚不发达的时代，希波克拉底将自己的医学建立在广泛的临床经验和哲学推理的基础上，已经达到了当时其他医学难以企及的高度，因此，他被称为西方的"医学之父"。

医学史家认为，在希波克拉底之后，他的哲学的基本方针又在另一位伟大的哲学家亚里士多德那里再生了。[②] 其父亲是宫廷的御医，这对他的思想形成也具有一定的影响，他酷爱对植物的观察研究，传说他对500多种不同的植物和动物进行了分类，至少对50多种动物进行了解剖研究，他继续坚持世界是由土、水、气、火四大元素组成，其中每种元素都代表四种基本特性（干、湿、冷、热）中两种特性的组合的学说。他在哲学和逻辑学上最重要的贡献是创立了形式逻辑学，而这时的形式逻辑学的

---

①② 卡斯蒂廖尼. 医学史：上册 [M]. 程之范，译. 桂林：广西师范大学出版社，2003：95，138.

研究主题是关于证明，建立了世界上第一个三段论的演绎逻辑体系。在古希腊，论辩之风盛行，亚里士多德研究形式逻辑的初衷就是为了告诉人们什么是合理的或科学的论证，什么是诡辩。亚里士多德认为，我们是借助证明来认知的，所谓证明，即论证，就是从一个或若干个已知为真的命题推论另一命题为真的思维过程。亚里士多德还认为，这种科学的论证形式就是能产生科学知识的三段论。虽然并不是所有的三段论都是证明，或者说所有的证明并非都是三段论。

亚里士多德在《分析后篇》中首先指出，事实上，任何研究者都需要先有知识，这种先有的知识就是前提，或者是"对某种事实的承认或假设"（如关于原子的假设）或者是"对某事物的规定"（如数学的定义），也就是说前提的性质对于演绎逻辑来说是至关重要的。作为演绎逻辑前提的要求，亚里士多德认为："假定我们关于科学知识的性质的论题是正确的，则所证明的知识的前提必须是真实的，原始的，直接的，比结论被知道得更清楚、先于结论而存在的，而且结论同它们的关系就像结果同原因的关系一样"①前提具备的这些特征被认为是保证三段论论证正确性的必要条件。亚里士多德解释道，之所以要求前提必须是真实的是因为人只能认识存在的东西，而不能认识不存在的东西；前提必须是原始的是因为只有不用证明的知识才能作为出发点，通常也即意味着对于人而言，是那些离人的感官较近的认识对象；前提必须是先于结论的是因为要成为原因而必须先行知悉，而且比结论知道得更清楚，这种在先的知识不仅是我们对意义的了解，而且是关于事实的知识。亚里士多德指出，原始前提也即基本真理，在证明中就表现为一个直接命题，所谓直接命题就是没有其他命题先于它的命题。因此可以说，前提的直接性是指这种认识对象离感官较近，离生活经验最近。在古代，医学论证的这种前提大多就是原始的和直接的生活经验或直觉，亚里士多德对以后几千年西方医学发展产生的权威性和影响力都是巨大的。到古罗马时期的克劳迪亚斯·盖伦（Claudius Galenus，129—199），他以亚里士多德哲学为基础，宣扬希波克拉底的医学理论一直传递到文艺复兴时期，他仍坚持认为，人的所有疾病都是由于四种体液的不平衡造成的，因此，放血或服用泻药、催吐剂等治疗方法就成为当时试图将那些有病的体液排泄出来的方法。其建构的"古代医学大厦"甚至一度成为不可被人质疑的"盖伦主义"。②但这座大厦的根本缺陷却在于将实验观察和经验都置于其目的论哲学之旗下，最后终将失去其指导医学实践的价值。

与古希腊医学发展的历程类似，中医药基于神农尝百草的经验积累阶段之后，也同样产生了需要有理论来解释生理、病理和诊治方法机理的需求。于是，先秦哲学中的精气神之说、易学、阴阳五行之说、情志之说都被引入中医，其中《黄帝内经》成为这种引入本土哲学建立中医演绎理论框架的代表作，而《伤寒杂病论》这类理论与临床诊治相结合的医学著作则是继续从《黄帝内经》理论中引申其中的"三阴三阳"

---

① 亚里士多德. 工具论［M］. 李匡武，译. 广州：广东人民出版社，1984：159.
② 卡斯蒂廖尼. 医学史：上册［M］. 程之范，译. 桂林：广西师范大学出版社，2003：175.

一部分理论演绎的结果。中医同样大量地使用了"有余者泻之，不足补之"（《灵枢·根结》）这样一些源自生活中的直接经验作为不证自明的治疗法则的基本前提，来进行医理论证。

亚里士多德说："如果证明要从一个领域转到另一个领域，则类必须绝对地相同或在一定程度上相同，否则，转移显然是不可能实现的。"① 照此看来，中医学并不能从《易经》的假设的易理来推演中医的医理或证明中医治法合理的必然性，因为这是两个完全不同性质的领域。在缺乏严谨的三段论演绎逻辑的情况下，中医发挥了像思维的类比方法的优势，用来阐述中医的生理与病理现象形成了自己的思维方式。例如，按照植物的果实、枝叶或根茎的外形类似人体某脏器的方法寻找药用植物，并用于治疗相应的脏器疾病，医学史家认为，这种"药物象形法"也是普遍见于古代民间医学的一种思维特征。②

三、近现代医学与归纳逻辑

在近现代真正科学意义上的医学起步于文艺复兴时期，而最关键的第一步是如何突破"盖伦主义"在认识上长期形成的教条主义的传统。那时候的信念和社会风向发生了变化：认为只有通过具体研究每一种动物、植物和人体的结构才能认识上帝造物的美。正是在这样的叙事背景下，安德雷亚斯·维萨里（Andreas Van Wesel，1514—1564）这位从事解剖的年轻人，根据自己参与大量的解剖实验编写出《人体的构造》（1543）这本具有划时代意义的著作，尽管他原本是一位信奉盖伦学说的人，但基于自身发现，他不得不指出，盖伦关于解剖的许多描述只适合于动物，而关于人体结构的许多描述是不够的或不正确的。例如，他第一次正确地描述了心脏的内部结构，明确指出他并没有在两个心室之间的中隔上发现有所谓的微小通道，这等于推翻了之前盖伦宣称的动静脉血液正是通过这样的微孔进行交换的说法。维萨里的解剖观察纠正了盖伦在静脉和肝脏、胆管、子宫、股骨、肱骨、胸骨、骶骨和颌骨等解剖上的许多错误，维萨里就是用这些看似点点滴滴的观察实践和新发现彻底动摇了盖伦主义的"大厦"的地基，其意义不仅在于知识上的进步，推翻了"肝脏室血液循环的中心"的教义，更重要的是这种基于事实研究的归纳方法宣告了演绎方法一统天下的局面。正是基于维萨里关于心脏解剖的发现和解剖学家法布里克斯关于静脉血管和静脉瓣的研究，威廉·哈维（William Harvey，1578—1657），他也亲自动手解剖过 80 多种动物，最终通过实验和科学计算，他发现了血液循环，撰写发表了《心血运动论》，他明确指出了血液不断流动的动力来源于心肌的收缩，证实了心脏瓣膜防止血液倒流的作用，通过定量计算和逻辑分析，证明人体和动物体内的血量是有限的，血液只能以

---

① 亚里士多德. 工具论［M］. 李匡武，译. 广州：广东人民出版社，1984：173.
② 卡斯蒂廖尼. 医学史：上册［M］. 程之范，译. 桂林：广西师范大学出版社，2003：15.

循环的方式在体内流动，并证明了动脉是将血液从心脏输出的血管，静脉是将血液输回心脏的血管，说明左右心房和左右心室之间的联系途径，以及它们各自不同的作用。医学史学家们一般认为，这可以视为是现代生理学的真正起点，而哈维所阐述的这一切的新知都来源于许多样本的实证观察研究。从此，从个别观察到一般结论推理的归纳逻辑成为时尚。归纳逻辑一经问世，便迅速成为西方物理学、化学、生物学、地质学等学科系统化的普适性工具。达尔文的生物进化论、牛顿的力学、施旺的细胞学等一系列的近现代学科的重大突破几乎都是归纳逻辑的成果。

要求医学生学习逻辑学在西方也开始成为一种传统。19 世纪意大利萨莱诺医科大学条例中就有规定："医学生若不事先学三年逻辑，不得学习医学。"1819 年英国勃兰纳（Guess Blane）发表《医学逻辑要义》和 1855 年弗·奥斯特勒（F·Oestenlen）发表的《医学逻辑学》① 都认为，医学逻辑学是将一般的逻辑学运用于医学领域，帮助医学成为一门摆脱先验思辨的、成为首尾一贯的、归纳的和经验的科学。后续同类的著作还讨论了医学中的假说、类比、术语、定义和分类、诊断的方法及错误诊断的逻辑特征、归纳与演绎的方法、统计学的使用等应用逻辑问题。如今归纳逻辑仍然是现代医学生理实验和药理实验的基本逻辑方法和理论推进器。

当然，归纳法也有一个逐渐发展的历史。古希腊德谟克利特（Demokritos，约前460—前370）是在当时的诡辩论论战的过程中发展自己的逻辑学说的，他认为，诡辩论者对问题没有精确知识却什么题目都谈，反对诡辩论者夸大演绎方法的作用，不依据经验材料的思辨式的证明，质疑他们声称的"绝对必然知识"，主张从全面观察的、高度可靠的感性知觉出发来建立归纳逻辑的必要性。提倡从经验出发并且通过经验达到被其反映的客观现实，由"意见"达到"真理"。可以说，归纳既是德谟克利特原子论哲学的论证方法，也是原子论的必然结果。德谟克利特的归纳法被苏格拉底进一步发展用来分析伦理的论题。苏格拉底认为，逻辑经验的使命是借助归纳过程确定出某一事物是什么，什么是经常性的、具有普遍意义的东西。他认为，归纳法是以形成了的概念的定义为出发点的，而且应该以最通常的、同时也是最少可疑的东西为出发点。亚里士多德在《形而上学》一书中评价道："公道地说，两件事都应该归之于苏格拉底——归纳思辨和形成普遍定义，这两者都关系知识的基础。"② 古希腊伊壁鸠鲁（Epicurus，前341—前270）承柏拉图和德谟克利特之学，主张一种经验主义的逻辑观。他认为，一切思想都是由于进行对照、比附、类比和综合而从各种感觉产生的。他还认为，概念产生于知觉，同一般表象紧密联系着，概念来源于感性经验。于是，他主张对自然界的研究不应当在空洞的前提和成见之下进行，还应当如现象本身所要求的那样去进行研究。可见，伊壁鸠鲁主张认识应以事物的现象为依据，而不是从公

① 彭庆星，邱鸿钟，李安邦. 医学逻辑学［M］. 长沙：湖南科学技术出版社，1989：6.
② 波波夫，斯佳日金. 逻辑思想发展史：从古希腊罗马到文艺复兴时期［M］. 宋文坚，李金山，译. 上海：上海译文出版社，1984：24.

理出发的观点具有明显的归纳逻辑倾向。① 西塞罗时代的罗马伊壁鸠鲁主义者菲洛德谟（Philodemus，前110—前39）认为，即使是距离很远的现象，对于感性知觉说来过于细小的现象，或者说对于人类知觉不可理解的现象，都可以通过直接用理智所把握的"偶像"法的逻辑推断成为可理解的，换而言之，未知可以通过已知的事实推断出来。他坚信，各种现象的多样性同其固有的、不变的属性是共存的。以火为例，他说："按照这个方法，我能从我们的经验中的火推出其他任何地方的火的结论，并且有信心地确定火的普遍本质。……因此，作出正确的归纳结论的人，将不去考虑各种现象的差别、它们具有什么特点，而是要抓住那没有它们就不能想象的、具有火的特性这一现象的一般性质。而这一论证对其他事物也是有效的。"菲洛德谟已经注意到了归纳推理的有效的检验问题并认为，确证一个归纳推理的有效标准就是直接感知判断的客体就是它被假定的那样，即没有发现相矛盾的事例。② 例如，所有运动总是在空间中进行的，没有运动是在空间之外进行的。伊壁鸠鲁学派还注意到了如何提高归纳法的可靠性的问题。

与伊壁鸠鲁学派同时代的怀疑论者及其后继者罗马帝国时期的亚历山大城的医生塞克斯都·恩披里柯（Sextus Empiricus，2 世纪末至 3 世纪）对三段论和归纳方法的关系及其可靠性作出揭示。柏拉图的学生亚里士多德对归纳法的作用也有很高的评价，他说："我们必须借助归纳法去获悉原始的前提；因为感官知觉借以牢固树立普遍的方法是归纳的。"③ 弗朗西斯·培根（Francis Bacon，1561—1626）从自然科学经验主义的立场出发，在其《新工具》一书中对当时流行的亚里士多德的演绎逻辑提出了批判，认为现在通行的逻辑学，不能用来帮助探求真理，而只能使错误固定下来，并力主提倡运用从感觉和个别的事物出发，且逐渐上升，从而引出一般命题的归纳逻辑方法来发展科学知识。笛卡尔也对演绎法提出了批评，他认为，以三段论为代表的传统逻辑学只能用来向别人说明自己已经知道的事物，而不能用来学到新的知识，甚至成为使精神苦于混乱的不清楚的技术。

在 18—19 世纪间，奠定现代医学的知识大厦迅速建立起来，几乎全靠实验的归纳法所获得，其中最重要的里程碑包括：德国的施莱登（Matthias Jakob Schleiden，1804—1881）和西奥多·施旺（Theodor Schwann，1810—1882）创立的细胞学说，法国生理学家克劳德·伯纳德（Claude Bernard，1813—1878）建立的实验生理学，以及鲁道夫·魏尔肖（Rudolf L. K. Virchow，1821—1902）建立的细胞病理学等。

进入 20 世纪后，实验归纳与数理统计成为现代生理学和医学研究方法的主流，例如伊万·彼得罗维奇·巴甫洛夫（Ivan Petrovich Pavlov，1849—1936）的研究就是一个典范。他因为其关于消化生理学的研究，高级神经活动和条件反射理论的创建而成

---

①② 波波夫，斯佳日金. 逻辑思想发展史：从古希腊罗马到文艺复兴时期［M］. 宋文坚，李金山，译. 上海：上海译文出版社，1984：150－152，158.

③ 亚里士多德. 工具论［M］. 李匡武，译. 广州：广东人民出版社，1984：256.

为世界上第一位获得诺贝尔奖的生理学家。相对于以往个体性的研究模式不一样的是有关基因的研究体现了一种集体式的研究范式，从 19 世纪中叶孟德尔的豌豆实验初次提出"遗传因子"的假设开始，到 1909 年美国摩尔根的果蝇实验以显微镜观察和统计学方法，判定遗传基因就在染色体上以直线排列，以及探明了基因连锁互换等遗传变异规律；再到 1953 年美国生物学家詹姆斯·杜威·沃森（James Dewey Watson，1928—）和弗朗西斯·克里克（Francis Crick，1916—2004）提出 DNA 的双螺旋结构模型，到 1963 年基因的 64 种遗传密码的含义全部得到了解答。因为这项伟大的发现，沃森和克里克获得了 1962 年诺贝尔生理学、医学奖。由此可见，提出假设、实验观察、数理统计和归纳总结已经成为现代医学研究的主流逻辑范式。

　　然而，近现代这些远离人类生活实际情境的科学与坚持同异分离的形式逻辑的思维方法也逐渐暴露出自己固有的缺陷，如胡塞尔在晚年写作的著作《欧洲科学危机和超验现象学》中指出的那样，在批判实证主义的基础上，呼吁要将生活世界作为科学意义的基础。

第四节　逻辑的共性与文化类型

　　人类的基因组合都源自非洲大陆，黑人、黄种人和白人等各人种之间没有生殖隔离，并且具有同样的解剖结构和生理机制，甚至没有理由怀疑人类还曾有过共同的超民族的原始语言，人类拥有同样结构的集体无意识和思维范式，但无论如何，基于当下全球地理和文化类型的差异，学者们还是一直乐意将全人类的逻辑思维和逻辑学研究分为：希腊逻辑、印度逻辑和中国逻辑这样几种典型的逻辑文化。对于这些不同的逻辑类型的跨文化比较可以给现代人带来许多教益，尤其是对于克服那种夜郎自大或井底之蛙、唯我独尊的心态和西方文化中心主义或是中国文化中心主义的无知与傲慢具有一种批判的力量。非常现实有用的案例是——发生在中国的中西医冲突与结合的问题非常需要这种逻辑的跨文化比较，这将有助于中医研究保持清醒理智的头脑与研究方向。比较中医原创思维与西方逻辑的同与异，阐释中医原创思维和逻辑的合理性、有效性、一致性，挖掘其优势与特色，探索中医逻辑与现代逻辑结合及其创造性转化的可能性，这些问题都需要努力探究。对此，我们要始终记住的一个关键点就是全人类具有共同的祖先，也有共同的命运，虽然我们的皮肤、头发的色泽，以及话语的发音与字形有别，但全人类都具有同样的基本情绪类型，具有同样的认知—情绪—行为的反应模式，也具有基本一致的深层语言结构，不同民族之间总可以对话交流的，我们没有理由不坚信不同的逻辑类型之间也同样具有可以通约的基本结构。

　　承认逻辑思维的发展性、民族和个体的差异性具有极其重要的学术价值和现实意义，有助于我们克服民族中心主义或民族虚无主义短浅的眼光，防止将形式逻辑视为是唯一正确的衡量其他逻辑文化类型价值的金标准，有助于公平合理地评价中西医逻辑的差异。

一种文化即意味着某些不同的风俗习惯、相异的生活方式和社会制度，以及不同旨趣的思维方式和认知取向，《左传》中有云："非吾族类，其心必异。"因此，谈到文化就必然谈到该民族的思维逻辑，说到逻辑就必然少不了关注文化对逻辑的影响。文化由人类创造，但已经形成和正在创造的文化又反过来影响人类。但对于某一个体来说，文化总是先于个体存在的，因此，无论是对于考察医生的诊疗思维习惯来说，还是对于普通患者或精神病患者，其患者的民族身份和出生籍贯等这些人口学变量和文化信仰对于其体质、生活方式和认知方式、所患的疾病来说，并不是无关紧要的因素，而是人类医学必须考虑的维度。《灵枢·师传》中说的"入国问俗，入家问讳，上党问礼"应该成为行医者的一个准则。

关于文化与逻辑关系的论域可能有多种含义：一是指逻辑的文化问题，例如逻辑产生的文化基础是什么？文化的差异对逻辑系统的建构有无影响？二是文化的逻辑问题，例如不同的文化是否具有不同的逻辑类型？不同文化之间的逻辑是否可以通约？形形色色的文化现象之下是否有某种具有共性的思维逻辑潜流？对于中国哲人来说，中国有无逻辑和逻辑学还一直是有争议的话题，对于这个问题的回答也有必要放到文化与逻辑关系的论域中来讨论。

一、逻辑建构的文化基础

逻辑并不是只存在于个体的头脑中，而是存在于民族的集体无意识中，因此，逻辑的产生、建构及其类型的不同只能是本土文化建构的结果，而不仅仅只是学者个人研究的结果。

有人认为，形式逻辑学今天已经成为全世界普遍接受的逻辑学，似乎它是超越文化土壤的产物。其实，任何逻辑类型的建构都是某种文化塑造的结果，例如正是拼音文字的文化背景是形式逻辑之所以能成为符号逻辑的一个基石。逻辑的创立亦与哲学的某种基本假设有关。例如形式逻辑学就与亚里士多德的哲学密切相关。亚里士多德创建了形式逻辑，并将逻辑学的研究对象界定为语言的形式而不是语言的内容，这与他的四因假设有关。他认为任何事物的生成存在都有四种缺一不可的根本原因，即质料因（material causa）、形式因（formal causa）、动力因（effect causa）和所为因或目的因（final causa）。所谓质料因是指形成物体的主要物质；所谓形式因是指物质被赋予的设计图案和形状；动力因是指为实现这类设计而提供的机构和作用；目的因是指设计物体所要达到的目的。如药物为治疗疾病的质料因，药物的制剂样式是它的形式因，而施加药物的手段是动力因，而药物的功效是目的因。进而，四因可以再概括为质料因和形式因两类。亚里士多德认为，在具体事物中，没有无质料的形式，也没有无形式的质料，质料与形式的结合过程，就是潜能转化为现实的运动。

二进位制或二值逻辑学的建构与莱布尼茨的学说、阴阳八卦的二值逻辑与易经文化亦具有可考证的历史联系。佛教逻辑与佛教文化的关系更不言自明。中国先秦正名逻辑与儒家文化的关系也十分明显。

二、文化中的逻辑及其多样性

世界文化的多样性是一个不争的人类学事实，而文化是人所想、人所为这也是不容置疑的，那么，人所想、人所为必然出于某种信仰、某种态度、某种经验、某种知识，在这些信仰、态度、观念、经验中的理性思维就是逻辑。因此，在一个民族和社会的文化中，逻辑可以理解为创造文化的理性思维的方法和具有规律性的观念运动的潜流。之所以说逻辑是文化现象下的一种潜流，是因为这种潜流只是存在于民族的集体无意识中、社会的民俗之中，存在于语言习惯习得的代代相传之中，而未必是被提炼成系统的理论知识或形成一门学科。例如，法国人类学家列维－斯特劳斯试图通过对未开发民族部落中亲属关系、图腾制度和神话的研究，试图辨识出其中的"具体逻辑"，找到对全人类心智普遍有效的思维结构及构成规律。例如，他从神话研究中试图找出对所有人类心灵普遍有效的原始逻辑或"野性思维逻辑"。尽管他认为处于人类心智活动的深层的那个普遍结构是无意识地发生作用的，但它确是人类思想中恒定结构的产物。结构主义的研究告诉我们，不同历史阶段的民族文化系统中存在着的一些"具体逻辑"，还存在着全人类共有的普遍的思维逻辑。逻辑是思维中观念运动的一些潜规则，而逻辑学则是将这些规则提炼成抽象符号系统的学科。每一个民族都有自己的思维逻辑和逻辑思维规律，但却不是每一个民族都有形成知识体系的逻辑学。

所谓逻辑的文化类型：一是指不同文化或亚文化中有相异旨趣的思维逻辑习惯；二是指同一社会文化中各种建构逻辑体系的不同学派。恩格斯就曾这样指出：整个逻辑学都是从自古希腊以来就有的前进着的各种对立的不同哲学派别中发展起来的。例如"带有固定范畴的形而上学"和"带有流动范畴的辩证法派"。①

逻辑并不是凭空产生的，而是当下民族文化在思维中的反映，既然世界上各民族都有自己的语言和文化类型，因此，可以推定各民族都有自己的思维逻辑，世界上的逻辑学并不是只有独一无二的西方逻辑文本，而是有多个文化的起源和有多种"合符逻辑"的版本。所谓"合符逻辑的"都是就本土文化体系而言的。两个不同文化中的文本，在自己的本土文化中是合符逻辑的，而就相互而言却可能是互不符合对方的文化逻辑的。例如，曾有学者从拉丁语"我"为主格的角度来看英语中最常见的句子"It is me."（这是我。）为不合语法，因为在英语句中，我为宾格。从这种意义上说，

---

① 恩格斯. 自然辩证法［M］. 中共中央马克思恩格斯列宁斯大林著作编译局，译. 北京：人民出版社，1971：181.

中西医之争的本质其实就是逻辑的文化类型的差异。是否承认这种差异的客观存在，如何看待这种差异，充满着无数偏激的态度、本位主义的固执认识、感情化的民族中心主义色彩。一些人坚持认为自己本民族的思维才是唯一合符逻辑的，而称其他民族的思维是野蛮的、肤浅的、感性的、原始的、非理性的，于是乎，继而认为所有这些被边缘化的社会被殖民化、民族的思维被现代化是理所当然的。在这里，我们以中西两种不同逻辑的文化类型进行分析，观察各自的特点，以及这种逻辑类型对临床医学实践的影响。

德裔美籍逻辑实证主义哲学家卡尔纳普，一方面，认为在经验上有意义的陈述必然是按照精确的句法规则建立起来的，其全部陈述都是可以被还原为一组观察概念而加以的验证的语言；另一方面，又认为许多理论概念是无法还原的，不仅逻辑的文化多元性是客观存在的，而且是可以任意由人构造的，对逻辑来说并不存在清规戒律，每个人都可以构造自己的逻辑，但他必须给出自己的语法规则和自己的语言形式。

三、不同文化逻辑的沟通和通约性

基于对不同的文化逻辑的比较，有不少人认为，只有西方形式逻辑学才是最先进的，但莱布尼茨这位最早研究中国文化的德国学者，通过来华传教士格里马尔迪了解到了许多有关中国的情况，并将这些资料编辑成册出版了《中国近况》一书，在这本书的绪论中他写道："全人类最伟大的文化和最发达的文明仿佛今天汇集在我们大陆的两端，即汇集在欧洲和位于地球另一端的东方的欧洲——中国。"他认为，中国与欧洲相比，面积相当，但人口数量则较多。在日常生活以及经验地应付自然的技能方面，东西方不分伯仲，而且都通过相互交流而使对方受益；在思考的缜密和理性的思辨方面，显然西方要略胜一筹，但在时间哲学，即在生活与人类实际方面的伦理以及治国学说方面，西方实在是相形见绌了。可见，莱布尼茨是反对"欧洲中心论"的。

当然，在探讨逻辑的文化类型的同时，我们也要关注逻辑的普适性规则。不少学者相信，在语言的逻辑基础上各民族是相通的。例如，莱布尼茨于1677年发表《通向一种普通文字》一文，他长期致力于普遍文字思想的研究，因而他被公认为是世界语的先驱。乔姆斯基就以追求"普遍语法"为目标，他相信普遍语法是一套抽象的规则，存在于任何一种具体的语言中，只要深入挖掘就一定能发现。

本研究将证明，从纵向来看，现代人不仅可以读懂远古人所说的话语，看懂残缺的古文献，也可以发现人类有几乎不变的潜意识规律；从横向来看，相距遥远的东西方，尽管有山川大海的阻隔，但曾经共同出发的家园和遗传基因，使得东西方民族都遵循同样的思维规律，具有基本一致的逻辑思维结构与思维形式。

第二章　存在与逻辑

我们纵然尽可能把注意力转移到我们的身外，把我们的想象推移到天际，或是一直到宇宙的尽头，我们实际上也一步超不出自我之外，而且我们除了出现在那个狭窄范围以内的那些知觉以外，也不能想象任何一种的存在。这就是想象的宇宙，除了在这个宇宙中产生出来的观念以外我们也再没有任何观念了。①

——大卫·休谟

黑格尔认为，"思想中再也没有比存在这个范畴更无足轻重了"②。并且他将作为思维理论的逻辑学分为四个基本部分，即存在论、本质论、概念论和理念论。③可见，存在论不仅应该属于逻辑学，而且应该是讨论逻辑哲学的起点。列宁在阅读黑格尔逻辑学时，就非常赞同黑格尔将生命问题包括在逻辑学中的天才思想，他评论道："按照逻辑的通常观念来看，在逻辑中是不谈生命问题的，但是，如果逻辑的对象是真理，而真理的本身实质上又包含在认识中，那么就不得不论述认识，既然谈到认识，那就应该谈到生命。"基于这样的认识，他继续说道："如果要研究逻辑中主体对客

---

① 休谟. 人性论［M］//北京大学哲学系外国哲学史教研室. 十六—十八世纪西欧各国哲学. 2 版. 北京：商务印书馆，1975：594.

②③ 黑格尔. 小逻辑［M］. 贺麟，译. 2 版. 北京：商务印书馆，1980：141，184 – 185.

体的关系，那就应当注意具体的主体（即人的生命）在客体环境中存在的一般前提。"①因为无论如何，逻辑的主观性仅仅是从人的存在和本质而来的一个发展阶段，只有这样，才能使得"阴影王国"的逻辑体系回归到真实的生活世界。虽然，后来量词逻辑引入了存在量词，但只是涉及存在外延的讨论，而没有也无法深入存在的内涵语义中去一探究竟。

后来诞生的现代存在主义哲学将存在问题当作了哲学的主题，开启了将存在作为逻辑前提的探索道路。"存在先于本质"，由法国存在主义哲学家萨特说的这句话成为存在主义的基本信念和研究问题的指导原则。萨特认为，人与物不同，人必须先在这个世界之中存在，然后才能反观自己，开始给自己，也才能给其他存在命名，只有经过人在存在中领会、选择、筹划和行动才可以获得人本身和其他事物的所谓本质的规定性。

从人的进化和历史发展的尺度来看，因为人的此在，浑沌未开的"无名"天地才有了万物之名，因为有人对天地万物的领会（理解）、解释和表达，人才可能建立起观念的逻辑和科学。事实上，所有的学科都有自己思考的元逻辑起点，例如哲学将"人是什么？""人从哪里来？""人向何处去？"作为自己的元逻辑命题；而心理学的元逻辑问题则有"人性是什么？""意识的本质是什么？"同样，作为研究人和服务于人的健康与解决疾病问题的医学也有许多元逻辑问题需要解答：人的本质是什么？健康的本质是什么？疾病的本质是什么？人与世界和自然的关系如何？医学的本质是什么？医学的根本目的又是什么？医学中肯定有科学，但医学就等值于科学吗？在中西医之间这样的元逻辑问题就更多了，例如中西医语言体系和逻辑体系表面上有很大的差异，但真理的标准是否唯一？然而，在过去相当长的时期内，人被当成纯粹的生物有机体，医学被当成自然科学的门类已经成为一种世俗的信念。在这样的思潮和评价标准之下，传统中医学在整体上就被判断为不严谨的前科学，将不同于西方医学的中医学概念

① 列宁. 黑格尔《逻辑学》一书摘要［M］. 中共中央马克思恩格斯列宁斯大林著作编译局，译. 北京：人民出版社，1965：6，1687.

和理论统统认定为模糊的和不合理的东西而加以排斥，因此，近百年来在中国，中西医的冲突和论争从来就没有停歇过。笔者以为中西医的这些冲突与论争并不能通过实验和临床的路径得到彻底的解决，因为中西医的这种矛盾根植于中西医在生存论层面上的差异！

　　海德格尔认为，如果人是世界上唯一能追问存在问题的存在者的话，那么，关于人对存在问题的发问的哲学探究是一种具有优先地位的基础性研究，即"按存在者的基本存在建构来解释存在者，这种研究必须跑在实证科学前头"①。为此，借用海德格尔的提问作为本章的一个引子："所以我们应该从认识世界这一角度更尖锐地提出在世问题，把在世作为'在之中'的生存论'样式'收入眼帘。"②只有规定了人的存在，才能把握我思的存在方式。的确，解答医学的元逻辑问题必须回到人在世之中存在的前逻辑阶段进行探索。简而言之，没有基于对人和不同民族存在或存在方式的理解，一切原创思维的逻辑研究就会成为无源之水、无本之木。

①② 海德格尔. 存在与时间 [M]. 陈嘉映，王庆节，译. 北京：生活·读书·新知三联书店，2012：12，70.

第一节 人的存在

我们必须先澄清存在者与存在的含义，以及人存在的特点，才能彻底地搞清逻辑开端的原理与中西医逻辑差异的根本原因。海德格尔认为，在认识论意义上，先有人的存在才有所谓的宇宙论，因此，"把人类此在称之为与作为大宇宙相对的一个小宇宙，这从来就是错误的，因为此在的存在样式在本质上就是与宇宙的任何一种存在样式迥然有别的"①。

一、先行研究存在问题的必要性

黑格尔在《逻辑学》开篇就提出了一个元逻辑的问题："必须用什么做科学的开端?"他认为，这个开端就是"纯有"。所谓"有"与"存在"一词同义。不过他认为，"纯有也只应当叫做一般的有，有，并没有任何进一步的规定和充实，此外什么也不是"②。而且认为这样的开端不需要任何准备，他倒是想要除去一切先行于逻辑和思维的东西，将所谓纯粹的有作为哲学的开端。然而，海德格尔并不同意黑格尔的观点，反而认为人必须存在，才有人的思维、文化和科学，以及人的其他一切。尽管"在一切认识中、一切命题中，在对存在者的一切关联行止中，在对自己本身的关联行止中，都用得着'存在（是）'"③。认识不只是逻辑判断活动，首先是人的存在与存在者的关系问题。海德格尔认为，什么是"存在"（是）或者说"存在"的意义是什么，这个被随时随地广泛使用的普遍概念，不仅是没有被阐明的最晦暗的概念，而且迄今为止的一切存在论都将"存在"设为理所当然的前提，更没有把存在当作需要寻求的东西和可资利用的概念。正是这个众人以为谁都明白和无须深究的"存在问题不仅尚无答案，甚至这个问题本身还是晦暗而茫无头绪的"④。

以张仲景《伤寒论·平脉法第二》中一个语句为例："脉有残贼。"在其语境中，"残贼"是指脉有弦、紧、浮、滑、沉、涩六种状况。可见，在上面这个语句中脉"有"的六种状况都必须以中医特有的脉诊方法为前提才能得到理解，这个"有"不

---

①② 海德格尔. 时间概念史导论［M］. 欧东明，译. 北京：商务印书馆，2009：349，5.

③ 黑格尔. 逻辑学：上卷［M］. 杨一之，译. 北京：商务印书馆，1976：54.

④ 海德格尔. 存在与时间［M］. 陈嘉映，王庆节，译. 北京：生活·读书·新知三联书店，2012：6.

可能是纯粹的有。事实上，逻辑思维、逻辑学的研究，以及对真理的判定都是有前提的，这个前提就是人的先行的存在！人必须先行在世存在，然后才可能认识和创造他自己，才可以理解、解释和创造他的世界，才可以给世间的其他存在物命名，揭示其他存在者的存在。存在主义眼中的"存在"或"有"所指的是 to be，是由人所揭示的存在，而不是指现成的实体"有"（being）；所指的人也不是指一般的"常人"或"他人"，而是指具体的个别的人的存在。

虽然传统的西方逻辑根植于古希腊存在论之中，但逻辑定义的方法却不适用于"存在"概念的界定。我们先从下面这个推理来看看探讨存在问题的必要性。

设→为"否定"或"并非"。

心肌梗死都有心肌的缺血坏死（p）。

该患者并非有心肌缺血坏死的表现（￢q）。

所以，该患者不是心肌梗死（￢r）。

如用命题逻辑来表达上述的推理，则有：

p∧￢q→￢r。

不难证明，这个命题公式并不是重言式，而这显然与临床事实相悖。虽然是正确的推理，在命题逻辑中却不能被准确地反映出来，这是因为这类推理的正确性依赖于前提和结论的内部结构，而命题逻辑将简单的命题当作不可分割的逻辑单位，显然就不能揭示出这类推理形式的内部结构和规律。于是，在命题逻辑的基础上发展出谓词逻辑。所谓谓词逻辑就是将命题进一步分解为个体词、谓词和量词三种更小的逻辑单位的逻辑。个体词是指描述命题中主体或客体的词，它可以指人、自然实体，也可以指无形的抽象客体（例如意识、自然数等）。当个体词表示的是某一确定或特指的个体时，称为个体常项；当个体词表示的是非确定的个体，即可在一定范围内取值的个体时，称为个体变项；表示具有某种独有属性的个体词，则叫摹状词。谓词是表示命题中个体的属性或两个以上个体之间关系的词。当谓词对单个的个体成立或不成立时，称为性质（property）；当谓词在两个或两个以上的个体间成立或不成立时，称为关系（relation）。当谓词说明一个个体词的性质，叫一元谓词；当谓词说了两个个体词之间的关系时，叫二元谓词；以此类推，n 个个体词的谓词叫 n 元谓词。表示确定关系的谓词称为谓词常项；表示非确定的、任意关系的谓词称为谓词变项。在自然语言中，谓词通常为动词和系动词加形容词或名词组成的词组等。由个体词和谓词构成的，对其中至少某个个体有一个谓词成立的句子称为原子语句（atomic sentence）。例如"脉有逆从"（《素问·平人气象论篇》）是一个原子语句，其逻辑结构可以表示为：$F(a)$，读作 a 具有 F 的性质。又如"心主脉"（《素问·宣明五气篇》）也是一个原子语句，其逻辑结构可以表示为：$F(x, y)$，读作 x 与 y 具有 F 的关系。一般认为，原子语句的真假可以通过实验或临床来证明，因此，这种命题就会被认为是明确的、清晰的和有意义的、可断定的、有效的逻辑形式。然而，海德格尔正是对于这种原子语句中连接两个个体词的"是"或"有"等表达"存在"的谓词的自明性提出了疑问。

"存在总是某种存在者的存在。"① 只有人才会提出"存在"这个问题，因此"存在"这个问题离不开人的存在。简单地说，人在这个世界就是唯一能领会和解释其他存在物的存在。人是这个世界上唯一能为其他存在命名和言说，解释其存在的存在者，基于人的这种特殊的优先地位，海德格尔将这种能够对存在发问的存在者称之为"此在"②（dasein）。

虽然中医理论的经典《黄帝内经》众人熟读千遍，但很少有人注意到这是一本充满提问的对话录。黄帝是发问者，而岐伯等医臣则是回答的智者。不过黄帝和岐伯等医臣都应被视为是一个代词或是一种象征，黄帝的发问就是此在向自己和周围世界其他存在者的发问，而岐伯的回答则代表的是华夏民族对此在生存的领会和解释的智慧。以往国内对中医理论的研究多依循传统文本的解释，难以走出"以经注经"的窘境，同时，由于传统似乎赋予传承下来的东西以不言而喻的性质，使后人逐渐养成了惰于深究经典的习惯，殊不知这样，虽然手捧经典却堵塞了通达此在生存结构源头的道路，甚至忘记了经典追问意义的必要性。海德格尔认为，任何发问都是一种对存在者和存在的探寻。每一次关于存在问题的追问都有三个方面构成的问题结构，即"问之所求：存在的意义"；"问之所问：存在者之存在"；"问之所涉：存在者本身"等结构。③ 例如为何说"中医药学凝聚着深邃的哲学智慧"？这是一个回答起来有难度的提问。有人曾以整体论等中医理论的特点来回答这个问题，这显然是偷换了概念，中医理论的特点不能替代哲学的智慧，哲学探寻的是存在与意识的关系，而不是具体的医学理论。海德格尔认为，存在问题的先行研究之所以必要，是因为现代科学中出现的许多基础性危机和醒觉倾向都与存在问题相关。例如心理学流派众多，意识心理学、行为主义、精神分析、人本主义和存在主义心理学不仅在人性的假设上无法取得共识，甚至在许多观点上还表现出矛盾冲突，已经暴露出存在论基础的薄弱和流派支离破碎的"不统一危机"。在物理学领域，相对论的研究告诉我们，一切以地球为条件的经典物理学定律的合理性都是有边界的。即使是在数学领域，哥德尔不完全性定理也说明，即使是一个被认为是最严谨的形式演绎系统的合理性也需要到系统之外去寻找一个支撑的元逻辑。类似地，在现代医学中，有关生命、健康、疾病、病因、病原、生活质量、医学目的、医学伦理的争论都与人的存在论问题晦暗不清有关；在中医学里，对阴阳、五行、经络、证、命门、藏象、脉象等概念本质的认识都需要从存在论的基础层面进行阐述才能真正得到理解。按照海德格尔的观点，存在论的研究目标在于保障一种使

①② 海德格尔. 存在与时间［M］. 陈嘉映，王庆节，译. 北京：生活·读书·新知三联书店，2012：11，9.

③ 海德格尔. 时间概念史导论［M］. 欧东明，译. 北京：商务印书馆，2009：195.

科学成为可能的先行条件，如果我们不优先和充分地澄清人在世界或人与某一领域存在物的关系的含义，无论某一学科具有多么丰富和紧凑的范畴体系，归根结底它仍然是盲目的，并可能背离它最本己的意图。事实上，无论在现代医学还是在传统中医学的发展中，我们都可以发现这种盲目和背离初心的异化现象。海德格尔指出，"诸种科学都是人的活动，因而都包含有这种存在者（人）的存在方式。我们用'此在'这个术语来表示这种存在者。科学研究既不是这种存在者唯一可能的存在方式，也不是它最切近的可能存在方式"①。因此，"按存在者的基本存在建构来解释存在者。这种研究必须跑在实证科学前头"②，就如亚里士多德和柏拉图所做的那样。相比于存在论而言，逻辑学只是在存在论之后的与科学随行的拐杖，而存在论则相当于元逻辑，如康德的先验逻辑一般。

二、对存在问题追问的重要性

海德格尔认为，发问行为是人这种特别的存在者的存在方式。③ 医学服务的对象是人，抑或仅仅是一个生物机体？医学追求的终极目标是人的长寿，抑或仅仅是没有疾病？要回答这些问题，就必须先追问"人是什么？""人从哪里来，又到哪里去？"这类关于存在的问题。现代人可能很少意识到《黄帝内经》将这样的问题作为第一个追问的深刻用意。在《素问·上古天真论篇》中，轩辕黄帝问岐伯："余闻上古之人，春秋皆度百岁，而动作不衰；今时之人，年半百而动作皆衰者，时世异耶，人将失之耶。"造成人期望寿命不同的主要原因究竟是环境变化，还是人自己丢失了什么呢？对此，岐伯的回答十分肯定明确：长寿的原因在于"食饮有节，起居有常，不妄作劳"；"恬淡虚无"，"精神内守"，"志闲而少欲，心安而不惧，形劳而不倦，气从以顺，各从其欲，皆得所愿"，"美其食，任其服，乐其俗，高下不相慕"。而短寿的原因在于"以酒为浆，以妄为常，醉以入房，以欲竭其精，以耗散其真，不知持满，不时御神，务快其心，逆于生乐，起居无节"。其实通过考古不难证明，古人并不比今人长寿，但这里发问的真正意蕴是：人类的期望寿命为何会在不同历史时期发生重大变化？人的期望寿命和病患与人的存在方式究竟有多大的关系？面对君王众庶"莫知其情，留淫日深"的现状，黄帝在《素问·宝命全形论篇》中继续追问："余念其痛，心为之乱惑，反甚其病，不可更代，百姓闻之，以为残贼，为之奈何？"岐伯是从"人是什么"这个此在出发来回答这一难题的，他说："夫人生于地，悬命于天，天地合气，命之曰人。人能应四时者，天地为之父母；知万物者，谓之天子。"汉代许慎在《说文解字》

---

① ②　海德格尔. 存在与时间［M］. 陈嘉映，王庆节，译. 北京：生活·读书·新知三联书店，2012：14，12.

③　海德格尔. 时间概念史导论［M］. 欧东明，译. 北京：商务印书馆，2009：203.

卷十二"女部"中解释："姓，人所生也。古之神圣母感天而生子，故称天子。从女从生，生亦声。"

海德格尔认为，此在最突出的特征是此在是世界上唯一能领会着自己此在本身的存在。人是天之子，天地为其父母，人的生存必须建构于这种领会之上，这是中医对人的存在最核心问题的追问。问题在于，当时的世人已经沉沦在"不知持满，不时御神"的状况之中，而且使用中药和针灸治疗的效果已经大打折扣，《素问·汤液醪醴论篇》中一针见血地指出，曰："精神不进，志意不治，故病不可愈。今精坏神去，荣卫不可复收。何者，嗜欲无穷，而忧患不止，精气弛坏，营泣卫除，故神去之而病不愈也。"中医已经认识到了"病为本，工为标"，患者才是健康和疾病康复的第一责任人。因此只有让人明白是自己的"神不使"才导致早死的结果。检索《黄帝内经》，"寿"的词频为42次，"命"的词频为106次，可见人的寿命是中医学关注的首要问题，这也是推动人类医学产生的始因。唯当此在存在，才有人所创造的世界；也唯有此在知道自己的寿命有限，人才是一种向死而生的存在。因此，"远死而近生"（《素问·移精变气论篇》）成为中医追求的终极目标。目前，科学家们根据哺乳动物的平均寿命和生长周期，或者根据人体的细胞生长周期等方法来推算人类的期望寿命的极限值，据此断定目前人类的平均寿命还远没有达到预测的寿命极限。现代社会越来越高发的"文明病"提示我们，中医上述的提问和回答仍具有极强的现实意义，人类应该从沉迷快乐的享受中惊醒过来，建立和谐的自我、和谐的社会，以及与自然的和谐关系，能动地选择诸种可能性的健康的存在方式。就《黄帝内经》上述第一个追问而言，"问之所求"揭示的是医学只有将有质量的长寿作为自己的终极追求目标才是有价值的（即人存在的意义）；"问之所问"揭示的是人的存在就是其日常的生活方式（即存在者之存在）；"问之所涉"揭示的是人的存在者有所思有所行的东西（即人的存在者本身）。事实上，正是中医关于人是什么、人与天地的关系，以及人的期望寿命的追问已经从根本上决定了中医诊疗和养生的法则的取向，也决定了中医逻辑体系的特点。由此可见，中医学整体上具有人类学和民族志思维的取向与表述风格。

毫无疑问，中西医都以人体、人的健康和疾病为研究目标，但如何看待人这个存在者，中西医却大不相同。虽然世界上的所有人种之间没有生殖间隔，人体的结构和生理相同，但是如何谈论、如何意指、如何思考这个人体却因文化圈、学术团体和个人的旨趣不同而大相径庭。如果说中医将"人从哪里来"的追问作为立本的出发点，那么，追问"人是如何构成的"则是西方医学的一贯偏好。在现象学看来，"存在者"是与"自然客观之物"有区别的一个概念，存在者并不是一个与人无关的客观的东西，而是一个"存在者就是所有我们所谈论的东西，我们所意指的东西，我们对之有所思有所行的东西（即使仅仅作为对一种不可通达之物的所思所行），是所有我们与之有干系的东西，是我们自己之所是与我们如何是之方式"①。例如对于寸口的脉搏这一客观现象，在中西医的谈论中、意指中、对之有所思和有所作为之中却是大不相同的。在西医看来，这里只是一个便于静脉注射的部位而已；但对于中医来说，脉搏不再是简单的跳动，而在这搏动之间可以呈现出五藏六腑生理与病理状况的"脉象"。"脉象"是中医发明的独特的意指对象，并赋予了它许多西医没有的意义。这就是说，脉象的存在就是与人对存在者之存在的感知相同一的东西。由此可见，在中西医眼中，即使是具有同一指称的人体、脏器及其生理和病理现象，也并不具有相同的意指含义，或者说是不同意指的现象。正是从这种意义上，海德格尔说："关于存在是什么的问题，已经明确地包含着对于被追问的东西的经验行为本身。"② "毋宁说，存在者是'作为'什么而得到看待的和作为什么而获得采纳的；我们是着眼于它的存在而去把握存在者的。"③

在哲学历史上，关于存在、存在者、逻辑和观念及其对话几乎是同一时间地、相关联地得到讨论的，而这些问题都与人这个此在及其追问行为具有根本性的关系，因此，接下来关于此在的规定性必须得以先行地澄清。

三、此在的特性

由于存在总是某种存在者的存在，而且所有存在者都是在人与存在打交道中被揭示的存在，因此，在存在论研究中，阐述此在具有优先的地位。

人是认识和创造世界的主体，但人必须先存在着。汉代许慎在《说文解字》中对"人"字的解释是："人，天地之性最贵者也。此籀文。象臂胫之形。凡人之属皆从人。"可以说，在汉语中，"人"这个字从古至今都一直保持其一撇一捺象形字的字义基本没变。"人"字在甲骨文和金文中形似人侧面垂臂直立的状态，篆文则突出了弯腰垂臂、脸朝黄土背朝天的劳作形象，隶书将线条化的"人"字变成柔美的笔画化，楷书将"人"字笔画改进得更加匀称，凸显了人跨步行走的形象。因为直立和劳动是人在漫长的进化过程中获得的最具有人之为人存在的一种本质特征。海德格尔也正是在人存在的这种意义上，用"此在"这一术语来表征人的存在。他指出："唯当存在着像'此'这样的东西，唯当在根本上存在着一种境遇整体的可能性，'这里'和'那里'才是可能的。"④ 也就是说，世界上所出现的任何其他东西和事物都只能在"此"中际会。佛经有曰："佛说如是人，现世即菩萨。"（《圆觉经》）在佛学看来，即使是修养至善者也不过是现世中的人而已，道不远人，道是需要世人来揭示的。正是在这种意义上，海德格尔说："因此，我们就把我们也将其叫做'人'的这一存在

①②③④ 海德格尔. 时间概念史导论［M］. 欧东明，译. 北京：商务印书馆，2009：196，201，196，351.

者称之为一种就是它的'此'本身的存在者。"① 由此，世界在根本上才能够得到揭示。

就人在宇宙和太阳系中存在的孤立性而言，人的存在及其生存的条件是偶然发生的事件，人与日地的关系是在漫长的进化中因为基因的偶然突变和生物的适应和同化而形成的。对于个体而言，人在亿万条精子和卵子结合的可能性中意外地诞生，人也是被偶然"抛到"这个世界上的。因此，人的存在原本就是一个有着多种可能性的存在。人必须先存在，才能领会、解释和创造属于自己的世界，其他存在物才能获得由人赋予的意义。由此可知，从根本上讲，我们没有任何理由独裁地确定世界上的哪件事应该这样而不应该那样，或者说哪些是唯一正确的标准，而其他不是；同样，也没有理由事先认定人应该这样而不应该那样。

此在当然不是地球和宇宙中唯一的存在者，但与其他一切存在者相比，此在具有其他存在者所没有的对世界的开觉状况，人是一切其他存在者和存在被领会或理解、解释得以成为可能的条件，从而决定了它在存在论中讨论的优先地位。

其一，此在是一个有灵魂的存在者，这是此在揭示自己和一切其他存在者存在的前提。此在在它的存在中能与自己这个存在本身发生交涉，能够提出"人是什么？"这样的问题，这种追问及其提问的能力正意味着人与其他生物和物的本质区别在于人有对自身有所领会（理解、内省或反思）的自我意识。如果我们将"存在"视为一个与"展开"近义的谓词，那么，人这个存在者的存在就是对存在的展现方式。只有人会对自己的身体和精神、人的家庭和社会活动等一切现象和行为进行发问、命名、担心、忧虑、领会、解释和操心，并赋予丰富多样的意义。因此，海德格尔认为，"此在之存在的基本特性就将通过如下界定而方可得到充分的把握：处于当下切己的—去—存在（jeweilig-es-zu-sein）中的存在者"②。所谓"向来"就是如此"当下切己"是指人的存在的特性首先就是为了或围绕自己当下的生存而展开。我觉得现象学或存在主义很像一个质朴的孩子，坦诚地承认人的最基本的或原始的生存需求是此在最基本的特性或规定，这与中国古圣贤在《礼记·中庸》中所表达的领会是异曲同工的："唯天下至诚，为能尽其性；能尽其性，则能尽人之性；能尽人之性，则能尽物之性。"人如果不坦诚就会压抑，就无法将此在的存在全部展开；而只有将此在的存在全部展现，此在才能实现对万物之存在的揭示。"去—存在"表达的就是此在必须先为自己的生存而存在，无论此在的目的是明确的，或是无意识的和糊里糊涂的，无论此在的生活内容和丰富程度如何，但存在都是此在自己选择的一种可能的生活方式，而"可能"则意味着此在的存在是自由的、可以变易的和可以选择的。正是在这种意义上，海德格尔将人对自己生存的理解作为此在最基本的特性，他说："对存在的领会本身就是此

①② 海德格尔. 时间概念史导论［M］. 欧东明，译. 北京：商务印书馆，2009：351，207.

在的存在的规定。"① 由于此在交涉的那个最深层、最本质和要紧的存在就是人的生存，人必须领会自己的生存才能理解其他存在。笛卡尔所说的"我思故我在"表达的也是此在对自己本身的交涉现象，但这是一个关于此在理性阶段的自我领会的命题，而不是一个关于此在生存的基本命题。从这种意义上看人类医学的本质，医学就应该首先被视之为从人对自己这个存在本身发生交涉的属性中衍生出来的生存技术，这与笔者在《医学与人类文化》一书中阐述的观点是完全一致的。可以说，先有人的生存（existence）才有人的存在问题，生存决定了和规定了此在的特点。因此，"此在总是从它的生存来领会自己本身"②。海德格尔认为，"去存在的方式—此在之存在—此在的存在之枢机"③，此在的这一特性贯穿此在的所有存在特性之中，因此，这是现象学对此在加以阐释的原点和指南，所有的存在分析最终都要重新回到这一出发点。用此在这一特性来看人类医学，就容易理解这就是推动医学诞生、发展和所有的诊疗活动的终极原因或动力，只有人类才会有对自己的生存加以领会、诊治和干预，这是人之为人的一种本质属性。然而对此在存在的领会有两种不同的取向：一是从人的外观和生理心理等构成内容或成分上去理解人，这几乎是以往哲学界认识的主流；二是从人去—存在的方式上去理解此在的存在，这是海德格尔存在主义现象学的主张。据此，可以认为中医对人的理解属于后者，它始终依据人的日常生活之日常相（包括起居饮食日常生活常态、经济与社会地位的变化、精气神的表现方式等）来把握实际的存在方式或追问这种存在之"如何"以及这一"如何"所具有的品格。而西医属于前者，重点关注的是组成人这一存在者的东西"是什么"（包括基因的、生理的和精神心理的构成及其特性等）。于是，中西医的差异首先应该被理解为源自这种不同地域中的人们对存在领会取向的不同，而概念和理论的差异，那是领会之后的事情。

其二，在—世界—中—存在是此在的根本枢机，是对此在的一个统一而原初的界定，是此在与世界的一切特定关系的先天结构。所谓"先天的"在这里一是指这是此在命定的存在枢机，无论是从人类还是从个体来看，此在一问世就注定生存这个世界中；二是指这一存在枢机是先于这一存在者的一切存在方式的充要条件，无论是认知的，还是情态的和行为的方式都根植于这个"在—世界—中—存在"④，一切理论、定律和真理都以这个为前提。认知作为此在在—世界—中—存在的派生样式在后面继续深入探讨。"在……之中"的存在方式还意味着此在为切己地去生存而必须去不停止地去操持（manage），所谓"操持的含义是：为某事而牵挂、为某事而操心"⑤。此在世界之中存在，此在总是不断地从与之打交道的世界方面来领会本己的存在。此在

---

①② 海德格尔. 存在与时间［M］. 陈嘉映，王庆节，译. 北京：生活·读书·新知三联书店，2012：14，15，244－245.

③④⑤ 海德格尔. 时间概念史导论［M］欧东明，译. 北京：商务印书馆，2009：210，216，215.

存在于世界之中，也是唯一能领会其他存在者存在的存在。"唯当存在之领会在，存在者作为存在者才是可通达的；唯当存在者是具有此在的存在方式的存在者，存在之领会作为存在者才是可能的。"① 这句话的意思就是任何存在者只有在人的操心、操劳和操持中才能与人照面，才能进入人的世界。此在为了生存，因为操持而要借助于上手的各种工具与世界中其他各种存在者有所交涉，因此，制造工具和使用工具不仅成为区分人与动物最重要的特征，还成为划分人类历史发展阶段的主要指标，而且此在的存在也在制造和利用工具中得以展开。这就是说"此在本身就寓于它所操持的东西之中而一同当下存在，并且在某种意义上是得到了揭示的"②。在这种意义上，任何上手的工具并不是人之外的东西，而是此在存在方式的组成部分。

其三，此在发明和定义了时间，时间性是此在的基本存在结构，并将时间作为对存在的一切领会及其解释的视野。对于此在而言，时间是存在的本质意义，可以将存在解释为时间性。岭南心学大家湛若水说"道时也"，海德格尔则认为，"只有着眼于时间才能把握存在，所以，存在问题的答案不可能摆在一个独立的盲目的命题里面"。中西哲人对存在与时间关系的看法是惊人的相似。海德格尔还认为，"时间性也就是历史性之所以可能的条件，而历史性则是此在本身的时间性的存在方式"③。人类是历史演进的产物，而个体也是身心不断发展的结果，只有人有过去、现在和将来的烦恼，才有传统与创新的压力。

其四，此在创造了语言，不仅自己从动物界进化到人的世界，而且建构了独特的文本世界。在语言中，此在相当于"这里"和"那里"，带有代词含义的"我"和"你"。文字、话语和语言是人类最伟大的发明，它不仅是推动人类大脑演化的主要动力，也是建立科学和文化等一切文明的工具，也是人自我意识诞生的家园，是人向自己和他人展开的基本存在方式。人只要开口说话就已经显示了自己在世的存在。从存在论的角度看，既然全人类有共同的祖先和大同小异的基因，此在就应该有共同的深层的话语结构；而从此在与其创造的世界关系来看，世界诸民族创造了多种多样的语言，也就意味着有多种世界建构方案的可能性。人是唯一会发问（或提出问题）的动物，如果说由人所建构的"各种科学都是此在的存在方式"④基于不同的此在的存在方式，以及对世界的领会有所不同，那么不仅科学，而且包括医学在内的知识形态具有多样的形态都是可能的。

其五，此在有情态，情态不仅是此在存在的基本结构，而且是此在在世界中所具有的开觉状况（德语：entdecktheit）之结构，是人的认知态度和逻辑建构的基调。佛经有曰："心华发明，照十方刹。""由寂静故，十方世界诸如来心，于中显现，如镜

①③④　海德格尔. 存在与时间［M］. 陈嘉映，王庆节，译. 北京：生活·读书·新知三联书店，2012：244－245，23，16.

②　海德格尔. 时间概念史导论［M］欧东明，译. 北京：商务印书馆，2009：350.

中像。"（《圆觉经》）这里所说的都是人对世界的认识和觉悟都必须以人心的开放程度为前提条件。在概念总是由人发明的意义上，黑格尔曾这样说："概念不仅是灵魂，而且是自由的、主观的概念，它是自为的，并且因此具有人格。"① 海德格尔说："在在—世界—中—存在之际的自—我—现身，简单地说：现身情态，也一同属于在—世界—中—存在本身。"② 情态就是此在展开本身的一种在世方式。研究显示，人大脑的重量只相当于人体重量的2%，但要消耗肌体能量的25%，远高于其他任何器官的能耗，显示出大脑在人的生存中的核心主导地位。③ 从大脑进化的顺序来分，大脑可以分为脑干、间脑和端脑三个阶段。脑干（也被称为古皮层，爬虫类脑）是从古老的爬虫类动物进化出来的大脑部分；间脑（也被称为旧皮层，边缘系统，哺乳类脑）；端脑分为右脑和左脑（也被称为新皮层，灵长类脑）。间脑既是内分泌的中枢，通过下丘脑及植物神经系统的联系，调节内脏机能；也通过与新老皮层之间的信息交换，接受和调节中枢神经系统各种感觉刺激的影响，产生和调解本能和情绪情感行为。可见，情态不是附着于此在身上或认知之后的一种副产品，而是一种镶嵌在此在之中的一种基本结构。人的灵魂沉沦在它的躯体中，人在世最深层的基本情态是对死的畏，而为了逃避这种畏或日日操心操劳，或沉沦于某种常人的状况，或通过筹划超越这种畏都是此在独有的存在方式。

如果说"此在的存在意义不是一个漂浮无据的它物和它本身'之外'的东西，而是领会着自己的此在本身"④。那么，可以认为，对此在本身的领会是建构人类医学的基本出发点。如果说，"此在在真理中"⑤，那么，对此在的领会也必定会影响我们对真理的认定。

海德格尔之所以要将此在问题的讨论优先加以解决，是因为他认为"诸种科学都是人的活动，因而都包含有这种存在者（人）的存在方式。我们用'此在'这个术语来表示这种存在者。科学研究既不是这种存在者唯一可能的存在方式，也不是它最切近的可能存在方式"⑥。

① 黑格尔. 逻辑学：下卷 [M]. 杨一之，译. 北京：商务印书馆，1976：529.
② 海德格尔. 时间概念史导论 [M] 欧东明，译. 北京：商务印书馆，2009：354.
③ 在200万~300万年间的演变过程中，人类大脑的体积增加了3倍，导致人类大脑的大小是最亲近的动物亲属黑猩猩的3倍，但近1万~1.5万年来，人脑容量相比自己的身体而言又缩小了3%~4%。
④⑤⑥ 海德格尔. 存在与时间 [M]. 陈嘉映，王庆节，译. 北京：生活·读书·新知三联书店，2012：370，339，14.

第二节　此在与世界

　　人在世有许多存在的样式，正是在这些样式中此在展开自己存在的本质，阐释这些此在在世存在的样式对于洞察人的本质、人类疾病的病因病机和医学的核心目标都有所裨益。此外，有关中西医差异及其对中医药理论的合理性问题的争论与此在、存在者、世界与自然几个有关存在论问题没有被认真对待过有很大的关系。其实世界与自然并不是同一回事，中西医虽然拥有共同的自然，却创造了不同的意指世界，而这种差异与此在的存在有关。

一、在世界之中存在

　　人虽然源自自然，生存离不开自然，最终也归宿于自然，但人却生活在自己创造的意指世界之中。只有此在才"具有"它的世界，就是说此在不仅在这里展现自我，而且开显了一个世界的眼界。

　　海德格尔认为，此在"在—世界—中—存在"这一命题首先意味着："作为存在者，此在是被抛的此在，而不是被它自己带入它的'此'。"[①]

　　"世界"与"自然"是容易被混淆的两个概念。海德格尔认为，"世界"不等于"客观自然"，而是与人存在有关的一个概念。在这一点上我们可以比较一下中国儒家亚圣孟子（约前372—前289）、宋明两代心学开山之祖陆九渊（1139—1193）的有关见解。孟子说："万物皆备于我矣。反身而诚，乐莫大焉。"（《孟子·尽心上》）孟子认为世界上万事万物之理已经由上天赋予人，而人应该将向内反思、实现天人合一的境界作为自己最大的快乐。战国至秦汉的《礼记·礼运》曰："人者，其天地之德，阴阳之交，鬼神之会，五行之秀气也。""人者，天地之心也，五行之端也，食味别声被色而生者也。按禽兽草木皆天地所生，而不得为天地之心，惟人为天地之心，故天地之生此为极贵。"这已经领会到人的存在与天地五行存在的关系，即是天地五行其他存在物为人心所指称、命名和建构。"此为极贵"就在于此在具有感知和揭示其他存在的独特性质。据说陆九渊少年时读到古人对"宇宙"二字的解释是"四方上下曰宇，往古来今曰宙"之时产生顿悟，领会到宇宙中的一切都是以人这个此在的领会为

　　[①]　海德格尔. 存在与时间［M］. 陈嘉映，王庆节，译. 北京：生活·读书·新知三联书店，2012：325.

中心才被言说的，正是在这种意义上，他认为"宇宙内事乃己分内事，己分内事乃宇宙内事"，并提出"宇宙便是吾心，吾心即是宇宙"的观点。在中国圣贤看来，人与世界的关系既是先验的，也是人"反身而诚"用语言建构的。海德格尔则认为，世界是指"一个实际上的此在作为此在在'生活''在其中'的东西"①，而不是指与人认识和生活无关的"客观自然"。具体来说，世界在这里是指"公众的"我们的世界或者是指"自己的"而且最切近的"家常的"周围世界②。"世界本质上是随着此在的存在展开的。"③ 简而言之，海德格尔所说的"世界的"这一术语"就是指此在的一种日常在世的存在方式"。在海德格尔"存在论"哲学中，"以现象学方式描写'世界'就等于说：把世界之内的现成存在者的存在展示出来并从概念上范畴上固定下来"④。东西方哲人都认为世界是与人的照面、描写、认识和记录有关的舞台。关于世界与自然的关系如何，海德尔格认为"自然本身是一个要在世界之内照面并通过各种不同的途径、在各种不同的阶段上得以揭示的存在者"⑤。换而言之，自然要通过"世界"这个人的舞台（相当于人的精神、生活、语言、社会文化体系的总和）才能得到阐释。"此在只有在它的在世的一定样式中才能揭示这种意义上的作为自然的存在者。"⑥

在现象学思想发展史上的一种有趣现象是：胡塞尔原本一直想在意识的内部世界里弄清先验知识的来源，但他在晚年却发表了《欧洲科学的危机与超验现象学》（1936）一书，他首先批判了近现代科学的冒险行为，即通过特定的观念化的和一种预先被给予的、观念性的系统的、有计划的构造的科学方法，最终来实现"支配万有"的功能⑦，并且还自大地以为这种非直观的逻辑体系就是"客观真实"的世界。基于对近现代科学绘制的观念化世界的反思，胡塞尔提出了重新关注生活世界（life-world）的问题。所谓生活世界是指我们日常生活于其中的前科学的在经验直观中显现的世界。胡塞尔认为，"生活世界作为原则上可直观的宇宙""是原始明见性的一个领域"⑧，事实上，生活世界是各门科学的源头，所有涉及知识形态的科学的建立都必须以自然态度的世界意识为前提，而这种在自然态度中被意识到的世界就是生活世界。事实上，现代研究的实践都置身于生活世界的生活之中，现代研究者为了从事他的科学认识实践，需要使用多种手段，而这些手段是以直观的方式给予他的，例如研究者总要借助于一些分割线来使用测量仪器，而且在读取这些分割线时他总信赖自己的视觉印象，他相信自己看到的和听到的是某种现有的存在之物，而这种存在信仰和其他信仰一样，都建立在一种被预设的自明性基础上，生活世界不仅是科学研究立足和直观的基地，也是科学认识回溯约束的边界⑨。生活世界对于各种知识体系、观念世界

---

①②③④⑤⑥　海德格尔. 存在与时间［M］. 陈嘉映，王庆节，译. 北京：生活·读书·新知三联书店，2012：76，76-78，233，74，75，77.

⑦⑧⑨　胡塞尔. 生活世界现象学［M］. 倪梁康，张廷国，译. 上海：上海译文出版社，2002：257，265，41.

和科学世界具有绝对的优先性，生活世界是科学知识的真实性和本源明证性的来源。显然，胡塞尔提出的生活世界问题有助于我们反省科学的合理性和可靠性的来源及其限度问题。

海德格尔继承发展了胡塞尔关于生活世界的观点，进一步分析了人这个此在在世的存在方式，提出了人"在之中存在"和"作为此在本质结构的在世"的观点。海德格尔认为，由于过去哲学在存在论上不适当的解释，仅仅将认识过程当成主体和客体之间的一种关系，反而使得人在世的本质问题变得晦暗不明。事实上，认识只是人这个此在在世的其中的一种样式。或者说"认识是在世的一种存在方式"①。他认为，人是一种"在之中"的存在，主张将"在世界之中"作为基本建构先行加以阐释作为自己首要的工作。

海德格尔基于词源的考察，认为"在……之……中"应解释为：我居住，我逗留，我熟悉，我习惯，我照料，等等，而不是简单地指人体"现成地存在"于某空间关系之中。他说"人居住在这个世界"就等于说："我居住于世界，我把世界作为如此这般熟悉之所而依寓之、逗留之。"②他认为，"在之中"意指此在的一种存在建构。即"此在是这样一种存在者：它在其存在中有所领会地对这一存在有所作为"③。为何看上去这似乎只是一个平淡无奇的命题却会成为海德格尔存在论的一个重要课题呢？这是因为现代人的确很容易沉沦于日常生活的各种操心而忘记了人的来源与最终归属，并且海德格尔也担心世人会将此在在世界之中存在解读为这是指一些现成物摆在一起之类的存在。他特别提醒说："绝没有一个叫做'此在'的存在者同另一个叫做'世界'的存在者'比肩并列'那样一回事。"④就人的本质而言，人是唯一能为这个世界中的其他存在物命名和反思的存在物，因此，只有当人这个此在先存在于和建构这个世界，世界上的其他存在物才有可能为人所揭示。海德格尔认为，人这个此在的实际性就是意味着："'在世界之内的'存在者在世界之中，或说这个存在者在世；就是说：它能够领会到自己在它的'天命'中已经同那些在它自己的世界之内向它照面的存在者的存在缚在一起了。"⑤

通过跨文化比较不难发现，中医对人此在本质的领会与海德格尔关于人此在的观点十分相似。就是人在世界上诞生演化的过程就已经注定了自己存在的命运与方式：人的生命、健康与疾病现象必然地与地球这个被揭示的世界和他照面的各种存在者紧密地联系在一起。似乎这种超凡的哲学领悟并不是每个时代的哲人都能达到的。然而有趣的是，在传统中医学哲学的视野中，这好像是一种自然朴素的直观：在世中完全没有能离开日地关系、天地四时运行、气候地理环境、饮食习惯的抽象人。人是一种

---

① 胡塞尔. 生活世界现象学 [M]. 倪梁康，张廷国，译. 上海：上海译文出版社，2002：71.
②③④⑤ 海德格尔. 存在与时间 [M]. 陈嘉映，王庆节，译. 北京：生活·读书·新知三联书店，2012：64，62，64，65-66.

在自己周围的世界之中的存在，这是决定了人的本质、健康、疾病和诊治原则的根本枢纽，也是涉及我们如何解释中医学合理性的关键性问题。两千多年前诞生的《黄帝内经》中借黄帝之问就提出了当时已经意识到的这个问题，而且这个问题关乎人类寻求健康的大方向："天覆地载，万物悉备，莫贵于人，人以天地之气生，四时之法成，君王众庶，尽欲全形，形之疾病，莫知其情，留淫日深，著于骨髓，心私虑之，余欲针除其疾病，为之奈何？"一句"莫知其情"说明当时无论是君王还是平民百姓，对人类健康、疾病与天地的根本关系还蒙昧无知。中医智慧之神岐伯对上述这个问题的回答是："夫人生于地，悬命于天，天地合气，命之曰人。人能应四时者，天地为之父母；知万物者，谓之天子。"可见，宝命全形的关键在于：人能领悟到人不仅来源于这个世界，而且存在于这个世界之中，人是天之子！人若"能经天地阴阳之化者，不失四时；知十二节之理者，圣智不能欺也；能存八动之变，五胜更立；能达虚实之数者，独出独人，呿吟至微，秋毫在目"。（《素问·宝命全形论篇》）以上经文表达了古代中医对人"在之中"存在的洞察领会，就像父母的遗传基因决定了儿女的健康素质一样，天地父母决定了人类的存在与最终命运。

我们再来说说人在周围世界中照面存在者的存在。如果说"存在者"是指某种物的话，那么，"存在"这个词是指物与人照面和被人揭示的一种状况，而这种状况是人与形形色色的存在者打交道、制造、发现中被揭示的结果。海德格尔认为，人日常在世的存在可以理解为在世界中与世界内的存在者打交道。这种打交道就是分散在形形色色的诸操劳方式中了。海德格尔说："现象学首先问的就是在这种操劳中照面的存在者的存在。"① 有趣的是，《素问·阴阳应象大论篇》中早就提出了"以我知彼"的观点，可惜不仅一直未得到中医后人的重视，反而被近现代强势的科学主义的"客观"实在论的声音所淹没。

二、操心

现象学认为人的意向性是决定人认识最关键的枢纽，而海德格尔却不断向前追问：那么决定意向性之先的存在结构又是什么呢？他问："哪种存在者应当成为我们的先于课题的对象，哪种存在者应当被确定为先于现象的基地？"② 他认为，这种先于课题和现象的存在者就是那种在操劳于周围世界之际显现出来的东西。进而这种在操劳于周围世界之际最初显现出来的东西又是什么呢？海德格尔认为，"通向世内存在者的一切途径在存在论上都植根于此在的基本建构，都植根于在世的存在。而在世具有更为源始的操心的存在建构（先行于自身的—已经在—世界之中的—作为寓于世内存在者的

①②　海德格尔. 存在与时间［M］. 陈嘉映，王庆节，译. 北京：生活·读书·新知三联书店，2012：79，79.

存在）"①。人这个此在的整体在世的实际状况向来是消散"在之中"的某些确定的方式中②，而这些确定的方式就是指人在世界中存在的实际分散在形形色色和各种东西打交道的操心、操劳或操持。海德格尔认为，与此在之存在终极关联的源始结构就是操心，或者说"此在之存在就是操心""在世本质上就是操心"。"此在的存在整体性即操心，这等于说：先行于自身的—已经在（一世界）中的—作为寓于（世内照面的存在者）的存在。"③"操心作为源始的结构整体性在生存论上先天地处于此在的任何实际'行为'与'状况''之前'，也就是说，总已经处于它们之中了。"④"'在世'的存在，就存在而言刻有'操心'的印记。"⑤

与"操心"一词语义相近的德语词汇还有 sorge、sollicitude 等，因此，也有学者将此在的源始结构翻译为牵挂。

操心也有自己的分成环节的多重结构，即"先行于自身的—已经在……中的—作为寓于……的存在"⑥。海德格尔说："操心总是操劳与操持。"⑦所谓"寓于上手事物的存在可以被把握为操劳，而与他人的在世内照面的共同此在共在可以被把握为操持"⑧。因此可以将操劳和操持理解为是操心在不同语境下的用词。从存在论来看，操心当然还有很多变式和不同的内容，既有正当的、合理的、成功的，也有不正当的、不合理的和不成功或无用或无意义的（俗语常说的"空操心""瞎操心"）；既有事务的，也有时间和情感的，以及耽搁、苟安等残缺的样式。意愿与愿望、追求与嗜好、冲动和上瘾等也都根植于更早的操心。海德格尔是将"操心"这个词作为存在论上的结构性概念或专门的术语来使用的，并且用"操心"这个词来标识在世的各种可能的存在方式。在他看来，"因为此在本质上包含着在世，所以此在的向世之存在本质上就是操劳"⑨。所以"无论在存在者层次上还是在存在论上，以操劳方式在世界之中存在都具有优先地位"⑩。海德格尔引证了西方一个古老的神话传说来说明为何要"把此在解说为操心"的历史渊源。

在一则古老的寓言中提到，操心（Cura）女神在河边看见一片泥土，她若有所思，从中取出一块胶泥，塑造了一个人形的玩意儿，她请天神给这个玩意儿赋予了精灵，这玩意儿就活了起来；但操心女神和天神都想用自己的名字来给这玩意儿命名，这时土地神闻讯过来并认为是她贡献了泥坯，所以应该以她的名字来命名，最后他们只得请农神来做裁决，她认为，天神可以在这玩意儿死亡的时候得到它的精灵，土地神在那时则可以收回它给予的躯体，而只要这玩意儿在它活着的时候就应该由造出它的操心女神占有。由于这玩意儿是用泥土（humus，拉丁语）造出来的，那么就叫它 homo 吧。⑪这则流传下来的寓言原型来自古希腊的下列神话：珀耳塞福涅（Persephone）是天神宙斯（Zeus）与农神德墨忒尔（Demeter）所生下的女儿，在宙斯的默许下被冥王

①②③④⑤⑥⑦⑧⑨⑩⑪　海德格尔. 存在与时间［M］. 陈嘉映，王庆节，译. 北京：生活·读书·新知三联书店，2012：233，66，372，223，229，226，224，222-223，67，68，288.

哈迪斯（Hades）设计绑架到冥界做了冥后，因德墨忒尔四处寻找自己的女儿，而导致大地上万物停止生长，后来德墨忒尔从太阳神那里知道了事情的真相，于是她请求宙斯让哈迪斯把珀耳塞福涅还给她，否则她将继续让大地万物荒芜。狡黠的冥王骗珀耳塞福涅在返回人间之前吃下四颗石榴籽，使得珀耳塞福涅每年有四个月的时间不得不重返冥界。于是，当珀耳塞福涅在冥界时，人间出现万物凋零枯竭的秋冬季节；而当她回到母亲身边之时大地上就出现万物苏复繁茂的春夏。后来经过漫长的历史演变，这个神话传说逐渐被解读为有多个版本的寓言，珀耳塞福涅的形象具有了再生与死亡的双重性：一方面是手执火炬和石榴与冥王哈迪斯在一起的威严冷酷的冥界王后；另一方面是手持谷穗的美丽的丰收女神。海德格尔想借用这个寓言来说明人的本质并不是它现成的躯体和精神等构成成分，而是他在世的存在方式，是一种在时间中展开的存在，而这种存在之在的基本样式就是为自己的存在不停息地操心。操心或操劳正是此在在"有生之时"所展开的可以为自己所感受和他人所看到的实际存在，而且繁忙的操心总是与沉默的死亡缠绕在一起。

在这则寓言中，操心女神在造人那一刻的"若有所思"正说明操心先于存在者出现之前，或者说"这一存在者在操心之中有其源头。……只要这一存在者'在世'，它就离不开这一源头，而是由这一源头保持、确定和始终统治着的。'在世'的存在，就存在而言刻有'操心'的印记"[①]。

在存在论意义上，"操心"这个概念意味着此在：其一，在向死而生中，心有所有畏的忙碌；其二，是全身心兢兢业业地投入存在的建构；其三，意向先行，且有多种可能性的永不停歇；其四，操心充满人的一生，是此在在世生存的实际状况，此在在操心中度过或完善自己的一生，而完善是操心的一种劳绩。

"操心"的概念早在中国古籍中可见，如《史记·傅靳蒯成列传论》中有："蒯成侯周緤操心坚正，身不见疑。"而司马光在《皮公弼第二札子》中则有另一番评价："盖言人操心不正者，虽有材能，无所用也。"中国人认为操心有正与不正之分。在汉语中，还有"劳心费神"与"操心"语义相近，如《汉书·叙传下》中有："汉武劳神，图远甚勤。"何谓神？这是《素问·八正神明论篇》中提出的一个问题，岐伯曰："神乎神，耳不闻，目明心开而志先，慧然独悟，口弗能言，俱视独见，适若昏，昭然独明，若风吹云，故曰神。"中医认为神乎其神的"神"具有如下几个特征：可先于听闻等感知觉之前通达世界；只有此在自己可以领会明白，却不能口头表达；神变化不居，如风吹云，无影无踪。由此可见，中医所说的"神"具有操心意指活动的主要特征。"操心"也可指人在行动之前的此在的活动，包括意指、情态和思维，而不仅仅是思维。既有意指的方向，又有同时展开的情态和行动的语义，如《孟子·尽心

① 海德格尔. 存在与时间 ［M］. 陈嘉映，王庆节，译. 北京：生活·读书·新知三联书店，2012：229.

上》中说："人之有德慧术知者，恒存乎疢疾。独孤臣孽子，其操心也危，其虑患也深，故达。"孟子认为，人的德、慧、术和知识往往产生于灾患之中。那些受疏远的大臣和贱妾所生的儿子，常常操心着危难之事，有很深的忧患意识，所以才能通达事理。在汉语中，"操劳"和"费心"的反义词是"省心"，可见"操心"有辛苦、耗散心力的含义，例如《墨子·所染》中说："不能为君者，伤形费神，愁心劳意。"汉语中与"操心"近义的语词还有"劳神"或"神劳""担心"等，如"神劳则魂魄散，志意乱"（《灵枢·大惑论》）指操心过度的情况。

"操心"之所以成为此在存在的基本建构，在于操劳让此在领会和展开了自己本身。海德格尔说："日常此在首先与通常惯于操劳于什么，它就从这些事情方面来领会自身。人从事什么，人就'是'什么。"① 这与行为主义所说的"性格就是行为的总和"的思想非常类似，人的本质是在操劳这种行为中彰显出来的，或者说此在的存在就是操劳，在操劳中展开的就是此在。

从现象学来看，"操心"这个词表明工具的发明与利用是人之为人的重要社会性特征。人在各种操劳的过程中总会用到一些工具，广义上，所谓工具"就是人们在操劳打交道之际对之有所为的那种东西"②。或者如海德格尔所定义的："我们把这种在操劳活动中照面的存在者称为用具。"③ 海德格尔认为，用具本质上是一种"为了作……的东西"④。在他看来，人所揭示的存在和建构的世界与上手的用具的性质分不开，用具在它"为了作……"的结构中有着从某种东西指向某种东西的指引功能。海德格尔还将用具当下特有"称手"的存在方式称为"上手状况"，以表达人使用用具进行操劳时，完全从属于用具的"为了作……"的结构，用具只是作为它所是的东西（即用具本身）来照面。在这种情况下，人对上手的用具并没有瞠目凝视和反思，而自以为以最恰当的方式占有着这一用具，其实在与用具打交道的活动中就已经使自己从属于用具"为了作……"的形形色色的指引了。相对于"工具"这个词而言，"用具"这个词更加突出了工具为人所用，两者融为一体、不分彼此的当下操作状况，而不是与人主观无关的和静止的物件。用具与各种存在者打交道当然不是盲目的，而是有着自己的视之方式，这种视之方式会引导着操作，因此，海德格尔将这种由用具导向的视之方式称为"寻视"，不仅不同的寻视在操作中造就了不同的规则，而且正是这种寻视活动才揭示了周围世界的存在。海德格尔认为，正是"在被使用的用具中，'自然'通过使用被共同揭示着，这是处在自然产品的光照中的'自然'"⑤。例如，细胞都是在被组织切片和显微镜的光照下被揭示的生物结构，而不是现成在手的东西。同理，中医所说的脉象也是在肢体规定部位（寸口）的中医生手指下的知觉。在海德格尔看来，被揭示的周围世界来照面的都是这种被揭示的"自然"。例如"在使用当

---

①②③④⑤　海德格尔. 存在与时间［M］. 陈嘉映，王庆节，译. 北京：生活·读书·新知三联书店，2012：276，80，80，80，83.

下而不显眼地上手的钟表设备之际，周围世界的自然也就共同上手了"①。从这种意义上说，中西医的差异直接地就是用具（使用肉眼或是使用显微镜）建构的世界的不同，中西医采用不同的用具导致各自的寻视方向，并建构了相异的世界，虽然面对的是同一的自然。

海德格尔认为，在操劳过程中用具不仅是在整体性中来照面的，而且承担着指引的整体性。我们不妨以中医脉诊为例进行分析。在中医诊断中，医者的手指就是医者意识最贴近的用具，但脉诊绝不是孤立的技术，而是只有在与观察、问诊等方法的配合下才能一道揭示人体的健康状况，如《素问·阴阳应象大论篇》中所说："善诊者，察色按脉，先别阴阳；审清浊，而知部分；视喘息，听音声，而知所苦；观权衡规矩，而知病所主。按尺寸，观浮沉滑涩，而知病所生；以治无过，以诊则不失矣。"脉诊还与肤色、症状的观察具有整体连带性，《素问·五藏生成篇》所谓"能合脉色，可以万全。赤，脉之至也喘而坚，诊曰有积气在中，时害于食，名曰心痹。得之外疾，思虑而心虚，故邪从之。白，脉之至也，喘而浮，上虚下实，惊，有积气在胸中，喘而虚，名曰肺痹。寒热，得之醉而使内也。青，脉之至也长而左右弹，有积气在心下支胠，名曰肝痹。得之寒湿，与疝同法，腰痛足清头痛。黄，脉之至也大而虚，有积气在腹中，有厥气名曰厥疝。女子同法，得之疾使四肢，汗出当风。黑，脉之至也，上坚而大，有积气在小腹与阴，名曰肾痹。得之沐浴，清水而卧"。不难发现，正是因为肤色与脉的合诊才是中医所说的心痹、肺痹、肝痹、厥疝、肾痹等各种疾病被揭示和定义的前提。肤色和脉诊在中医的诊疗活动中对揭示和领会生活中的人（没有被打开的黑箱）的世界具有重要的标志和指引作用。肤色与脉象标志并指引着下一步的治疗方向，如《素问·移精变气论篇》曰："治之要极，无失色脉，用之不惑，治之大则。"《素问·脉要精微论篇》也说："持脉有道，虚静为保。"可见，肤色和脉诊不仅在于显示，而且在于指引。

不仅如此，脉诊还必须与个体"在之中"的当下状况相连接，标志与指引着个体在更大范围对环境适应的整体状况，如《素问·脉要精微论篇》曰："四变之动，脉与之上下。"《素问·平人气象论篇》曰："脉得四时之顺，曰病无他；脉反四时及不间藏，曰难已。"由以上分析可见，上手的用具绝不是一种与此在无关的仪器设备，而是一种卷入此在存在建构和定义世界的一个环节。用海德格尔的话说，就是"在一切上手的东西中，世界总已在'此'"②。"只要此在存在，它就总已经让存在者作为上到手头的东西来照面。""而此在向之指引自身的'何所向'的结构，也就是构成世界之为世界的东西。"③简而言之，人在世寻视的意指与上手用具的标志和指引一道划定了人的世界和敞开了在世存在者的存在。在这种意义上，世界上的任何一种医学模式都

①②③　海德格尔. 存在与时间［M］. 陈嘉映，王庆节，译. 北京：生活·读书·新知三联书店，2012：84，97，101.

是与此在在世基本建构一道被规定的。中西医的根本区别当然不是两者所面对的自然不同，而是他们所理解、关注和建构的世界不同。中西医人在不同的意指寻视下，用不同的上手用具，建构了此在的不同的存在论结构。

三、共在与常人

每个人除了自己之外，还与其他人一起共在在这个世界中，个体的出生、生存与成长都永远离不开由他人一起组成的社会，人与人的关系是人的社会本质属性，海德格尔说，"向他人的存在是一种独立的不可还原的存在关联"①。个体除了具有能自己选择自己"是"什么的能动性之外，还同时属于与他人共在的"类"，因此，共在的"类"也是此在存在的基本结构。海德格尔认为，虽然这种由此在和他人一起组成的"类"无处不在，无时不有，给每个人的存在、思想、情感和行为都带来深刻的影响，但它从来就没有露过脸，而且其作用似乎只是潜移默化和无声无息的。如海德格尔所分析的那样："共处就有庸庸碌碌的性质。这种存在方式对日常此在本身越不触目，它就越是顽强而源始地发挥作用。"② 事实上，此在在世总是与他人共在地存在，但每个人却总是忘却了此在存在的这种属性，而总自以为自己决定了自己是什么，其实，"人本身属于他人之列并且巩固着他人的权力。人之所以使用'他人'这个称呼，为的是要掩盖自己本质上从属于他人之列的情形，而这样的'他人'就是那些在日常共处中首先与通常'在此'的人们。这个谁不是这个人，不是那个人，不是人本身，不是一些人，不是一切人的总数。这个'谁'是个中性的东西：常人"③。海德格尔认为，正是这个隐形的"常人"将本己的此在完全消解在"他人"的存在方式中，"常人"怎样享乐，我们就怎样享乐。可以说庸庸碌碌的平均状况就是"常人"的一种生存论性质。

海德格尔提出"常人"概念的深刻用意在于：要清理出对此在存在建构具有影响的结构，"常人"似乎就是代表"类"或"民族"或"集体无意识"或传统文化、风俗习惯等众多力量的隐形独裁。这股隐形的力量似乎规定了此在日常生活的存在方式，并将每一个此在本应当由他自己承担的权力和责任都拿走了。例如，当我们说"人们认为……"这句话时，此时所说的"人们"就是查无此人的常人。但听众对此都不以为然，仿佛觉得这个普天下的"常人"已经替自己做出了判断与选择，既然是"人们"都这样认为，而且迎合我的想法与需要，我就不用做出自己的选择，也不用承担责任，而随这种公众意见逐流或沉沦于"常人"这样的行为就好。"常人"似乎可以卸除每一此在在其日常生活中的一切责任，并迎合此在，但它绝不是可以对事情担保

---

①②③　海德格尔. 存在与时间 ［M］. 陈嘉映，王庆节，译. 北京：生活·读书·新知三联书店，2012：145，146 – 147，147.

的人，因为它是"从无其人"。海德格尔总结道："每人都是他人，而没有一个人是他人本身。这个'常人'，就是日常此在是谁这一问题的答案。这个'常人'却是无此人，而一切此在在共处中又总已经听任这个无此人摆布了。"① 可以认为，日常生活中的"常人"此在是一种非自立状况与非本真状况的存在，与本真的亦即本己掌握的自己相区别。从生存论来看，此在要逃脱"常人"的独裁控制和指定的存在方式，本真地掌握自己并非易事，所以海德格尔认为，"本真的自己存在是常人的一种生存变式"②。

在历史上，在不同的领域，"常人"对此在控制的内容、紧迫和突出程度是变化不定的。对产生于两千多年前的中医学来说，将《素问·上古天真论篇》这篇类似于神话传说般的生存论作为全书的首篇其用意何为？我以为主要有如下目的和作用：其一，以历史神话传说描述了一个可以"尽终其天年，度百岁乃去"期望的理想寿命，以激发世人对长寿的可能世界的期待。其二，揭露了当时世人"以酒为浆，以妄为常，醉以入房，以欲竭其精，以耗散其真，不知持满，不时御神，务快其心，逆于生乐，起居无节"的沉沦状况及其导致的"半百而衰"的后果，唤起世人对生命的敬畏。其三，树立了"提挈天地，把握阴阳"，"调于四时"，"处天地之和，从八风之理，适嗜欲于世俗之间"，"法则天地"，"独立守神"，"淳德全道"等不同境界的养生榜样，期望世人这样如此筹划和行动。正是在这样一种对自然敬畏和对世界适应平和的情感基础上，中医才展开了自己对此在在世界的领会方式和筹划方案，以及建构了中医药的理论体系，将摆脱那时常人的沉沦常态列为首要的任务。为此，《黄帝内经》依据人对本己掌握的程度及其存在状况的不同，将人分成如下几类作为追求的榜样：①真人者，能做到"提挈天地，把握阴阳，呼吸精气，独立守神，肌肉若一"。②至人者，能做到"淳德全道，和于阴阳，调于四时，去世离俗，积精全神"。③圣人者，能做到"处天地之和，从八风之理，适嗜欲于世俗之间。无恚嗔之心，行不欲离于世，被服章，举不欲观于俗，外不劳形于事，内无思想之患，以恬愉为务，以自得为功，形体不敝，精神不散"。④贤人者，能做到"法则天地，象似日月，辨列星辰，逆从阴阳，分别四时"。此在不同的存在状况导致其期望寿命的长短不一。我们应该将中医古典中所说的以上四种生存状况理解为此在存在的多种可能性，而不是指考古意义上的生物学事实。

在《黄帝内经》中，"人"的词频为 949 次，基于人的存在状况有很大的不同，中医根据人对自然规律领会与自觉顺应的程度不同，将人常分为圣人、智者和愚者，如："道者，圣人行之，愚者佩之。"(《素问·四气调神大论篇》)"故智者之养生也，必顺四时而适寒暑，和喜怒而安居处，节阴阳而调刚柔，如是则僻邪不至，长生久

①②　海德格尔. 存在与时间［M］. 陈嘉映，王庆节，译. 北京：生活·读书·新知三联书店，2012：149，151.

视。"(《灵枢·本神》）如何才能让愚者成为能本真掌握自己的真人或智者？中医曰："去故就新，乃得真人。"（《素问·移精变气论篇》）怎样"去故就新"？这是此在需要进一步筹划的事情。

黑格尔曾经对探讨人堕落的神话对于逻辑学的意义予以了这样的评论，他说："在逻辑学的开端，对人的堕落这个神话加以考察，也许是很适宜的事，因为逻辑学以知识为研究的对象，而这个神话也牵涉到知识的起源与意义的问题。"①

四、领会与解释

此在展开状况的存在是由现身、领会、解释与话语等组建起来的。领会或理解（understand）是此在区别于世界中其他存在者的一个本质特点，并且始终关乎此在在世界之中存在的整个基本建构，领会具有的筹划性质，并总是可以突入诸种可能性之中，因此领会实际组建着在世的存在样式，可以说，有怎样的领会或理解，就有怎样的世界构造，而且此在在诸种可能性中领会自己。

领会先于认识，当此在发问"存在"是什么的时候，就意味着此在已经栖身在对是（在）的某种领会之中了，尽管这时我们还不能从概念上确定这个"是"意味着什么。② 不管此在对这种存在之领会怎样摇曳不定、模棱两可或时隐时现，有待廓清和确认，但它已经意味着这是逻辑思维启动的一种积极的现象。

五、此在与语言、逻辑

在之前的《医学与语言——关于医学的历史、主体、文本和临床的语言观》这本著述中笔者已经论证了人这个存在与语言的全面的关系，因此，在这里仅仅只是再强调一下语言与此在在指称、命名、领会、理解、解释和表达等人类特有的存在方式上的关系。

首先是关于语言与此在对世界认识的关系。海德格尔认为，"语言是存在之家，因为作为道说的语言乃是大道之方式"③。换而言之，语言是显示存在、道说存在、庇护存在的场域。离开了这个场域，存在就无法被揭示。唯有语言才使得人能够成为那样一个可以道说其他存在的生命体。我们在整个研究中以理性思维的载体语言文本为研究对象，这不是把语言，而是把我们自己带到或召回到语言之本质那里，因为那里才

---

① 黑格尔. 小逻辑 [M]. 贺麟，译. 2 版. 北京：商务印书馆，1980：89.

② 海德格尔. 存在与时间 [M]. 陈嘉映，王庆节，译. 北京：生活·读书·新知三联书店，2012：7.

③ 海德格尔. 在通向语言的途中 [M]. 孙周兴，译. 北京：商务印书馆，2008：269.

是存在的场域。因为理性就是语言，离开语言，人将陷于黑暗的混乱的深渊或无思的空洞之中。正如斯蒂芬·格奥尔格在《词语》那首诗里所写的那样："语词破碎之处，无物可存在。"①

维特根斯坦也说得简练："我的语言的界限意味我的世界的界限。"② 要注意的是，他在这句话里用"我的语言"和"我的世界"特别强调了语言和世界与自我的关系，即这意味着一个人或一个民族、一个团体（无论是什么性质的团体）所能看到的和理解的世界与其拥有的语言（类型、资源多少和语言能力等）有关，甚至可以说，受制于他所能真正利用的语言能力。从这种意义上，"世界就是我的世界"从最直观方便的角度来看，只要你观察分析一个人的话语，一本著作的文本，或是一个流派所阐述的观点或理论"说了一些什么"，你就能知道他所看到、领会和理解的世界之大小。从语言在人生中理解和人生都会在语言中彰显的这种意义上，维特根斯坦又说："世界和人生是一回事。"③

维特根斯坦继续说道："逻辑充满世界：世界的界限也就是逻辑的界限。"④ 这表达了语言指称和命名的世界就是逻辑的世界，而且逻辑都是用语言或符号表达出来的概念、命题和推理的句子（无论是言语还是文本），所以，语言就必然成为联结逻辑与实在世界的中介，而且是不可缺少的纽带。说语言是一种中介，仅仅为了方便清晰地表达语言在人的逻辑世界，及其在理解实在世界中的作用。其实，发明语言，形成了语言的结构，具有话语的能力本身就是人之为人的本质特征，是人的存在的方式，是此在的内在属性和外在功能。

第三节　存在论探寻的目的与方法

存在问题是人的一个独特的问题，是理性思维之前需要阐明的元逻辑问题，海德格尔认为，存在问题不能靠形式化的演绎构造的方法来解决，尤其是就"捕捉存在者之存在而言，我们常常缺乏的不仅是语词，而且在根本上还缺少语法"⑤，"存在问题不仅尚无答案，甚至这个问题本身还是晦暗而无头绪的"⑥。海德格尔的这些说法只是想说明存在问题研究的难度和存在论表述的晦涩性，而不是说它无法研究。海德格尔

①⑤　海德格尔. 在通向语言的途中［M］. 孙周兴，译. 北京：商务印书馆，2008：150，204.
②③④　维特根斯坦. 逻辑哲学论［M］. 贺绍甲，译. 北京：商务印书馆，1996：88.
⑥　海德格尔. 存在与时间［M］. 陈嘉映，王庆节，译. 北京：生活·读书·新知三联书店，2012：6.

认为，对现象学的领会在于唯有把它作为可能性来把握才是更高的境界，我想这一思想和方法对于打破阻隔在中西医之间的认知障碍是非常有启发性的。

一、探寻存在问题的目的

从意识的意向性来分析和看待所有存在问题的形成与本质是现象学的根本目的。如胡塞尔所说："意识生活是一种进行造就的生活，它（不论正确还是错误）造就了存有的意义。这既包括造就被感性地直观到的存有的意义，也包括造就科学的存有的意义。"① 就存在论而言，其研究的主要任务在于非演绎地构造各种可能方式的存在谱系，而这一存在论的任务就是要对"我们用'存在'这个词究竟是指什么先行有所领会"②。或者说"使存在从存在者中崭露出来，解说存在本身，这是存在论的任务"③。如何提出存在及其存在的结构问题？如何澄清在各种情境下存在与存在者的含义？海德格尔创造性地运用了现象学的方法将古代存在论流传下来的内容解构为一些最初的原始经验来探寻此在存在的有关规定。这里先梳理一下几个以后要在全书中运用的现象学的相关概念。

现象学缘起逻辑学和认识论的研究，现象学的诞生以胡塞尔的《逻辑学研究》作为开山之作的标志。众所周知，逻辑学是关于思想（被思想的东西本身，即观念）规则与方法的研究；认识论则是关于认识与客观实在的关系，以及认识的真理标准等问题的研究，而现象学所要追问的正是逻辑学和认识论所依据的概念、陈述、命题、判断、存在、真理等这些研究对象的"元问题"或者是逻辑哲学的问题：什么是存在？存在物与存在的关系如何？人是如何揭示存在物的存在的？存在如何被理解和解释？概念是如何成形的（即从表象到概念的形成过程）？判断和命题意味着什么（两个概念之间是如何连接的）？判断揭示真理吗？等等。海德格尔认为，如果不先行解决上述这些基本要件，那么任何逻辑学仍然只是外行的或者只是一种人为的构造，而现象学用自己独特的提问方式和描述性分析开辟了一条通向逻辑学和认识论基础的道路。

根据海德格尔的理解，现象学就是研究现象的科学。现象学（phenomenology）这个词有两个组成部分，即现象和逻各斯。这两个词都可以溯源到古希腊语，现象学所说的"现象"不是一种在其背后还存在着某物的东西，而是指存在者的一种自足的照面方式，即自身显示自身的东西，经验直观可以通达的置于光明中的公开者。"现象所

---

① 胡塞尔. 欧洲科学危机和超验现象学 [M]. 张庆熊，译. 上海：上海译文出版社，1988：108.

②③ 海德格尔. 存在与时间 [M]. 陈嘉映，王庆节，译. 北京：生活·读书·新知三联书店，2012：13，32.

给出的东西恰恰就是那自在自足的东西。"① 容易与"现象"混淆的概念是"显象"（或现相，erscheinung）和"假象"。所谓"现相"是指通过某种显现的东西呈报出或"标志着"某种不显现自身的东西，虽然任何现相都提示现象。例如，疾病的证候就是机体内部病理失调的显相；而假象则是指假装显现，只是"仅仅看上去像……"的现象。因此，一方面，现相和假象不是现象，甚至"假象是现象的褫夺性变式"。但另一方面，"现相和假象以形形色色的方式奠基于现象"②。当现相或显象能满足自身显现自身这一条件时，作为征象而给出的东西就是现象；而如果现相或显象并不能满足这一条件时，那征象可能仅仅是另外一种不显现自身的某物的指引，或者甚至是一种反面的假象。在后面的章节我们将以中医之证候—证—病的关系来继续讨论这一问题。证候就如这个名称所表述的那样，它们是体内疾病的一种显现方式，即是指一个东西对另一个东西的指引方式，它们具有一种指示的功能。相比而言，证是基于证候的基础上，在大多情况下就是指疾病自身—显现—自身的一种观念性结构。遮蔽状况（verdecktheit）是与现象相对的概念，③现象被遮蔽可能性有多种情况，例如现象从来就没有被揭示过，或被伪装遮盖，也可能现象曾经得到过揭示，但后来又陷入一种遮蔽。例如中医关于证的概念，在《黄帝内经》和张仲景《伤寒论》时代都是清晰的，但在现代人的解释中，其真实含义反被遮蔽了。

关于"逻各斯"一词的基本含义就是"有所展示的话语"，或"使（某物）……敞开"或"让……为人所见"，即让人来看话语谈及的东西或让人觉知某种存在者，所以它才可能是真的或假的。此在借话语将所谈及的存在者从其遮蔽的状况中公开出来，让人将它当作去除了遮蔽的东西来看，从而使得他人也能够通达所涉的存在者，逻各斯为何被称之为理性，因为就一般意义上来说，逻辑的本质就是通过语句结构显示某种存在者，给出其可理解的存在。虽然每一句话都有含义，都是一种意会，都意谓着某种领会和解释，但并非每一句话都是某种理论命题，或是关于某物的陈述。基于上述关于现象和逻各斯的理解，所谓现象学就可以简单地理解为是"让那依持于自身的公开者出自其本身而为人所见"的一种研究方法。④

海德格尔认为，实在论和唯心论都彻头彻尾错失了古希腊的真理概念。如果说其实所谓的"真"就是指对某种东西的朴素感知的话，那么，现象学就是通达真的一条途径，即一种"让人从显现的东西本身那里如它从其本身所显现的那样来看它"⑤的一种方法论。现象学的研究对象可以是任意地无限宽广，但狭义上，"现象学的现象概念

①③④　海德格尔. 时间概念史导论［M］. 欧东明，译. 北京：商务印书馆，2009：115 - 116，114.

②⑤　海德格尔存在与时间［M］. 陈嘉映，王庆节，译. 北京：生活·读书·新知三联书店，2012：34 - 36，41.

意指这样的显现者：存在者的存在和这种存在的意义、变式和衍化物"①。当然现象学主要在乎的是如何展示和处理研究对象的研究方法，这种方法的原则就是："面向事情本身!"广而言之，"凡是如存在者就其本身所显现的那样展示存在者，我们都称之为现象学"②。从这种意义上说，"现象学是存在者的存在的科学，即存在论"③。

二、奠基现象学的三个发现

海德格尔认为，现象学开辟的道路基于在前人研究的基础上的三个主要发现，即意向性、范畴（观念）直观和先天。

我们首先谈谈意向性。意动心理学是现象学建立的主要地基，德国哲学家和心理学家弗朗兹·布伦塔诺（Franz Brentano，1838—1917）从亚里士多德和经院哲学那里继承了"意向性"这一概念，认为意向性是心理现象的本质结构，并将其认定为划分心理现象和物理现象的核心标准。有趣的是，数学专业出身的胡塞尔却偏偏喜欢去听布伦塔诺的心理学和哲学课程，在那里他学到了如何去明察意向性的方法，他决定用这一观念作为工具，以他严谨的数学素养，对整个哲学进行一场革命。意动和意向性始终是现象学分析一切存在物和存在的钥匙，成为铲除朝向事实推进的认识道路上各种成见的有力工具。在现象学看来，所谓意向（intention）就是此在意识行为的指向，而"意向性是 intentio（意向行为）和 intentum（意向对象）的两方面结合"④。胡塞尔的重要贡献就是沿着现象本身——从每一感知、每一体验、每一心灵行为都指向某物的这一方向进行观察和重新追问什么是"存在"等那些习以为常的却晦暗不清的哲学问题，他希望在去除任何教条包袱的前提下去揭示那些本来昭然若揭的单纯的真相，把握认识行为的结构。海德格尔认为，现象学"在关于认识行为的探究中，唯一重要的事情就在于：将行为所具有的自身—指向结构保持于眼界之中"⑤。现象学的确将意向性的眼界扩大到所有的认识和逻辑的领域，从表象开始，认为"意向性就是体验本身的结构"，无论在表象、回忆、判断、猜测、期待、希望、爱和恨等所有环节，都是有意向于某人某物的，而与被感知和期待的东西是否现成可见全然无关。意向性绝不是加派于心灵活动之上的一种功能，而是感知行为和理性本身的结构，是心灵活动的原本的特性。现象学正是凭借意向性这一核心概念圈定了自己的课题领域——先天的意向性。⑥ 现象学不仅认为感知本身就是一种自身—指向某物，而且先行于判断的表象已经为判断给出了关涉的对象，因此，在表象和判断之间也必定存在着一种意向性

①②③ 海德格尔. 存在与时间 [M]. 陈嘉映，王庆节，译. 北京：生活·读书·新知三联书店，2012：42，41，44.

④⑤⑥ 海德格尔. 时间概念史导论 [M]. 欧东明，译. 北京：商务印书馆，2009：189，43，103.

的关联。意向性的功能不仅在于指向一个对象，而且使得对那个对象的感觉材料活跃起来，例如，中医对脉象观察的强烈意向性，使得中医在脉象的感知觉方面积累了异常丰富的经验。意向性是判断和认识论的基础。胡塞尔认为，现象学不仅从意向性开始，而且一切现象学问题都可以纳入其中。在现象学眼界中，"各种行为、各种体验之间的关系本身复又具有意向性的特性，生活的全部联系本身都是由（意向性）这一结构所规定的"①。海德格尔认为，所有具有意向性特征的体验就是行为。现象学正是通过将意向性看成是表象和一切认识活动或行为本来就具有的结构，就从根本上避免了在任何情况下滑入到各种各样的人为构造的僭越的理论诱惑中去。

在意向性认识行为中，任何存在者被意指的方式所感知，被感知的状况以及被感知的存在者的结构就属于感知本身，也就是属于意向性，而不是间接地被看。在人类的认识活动中，意向性还可以空意指（德语：leermeinen）某些并没有直接看见的存在者。"空意指"并不是没有意指，而是说"空意指是通过念想某物、忆念某物的途径而表象某物的方式"②。在空意指中，被意指者也间接地被意谓，这不仅是人类区别于其他动物的特性之一，也是人类错觉、幻觉或妄想之所以可能存在的机理。海德格尔认为，人类"只是在很少的情况下，我们才活动于直观性的，将实事一一呈明的思想方式中，而在大多数情况下，我们都是活动在与之相反的简括而空茫的思想中"③。但"每一种意向自身都有一种趋于充实的倾向，而每一意向又总是有其得以充实的特有的和独具的可能性方式"④。例如空意指就可以在直观的观照中获得直观的充实的某物。在现象学中，意向行为也被理解为意指（vermeinen）。在意指和被意指者或意向行为（intentio）与意向对象（intentum）之间，存在着一种关联。也只有当意向性被看作意向行为与意向对象的相互共属的时候，意向性才能得到充分的规定。⑤换句话说，意向性并不只是主体认识单方面的属性，也是关涉到通过存在者而得到规定的；同时关于存在物的表象的意义也不是轻而易举就可以把握的。现象学关于意向性的上述结构的澄清在布伦塔诺那里尚没有得到明确的揭示，所以才称之为发现。海德格尔甚至说："意向性所指称的是这样一种东西：现象学本身的兴衰生灭就是由这种东西的展开所制约的。"⑥

其次，我们来谈谈现象学的第二项发现——范畴直观。范畴（希腊语：κατηγορια）是哲学和逻辑学中最基本的概念，是指对事物进行归类所依据的某种共同性质，是事物种类的本质，而不是指种类本身，例如"时间"是时刻与时段的范畴，"空间"是距离和体积的范畴，关系是绝对与相对的范畴，等等。由于一个种类的本质往往由多个性质所构成，而本质与构成它的各个性质之间又总是以一定的结构方式互相联系着的，所以范畴的符号定义式就是：$A\{B/C\}$。读作 A 是 B 涵反 C 之

---

① ② ③ ④ ⑤ ⑥　海德格尔. 时间概念史导论 [M]. 欧东明，译. 北京：商务印书馆，2009：43，50，51，55，57，59.

合，即 $A \leftrightarrow \{B/C\}$。即如果正概念 B 涵盖着其反概念 C，那么它们就构成一个范畴，可以用 A {正/反} 来合称。现象学不仅将范畴理解为某种意义的概念，而且理解为表达这些意义的形式本质。①

基于现象学将意向性确定为一切朝向某物的行为本来所具有的结构，那么，范畴直观就已经是意蕴在其中的结构了。现象学上所说的"直观"既不是指直觉，也不是指某种特别的认识方式，按照海德格尔给出的定义，"直观所指的是：对具体有形的显现物本身的简捷的把捉，就如同这一显现物自身所显示的那样"②。现象学认为，范畴直观作为一种嵌入成分渗入到一切具体的日常的感知和经验中，即存在着一种对于范畴之物的简捷的直观把握。现象学需要阐明的问题是：在范畴直观中是什么东西得到了直观？以及这种东西又是以怎样的方式获得直观？范畴直观的本质性要素又有哪些？

海德格尔认为，由于在空意指中被意指者处于一种未得到充实的状况，所以，在意向性的驱使下它需要被充实而加以自证。所谓"充实的意思是说：当面直接地拥有（gegenwärtig haben）存在者的直观性的内容，以至于先前只是得到了空意指的东西在这里以真凭实据的方式呈示（ausweisen）出来"③。在充实中，无论是空意指，还是被意指者通过此在亲身具体的直观对存在者和事实本身的洞见而自证自身，在此，被意指和直观物就达到了一种相符（dekung），人就经验到同一体（selbigkeit），但不是同一性。现象学将这种作为真凭实据的自证性的充实就称之为明见（evidenz）④。明见是被意指者被直观自证的意向式行为。明见一方面是所有意向行为（包括陈述、谓词、判断等逻辑领域，也遍及意志、愿望、爱和希望等情绪情感和伦理等所有方面）的一种具有普遍性的结构。另一方面由于明见是一种自证性的看取（heraussehen），以及基于存在者的存在特征和把捉方式的意向式结构，因而明见性不仅具有领域性的特征（regionalitat），即不同范畴的明见方式不能简单地移植到另一个领域，而且就直观所可能给出的充实的终极程度和完满程度而言，明见性还存在着不同的通达方式和不同程度的严格性的区别。例如，数学领域的明见与生活中的明见、西医与中医领域的明见方式和严格性都是有所不同的。海德格尔认为是"胡塞尔第一次成功地清理了明见现象，并借此而赢得了超越一切传统上笼罩在逻辑学和知识论中的晦暗不明的决定性进步"⑤。

海德格尔还认为，范畴化的、被奠基的行为主要有综合行为和一般之物的观念直观（ideation）行为两大类型。所谓范畴化的综合行为是指在整个被感知的事态中，即从整体到部分，又从部分到整体的方向上，不仅使得那些特定属性的各个部分作为要素被凸显于前加以辨析，也使得各个联系环节自身变得更清晰，而且作为相互交融的

---

① 胡塞尔. 纯粹现象学通论：第一卷 [M]. 李幼蒸，译. 北京：商务印书馆，1996：64.
②③④⑤ 海德格尔. 时间概念史导论 [M]. 欧东明，译. 北京：商务印书馆，2009：59，62，62，63.

意指统一体，它又呈现出了一种具有特定联结关系的新的对象属性，这种新的事态属性具有非实在的和范畴性的特征，即具有范畴性的形式，这是在简捷的感知中永不可能得到把握的东西。范畴性综合行为在陈述句中就体现在谓词的联系中，正是在这里给被意指对象赋予了一种非实在的和范畴性的特征，例如，在下列中医的陈述句中：脉象"粗大者，阴不足阳有余，为热中也"。（《素问·脉要精微论篇》）由于在汉语文言中没有系动词"是"，所以我们只能通过意会通达和呈现这种被意指的"粗大者"脉象的属性，换而言之，"阴不足阳有余"而导致的"热中"的观念性或非实在的特征是由意指所赋予的，要比脉象本身的对象属性有更丰富的意义。阴与阳是中医理论的基本范畴，因此，在上述陈述中，就已经蕴含了将阴阳范畴渗入陈述句中的综合行为。如果不懂得中医关于下列对脉象阴阳范畴的正反规定，那么，有关脉象的陈述几乎就无法实现。如在下面《素问·阴阳别论篇》句中："脉有阴阳，知阳者知阴，知阴者知阳。""所谓阴阳者，去者为阴，至者为阳；静者为阴，动者为阳；迟者为阴，数者为阳。"

在范畴直观的综合行为中，还有另一种连接和分离的表现句式，即以"和"以及"或者"等联结词对被意指对象性的相关项进行陈述的句子。例如在中医四诊中，常将脉象与面色观察合并起来进行判断，当相应的脉象和面色同时出现时便提示对象有了一种新的属性，这便是某一种"证"。如当同时出现《伤寒论·平脉法第二》所讲"脉浮而面色乍白乍赤"这种脉象和面色时，提示为其人内心有愧。虽然这种新的属性离不开最初的对象属性，但它却只产生于各部分连接的"和"之际，而不能还原为最初的对象属性，例如心理学中的完形（gestal）现象就是一种基于对象属性的整体形态性的直观。在这种直观中见出的新的属性就是一种范畴化行为。

范畴化直观中还有一种观念直观行为，这是关于"型式""型相""种类"等一般相的直观，观念直观构成了一种新的对象属性，即所谓一般属性（general properties）。例如，中医就是在疾病所表现出来的舌相、脉相、面相等具相之内，在观念化的抽象中被辨析出证的这个型式或类来的。中医凭借范畴性观念直观以一种新的方式所看到的东西，即证的本质。辨证行为虽然需要奠基性的对象，但它并没有意指奠基性的对象本身。明白这一点很重要，只有这样才不至于去机体上寻找证本身。"帝曰：气有多少，病有盛衰，治有缓急，方有大小，愿闻约奈何？岐伯曰：气有高下，病有远近，证有中外，治有轻重，适其至所为故也。"（《素问·至真要大论篇》）如果说，"气"和"病"是奠基性的对象属性，那么，"证"和"治"就是人针对"气"和"病"所发明的相应的意指的规定或法则。

海德格尔认为，在"S是p和q"的陈述句中所包含的意向的完整合成和意义的充实，是在一种贯穿着范畴化行为的感性感知中以直观的方式获得实现的。这意味着："具体而明确地呈显出对象的直观，永远不会是一种孤立的、单极的感性感知，而从来就是一种多层级的，也就是在范畴上得到了规定的直观。正是这一层级完整的、范畴上有所规定的直观，才构成了对那种为此一直观给出表达的陈述的可能的充实。"①

虽然范畴化行为和范畴之物最终都以感性直观为基础，但范畴化行为不能简单解释为感性属性，相反，对每一具体被意指的对象化的解析都不是漂浮无根的，而是基于已知的范畴之上的一种解析。亚里士多德说过类似的话："如果灵魂不是首先呈显了某种东西的话，它就不能意指任何东西，不能把捉对象之物的对象属性。"②

总之，范畴化是意向性根本枢纽的一种具体化，以意向性为基础的范畴式行为才可以让存在者的一种新的对象属性为人所见。海德格尔认为，范畴直观的发现的意义在于：显示了一种对抽象、一般概念和观念之把捉的真正理解，暂时解决了哲学上关于一般性质的意识却没有任何对象之物与其对应的争论。

再次，现象学的第三个发现就是对先天（apriori）之物存在意义的澄清。笛卡尔和康德认为，只有当一种意指，即一种意识存在时，在最广泛意义上的被意指者在根本上才能够存在。因此，所谓"先天"就是指那更早先的意识。"先天"一词的意义并不只局限于主体和知识领域，而是广泛涉及一切与人有关的存在现象。维特根斯坦说得简要明白："逻辑之所以是先天的，就在于不可能非逻辑地思考。"③ 也是在这种意义上，"逻辑先于任何经验"。维特根斯坦还划分了一条逻辑"先于"和"不先于"的判断界线："逻辑先于关于'如何'的问题，而不先于关于'什么'的问题。"④ 现象学认为，所谓先天既不是关于任何主体的内在之物，不是任何超越之物，也不是关于主体行为的名称；先天不是被间接地推论出来，或者是从实在之物的某一个征象出发猜测出来的。其实，先天是在一个普遍有效范围内的关于存在的名称，先天与存在的发现原本就是一回事。先天就是存在者的存在，存在的存在论结构所蕴含的构造层级之特性。⑤意识的意向性就是现象学为自己开辟的特有的课题领域，在现象学看来，意识是自我构成的存在，是唯一不依存于他者的存在，正是从这种意义上，所谓"先天"的含义是：意识是一种绝对的存在，是构成方式上更为早先的第一存在，具有先于一切客体之物的形式上的优先地位，而且也是说，意识被规定为非实在的观念的存在，因而被称为是纯粹的存在，意识在种属化的一般意义上的观念性本质——规定着体验的种类或左右着一种体验的结构性关联。简而言之，"只要意向式存在者被纳入了我们的眼界，被把握为本质的意向式存在者就是作为被把捉者、被给予者，作为构成性的东西和观念化的东西而取得的"⑥。先天的看取（heraussehen）就是奠基的范畴直观行为之一的观念直观（ideation），而且"观念直观总是且必然是在一示范性直观的

---

①②⑤⑥ 海德格尔. 时间概念史导论［M］. 欧东明，译. 北京：商务印书馆，2009：89，91，98，142.

③④ 维特根斯坦. 逻辑哲学论［M］. 贺绍甲，译. 北京：商务印书馆，1996：77，86.

基础上得到实现的"①。例如中医对人体所有藏腑的性质与功能，及它们之间的相互关系的认识都是基于水、木、土、火、金"五材"这一示范性直观的基础上得以实现的。换而言之，五行观念是中医观念直观的先行结构，在有关"五运""五气""五藏""五味""五色""五官"等具体对象或事件的陈述时发挥着意向性结构关联的作用。

现象学上述的三个发现不仅是相互关联的，而且是相互依赖的探索工具。"先天的意向性之结构就是现象"②，而且先天是一种在自身之内的直观中就可直接把捉或通达的。如果说，意向性开辟了现象学的研究领域，先天是探索意向性诸结构的着眼点，那么，范畴性直观就是对这一结构的把捉方式。正是基于对意向性、范畴直观和先天意义的澄清，现象学的探究就是关于存在者本身之存在的规定，就是对意向性的现象上的先天的结构的探究。

三、现象学的研究方法取向

就研究方法的取向而言，现象学主张通过词源考证，回溯到问题提出的历史起点，而与传统的联系和向历史的回溯有两种不同的做法：一种是传统式的文献研究，在那里被接受的传统本身没有得到一丝怀疑，更没有经受任何批判，反而被当作一种理所当然的观念被全盘接受；另一种研究则是现象学的，这是一种通过回溯到历史上所提出的那些问题之先，把僵化了的传统松动一下，将传统形成的所有遮蔽打破，将一些传统的内容重新解构为一些本源的直观经验，结果要么澄清了一些原先晦暗不明的或混为一谈的概念，要么让传统概念获得了新的理解和解释。现象学研究的新视野就是把传统接受为真正的重演，不断地从传统上已然熟知的东西出发，通过返回此在的生活世界和本质还原，让存在自己显现自身，确立本己的真理的自明性。现象学通过将一切假设的理论先行加括号悬置起来的方法，将一切漂浮无据的虚构与偶发之见，一切貌似经过证明的概念，任何伪问题和一切未加展示的规定活动统统排除在外，以确保现象学研究的严谨性。③

什么才是适合现象学研究的课题？什么样的视角和研究方式及方法才算是符合现象学的要求？胡塞尔和海德格尔一再表明，他们都希望通过现象学的具体课题的研究来澄清现象学的本来意义，而不是要建立任何什么特别的哲学体系。现象学"它所想要的就是课题内容本身"。当然，这里的课题内容应当是基于它的现象上的结构而获得

---

①② 海德格尔. 时间概念史导论 [M]. 欧东明，译. 北京：商务印书馆，2009：142，126，115.

③ 海德格尔. 存在与时间 [M]. 陈嘉映，王庆节，译. 北京：生活·读书·新知三联书店，2012：33－41.

的探索，而且研究者无须在课题内容意向性的各种结构关联之上再去构造任何东西，因为那些先天之物的关联本身从来都只是根据课题内容而自我规定的。也就是说，现象学研究的核心任务就是找到适合自己的课题领域，并揭示（或描述）出这一课题内容中可能被遮蔽的先天的意向结构。① 因为"先天的意向性之结构就是现象"，"而现象这个名称并不包括任何有关所涉及的对象之存在的规定，而只是表明了这些对象与人的照面的方式"。② "据此，现象的东西，就是一切在此照面方式中成为明白可见的东西和一切属于意向性的结构关联的东西。""现象学的所意谓的就是一切属于这样一种现象的展显方式的东西，一切属于这样一种现象结构的展显方式的东西，一切在这一研究方式中成为课题的东西，而'非现象学的'就当是一切不符合这一研究方式、不符合这一研究方式的概念属性及其展显方式之要求的东西。"③ 就研究的重点而言，胡塞尔强调："现象学家研究的是被还原的体验和它们的本质相关项。"当然，"现象学的本质构成也是无限多的"④。现象学发现的伟大之处，不在于它赢得的一系列批判性的成果，而在于它对意向式存在者之存在特征的追问，以及给哲学研究方式带来了一种新的可能性的转变。就现象学对于逻辑学研究的关系而言，一方面现象学最初就是诞生在将心理学和逻辑学进行解构的地方并开辟了自己的领域，逻辑命题被视为是意向对象的一个抽象要素，以及逻辑命题被意向地包括在判断的意向作用中。⑤ 另一方面，经由现象学的还原分析，逻辑学的历史、概念和命题以及由此研究本身所经历的过程形态才会成为可理解的。⑥ 现象学是一种主张对任何概念、命题等逻辑理念要求彻底溯源的研究。⑦ 笔者相信，这也应成为本书用来解决中医逻辑哲学问题的工作原则。

①②③⑥ 海德格尔. 时间概念史导论［M］. 欧东明，译. 北京：商务印书馆，2009：115，118-119，115，366-367.

④⑤⑦ 胡塞尔. 纯粹现象学通论：第一卷［M］. 李幼蒸，译. 北京：商务印书馆，1996：173，540，386，361.

第三章　认识、逻辑与真理

假如绝对真理是逻辑的对象，而真理本身本质上又在认识之中，那么就至少必须讨论认识。①

——黑格尔

对于人的认识过程，哲学、逻辑学、心理学都从各自的角度进行研究，但在许多逻辑学家看来，哲学与逻辑学并不分家，而且逻辑学是解决哲学难题的利器。黑格尔就认为，"逻辑开始之处实即真正的哲学史开始之处"②。认识论和逻辑学都研究人的认识过程，但认识论重点关注认识与客观实在的关系，而逻辑学则更关注什么才是正确的认识规则。虽然认识过程包括感知觉等因素的参与，但认识的核心是思维与存在的关系，因此，关注思维内容的认识论和更关注思维形式的逻辑学在追求真理的认识目标上是完全一致的。逻辑学的研究应该以认识论的考察为前提，因为认识主体的意向性决定了思维的方向、逻辑概念的所指、命题或判断和推理的类型与方法；而认识论的研究也不能缺少逻辑学的参与，因为认识的结果不仅需要逻辑的记录、整理和提升为理论，而且认识的正确性还需要接受逻辑论证的检验。

---

① 黑格尔. 逻辑学：下卷 [M]. 杨一之，译. 北京：商务印书馆，1976：455.
② 黑格尔. 小逻辑 [M]. 贺麟，译. 2 版. 北京：商务印书馆，1980：191.

第一节 科学与认识论的关系

认识论的研究总是要与具体的科学领域或课题相结合才显出其作用与价值，也才能看出具体科学认识路线的不同取向。

一、中西医论争的本质是认识论之争

无论是历史上，还是在当今中医现代化进程中中西医的许多争论，其实更多是关于对存在物存在的认知之争，而不是对来自临床或实验室观察的事实之争，更不是关于自然之物不同的争论。这些争论涉及对中医药的科学性、中医知识体系的合理性、中西医结合的可能性、路径和方法的看法的分歧，这些争论大多超出了医学实验和临床知识的论域，而涉及知识发生史、思维与存在的关系、真理标准、医学与科学和文化的关系等人类学、认识论和逻辑学问题，这些知识恰好是实验和临床医学工作者所短缺的，因此，常常会听到许多无谓的和无知的情绪化争论就毫不奇怪了。

从人类知识起源和建构的历史规律来看，任何一个医学概念或科学概念合理性的阐释都依赖于一个更深层次的或更高层次的信仰或知识假设作为前提或支撑。如古代中医说："不知易而不足以言太医"，说的就是这样一种知识生成的关系：一分为二的易哲学是中医医理建构的基础，《素问·阴阳离合论篇》中说："阴阳者，数之可十，推之可百，数之可千，推之可万。万之大，不可胜数，然其要一也。"中医将阴阳视为医理推理的纲领，《素问·阴阳应象大论篇》说"阴阳者，天地之道也，万物之纲纪，变化之父母，生杀之本始，神明之府也，治病必求于本"。可见，只有将阴阳视为一种公理的时候，中医理论才被视为合理。同样的道理，原子论是西医理论体系建构的前提，尽管当时还不能证明原子的存在。世界科学发展史显示，无论是科学还是医学，从来都没有离开过认识论和逻辑学的视野。换而言之，认识论、逻辑学对科学的发展一直是有所裨益的，而且是相互影响和促进的。奥地利哲学家维特根斯坦所说的哲学的功能并不是每一个科学家和医学家所知晓的，他说："哲学的目标是对思想进行逻辑澄清。哲学不是理论而是一种活动。哲学工作实质上是阐明。哲学的结论不是一些哲学命题而是使命题清晰。哲学应该使得那些晦涩、模糊不清的思想变得清晰和界限分明。"① 事实上，命题不仅有真假，还可以是无意义的。哲学的任务不一定是解决这些

① 查尔斯沃斯. 哲学的还原［M］. 田晓春，译. 成都：四川人民出版社，1987：145.

命题，而可以是通过分析取消这些无意义的命题和无谓的争论。审视当今中医现代化、中西医汇通、中西医结合中常遇到的几个激烈争论的命题，如"中医是科学或不是科学？""中医是科学，还是一种文化？""中医能不能现代化，要不要现代化？""中西医能不能结合，要不要结合？"等，就往往是争论双方对这些意义含糊的命题的理解不一致所造成的。正如精神分析通过使患者意识到其心理障碍的无意识的根源来消除这些困扰一样，哲学家也可以通过阐述知识的困惑产生于语言逻辑的误解或混乱来对此进行"治疗"。认识论和逻辑学研究并不是要，也不可能取代具体的医学研究，而只是在医学因为涉及那些形而上的元问题产生困惑时才开声说话。

二、认识论与科学的互渗关系

即使是到今天，科学与哲学的关系并没有因科学的快速发展而解构，而是出现了更加复杂多样的互动关系。一方面，自近代以来，随着各门科学面向自然的具体观察和实验的发展，科学从无所不包的哲学中独立出来，而成为经验的科学，哲学不再成为居高临下的科学皇后。另一方面，随着各门科学的深入发展，科学又重新提出和丰富了经典的认识论问题，许多科学已经成为推动现代认识论发展的强大动力，现代的哲学也并没有远离科学，它虽然不再用哲学范畴取代具体科学的研究，却反而更加大量地使用逻辑分析工具来医治哲学和科学的问题。正如德国哲学家卡尔·西奥多·雅斯贝斯（Karl Theodor Jaspers，1883—1969）所说："哲学只在科学技术失灵的时候才发言说话。它随着明亮的光线活动，但它不制造。"① 在现代，曾经由于科学单方面强行分裂了150多年后的哲学与科学的裂缝再一次被弥合起来，于是，这决定了当代以跨学科的方法来解决认识论问题的基本趋势，那就是假设认识论问题和其他哲学问题是可以用生物学、心理学观察与实验的实证方法来进行研究，也可以还原为逻辑和语言分析来进行澄清和辩护。现代哲学不再纯粹，科学也不再孤独！对比起来值得反思的是国内中医界有一些目光短浅的人莫名地害怕哲学，也拒绝逻辑，甚至视哲学为阻碍中医现代化的障碍而要竭力抛弃这种望远的工具。因此，回顾现代科学史上多门学科与认识论的关系对于现代中医人来说是必要的一次补课。

事实上，近一百多年来自然科学不仅为哲学和逻辑学提供了发展的动力，也提出了许多新的课题。德国生理学家和物理学家 H. L. F. 赫尔姆霍茨（Hermann Ludwig Ferdinand von Helmholtz，1821—1894）就敏锐地看到了广义的泛几何学所带来的认识论旨趣，认为即使是有一种先天赋予我们的空间直观形式及公理，那么，也只有当观察、测量和试验查明了这种与物理学意义上等价的空间存在时，我们才有理由把这些形式运用于经验世界。在物理学领域，牛顿力学曾被作为物理学，乃至整个自然科学

---

① 雅斯贝斯. 生存哲学［M］. 王玖兴，译. 上海：上海译文出版社，2005：88，51.

的典范。"力"的概念被扩展到几乎所有的领域，甚至像生理学领域的"视力"和"听力"这样的概念也难以幸免。"因果关系""实体""绝对时空"等范畴成为许多科学，包括生物学和医学思维的基石，而且也给认识论带来了深远的影响。然而，现代电磁学、原子论、相对论、量子论等物理学的新发现使认识论中机械的因果论解释失效，并进一步丰富了科学的认识论。例如，法拉第、麦克斯韦和赫茨引入的"场"概念及其建立的电磁学使人类对物质之间超距相互作用的方式有了新的认识；空间和时间、同时性等经典观念因为爱因斯坦的相对论而使我们知道其实它们也是随参考系而具有相对性的概念；物质和能量不仅是等价的和可以相互转换的，质能守恒对两者中的任何一方都是无效的，而仅仅对两者之和才有效。原子构造的发现和电子云的运行规律，以及关于光的波粒二象性的发现促使我们必须改写传统关于"实体"的概念，科学发展一次又一次地表明，直观性和经验习惯都不是数学，也不是物理学理论正确与否的标准。广义相对论告诉认识论，所有参考系对描述物理过程都同样合理，不存在绝对的空间和脱离物质运动的时间，空间有曲率，时间有快慢。量子力学关于测量观察对微观事件具有不可避免的影响的测不准现象的发现，使经验的客观化也成了问题，微观事件只遵循概率规律，微观事件发生的原因是不可知的和不可预见的，因果性概念受到了巨大的质疑。德国哲学家汉斯·赖欣巴哈（Hans Reichenbach，1891—1953）在《量子力学的哲学基础》中认为，物理世界可以分为可观察的"现象世界"和不可观察的"中间现象世界"，而中间现象世界的陈述是不可证实的，但我们可以对此做各种等价的描述，其中任何一种同样为真，可以随意选择。换而言之，微观世界遵循量子逻辑的规律，而不是经典逻辑，量子力学应采取微粒语言、波动语言和中立语言的三值逻辑。

奥地利物理学家恩斯特·马赫（Ernst Mach，1838—1916）是一位在声学、力学、光学、电学、热力学等多领域均有建树的科学家，也是一位最早对牛顿力学提出疑问的学者，虽然他不承认自己是一个哲学家，但他在《感觉的分析》和《认识与谬误》等著作中声称要建立一种克服其他哲学片面性的中立的哲学，坚持认为我们的感觉经验才是唯一真实可以把握的东西。科学的研究对象是经验世界，是经验要素，而不是经验后面的所谓本质或因果规律。他认为因果观念是人们把心理联想的作用结果加到经验世界之上而形成的，是"万物有神论"的残余，是思想片面化和简单化的产物，他主张以函数关系来代替因果观。一切科学理论都是作业假说，它无正确与错误之分，只有方便与不方便之别。以马赫的经验主义和实证主义观点为核心所形成的马赫主义（Machism）影响了包括爱因斯坦在内的当时西方的科学和哲学界。马赫主义对认识论最大的影响是进一步强调了科学认识和知识与主体观察和参考系统密不可分的相对性。

在物理学中还有来自诺贝尔奖获得者美国物理学家珀西·布里奇曼（Percy W. Bridgman，1882—1961）创立的操作主义的影响。布里奇曼在《现代物理学的逻辑》和《物理理论的本质》等著作中认为，所有的概念，只有与可能的人类行为相关时才拥有实际的意义。换而言之，概念和与它相应的一系列操作是意义等值的。所有物理的"客体"都可以通过对这些客体所建立的测量而得到界定。例如，一旦确定了长度的操作，则长度概念就得到了规定。操作主义将知识概念还原为操作行为，使科学概念更加清晰精确，便于检验。根据操作主义的评价标准不难理解，西医诸如发热、炎症、细胞等概念都是与相应操作技术对应的概念；而中医脉象的沉浮、迟缓弦数等概念也与脉诊操作相对应。可见，用不同的操作标准来评价不同的概念就会出现混乱，概念的内涵与外延随操作变化而改变。

认识论与心理学的关系也可以说是水乳交融，历史上的各种认识论哲学几乎都影响到心理学的研究，而心理学的研究成果也不断成为丰富认识论的养料。有人这样形象地比喻道：科学心理学的产生，哲学是父亲，生理学是母亲，而生物学则是媒人。心理学的研究方法几乎就成为哲学深化认识的工具。科学与认识论之间的发展关系，正如赖欣巴哈等许多学者所注意到的那样，近一个世纪以来，许多严肃和缜密的认识理论并不是出自思辨的哲学家，而是由那些在具体科学领域取得卓越成就的科学家所贡献的。认识论几乎不能同科学理论分开。认识论已经不再只是一个局限于纯粹哲学的理论问题了[①]。当然一般哲学的认识论并不能取代对各门科学认识论的研究，因为不同的学科不仅具有自己独特的研究对象，而且认识这些性质复杂程度差异很大的对象的角度、方式和方法也有很大的差异，例如物理、化学运用实验方法认识事物，人类学运用田野调查认识社会；不同的学科也有不同的认识内容与认识形式，例如数量关系是数学的认识内容，而数字、符号、图形是数学的认识形式，数学和逻辑学具有极高的思维抽象性，物理和化学具有很强的实验性，临床医学则具有很大的生活经验性，不注意这种学科之间认识方式与认识内容的差异性，或者用一个学科或领域的认识论和方法论标准来评价另一个学科或领域的认识方法和认识成果，就必然会导致失之偏颇的结论。从中西医的跨文化比较不难发现，中医学是古代华夏民族用自己的世界观和认知结构建构的一个知识体系，中医学具有明显的民族性、本土性和文化历史性的特质，是一种基于不同话语类型的区别于西方医学的原创的知识范式和认识模型。

不少人将中医知识体系与西方医学科学体系相比较之后，要么感到沮丧和迷茫，要么为极力寻找相对应的实体结构而感到疲惫和困惑。用西方科学主义的认识论和方法论来看待传统中医的认识论和方法论就存在着用什么评价标准的问题。当然，这并不是说中医逃避或不能用西方科学的标准来评价，而是说西方科学主义的标准是否代表了唯一正确的标准，一般的科学标准是否合适于人类临床医学的评价标准。如果要回答上述这些问题，就很有必要结合不同学科的研究对象和方法特质，具体地研究各学科的认识论和方法论。如皮亚杰在发生认识论中就讨论过逻辑的认识论、数学的认识论和物理学的认识论。在这里我们要探讨中医的认识论及其与逻辑的关系。所谓中

---

① 福尔迈. 进化认识论［M］. 舒远招，译. 武汉：武汉大学出版社，1994：15.

医认识论就是关于传统中医药学知识体系和临床实践中所实际表现出来的认识方法、认识角度、认识兴趣、认识对象的建构和认识成果的研究。

第二节 认识的基本结构与认识路线

黑格尔认为，"精神的事业就是认识自己，只有当我认识我自己时，我才是精神"。刻在古希腊神庙上的箴言"认识你自己"表达了精神本性的绝对命令。① 因此，我们必须先行了解人自己的精神活动，才能透彻地理解认识中的主体与客体的关系。

何谓认识？认识是人意识的一种作用或功能。认识既可作动词，也可作名词来看待。作动词看时，认识是指人的思维对外界的反映活动、行为和过程；作名词使用时，认识是指思维的结果或关于某人某物的知识（如概念等）。但不管是认识过程中形成的表象，还是认识观念中的形成的概念，最终都是指向外部对象的某些原始感觉的。人类学和解剖学证明，全人类具有相同的生理结构，类似地，认识论、心理学和逻辑学也可以证明，全人类的认识结构、逻辑形式和心理原型也大同小异。

一、存在与认识的基本结构

海德格尔认为，传统的认识论的根本缺陷在于既未澄清认识主体的存在意义，也没有相对于课题的存在意义而界定出主体的存在意义，也没有着眼于从初就对处于主体之中的认识是如何超出它的内在领域而达到另一个外在的领域说清楚。他认为，对认识本质的理解离不开存在的语境。认识是属于此在的"在—之中"的一种派生的存在样式，也即所有认识向来就已经是在此在其具有的存在方式的基础上而实现的。"认识这一存在方式就植根于此在的根本枢机之中，即根植于'在—世界—之中—存在'之中。"② 海德格尔将认识看成是此在的一种派生的存在方式，认为认识这一存在方式就根植于此在的根本枢机之中，即在"在—世界—之中—存在"之中的基础上实现的。认识是一种具有多个相互联结环节的层级结构生成的过程。认识生成的第一个层级是此在意指已经寓于世界之中的某物和趋向某物的特殊行为；第二个层级是此在羁留于它所意指的东西中。海德格尔关于存在与认识关系的观点尤其值得中医研究者重视，因为只有将传统中医的理论和技术放回它产生发展的此在环境和历史中才能得到

---

① 黑格尔. 哲学史讲演录：第一卷 [M]. 贺麟，王太庆，译. 北京：商务印书馆，1996：36.
② 海德格尔. 时间概念史导论 [M]. 欧东明，译. 北京：商务印书馆，2009：219.

正确的理解，才能充分理解造成中西医之间差异的根本原因。

认识是一个具有勾环链接结构的展开过程，它既可以从横向的，也可以从纵向的角度进行分析。德国哲学家尼古拉·哈特曼（Nicolai Hartmann，1882—1950）认为，"认识是两种存在者即认识者与被认识者之间的存在关系"①。在这种存在的关系中，有四个结构性要素不可或缺，即主体、客体（准确地说是客体被认识的那一部分）、主客体关系，以及尚未被认识的东西。如果我们将担负认识活动的和思维着的此在称之为认识的主体（the epistemological subject）的话，那么被认识的对象就可以称之为客体，认识就是人的有目的和指向对象的一种思维活动。以往的逻辑学只关心这种思维活动的形式与结果，而不关心这种思维的过程，事实上认识论、逻辑学和心理学对认识思维过程的这种人为的割裂当然会远离人认识过程的实际，最终使得认识论和逻辑学成为枯燥乏味的书斋里的形而上学。哈特曼吸收了现象学的方法来分析认识现象，他认为，认识的对象即意向的对象依靠意向活动而存在，而存在的对象却与这种活动无关，②他注意到了，被认识的存在者总是多于主体对它所把握的东西。他将那些尚待认识的和未概念化的部分称为"超客观化的东西"，它与已被认识的部分之间的界限称为"客观化界限"。如果主体开始知道这个界限，就会出现"对无知的知"，这即意味着在可认识的彼岸，存在着某种人类暂时可能知觉的或未能纳入合理解释的东西。历史上有许多哲学家看到了前三个认识要素，而哈特曼对第四个未知存在要素的区分尤其具有重要的意义。因为有了对这个未认识领域存在的认识，有了对这个"多于"部分的开觉，我们就不会对已有的认识故步自封或以为都是正确反映或是认为只有唯一的反映。

德国哲学家马克斯·舍勒（Max Scheler，1874—1928）被认为是将胡塞尔现象学方法实施到研究具体问题的第一人。在认识论领域，他努力尝试将理性认识回归到存在的根底之处。在他看来，"认识的实在意义最直接的表现为两个存在者之间的最后的不能再进一步推论的存在关系，也就是表现为认识者直接参与被认识者"③。在他看来，生命的本来的实在并不是精神的存在，而是非理性的冲动和情感这个层次，即使在认识领域，情感的东西也是处于优势地位，真正的认识是一种经过最深刻的内心震动，由人格的最内在的核心以爱的方式参与事物的本质，也即精神获得原始知识的过程，而不能将认识理解为一种纯粹逻辑运算的判断活动，他认为，精神的东西是一个完全独立的、原始的存在领域，因此，对本质东西的直观先于一切哲学研究。"自然的事实如同在日常的看法中所发生的情形一样，是来自通过感性认识而得到的关于世界的直观的—具体的事物的知识。而科学的事实则由于越来越大的非直观和抽象性而远离自然的事实，因为科学是以纯粹概念的方式构成事实和过程，以便能由此推演出一定的事态。"④

---

①②③④ 施太格缪勒. 当代哲学主流：上卷［M］. 王炳文，燕宏远，张金言，等译. 北京：商务印书馆，1986：274，274-275，136，133-134.

从舍勒的现象学看来，一切认识归根到底都是以情感和价值为基础的，实际上，通常对价值的认识甚至发生在更为精确的专门知识之前，是打开认识大门的钥匙。对价值的认识比所有一切纯理论上的理解都更为在先、更为根本。因为兴趣的或爱的行为是表象、判断、知觉和回忆等所有其他一切行为的承担者。① 例如，通过中西医比较就不难发现，中西医观察对象的差异和知识的差异首先源自其各自的价值认识。在古代人的生活条件下，天地气候对人健康与发病的影响程度要远比生活在人工居住条件下的现代人更为直接和巨大，因此，法天则地的价值就会成为传统中医最重要的价值选择。又如，中医将对五官、皮肤、舌象、脉象的望闻问切视为最有价值的辨证方法，也与当时中医的存在条件相关。

舍勒还认为应该将认识和知识相区别，不能将认识与知识相混淆。知识以简单的方式与某物关联，而认识则总是关于某物作为某物的知识，在认识中必然有两种知识：一种是关于思想的，另一种知识是直观的。只有当这两种知识相互融合为统一体，只有当直观的东西"充实"了单纯的思想的东西，这时才会有关于某物作为某物的知识，也即认识。他还从静态和动态两个维度来分析认识的结构。静态的认识概念表示直观的东西和思想的东西之间的静止的重合，而动态的认识则是精神追求这种一致的能动的努力。只要当直观的和思想的东西两者达到了一致性，那么认识存在的目的就达到了。因此，认识绝不是模写。② 事实上，哲学史上如何解释主体与客体的关系，如何看待真理的标准，经验论和先验论、客体化方法和主体化方法等不同的哲学流派对此往往有不同的回答，于是就形成了不同路线的认识论。

二、认识路线的取向

所谓认识论就是人类自己反思自己的认识能力、认识的发生和发展、认识的形式与方法、认识的目的和任务，以及认识的检验标准等问题的学说。认识论是哲学的一部分，它并不直接具体地参与研究世界（否则又倒回到古代的自然哲学那里去了），而只研究我们关于世界的知识（或者说是关于知识的精神与文本），因此，认识论是一种典型的元理论研究。③

从认识论的角度来看，"我们整个思想的历史只是我们以其中的某一个实在替代另一个实在的历史，只是我们把这种替代物化为概念性符号的历史"④。当代中国关于中西医的许多次争论之所以既无成果，也无法求同存异，其根源在于认识论路线的不同。或者说，今人或者使用了许多并不符合古代中医原创的认识方法来解释中医；或者贬

①② 施太格缪勒. 当代哲学主流：上卷［M］. 王炳文，燕宏远，张金言，等译，北京：商务印书馆，1986：145，138.

③ 福尔迈. 进化认识论［M］. 舒远招，译. 武汉：武汉大学出版社，1994：4.

④ 詹姆斯. 实用主义［M］. 陈羽伦，孙瑞禾，译. 北京：商务印书馆，1994：181.

低或者拔高中医知识的合理性；或者使用不同的西方科学主义标准来评价中医；或者贬低或否定中医的科学性或合理性。因此，我们很有必要回顾概括一下认识论的多元化发展状况。

在讨论各种认识路线之前，对于中国人来说尤其要注意防止那种对哲学观点或流派进行阵营划分的简单做法，以为那些不同的流派是彼此敌对、水火不相容或是非分明的。事实上，这些认识论流派之间不仅存在相互批评、相互诘难，而且也相互渗透和相互促进。真理并不全部或绝对掌握在哪一方。问题在于谁的解释更加接近于民族的实际生活。因此，在讨论中我们更注重是那个人说了什么，而不在乎他曾被划为哪个学派。

在认识论的历史上，经验主义和理性主义被认为是两类思考取向具有明显差异的流派。一般而言，经验论持反映论，认为认识就是客观事物作用于人的感觉器官在头脑里引起的反映，或者说存在决定了意识，经验和事实是第一性的。如英国哲学家约翰·洛克（John Locke，1632—1704）在其《人类理解论》中所说的："我们的全部知识是建立在经验上面的，知识归根结底都是导源于经验的。"① 与此相反，理性主义则认为，认识是人的思维对客观世界的主动的投射与规定，精神才是第一性的。对于上述两种不同的认识观，德国哲学家海因里希·约翰·李凯尔特（Heinrich John Riekert，1863—1936）评论道，既然认识论的任务就在于阐明主客体的关系问题，那么经验主义和理性主义并不存在着本质的冲突，而只是两种不同的解决办法。一种方法就是从客体出发，把主体包含在客体之中，从而达到世界的统一的所谓客体化方法（the objectivating method）；另一种方法则是从主体出发，以主体为依据，在主体中寻找客体，从而达到人与世界的统一的主体化方法（the subjectivating method）。他认为，这两种认识论的取向都有其片面性，客观化方法轻视了主体的作用，忽略了人的意志和活动给世界带来的意义，而主体化方法则无法揭示实在世界的含义。真正的哲学应该研究价值问题，在此基础上形成主客体的完整统一。

美国哲学家威廉·詹姆斯（William James，1842—1910）将经验主义和理性主义概括为两种具有不同气质类型的哲学家的心理结构，将理性主义称之为"柔性的"，它的特征是理智主义的、唯心的、意志自由论的和一元论的；而将经验主义看成是"刚性的"，具有感觉主义、唯物主义、宿命论和多元论等特征。詹姆斯认为实用主义是一种调和经验主义和理性主义两种认识论争论的方法和中间的认识路线。② 所谓实用主义就是行动，与"实践"同义。詹姆斯一再强调，实用主义不代表任何特别的结果，它只是一种方法，即用实际效果来解释每一个概念，也就是说，这一个概念或思

---

① 北京大学哲学系外国哲学史教研室. 十六—十八世纪西欧各国哲学 [M]. 北京：商务印书馆，1961：366.

② 詹姆斯. 实用主义 [M]. 陈羽伦，孙瑞禾，译. 北京：商务印书馆，1994：24.

想会使我们得到什么样的感觉和会引起什么样的行动，那行动或反应就是这思想的唯一的意义。除了实践的意义，并无别的意义可言。

皮亚杰对以往的认识论有如下评价：也许"从来就没有什么绝对的开端"，认识过程并不是从客体到主体，或者是从主体到客体单向的直线决定关系，而是依靠人的活动这个中介，使意识与存在、主观和客观之间相互作用的一种复杂的建构过程。皮亚杰以及他的团队，从儿童心理学实验入手，并与科学史家、逻辑学家、数学家、控制论专家、语言学家等学科专家进行专家合作来研究各种认识的起源，他们从最低级形式的认识形式开始，并追踪到科学思维等高级的认识形式，提出了"发生认识论"这种新的折中的认识观。皮亚杰认为，"认识既不能看作是在主体内部结构中预先决定了的——它们起因于有效的和不断的建构；也不能看作是在客体的预先存在着的特性中预先决定了的，因为客体只是通过这些内部结构的中介作用才被认识的，并且这些结构还通过把它们结合到更大的范围之中（即使仅仅把它们放在一个可能性的系统之内）而使它们丰富起来"①。简而言之，认识是一种发生在主客体之间的继续不断的建构过程。中药发明的过程以及中药同物异名的现象可以证明：中药的发现与认识归功于许多无名氏利用自然之物治病的实践。事实上，药用植物在世界各地都有广泛生长，可是大多默默无闻地生长在那里，并没有都成为治病救人的"神草"，可见，没有主体的建构，自然植物是不会自己成为药房的药品的。

既然认识是一个过程，那么，人们就很自然地会将这一过程划分为一些有区别的阶段。皮亚杰认为，认识过程可以分为两个相继的时期，即"在全部言语或者全部表象性概念以前的感知运动的时期"和"由言语和表象性概念这些新特性所形成的活动时期"②。前一时期也可以称为"感性阶段"；后一时期亦可以称为"理性阶段"，这时发生了"从动作转变到概念化思维的问题"。例如，从"神农尝百草"到《神农本草经》正是人类这种从行为到概念的飞跃。后一时期可以再细分为前运算思维阶段的第一水平、前运算思维阶段的第二水平、具体运演阶段的第一水平、具体运演阶段的第二水平和形式运演几个不同的发展阶段。在发生认识论看来，认识是在主体主动活动的基础上或推动下，从实践上的和实物上的感知运动的水平向概念化系统的反省活动的水平发展的过程。在这一过程中，主客体不仅与日俱增地分化和区分，而且各自形成内部的和相互之间的协调关系。一方面是主体活动所导致主体内部形成的协调的认知运演结构或逻辑数理结构。另一方面是在外部从运动学或动力学的角度使客体之间在时空上组织协调起来，形成广义上的因果关系的结构。

发生认识论用生物适应环境和组织环境这两个相互关联的机制来解释认识的本质。皮亚杰认为，认识也是机体主动组织和适应环境的机能。认识并不是直接由刺激（S）引起反应（R）的过程（$S-R$），而应改写成 S（A）R，其中 A 是刺激向某个反应图

---

①② 皮亚杰. 发生认识论原理 [M]. 王宪钿，等译. 北京：商务印书馆，1981：16，22.

式的同化，它决定了某些输入的刺激成为刺激而另一些输入则被忽略，因此，同化才是引起反应的根源。皮亚杰认为，这是认识发展的中心问题。① 所谓同化（assimilation）是指把在机体活动程序中所未曾考虑到的新客体整合或纳入一个早先就存在的主体认知结构之中或者按照基本认知图式或构架（schema）形成一个新结构。所有认识都意味着有新的东西被加工制作，而且这种新的东西一经加工出来即意味着立即被原先的认知结构所容纳或连接，客体便成为既具有客观性，又具有主观性的认识对象。当认识摆脱了单纯地处理客体，并用概念工具超越于实践当下来处理超时间的任何假设时，认识就进入了与语言不可分割的理性王国。

基于结构主义和建构主义（constructivism）的发生认识论用生物机体与生俱来的自我调节系统及其机能来解释认知结构的生物根源及必然性。皮亚杰认为，"自我调节是生命最普遍的特性之一，也是机体反应与认知性反应所共有的最一般的机制"②。这也就是说，认识的本质是人这个最高智力发展水平的机体在适应环境的活动中，主动将客体同化到认知结构的过程，而有机体则是具有建构性运算的主体的出发点，即使是增加了新的规律，它也将仍然服从于物理、化学的规律。

恩格斯也是从实践的观点来看待认识的起源和性质的，批判了以往旧的简单的反映论和唯理论。他说："自然科学和哲学一样，直到今天还完全忽视了人的活动对他的思维的影响；它们一个只知道自然界，另一个又只知道思想。但是，人的思想的最本质和最切近的基础，正是人所引起的自然界的变化，而不单独是自然界本身；人的智力是按照人如何学会改变自然界而发展的。"③ 可见，恩格斯的认识论是属于认识实践（或活动）论的。

第三节 客体和认识对象

一个令人困惑的问题是：中医和西医认识的对象看上去是同一个，可是为何却有不同的指称和不同的认识结果？这种困惑的产生与我们对认识的客体和认识对象等概念的界定和认识模糊有关。

---

① ② 皮亚杰. 发生认识论原理［M］. 王宪钿，等译. 北京：商务印书馆，1981：61，68.
③ 恩格斯. 自然辩证法［M］. 中共中央马克思恩格斯列宁斯大林著作编译局，译. 北京：人民出版社，1971：208－209.

一、客体与认识对象的关系

在舍勒的现象学看来，人们以为自然科学和经验科学的研究对象是现实世界的客观事实，其实这些事实都是包含以意志为根据的研究对象，"它的对象从本质上说是与肉体的—生命的生物相关联地现存在的"①。以脉象观察为例，中西医观察和领会的意义差别十分明显，中医对脉象现象的观察、领会和解释与中医生的脉诊行为分不开，脉象的指称、分类与命名与中医生指下的感知相关联。事实上，任何科学研究对象的选择、纳入眼界都有意志、兴趣、情感、五官感知和肢体行为等多种认识主体因素的主导或参与。

德国哲学家莫里茨·石里克（Moritz Schlick，1882—1936）认为，由于人们没有把认识的概念与体验和直观的概念相区分，所以在哲学中造成了十分严重的混乱。在体验和直观中，主体面对着被体验和直观的客体，而在认识中却存在着主体、客体和客体所被认为的那个东西之间的三项关系。我们说认识一个对象是完全没有意义的，而应该说认识一个对象是某物。可见，认识对象并不等于自然的客体或"自在之物"。如果客体是指与人认识活动无关的，没有进入人的认识过程的某种实在的话；那么，认识对象则是指被主体注意、命名标记、纳入认识过程的，被主体所构造的那部分客体。认识对象既是客观实在在人脑中的反映，也是主体向客观世界投射自己的主体力量和进行思维加工的产物或规定物。正如皮亚杰所说，"在被发现之前，客体就存在着，客体的结构本身也存在着……但是客体和客观的结构不是在操作性探索结束时才发现的，有如哥伦布航海时发现美洲那样，客体只是通过被建构才被发现的；换句话说，我们能够逐步地接近客体，但是没有把握说终究会达到客体"②。"客体肯定是存在的，客体又具有结构，客体结构也是独立存在于我们之外的。但客体及其恒常性只是借助于运演结构才为我们所认识，人把这些运演结构应用到客体身上，并把运演结构作为使我们能达到客体的那种同化过程的构架。所以客体只是由不断的接近而被达到，也就是说，客体代表着一个其本身永远不会被达到的极限。"③ 现象学也认为，现实具有构成性和相对性，现实是通过人的建构过程才获得其相对的意义，现实并不是直接的原初给予物，而是我们朝向知识真理的目标。

中西医虽然面对相同的健康和疾病世界，但因为具有不同的同化认识对象的认知构架，而有不同的认识内容和认识形式。例如，面对同一疾病，西医重在对局部病理结构的认识，而中医重在对疾病在机体整体功能上呈现的病理类型的认识。于是，前

---

① 施太格缪勒. 当代哲学主流：上卷 [M]. 王炳文，燕宏远，张金言，等译. 北京：商务印书馆，1986：135.

②③ 皮亚杰. 发生认识论原理 [M]. 王宪钿，等译. 北京：商务印书馆，1981：95，103.

者的认识对象被称为"病",后者的认识对象被称为"证"。张仲景在《伤寒杂病论》中将各病的临床诊治过程分别称为"辨病脉证并治法",发挥了《黄帝内经》中将病、证诊断和治法方剂整合起来的表述方式,说明那时中医就已经将病和证分得很清楚了。只不过在中医看来,因为藏腑在内,在活体上,以及基于那个时代的医学水平,在体内的藏腑病变也是无法被肉眼直接观察到的,因此,观察体表可见的脉证和舌象是最实际的和方便的选择,于是,"证"就成了中医"提出来"的主要认识对象,或者说成了认识疾病的中介或体表证据,辨证就成了中医的认识路线,而不能说中医只知道证,而不知其病。"证"是中医从诸多症候的组合中发现的一种新的形质,这一点可以用奥地利哲学家和心理学家克里斯蒂安·冯·厄棱费尔(Christian Freiherr von Ehrenfels,1859—1932)所创立的形质学派(school of form-quality)来进行解释。厄棱费尔反对马赫的"形式感觉说",认为空间和时间的形式并不是感觉的集合,而是一种新的属性。正如由四条直线所组成的正方形的性质并不属于直线本身一样,由直线构成的正方形的直接经验是一种新元素或是一个新的形质。中医的"证"虽由多种症状和体征所组成,但它却是被主体所直接经验到的一种新的形质。同理,西医也有对症候和体征整合的认识,如自从有了显微镜,西医就将它用于疾病的诊断,于是深入认识疾病在机体内部发生的微观变化就成了西医的认识路线,微观病理结构就成了主要的认识对象。由此可见,病和证既是客观存在的,也是中西医各自建构出来的有意义赋予的认识对象。

二、认识的兴趣与认识对象的建构

当代认识论哲学的一个重要转向源自心理学的研究。德国哲学家和心理学家布伦塔诺吸收了亚里士多德的思想,认为心理是动词而非名词,心理是灵魂的一种机能或意动(act),意动才是心理现象和心理学的研究对象。心理现象与物理现象不同,是以内在对象性(immanent objectivity)为特征的,即意动是不能离开客体和内容而独立存在的,它总是要指向或包含一定的对象或客体在内。这就是说,每一种意识都是关于对象的意识,意识对某物的这种关系的特征被称为意识的意向性(intentionality)。布伦塔诺认为,更重要的是,也是最容易被误解的是:与意识发生关系的东西并不必是真的存在着的,它也可以是想象的或构造的东西。布伦塔诺把意向性强调为意识的根本特征,不仅使我们对意识的理解从构造转移到了历程上来,而且使我们对人的认识的活动性、主动选择性和整体性的看法都发生了决定性的转变。意识的意向性决定了对认识对象的选择,而不是相反。哲学史家评论道:如果没有布伦塔诺,整个现象学哲学就是不可想象的。他是胡塞尔的老师,对后者有着不容低估的影响,还是舍勒和海德格尔精神上的"祖父"。①

德国哲学家李凯尔特认为，传统哲学关于认识对象是存在还是精神谁是第一性的争论是毫无意义的，其实没有哪一个哲学家会怀疑现实事物的客观存在。事实上，如何理解现实事物是以怎样的方式存在着或相对主体的被显现的方式才是问题的关键。换而言之，凡是与认识主体相联系而存在的客体是那些被感知、表象、观念等所指向的认识对象，它们可以被称为"内在的客体"，以区别于那些暂时还没有被纳入认识结构的实在。认识论的主体是意识的形式，而客体则表现为认识的内容。德国哲学家海尔曼·柯亨（Hermann Cohen，1842—1918）认为，认识的对象并不是由事物直接"给予"感觉的，而是人的思维所创造出来或由思维"提出来"的。因为任何经验概念所表示的实际上是经过知性思维改造过的感性材料的总和，而康德所说的作为感觉源泉的"自在之物"是根本不存在的。英国实用主义哲学家席勒（Ferdinand Canning Scott Schiller，1864—1937）也认为，从认识论的角度来看，人不仅是万物的创造者，也是万物的揭示者。世界就是经验，就是主体各种体验的总和。没有离开人的兴趣、意志、情感而独立存在的实在世界，而只有相对人而存在的人所认识的实在。什么东西成为被认识的实在，随人类知识的增长和实践的进步而变化。他将这种强调在认识过程中的人的中心地位的认识论称之为"人本主义"。英国哲学家 R. G. 科林伍德（Robin George Collingwood，1889—1943）认为，哲学研究的对象不仅是被思维的客体，而且是思维着客体的思维自身。这启发我们中医认识论应该着重关心的是中医为何是那样认识事物的，以及是如何构造认识对象的。胡塞尔认为，任何事物都是作为某种同一的东西而被主体认识到的，但它是以杂多的被给予的方式把自己显示给主体的，这些被给予的方式随情况的不同而在主观上有所变化。这就是说，这种"对象被给予的方式"影响或决定了主体认识的维度、方面或内容。然而，在过去的认识论中人们的兴趣是指向对象的，而这种被给予方式大多没有成为关注的课题。②

中西医面对同样的人体和疾病世界，为何却选择了不同的认识对象，这种差别只能由不同的认识方式和认识兴趣所导致。观察总是站在一定角度的，不同的角度也即意味着不同的认识方式，而不同的认识方式也即意味着以不同的标准、途径和方法来认识事物。对于任何立体的和整体的事物来说，任何方式或角度的认识也总是不完整的认识，因为任何角度的认识，至少有一个难以观察的死角，就像人的眼睛如果不借助镜子就看不到自己一样，而这个认识的死角却是认识的出发点。认识方式或认识角度的选择决定了认识的内容和范围。例如，中医站在自然生活的角度来看待健康、疾病和养生，与西医站在微观的层次来认识健康和疾病所见所想当然大不相同。与极力

① 施太格缪勒. 当代哲学主流：上卷［M］. 王炳文，燕宏远，张金言，等译. 北京：商务印书馆，1986：41.

② 胡塞尔. 生活世界现象学［M］. 倪梁康，张廷国，译. 上海：上海译文出版社，2005：5.

排除主观因素影响的和还原分析的实验科学的认识角度路线不同，"以我知彼""司外揣内"和借喻与隐喻就是具有中医特质的认识方式。中医的认识大多来源于日常生活状况下，对象"本原性"的被给予的直观，而人对这种直观的把握具有一种先天的自明性。

认识方式、认识的角度与认识的兴趣密切相关。德国法兰克福学派的代表人物尤尔根·哈贝马斯（Jürgen Habermas，1929—）在其代表作《认识与兴趣》一书中批判了逻辑实证主义的科学主义的认识论，系统阐述了解释学和弗洛伊德精神分析理论对于认识论的重要意义。他认为，兴趣是引导认识活动的内驱力，由于兴趣而将认识主体与不同的认识对象相联系，并直接影响认识客体的角度取向，不同的兴趣产生不同的知识领域。比较中西医的认识路线不难发现两者在技术上的认识兴趣、实践上的认识兴趣，以及认识事物的角度等方面都具有明显的差异。西医的兴趣在于结构，而中医在于功能；西医在于标本，而中医在于活体。中医明知"八尺之士，可以剖而视之"，却将主要兴趣放在体表观察和"司外揣内"的认识方法上。中西医认识兴趣的取向不同，受其元哲学和文化底蕴的影响至深。

奥地利哲学家克拉夫特（Victor Kraft，1880—1975）在他的《认识论》一书中提出了一种"构成实在论"，他认为，人为的在变化不定的经验现象中构成一种客观实际的理论，就必须在经验之外假设一种"被说明的客体"作为辅助性假说。因此，"实在"概念的哲学意义就是"构成实际"和"说明实际"。克拉夫特学说的启示就是，认识的兴趣和角度对于认识对象及其构成实在的基本影响。圆内的几何事实既可以叙述为欧几里得几何学，也可以表述为罗巴切夫斯基几何学，它们都可以是真实的和正确的。这好比同一个量可以用不同的单位来测量，同一条曲线可以用选取的不同的坐标系的方程来给定一样。

由于认识路线、认识兴趣和认识方式的不同，经过长期的医学实践，最后导致中西医在认识对象和认识领域等方面各自形成了具有自己文化特色和优势的学术范式。中医在皮肤颜色、舌象、脉象等体表生理与病理信息的直接经验方面比西医更为具体精细、更全面系统，而不是笼统模糊！就主客体的认识关系而言，与西医借助于一些工具中介以极力排除主观因素对认识客体影响所不同的是，中医总是从主体与客体关系的角度来描述和定义所认识的对象。在中医理论中几乎没有离开"我—你"这种体验式的认识关系来理解的人体器官、生理现象和疾病现象。例如，"藏象"这个概念就非常典型地反映了中医认识事物的这个基本特点。中医虽然知道"八尺之士，可以剖而视之"，"五藏六府者，各有畔界，其病各有形状"。（《灵枢·胀论》）但它认为，"藏府之在胸胁腹里之内，若匣匮之藏禁器也"；"五藏之气，阅于面者。"（《灵枢·师传》）故"见其色，知其病"，"按其脉，知其病"。（《灵枢·邪气藏府病形》）由此可见，中医是站在主体最直观感受到的或经验到的角度来看待一个事物的。在这种意义上，中医的"藏府"概念是一个在与认识主体观察不可分割的关系中被定义的经验概念，而不是像西医脏器概念那样是作为与主体无关的"纯粹的实体"被定义的。中医认识事物的特点还反映在"以我知彼"（《素问·阴阳应象大论篇》）的人文方法上，即以医者自己的体验和自我观察推及对象，这与西医要求尽量排除个人影响的方法论是截然不同的。同理，不明白中医认识方法的这种人文主义的特点，就很难理解中医由表及里，用五官观察到的"证"和"藏象"，用手指感受到的"脉象"和在针灸操作中体验到的"经络"，以及主体意会类推出来的"命门"和"三焦"等概念。以往不少现代中医研究者之所以用实证的方法研究中医藏象无功而返，就是因为他们不懂得中医概念中的主体构造的意义。认识意义上或心理意义上观察和体验的客体，并不等于物质本身，它是指现实一起被纳入主体对象性活动的结构，被主体意识指向的那些事物。这也就是说，中医学里的许多概念具有与主体的思维设定、意识指向和特定的活动方式相关联的意义。正如恩格斯说的那样"什么是光什么是非光，这取决于眼睛的构造"①。同理，什么是藏腑、什么是经络、什么是证，也与认识主体将什么界定为认识对象有密切的关系。中医认识主体的认识旨趣决定了它对自己认识对象的独特建构，理解这点是阐释中西医差异的最重要的关键。

将中医药学视为是一种建构性的经验知识体系，有助于我们从中西医比较中发现的巨大差异的苦恼中解脱出来。皮亚杰正是在下述意义上肯定了柏拉图假设是批驳不倒的："即一个建构一旦实现了，那么仅仅因为这一点就总可以说它在可能的王国内是已经永恒地预先确定了的；当然，可能性的王国是被看成为一个静止的和已完成的整体的。但是，由于这个建构是我们达到这样一个理念的宇宙的唯一途径，所以这种建构是自足的，无需把建构成的产物看成是实在的。"②

三、认识的内容

认识中的主体是人意识的意向性，而客体则表现为意识的内容。由于中西医对认识对象的选择和建构方式的差异，进而导致中西医的认识内容有较大的分野。以外感病为例，由于中医的认识兴趣在于与天地相关的整体的人，所以中医对外感病的认识偏重在人与自然气候环境关系失调的观察上。《素问·阴阳应象大论篇》中说："春气温和，夏气暑热，秋气清凉，冬气冷冽，此则四时正气之序也。"张仲景认为，"伤于四时之气，皆能为病"。但"以伤寒为毒者，以其最成杀厉之气也"。所谓伤寒就是指"冬时严寒，万类深藏，君子固密，则不伤于寒。触冒之者，乃名伤寒耳"。根据这一认识对象的界定与命名，中医关于这一认识对象相应的认识内容就表现出对气象和物

---

① 恩格斯. 自然辩证法［M］. 中共中央马克思恩格斯列宁斯大林著作编译局，译. 北京：人民出版社，1971：264. 注释：因为人的眼睛只能看见波长中等的光，而不能看见波长最长的和最短的光。

② 皮亚杰. 发生认识论原理［M］. 王宪钿，等译. 北京：商务印书馆，1981：102.

候观察的着力，其病因病理分析和诊治方法都体现出地理医学和气象医学的特质。因物候、气象和地理都是人们在日常生活中可以直观观察和体验到的现象，因此，中医的认识形式亦只是表现为日常语言的概念形式，如"春温""夏热"既是一般百姓的体验，也是中医直接引用的病因概念，两者并无区别。相对而言，自西医认识到细菌和病毒之后，对外感疾病病因的认识就逐渐转向至病原微生物，其认识内容亦表现为细菌、病毒的检验结果。但事实上，伤寒现象的背后有细菌、病毒的入侵才会患病，而细菌、病毒亦需要趁人受寒而得以入侵。可谓"正气存内，邪不可干"。细菌、病毒与伤人天气之寒互为条件。中西医的认识内容与形式的差异既决定于时代的限制，也取决于认识的兴趣与方法。

基于中医的生命观和人类学的认识兴趣，中医的认识内容广泛涉及起居、饮食、性生活、居住环境等日常生活内容，观察之细、经验之丰富是中医之特点和优势，从这种意义上说，中医是关于健康生活、养生和预防疾病的人类医学，而不是实验医学。

第四节 认识主体与认知结构

中西医认识对象的选择或建构的不同只可能到认识主体那里去寻找。关于认识的主体性问题有两点特别值得讨论：一是在认识过程中主体的作用究竟有多大？究竟是被动地接受反映之物的刺激呢？还是主动地发挥理性之光去显示存在的作用呢？二是主体就是纯粹思维的主体吗？主体与人自身的存在和肉体状况有关吗？主体认识或思维与语言的关系如何？不同文化中的认识主体的认识方式究竟有多大的差异，而且这种差异之间是否具有可比性？是否具有优劣之分？是否只有唯一达到真理的认识方式？

一、认识主体的地位

在认识过程中，主体并不是被动地等待或接受客体的刺激，而是主动参与建构客体的过程，否则我们很难解释即使是对同一个问题的认识为什么不同的学派、不同的历史时期的认识都具有很大的差异这一现象。问题在于：主体因素在认识过程中的影响有多大？以及影响的机制如何？这些疑惑正是从柏拉图到笛卡尔、休谟、康德、胡塞尔等存在主义哲学家几个世纪以来一直苦思冥想的问题。然而，作为现代认识论者重新揭开对这一问题思考新历程的是德国哲学家和心理学家布伦塔诺。布伦塔诺吸收了亚里士多德机能主义心理学的思想传统，以构造主义心理学为批判的靶子，指出应该将心理学的研究对象从构造转移到历程上来，认为心理（即意动）是动词，而非名词。心理学的真正研究对象不是感觉、判断等的内容，而是感觉、判断等的心理活动或意动。他将意动分为认识和情意两大类，认为意动总是要指向一定的认识对象或包含一定的客体在内的，意动不能离开客体和内容而独立存在。心理活动所具有的这种"内在对象性"是物理领域所没有的特点。自然界的事物各自独立存在，即使相互关联，但也没有任何目的和意向。认识活动的意向性是意识领域的独特性质。布伦塔诺认为，每一种意识都是关于对象的意识，而且我们在意识中与之发生关系的东西不必是存在着的。例如当我们想象一只独角兽的时候，它就不存在。这个看似不起眼的论断其意义是非常重大的，因为这意味着意向的本质在于：在意向中有对象被作为目标或意指，而在意识本身中并不能找到这一对象或某种与之对应的东西，意义存在于意向行为体验之中。意向的对象对于体验来说则是超越的。意动心理学强调了认识的意向性、主动性、活动性和整体性的观点开创了一种"自明性哲学"的研究取向，成为现象学哲学的主要思想来源。将主体的意向性看作是认识活动的基本特征，这种思想并不复杂和深奥，但正是这种如此自明的前提奠定了主体在认识世界中的基本地位，说明了"这个世界是我所意识的世界，这个世界的真的存有是通过我自己的认识结构而认识的存有"①。胡塞尔在分析了欧洲科学和哲学发展的历史后这样评论道：这个问题的确是一个世界最深刻和具有最根本意义的世界之谜。他认为，追索一切知识形成的最终源泉的动机是人的"我自己"，它包括了我的整个实际的和可能的认识生活。人对自我的反省，对意识生活与世界的关系的认识是具有根基性的原初动机。他认为，这个世界正是通过主体的观念化和构成被预先地客观化的。"理性从自身出发赋予存有者的世界以意义；反过来，世界通过理性而成为存有者的世界。"②

认识论的主体概念是需要进一步精确定义的。德国弗莱堡学派的李凯尔特认为，主体概念可以从主客体关系的不同方面来加以理解：一是心理—物理的主体，即由意识和肉体组成的"自我"，与此相对应的是处于空间中的客体；二是心理—逻辑的主体，即意识形式，与此相对应的客体是一种超验的客体或抽象符号构成的客体；三是认识着的主体，与此对应的是和表现知觉等相联系而存在的客体，这种客体也即内在于认识主体而存在的客体。主体及其与客体关系的三个方面可以分开进行研究，但实际上是不可分割的整体，认识不仅受制于主体的生物机体、自我意识、心理过程，还与认知图式、逻辑思维、认识兴趣等因素密切相关。

维特根斯坦用一句精彩的话概括了主体在认识过程中的地位，即"主体不属于世界，然而它是世界的一个界限"③。这个界限决定了主体能走多远。

———————————

① ② 胡塞尔. 欧洲科学危机和超验现象学［M］. 张庆熊，译. 上海：上海译文出版社，1988：118，15.

③ 维特根斯坦. 逻辑哲学论［M］. 贺绍甲，译. 北京：商务印书馆，1996：89.

二、认识的生物学条件

人首先是一个生物的机体，才是具有认识能力和社会存在的人。所以，无论如何，人的认识首先不能违背生物机体的基本生物学规律，全部认识都必须以机体结构和生物机能为前提。因此，感官生理学、神经生理学、遗传学、进化论等学科研究对现代认识论的发展具有极大的推动作用。我们可以将正常人与具有相同数目的感知器官和大脑的动物相比，或者是与感知器官、神经和大脑有障碍的残疾人或患者相比较，来证明遗传、器官构造、神经传递、大脑结构等生物因素对认识活动的限制和建构作用。首先，有关感觉生理学的研究显示，生物的感知器官的特性决定了机体对外界刺激的过滤和选择。例如人的视网膜除有黑、白感光的杆状细胞以外，通过光谱吸收实验，认为还可能有分别产生红、绿、蓝三种颜色知觉的锥体细胞，视网膜上的感光细胞通过光化学过程吸收和过滤光波的刺激，并将信息沿视神经传入视觉中枢。实验证明，眼睛只对 380~760 nm 的波长敏感，这对于宽大的电磁光谱来说只是极其狭小的一个片段，如果受到超出这一个感觉区域的光波刺激，则会导致雪盲等眼睛损伤。同样，人拥有一扇 16~1 600 Hz 的听觉之窗，如果受到高频声音的持久刺激，也会导致听力的损害。与许多动物的感知器官相比，人的感觉器官接受外界信息的能力十分有限。其次，关于颜色知觉的研究进一步显示，对于颜色知觉来说，人的眼睛不仅对刺激具有选择性，即只对 400（紫色）~700 nm（红色）的波长敏感，而且还显示出构造性。人的眼睛只能将自然界的各种波长的物理学刺激（光量子）知觉为各种"颜色"这一全新的质，当各种波长叠加时，眼睛只能感知到混合色的变化，常见日光由许多波长合成，但眼睛却感知为无色的中性颜色；自然光谱的排列次序是线性敞开的和连续的，而人的颜色知觉却构造为一个封闭的和非连续的色环。由此可见，可见光的主—客体特性是有很大差别的。[①] 实验表明，由于机体感觉器官的生理特性，决定了主体因素在认识过程中表现为透视性、选择性和构造性等作用。[②] 因此，事实上，每种生物机体都只是从现实世界中过滤和选择出某些信息片段，并且这个片段也就是该机体所认识的世界。与蜜蜂的知觉装置相比，它所能感知的波长在 300~650 nm 之间，也就是说它能感知紫外线，但看不见人类所说的红色。由此可见，认识是有生物学条件的。当然，由于人类的理智能力和发明的技术放大和延伸了人的感觉功能，因而使人的认识能力能够超越感觉器官的局限性。关于空间知觉和形状（格式塔）知觉的研究也告诉我们，人有能从多样化时空印象中辨认出有某种意义的和具有连续性和统一结构的能力。在图形—背景和双关图实验中显示，人类的知觉装置总是表现出一种自动加工解释的倾向。

---

①②　福尔迈. 进化认识论［M］. 舒远招，译. 武汉：武汉大学出版社，1994：70，63.

在生物机能与认知调节的关联性方面,皮亚杰专著《生物学与认识》一书,试图通过运用当代生物学的研究成果来阐明在一切水平上的认知调节与器官调节的关系,以及生物结构与认知结构的同构性(或部分同构性),从而揭示认识发生发展的规律,建立一种全新的发生认识论。他认为,适应环境的变化是生物机体为了生存的基本功能,包括认识在内的所有生物机能都是机体进化和适应环境的结果。一切认识,甚至知觉认识,都不是现实的简单摹本,因为认识总是包含着融于先行结构的同化过程。所谓同化就是与先行结构的整合,这是指一种遍布生物界的功能,即机体在保持先行结构和先行状况的连续性不变的情况下使自身适应新的境况的功能。摄食是同化,认识也是一种同化。"认识一个客体或一个事件就是通过同化于动作图式来利用它。"①进而,这种动作图式是从哪里来的呢?皮亚杰认为,大部分图式并不与某种遗传器官相对应,而是逐步建构起来的。认识图式并没有明显的开端,而是通过连续的平衡和自动调节从一系列先行图式中分化产生的,而那些先行的图式的起源不仅可以追溯到反射或自发的本能活动,始终依赖于神经系统和器官的协调,而且图式所构成的动态或机能的形式,与机体所具有的静态结构形式有着不可分割的联系。"认知自动调节利用了一般的器官调节系统,这些系统同样可以在遗传学、形态发生学、生理学,以及神经系统等水平上发现,而且,认识自动调节使它们迅速适应新的境况。"②认识依赖于整个生命有机体诸器官的相互依存和相互作用。发生认识论认为,器官发生学与构成个体智力、知觉等发展的心理胚胎学之间不仅具有惊人的相似之处,而且具有惊人的平行发展关系。

三、主体的认知结构及其文化框架

发生认识论认为,一方面,有机体是认识主体的出发点,尽管这个机体后来逐渐具备了建构性的运演规则,但这个生物系统仍然服从于物理、化学规律,生物系统决定了认识运演技术的初级形式。另一方面,当主体涉及那些可能性的以及看不见的东西的非时间性世界时,主体所具有的符号逻辑运演技能就完全超越了这个生物机体的物理世界,并且可以无限地向前扩展。这就是说,认识主体不仅自己本身是在与客体的互动活动中逐渐建构起来的,而且又不断用建构起来的运演结构去同化现实的结构。

认识主体不仅是历史的、发生的和动态的,也不是人人千篇一律的。虽然全世界的人都具有相同的解剖结构和生理机能,但由于世界各地的文化差异,不同地域和不同人种与民族的人往往有不同取向的思维逻辑类型和认识方法。换而言之,认识主体不仅是生物的,更是逻辑的和文化塑造的。通过中西医文本的比较,不难发现中西医

①② 皮亚杰. 生物学与认识 [M]. 尚新建,杜丽燕,李浙生,译. 北京: 生活·读书·新知三联书店,1989: 5,33.

理论既具有基本相同的形式逻辑思维的共性，也具有鲜明的民族本土特色的逻辑思维习惯。这种差别既是历史性的，也是体系性的。所谓历史性的差异是指传统中医与现代西医分属于两个不同历史阶段的思维，即古代的类比逻辑思维和现代的归纳逻辑思维的差异。所谓体系性的差异是指中西医分属于辩证逻辑思维与形式逻辑体系。

文化人类学和认知科学的研究表明，不同文化中的个体被塑造出不同的认识结构（cognitive structure）。皮亚杰认为，人是通过用已有的认识结构去同化接触到的新事物，以适应复杂和陌生的环境。因此，认识结构是认识的一种基本手段。实际生活中，每一个人都有自己的认识结构，但可以将那种具有民族普遍性的基本的认识结构称为认知基模或认知图式（cognitive schema）。所谓认知基模是指个体经过社会化被内化的已有的基本经验构架，个体根据这种认知结构来辨认和同化所遇到的新的事物或情境。显然，中西医的认知基模是有显著文化差异的。

中西医认识主体认识结构的差异由各自原初的文化始基所塑造。如原子论和气化论就是最原初的文化始基，中西医主体的认知基模都扎根于久远的民族文化之土壤之中，如果我们不知晓这种来自根的差异，就不能透彻地了解一种传统医学范式的思维和操作习惯。

第五节　认识、语言与真理

认识的目的是得到真理，而认识必须依赖语言，因此，在认识、语言和真理之间就产生了复杂的互渗关系。在黑格尔看来，"真理不仅应是哲学所追求的目标，而且应是哲学研究的绝对对象"[①]。

一、认识与语言范型

中西医不仅认识取向、认识兴趣和认识内容有别，还有认识的语言和逻辑表达形式也极其不同，或者说中西医理论整体上属于不同的话语逻辑体系。[②] 事实上，无论是在大脑里进行的思维，还是在主体之间，社会历史中交流和传承的认识究竟靠什么东西来承担，这在传统认识论里曾经是一个被忽略的重要问题。现在我们知道，认识

---

①　黑格尔. 小逻辑［M］. 贺麟，译. 2 版. 北京：商务印书馆，1980：93.

②　邱鸿钟. 医学与语言：关于医学的历史、主体、文本和临床的语言观［M］. 广州：广东高等教育出版社，2010.

离不开语言，语言是人类最基本和最广泛的文化始基。德国哲学家汉斯－格奥尔格·加达默尔（Hans-Georg Gadamer，1900—2002）指出，"我们世界经验的语言性相对于被作为存在物所认识和看待的一切都是先行的。因此，语言和世界的基本关系并不意味着世界变成了语言的对象。一切认识和陈述的对象都总是已被语言的世界视域所包围"①。从认识历史的发生学角度来看，"科学所认识并保持其自身客观性的对象性却属于由语言的世界关系所把握的相对性"②。也就是说，由日常语言所建立的人与生活世界的关系是一切科学认识的摇篮，自然科学所自称的客观性是建立在语言世界关系的相对性之上的。从发生认识论的研究可知，认识一旦进入高水平的形式运演的阶段就再也离不开符号语言了，思维的运作与符号语言的组织和表达并不是两个不同的可以分离的过程。加达默尔认为，一切思维都是一种自我说话，我们很难想象有一种与语言没有关系的认识，语词并非在认识完成之后才产生，相反，语词的组合与排列就是认识过程本身。③ 从认识与语言的关系来看，所谓认识就是人运用语言符号这个工具对客体世界进行区分、命名、判断、推理的思维过程。凡被认识的事物必须先进入语言这个媒介才可能被认识。美国哲学家乔治·桑塔亚那（George Santayana，1863—1952）甚至认为，人的认识就是以符号为中介的信仰。加达默尔认为，"经验并非起先是无词的（no words），然后通过命名才成为反思的对象。相反，经验的本性就在于：它自己寻找并找到表达出经验的语词"。海德格尔说："当人思索存在时，存在也就进入了语言。语言是存在之家，人栖住在语言之家。"他认为，亚里士多德混淆了存在与存在物这两个相似而不同的概念。存在物（beings）是指实体的名称，而存在（being）则是指显现自身的过程，即具有动词（to be）的含义。传统认识论总是依据主客观关系来理解现象和真理，因而，主客观的分离和统一就成了一个难题。海德格尔发扬了胡塞尔的现象学方法，认为真理的原义本是人对隐蔽意义的揭示或敞开的过程，任何显现都是对人的显现，对人存在的理解，人首先在对存在有所作为的过程中理解自身的存在。因此，存在首先是人的存在，人在判断或理解的过程中，让存在显示自身，这就是现象学。人是唯一关心其他存在物的存在，只有人才追问存在的意义。因此，只有通过人的存在方式（being-in-the-world，在世之在），其他事物才能得以显示自身。因此，从这种意义上说，人的存在是其他事物存在（显现）的先决条件。所谓"世界"就是其他事物向人显现的结构，没有独立于人的存在。在人的在世之在的视野中，世界上的一切事物都与人的存在不可分割地联系在一起，即使是那些看起来独立于人的自然之物也都成了人的某种"器具"，如河是水力、山是采石之场等。与其他存在物具有固定不变的本质不同，人的存在的特点就是每一个人都是一个独立的"此在"（dasein），人的本质是由他自己此时此刻的存在过程所决定的，即由自己的选

---

①②③　加达默尔. 真理与方法：哲学诠释学的基本特征（下卷）［M］. 洪汉鼎，译. 上海：上海译文出版社，2004：584，584，550.

择和努力所决定的存在过程，而人所说所做的一切都离不开语言。

中医理论是由汉语文言建构的文本世界，亦即是汉民族生活现象的世界。所谓生活世界亦即是人的世界，是我们生活于其中并可以感受到的世界。"世界是我的世界"这句话意味着：世界是人所观察和生活于其中的世界，而这个世界的界限亦即是语言的界限。一种文化中的语言只能描述其所观察的世界和所发现的世界，人所观察到世界的范围、人生活世界的范围也就是其语言描述的范围。因此，世界的界限和语言的界限是一致的，生活世界、语言描述的世界是同等的概念。

认识的真理也与语言构造的世界有关。加达默尔认为，与一切其他生物对环境的直接依赖性不同，人类通过语言实现了对环境的超越或曰具有"无环境性"，这是人类与世界关系的特质。"拥有语言意味着一种同动物的环境束缚性完全不同的存在方式。"① 人类生存的这种无环境性主要是指人类创造了一种用语言构造世界的文化，人类因此而有超越或脱离世界之压力的自由，还有赋予事物名称的自由，并因此也有了语言的多样性、世界观的多样性、历史的多样性和逻辑的多种可能性。语言超越环境并不是离开环境，而是指可以用不同的语言构造出不同的世界和用另外的态度对待环境。从这种意义上说，世界就是与语言组织起来的经验相关的整体。正因如此，加达默尔认为，即使我们已经知道哥白尼的日心学说，但太阳落山对于我们的直观来说乃是一种实在。我们不能用科学理智的眼光去否认和驳斥自然的观察印象，"这不仅因为观察印象对我们是一种真实的现实，因而这种驳斥是无意义的，而且因为科学所告诉我们的真理本身只是相对于某种确定的世界定向而根本不能要求自己成为整体的真理"②。

认识离不开语言，认识具有语言的束缚性，但这并不是说语言就是通向真理的坦途，恰好相反，语言还经常迷惑理智，掩盖真理，制造幻觉假象，真理甚至把自己隐身于语言之中，直至使自己变得不可辨认和完全的虚无。中国先哲虽然已经意识到"道可道，非常道；名可名，非常名"（《道德经》），但人类别无选择，人类认识的语言束缚性好比一种光谱的折射，虽然可能有些失真，但真理还是在这种折射中显现。理智的努力就在于排除和控制语言带来的这种迷惑，而哲学的任务则在于提醒人们意识到这种不知不觉的和到处弥漫的屏障的存在，并努力找出和清除这种由语言所带来的认识混乱。

关于中医的语言风格，不少人认为中医语言是一种不精确的日常生活化语言，希望将中医语言还原为精确的标准化的物理语言，这种理想曾经在卡尔纳普那里出现过。他曾想坚持一种彻底的物理主义的语言来使所有科学更加客观化，可是后来他发现将这一思想运用到心理学和社会科学时遇到了许多困难。于是，他提出用"事物的语言"代替"物理的语言"。所谓"事物的语言"是指我们在谈论日常事物时所使用的

---

①② 加达默尔. 真理与方法：哲学诠释学的基本特征（下卷）［M］. 洪汉鼎，译. 上海：上海译文出版社，2004：587，583.

语言，如大、小、寒、热等；它既可定量描述，也可以定性描述，比那些只能定量的物理语言更加广泛。因此，他不再坚持将科学陈述还原为物理语言，而是只要求把科学陈述还原为事物语言。卡尔纳普认为，任何人都有使用最适合自己的语言的自由，选择现象主义的或选择物理主义的语言，并不涉及本体论问题，而仅仅是对一种语言的选择，因此，我们应该对语言的选择采取一种宽容的原则或态度（principle of tolerance）。卡尔纳普从"强的物理主义"到"弱的物理主义"（weak physicalism）的转变说明了其对物理主义语言顶礼膜拜的目光是如何地狭隘。

中医为何要用生活中常见的事物和事态来表述或比喻人的生理、病理、诊断和治疗的原理呢？这是因为人的认识来源于感觉器官所见的世界，人的想象还不能超出这些感觉器官所见到的日常事物和事态形象的范围，如果古人不借助于这些外界的生活模型就很难想象那些看不见的内部的生命机理、微观的病原体和病理过程。换而言之，什么可以想象、什么不可能设想这全依赖于人存在的生活世界和生活习惯。中医选择的生活化的言语表达方式与西医选择的物理主义的话语方式不同，并不是谁是谁非的本体论问题，而只是显示了文化取向的差异，因此，我们不能因这种言语表达方式的差异而以其中一个为标准来否定另一种叙事方式。人不是单向度的，语言方式更不是单一模式的。

二、观察科学与实验科学认识取向的区别

认识的结果及其使用的语言风格和人与世界打交道的方式有关，科学和医学都起源于对经验事实的观察，如何获取经验事实有两条基本的途径：一是自然观察，二是实验观察。法国生理学家克洛德·贝尔纳（Claude Bernard，1813—1878）根据研究方法的这一差异，将科学分为"观察的科学"和"实验的科学"。前者如人类学和天文学，后者如物理与化学。贝尔纳一方面认为，由其进行推断的实际结果和所得到的方法能力上，两种方法存在着实际的差别。[①] 他还认为医学以前是观察科学，而后可以进化为实验科学。另一方面，他反复强调从方法的观点来看，两者并没有重大的区别，观察是对自然现象不加干涉的研究；而实验则是研究者在主观变更自然现象的基础上，按照某种目的（如验证某种目的，或以对照为目的，或以产生一种观念为目的）诱发的观察。根据这一分类标准，将中医归属于观察科学，西医归属于实验科学还是比较恰当的。

从认识论的角度看，中医的认识方式是现象学的，而西医则是基于实验科学的。现象学主要是一种思考和看待事物的认识论和方法论，所谓现象学的认识取向就是回归人的自然的生活世界，一切以直观的世界为界，而不是以非直观的观念化的客观世

---

① 伯尔纳. 实验医学研究导论 [M]. 傅愫和，张乃烈，译. 北京：知识出版社，1985：17.

界为逻辑基础，它以众所周知的、不言而喻的生活自明性为认识的基本出发点，其命题常源于人们所熟悉生活经验。有人以为，与那些自称为研究所谓"客观的""真实的"世界相比，生活世界是充满主观性的，而胡塞尔对此做过一番比较。他认为，西方自然科学常自称的在其视野下的所谓的"客观的"和"真实的"世界，其实是一个被思考为在已扩展了的词义上的自然，它具有一个理论——逻辑的基底，这个基底原则上并不是一个可感知或可经验的东西。与此相反，生活世界中的主观性的东西在每个人那里恰好都是通过他的现实的可经验性才得以表明的。生活世界是一种具有原始明见性的领域，在这里它获得了一种不为观念化的客体化所遮蔽的视野。

中医对人类医学性质的理解和把握全都建立在古人当时的自然生活的情境之中。在医学前特意加"人类"两字绝不是多余的，因为太多的人在做动物实验时就已经将动物等同于人，将动物实验等同于临床医学了。事实上，人不仅是一种生物机体，还是有语言行为、认识活动、价值判断和丰富的情感世界，有复杂的家庭关系和日常生活等各种文化行为的社会成员。人类医学不仅只是与细胞、病毒打交道，还是一个医患之间对话、照顾患者、与患者共情、改变歪曲认知和不良生活习惯的过程。医患之间不仅是主客体的认识关系，还是一个充满主体间性互动的建构过程。《素问·汤液醪醴论篇》中提出"病为本，工为标"的原则，《素问·五藏别论篇》中又列举了如下几种"工病不相得"的情形，即"拘于鬼神者，不可与言至德。恶于针石者，不可与言至巧。病不许治者，病必不治，治之无功矣"。这就是说医治疾病，患者的主观能动性和自身的努力才是恢复健康的根本力量，而医生的帮助只是起到辅助的作用。

人类的健康和疾病不只是生物现象，更是生活世界的社会现象和必定影响人内心精神世界的心理事件。人属于自然，但也超越自然。人的机体属于自然，而必须与环境和谐共处；人的语言、精神和文化超越自然，而使人可以摆脱对环境的依赖性。人创造了属于自己的文化世界，也建构了各种民族的生存方式，中医要求医生"上知天文，下知地理，中知人事"（《素问·气交变大论篇》）不仅仅是对个人知识结构的要求，而应理解为是一种认识论境界！我们只有站在这样一个高度和广度来认识人类医学的性质和人类医学的目的，才能真正实现人类独一无二的价值。人类的健康离不开阳光、空气、土地、食物和其他生物及他人的共同存在；同样，人类疾病的发生发展也少不了自然、社会和心理诸多因素的综合作用。正是从这种意义上，人类医学不是实验室的同义语，而是人类生活世界的全部。人类医学不仅是自然科学，更是人类学、社会学、心理学和生态学。人类医学不是单纯的一门科学，而是多学科交织的复杂系统科学，与其说是一门普适的科学，还不如说是一种具有民族文化差异的生活技艺或生存方式更为恰当。

通过跨文化的比较研究不难发现，中西医视野中的医学认识对象及其范围是有很大差异的。中医所理解的人类医学几乎等同于人所实际生存的那个自然的和人文生活世界的全部，它所理解的个体是那种活生生的、变化着的、神形不能分离的、具有地域文化与生活习惯的、具有不同体质和个性的有机整体。既没有相同的人，也没有一模一样的病症，当然也就只能因时因地因人而异地辨证施治地诊疗了。就整体而言，在中医眼中，医学不只是一种知识体系，而是一种延年益寿的生活方式；医学含有科学，但它不等同于科学，所有传统的医学是一个民族对其所居住的环境不断适应（包含同化和顺应）的经验积累。

人类有一种划分事物，并将不同事物进行种属归类的嗜好，于是，如何将医学归属到某种更大的类属就产生了不少争论。《辞海》将医学定义为"研究人类生命过程以及同疾病作斗争的一门科学体系，属于自然科学范畴"。这里有两个常被争议的问题：一是医学属于科学体系吗？二是医学属于自然科学范畴吗？什么是科学？《辞海》上的定义是："科学是关于自然、社会和思维的知识体系。""科学的任务是揭示事物发展的客观规律，探求客观真理，作为改造世界的指南。"用这种标准来看，说医学是关于健康和疾病的知识体系或属于科学并无不妥。同理，中医无疑是中国古人原创的一种关于健康和疾病的知识体系，是诊断和治疗疾病实践经验的结晶，是古代科学的一种范式。但为什么说中医是科学就会有不同的看法呢？这可能与人们对与"科学"一词对应的另一概念——"经验"的误解有关。

有人以为将中医说成是经验医学就似乎贬低了中医，这里涉及我们如何看待经验的性质和如何评价经验价值的问题。其实，经验并不是与科学对立的东西，而是科学研究的对象，从德国心理学家威廉·冯特（Wilhelm Wundt，1832—1920）的实验心理学和英籍美国心理学家爱德华·布雷福德·铁钦纳（Edward Bradford Titchener，1867—1927）的构造心理学看来，心理学和自然科学都以经验为研究对象，只是各自从不同的观点去研究同一经验。冯特认为经验包括经验的主体（或自身）和经验的客体（或对象）两个因素。从经验的主体来看，感觉、感情、意志等心理过程是主体直接经验到的，是直接经验（immediate experience），这是心理学的研究对象；从经验的客体来看，人对于外部世界的经验是通过间接推论而认知的，是间接经验（mediate experience），它是自然科学的研究对象。铁钦纳与冯特的观点不同，认为心理学研究的是依赖于经验者的经验，即"从属经验"，而物理学则研究的是不依赖于经验者的"独立经验"。冯特和铁钦纳对经验的这一划分对于我们区分与评价中西医经验研究的差异具有很重要的启发性。如中医运用主体自己的感觉器官从脉象和藏象所获得的经验是主体的直接经验或从属于经验者的经验，而西医运用仪器设备在患者身上所采集的信息是间接经验或独立于经验者的经验。因此，前者具有明显的主观性，后者具有显著的工具构造性。中医采用了类似心理学的人文主义的研究路线，而西医则仿效物理学和化学采取了纯自然科学的研究路线。

马赫认为，以往哲学关于物质和精神谁是第一性的争论是毫无意义的。因为他认为，人感觉经验的要素既是物理的，也是心理的，我们不能离开某一方（或项）而谈论另一方（或项）。美国哲学家约翰·杜威（John Dewey，1859—1952）还曾写过一本名为《经验与自然》的专著，在他看来，经验产生于自然与人之间的相互作用。环境对人产生一种刺激，人为了生存而对刺激做出适当的反应，这就是经验。经验既反映人类的目的、追求，与自然的遭遇，以及与自然环境的相互作用，也包括人怎样活动，怎样影响自然、相信和信仰自然的过程。经验是人改变给予事物的一种努力，应对和控制环境的一种实验，人从活动中得出的每一个观念和经验都是一种实验，环境就是考验它的力量和标准。即使是这种观念和经验在今天的人或另一个文化中的人看来是如何地好笑或不可理解，但它也是当下的人对环境的一种反应和体验。经验具有遭遇和行为的双重性，是人与自然和社会环境之间的一种贯通作用（transaction），正由于这种作用，主体与认识对象、经验与自然成为不可分割的整体。杜威的这种经验的自然主义认为，经验里充满理性推理，经验的作用是连接未来认识和行动，而不主张将经验简单地视为是主体对于对象的一种知识而已。经验并不是将人与自然隔绝开的帷幕，而是人类持续不断地深入自然心脏，达到自然底蕴的一种最质朴的自然的途径。中医当然不是西方意义上的实验科学，于是有人说"中医是一门经验科学"，但许多人为此感到不高兴，以为经验不是高级阶段的知识，似乎降低了中医的价值身份，其实大可不必这样想。认识论一般将人类的知识习惯分为先验的和经验的两类。什么叫经验，经验就是经过实践习得知识和技能的经历和体验。例如《素问·诊要经终论篇》中说："刺针必肃，刺肿摇针，经刺勿摇，此刺之道。"这就是一种典型的临床经验。说中医是经验知识，这不仅没有贬低中医，反而表明中医是源自生活的实践。问题在于，经验知识只是中医学的部分命题，而不是它的全部。所以，如果用经验知识来概括中医的全部特征当然存在着逻辑不周全的问题。中医有理论，还有自己的信念，这些特征与经验的真假和丰富程度并无什么关联。

"先验"是康德视为与经验对等的哲学用语，是指独立于经验，但为构成经验的必要条件的某种东西。康德认为，只有先天的综合判断才可能扩充知识，并具有普遍性和必然性，并认为数学和自然科学的基本原理的判断都是先天综合判断。恩格斯在《反杜林论》和《自然辩证法》中批判了康德这种观点，认为即使是数学和自然科学的具有普遍性和必然性判断都不是先验的，而是来自经验的并在经验中得到检验的判断。海德格尔对"先验"一词的新解释避免了传统哲学流派之间的争论，他认为"先验"也可以是指时间上在先而已。因此，从这种观点来看，中医学里的阴阳、五行、虚实、正邪，以及上下左右等基本的理论概念与具体的经验概念之间也可以理解为仅仅在发生学时间上的区别，而不存在着先验的和经验的绝对对立。中医经验的丰富性正是中医实践性、民俗文化性和临床活动的明证。科学一般被理解为一种探求自然奥秘的自觉活动。承认自然，包括承认人的自然属性，这就是科学精神的核心。"神农尝百草"的故事早已家喻户晓，中医探求自然的科学精神是毋庸置疑的。科学精神是历史传承的，科学精神是普适的，但科学的类型和实现科学精神的途径与方法却是发展变化的和具有民族差异的。

三、关于真理的各家学说

黑格尔说:"真理不仅应是哲学所追求的目标,而且应是哲学研究的绝对对象。"①甚至也可以说:是人类的一种使命。无论是自然科学家,还是哲学人文社会科学家、医学家,一切科学认识活动的目的,虽然都为了追寻所谓的真理或知识,然而,对于什么是真理、真理的标准是什么、真理与语句关系如何等相关问题,在哲学和逻辑学学界都莫衷一是,各有各的理解和说法,甚至在逻辑哲学中已经形成了一门关于真理的理论。② 下面是关于真理问题各家学说的几个交集点。

(一)汉语文言中"真理"的语义

什么是真理? 事实上,如何定义真理就已经内含了真理的标准。在汉语里可以将其一分为二,"真"字始见于西周金文,其中的核心词素为"目",以目为寻真之工具,提示"真"本义与"见识"有关,是指见到的未经雕琢的自然本原或本性,如《庄子·秋水》中有:"谨守而勿失,是谓反其真。"引申义为真实,明确清楚。在文言中,"真"可代指"身躯",如《淮南子·本经训》中有:"神明藏于无形,精神反于至真。""真"与"假"和"伪"相对,代表真实、真事,如老子的《道德经》中有:"其精甚真,其中有信。"《六书正讹》中对"真"的解释是:"人受气以生,目最先,神之所聚,无非实也。故从目从匕。匕,化也。从兀,气之状也。"此外,古文经典中对"真"还有"不虚假,实也,伪之反也"等解释。"理"字最早见于《说文解字》小篆,篆文左边为王,代表玉石,右边为里,象征作坊,因此,"理"的本意为在作坊顺着璞石表面的纹路剖析雕琢,使之成器。对此《战国策》上说得明白:"郑人谓玉之未理者为璞。是理为剖析也。玉虽至坚,而治之得其理以成器不难,谓之理。""理"的衍生义有地理的纹路,如《易·系辞上》说:"仰以观于天文,俯以察于地理。"亦可指天道的规律,如《礼记·乐记》:"好恶无节于内,知诱于外,不能反躬,天理灭矣。"人事之道理或事理,如《易·坤》中说:"君子黄中通理。"将真与理合称见于南朝·梁·萧统的《令旨解二谛义》中:"真理虚寂,惑心不解,虽不解真,何妨解俗。"唐代方干的《游竹林寺》诗:"闻僧说真理,烦恼自然轻。"由上可见,在汉语中,"真理"的原义是指由人所见证的事物的自然本原和本性。

(二)不同的真理观

在西方哲学史上,关于真理的讨论一直没有停息过,对真理的理解和定义五花八

---

① 黑格尔. 小逻辑 [M]. 贺麟,译. 2版. 北京:商务印书馆,1980:93.
② 哈克. 逻辑哲学 [M]. 北京:商务印书馆,2003:107-166.

门，但对真理的憧憬却是共同的追求。柏拉图最早在《理想国》一书里用洞穴居住者走出洞穴终于看见太阳底下的真相的比喻，来阐明人从幻觉、阴影到认识真相的一种觉悟的过程，而看到真相和真实就等于认识了真理。在这个认识真理的过程中，太阳给予了所见之物以可见性，视觉和意识则是人认识真相的先天条件，而认识得到的理念就是动物无法获得的所谓真理。后继者亚里士多德、托马斯·阿奎那和笛卡尔等哲学家都表达了同样的观点，即"真与假不在事物（本身）……，而在理智中①"。在西方逻辑哲学界，关于真理的各家学说主要围绕"什么是真理"和"如何检验真理"这两个维度展开，具有代表性的观点有以下几种。

1. 符合论的真理观。形式逻辑学的奠基人亚里士多德说过："吾爱吾师，吾更爱真理。"亚里士多德力图将思维形式和存在联系起来，并按照客观实际来阐明逻辑的范畴。他在《形而上学》中指出，"每一事物之真理与各事物之实是必相符合②"。"凡以不是为是、是为不是者就是假的，凡以实为实、以假为假者，这就是真的。"③ 这就是西方哲学史上被认为是最早提出的真理符合论，这种观点认为，真理就是认识与对象、思想和实在之间的契合关系，认为陈述的真或假完全取决于它是否准确地描述（或符合或关联于）客观实在，也如同黑格尔后来评价的那样："真理的通常定义是真理是观念和对象的符合。"④ 命题或判断是对客观事物的性质、状态或关系的描写或陈述。它们的真假取决于它们是否与对象符合。

不论同意或是不同意这一观点，符合论成为以后各种关于真理学说讨论的起点。黑格尔是赞同这一观点的，并且将其上升到哲学的认识高度，他说："哲学的最高目的就在于确认思想与经验的一致，并达到自觉的理性与存在于事物中的理性的和解，亦即达到理性与现实的和解。"⑤ 当然也有反对符合论的，由于符合论是建立在实在论和可知论基础之上的，而正是针对这个形而上学的基础，一些哲学家不承认或不接受这个假设，甚至从相反假设的唯名论和不可知论出发，就会提出完全不同的真理观。按照康德的评价，符合论给予的只不过是有关真理的纯粹的语词定义，更有批评家认为，真理符合论认为真理在于知识与客体的一致之中，这实际上是一种循环论证。因为正如客体外在于我一样，知识在我之中，我只能判断我对客体的知识是否与我对客体的知识相一致。这无异于一种我的知识为它自己所证实的循环解释的谬误。也有反对意见认为，当人们说"真的"或者说"非真的"这类判断时，是指人的一个观念（或见解、信仰、陈述等）和它所指意指的对象之间所可能存在的一种关系的叙述，真理是我们某些观念的一种性质，意味着观念和实在的"符合"，而虚假则意味着与实在不

　　① 海德格尔. 路标 ［M］. 孙周兴，译. 北京：商务印书馆，2009：269.

　　②③ 亚里士多德. 形而上学 ［M］. 吴寿彭，译. 北京：商务印书馆，1983：33，79.

　　④ 黑格尔. 哲学史讲演录：第二卷 ［M］. 贺麟，王太庆，译. 北京：商务印书馆，1996：301.

　　⑤ 黑格尔. 小逻辑 ［M］. 贺麟，译. 2 版. 北京：商务印书馆，1980：43.

符合。① 由此可见，真理的所在和心理现象是分不开的，即"真的"或"非真的"这类谓词，是不允许用到物质的实体或事件上的，例如植物或风雨只能是实在的或非实在的，而不可能是真的或假的。"真的"或"假的"现象只是指在意识领域的认识问题。②

2. 权力主义的真理观。世界上并不存在着绝对无条件的认识。真理并不是一个可以撇开主体目的的问题。德国哲学家尼采就认为，绝对真理是不存在的，这只是那些哲学家不满意变化的世界而为寻找一个持久存在的世界而杜撰出来的概念，真理是那种离开它们我们就无法生活的谬误，而我们为了一种信仰而给这些必要的谬误授之以真理的桂冠。他认为，认识的目的并不是去把握所谓的绝对真理，而是为了满足人的权力意志，实现自己的目的所采取的工具和手段。认识就是将行动中获得的多样的感觉和印象系统化和形式化，为下一步的行动提供方便或有用的假设。真理的唯一标准就是它在很大程度上适应了权力增长的需要。离开了人的主观需要来谈客观真理，撇开了实用的目的来谈认识都是形而上学的错误。尼采的这种权力主义的真理观后来为实用主义所发扬。这种真理观的变体有：社会构造论，认为真理是由社会过程所构造，带有历史和文化特质，并体现于共同体中的权力斗争中的"被构造的"知识，真理更应被看作是随习俗、人的感受和社会经验而推定的。还有共识论，认为真理是任何被某特定群体一致同意的东西，或者是特定群体可能就此达到一致同意的东西。

3. 实用主义的真理观。在实用主义看来，真理离不开实践的效果。詹姆斯说："实用主义者所说的真理，只限于指观念而言，也就是限于指观念的'适用性'而言。"③而所谓的适用性是指这些观念在具体经验的各部分间所能产生的个别具体的作用。也就是说：真理它有一定的内容，它所包含的一切都是可经验的。所谓真理只是指导人行动的观念的一种性质，而所有抽象真理的差别最终都会表现为一种人在某时、某地，以某种方式表现于行动的差别。因此，只有那些可以放在经验里运用的、可实际兑现价值的、能核实的理论语词才可以称为真理。说到底，真理就是有用的可以利用的工具，真理可以简化劳动和节省劳动。詹姆斯一再强调实用主义只是一种确定方向的态度，这种态度不是去看最先的事物和原则，而是看最后的事物，即解决问题的效果。实用主义者皮尔士认为："既然真理是科学方法最后确立的意见，既然科学方法是受实在制约的，那么真理就是符合实在的，因此，真理也是值得相信的。这就是说，真理是稳定的，不会受到怀疑的。"④ 他认为，有限的探究所获结论是不完全的、有偏见的，但探究活动会使信念逼近真理。他认为符合论的真理定义不过是个名义定义，而名义定义次于真实定义。"简言之，'真的'不过是有关我们的思想的一种方便方

①③　詹姆斯. 实用主义［M］. 陈羽伦，孙瑞禾，译. 北京：商务印书馆，1994：155，158.

②　施太格缪勒. 当代哲学主流：上卷［M］. 王炳文，燕宏远，张金言，等译. 北京：商务印书馆，1986：42.

④　哈克. 逻辑哲学［M］. 罗毅，译. 北京：商务印书馆，2003：120.

法，正如'对的'不过是有关我们的行为的一种方便方法一样。"① 真理是一种性质，其价值由在实际实践中运用概念所得的效用来确认，真理意味着能解决当前的问题，詹姆斯认为："我们的一切理论都是工具型的，都是适应实在的精神方式，而不是神圣创造的宇宙之谜的启示或神智的答案。"② 因此，实用主义真理观也被称为效用论。

4. 直观主义的真理观。黑格尔以笛卡尔"我思故我在"这个命题为例，指出这种关于"我思与我在不可分离"的联系呈现于并蕴含于意识的简单直观里，又谓这种联系是绝对的第一，是最确定、最清晰明白的原则的观点就是直观主义的。这种观点的特点是，坚持孤立的直接知识就具有真理的内容，排斥任何经验的中介性，认为从主观的理念到存在之间有一个原始的无中介性的联系③。黑格尔指出，以直接知识为真理的标准不仅存在着片面性，缺乏充足的理由，还可能带来一些不良的后果，例如把一些自称为来自于直观，却没有任何道理的迷信和偶像崇拜均可宣称为真理。后来，布伦塔诺和胡塞尔基于自明性（evidenz）概念的基础上，提出了改进的直观主义的真理观。可哈特曼认为，其实这种自明性只不过是一种意识状况而已，这种主体对自己认识之真理性的绝对确信的自明性虽然存在，但它可能伴随最坏的迷信，因而不是客观的真理标准。绝对的真理标准是不存在的，因为自明性总是与意识内容有关。人的认识是可能的，但我们只有一些相对的真理标准，"这些相对的标准就在于，以不同方法把握同一个存在者的两个或更多的认识事例之相互一致"。在实证科学中，这个过程依据先验的认识和基于经验的认识的一致；在观念科学中（如数学），这个过程依据两种直觉的协调。④

5. 历史主义的真理观。一些学者从历史的角度来看待真理，认为自然是进化的，历史是发展的，与无限的自然和历史相比，人的生命总是有限的，人总是历史的存在，人的认识是一个不断深化发展的过程，每个时代的认识都有其无法消除的历史特殊性和历史局限性。因此，从历史的角度来看，不仅任何认识主体的生命是短暂的，认识能力、认识角度、认识水平、认识方法是历史的，而且其认识对象和认识处境也是历史的，对任何认识文本的意义也只能依据那个历史的处境才能加以完整准确地阐释。加达默尔在《真理与方法》（1960）一书中提出，哲学解释学的任务就是要揭示理解世界时的这种历史因素。他认为，知识的产生和知识本身都是历史的，理解也总是受历史因素的制约的，但真正的理解并不是要去克服历史的局限性，而是去正确评价和适应这一历史性。当然，理解从本质上讲是语言的。语言不仅是理解文本的普遍媒介和工具，而且是人类遭遇世界的方式，人永远以语言的方式标记、识别和拥有世界，我们所能认识的世界也只是语言的世界，语言在人与世界之间建构了一种关系，而这

①② 詹姆斯. 实用主义［M］. 陈羽伦，孙瑞禾，译. 北京：商务印书馆，1994：114，100.

③ 黑格尔. 小逻辑［M］. 贺麟，译. 2版. 北京：商务印书馆，1980：159－163.

④ 施太格缪勒. 当代哲学主流：上卷［M］. 王炳文，燕宏远，张金言，等译. 北京：商务印书馆，1986：280.

种关系对于人的精神世界来说就是一种内在的结构。换而言之，语言具有本体论的意义。法国哲学家保罗·利科（Paul Ricoeur，1913—2005）在《历史与真理》一书中说，将历史处境和真理的概念相对照，就会导致我们对"真理一元论"的疑惑：真理真的可以用一种与我们的判断（肯定和否定）能力方面的一致，与现实对话的一致性来定义吗？利科这本专著的书名就试图告诉我们，真理其实是一个与历史不能分开的概念。在他看来，"真理是一种调节概念，是在客体方面统一知识和在主体方面统一客体，来克服我们的知识领域的多样性和意见的多样性"的一种工具。在他看来，"历史只不过是充满错误的历史，真理不过是历史的悬置"①。

6. 标准相对主义的真理观。这一观点认为真理是相对的，这不仅仅只是就历史性而言的，也是指参考标准和经验的有限性而言的。在哲学之外，数学与物理学最先挑战了认识论的这一核心问题，并提供了新的实证材料。诞生于古希腊的欧几里得几何学曾作为奉献给整个西方科学的精确、规范、确切、可靠性的一个典型范式也深深地影响了认识论。笛卡尔、康德等持天赋观念论的认识论者们就认为，时间、空间的观念就是先验或天赋的。众所周知，数学的这场革命是从无数数学家论证欧几里得几何学平行线（第五条）公设的失败开始的。数学家们发现，无论如何，每一次的论证都是把第五条公设换成了别的一个命题，虽然从这个命题能推出这个公设，但这个命题本身却有待于证明。平行线理论几乎成了19世纪几何学的中心问题。第五条公设的不可证明性动摇了意大利数学家萨克利、德国数学家高斯等人对曾被视为具有必然性的（绝对真理性的）空间概念的十足信念，不能不恭敬地承认其并不符合先验的法则。后来罗巴切夫斯基（Lobachevsky，1792—1856）用反证法提出了一个与欧几里得公设相反的假设，并在此基础上展开了一种在逻辑上可能的、无矛盾的新几何学的可能性。虽然当时这种新的几何学还叫"虚拟几何学"，但它与现实性的连接后来在爱因斯坦的相对论中得到了证实。再往后的发展就是广义的黎曼几何阶段了。黎曼提出了一个关于与欧几里得几何不同的几何可能存在的思想，以及关于任意维数的空间的概念。于是，均匀的零曲率的欧几里得空间和均匀的负曲率的罗巴切夫斯基空间都成为黎曼几何的极限情形，尽管在充分小的区域内，这几个不同类型的几何的差异都很小。几何学的发展给认识论所带来的启示是多方面的，至少有如下几点是非常重要的：其一，一切真理都以有限的经验为根据。其二，即使是抽象的几何观念也反映某种现实空间的性质和关系。在现实空间里，点、线、面、位置和方向都是在与物质对象的联系中才具有实际的意义，生活中并没有脱离物质运动形式的绝对空间。其三，直观的表象的矛盾并不一定同时表明逻辑的矛盾，直观的信服与逻辑上的必然性并不是一回事。对同一事物和事态的认识完全可能存在着多种方式的可能性。数学的精确性和真理性依赖于其计算体系。美籍奥地利数学家和逻辑学家哥德尔在1931年证明了元数学的不

① 利科. 历史与真理［M］. 姜志辉，译. 上海：上海译文出版社，2004：27.

完全性定理，即任一以形式数论系统为子系统的形式系统，如果是相容性的，就一定是不完全的。换而言之，这个系统的相容性证明和它的否命题在这个系统内都不可能得到表述。哥德尔关于一个形式系统的相容和完备性的不可兼得性的揭示极大地冲击了泛函分析创始人大卫·希尔伯特，试图将古典数学组织成相容的和完备的形式系统的理想破灭，哥德尔定理甚至被哲学家称赞为第二部"纯粹理性批判"。时空概念也是真理的主要参考坐标。在爱因斯坦狭义相对论提出以前，伽利略建立的绝对时空观、牛顿经典力学和经典运动学就是物理学领域真理的代表，爱因斯坦提出的相对论打破了这种时间和空间是各自独立的绝对存在的理论，而认为时间和空间各自都不是绝对的，在时空中运动的观察者可以建立"自己的"参照系，可以定义"自己的"时间和空间，而且不同的观察者所定义的时间和空间可以是不相同的。在现象学和存在主义哲学看来，真理是一个与人的意指和此在密切关联的概念。前者意味着：真理是"被意指者与被直观者之同一性的合成"①。后者意味着："认知就奠定在此在的一种原初的结构的基础之上，而认知例如只是因此才能够是真的（才能够拥有作为分明可见的述谓的真理）：因为真理并非全然是认识的一种特性，相反，它是此在本身的一种存在品格。"② 换而言之，时间意识及其时间文化立义是此在的一种原初结构，必然会对真理的认知与定义具有根本性的影响。

蒯因也持真理相对论的观点，他认为真理决定于理论的设定物和所依赖的科学方法。他说："理论是由科学方法所产生的，理论与一切可能的表面刺激的联系仅仅决定于科学方法本身，而不受任何外在条件的作用。在这种意义上，它是最终的裁决者。"③"科学方法是达到真理的途径，但是它绝不可能给人们提供一个独一无二的真理定义。"④ 他认为对句子真假的判断也离不开其语境，他说："只有深入到一个观察的或至少假定被采用的理论中去，我们才能有意义地谈论这个或那个句子之真假。只有当一个句子是用某一种理论的术语来表达并从该理论内部（跟他设定的实在一起）来观察时我们才可以把'真'这个字眼用之于它。"⑤ 如果我们以建立在日地关系领会基础之上的中医药基本理论为例，评价其理论和相关技术的合理性或科学性的标准就应该以提出该理论和发明这些技术的原初意指，以此在的生存环境和时间立义为基础。相对论的新时空观带来了相对论的真理观革命。从这种意义上说，中西医的根本区别是时空观的差异。脱离了时空观现象学分析的基础，有关真理或科学的中西医之争是毫无意义的。

7. 融贯论的真理观。哲学家斯宾诺莎、莱布尼茨和黑格尔等欧洲大陆的理性主义者，以及英国哲学家布拉德雷（Bradley Francis Herbert，1846—1924）、奥地利哲学家

①② 海德格尔. 时间概念史导论［M］. 欧东明，译. 北京：商务印书馆，2009：65，228.

③④⑤ 蒯因. 语词和对象［M］. 陈启伟，朱锐，张学广，译. 北京：中国人民大学出版社，2005：23-24.

奥图·纽拉特（Otto Neurath，1882—1945）和美国哲学家卡尔·亨普尔（Carl Gustav Hempel，1905—）等逻辑实证主义者都趋向于这种真理观。尤其是基于集合论和数学的研究，这一取向的学者认为，真理就是指整个信念或命题系统内各部分的一致。在这个系统中，个别命题因与整体相融贯而被赋予真理的性质。但这种真理观在解释自然世界、经验世界、心理和社会世界的现象时遇到困难。

8. 实践论的真理观。马克思认为，真理即客观事物及其规律在人的意识中的正确反映，只有符合客观实际的认识才是真理。但在不同认识的发展阶段上对客观世界的认识总是近似的、不完全的，而相对真理和绝对真理是辩证统一的，绝对真理寓于相对真理之中，在相对真理中包含有绝对真理的成分，并且坚持精神见之于物质、主观见之于客观的实践才是检验真理的唯一标准。伟人毛泽东就这样说过："按照辩证唯物论，思想必须反映客观实际，并且在客观实践中得到检验，证明是真理，这才算是真理，不然就不算。"①

人的实践是有条件的。地球是太阳系中唯一能让人生存的星球，因而人类所发现的规律和所认定的所谓真理，都是以在地球上的生存条件为前提的，如恩格斯所指出的那样："我们的整个公认的物理学、化学、生物学都是绝对地以地球为中心的，只是为地球建立的。"② 正是基于对人类知识与生存环境关系的领会，他进一步指出："永恒的自然规律也愈来愈变成历史的规律"，"只要自然科学在思维着，它的发展形式就是假说"。"我们只能在我们时代的条件下进行认识，而且这些条件达到什么程度，我们便认识到什么程度。"③ 恩格斯所指出的这些条件可以宽泛地理解为科学技术、工具、政治、经济、生产力发展水平等，简而言之，人所得到的真理依人的存在方式与存在状况而变化。

9. 现象学和存在主义的真理观。胡塞尔认为，在特定意义上，表达就是逻辑的行为层次，而一切表达行为在严格意义上都是一种信念行为，即一种信念的确定性。从意识的意向性这一个根本特性来看，任何命题都可转换为一种信念命题。由此来看，真理不仅与逻辑的表达有关，而且与信念的确定性相关。海德格尔认为，真理与存在相关联。真理属于此在的基本建构。"一命题是真的，这意味着：它就存在者本身揭示存在者。它在存在者的被揭示状况中说出存在者、展示存在者、'让人看见'（希腊文：$\alpha\pi o\varphi\alpha\nu\sigma\iota\varsigma$）存在者。"④ 换而言之，"说'是真'乃是一种揭示的方式，即把存在者从晦暗状况中取出来而让人在其无蔽（揭示状况）中来看"⑤。或者说"把真理'定义'为揭示状况和进行揭示的存在"⑥。依此关于真理的理解，用显微镜看见的细

---

① 毛泽东. 毛泽东文集：第七卷［M］. 北京：人民出版社，1999.

②③ 恩格斯. 自然辩证法［M］. 中共中央马克思恩格斯列宁斯大林著作编译局，译. 北京：人民出版社，1971：216，219.

④⑤⑥ 海德格尔. 存在与时间［M］. 陈嘉映，王庆节，译. 北京：生活·读书·新知三联书店，2012：251，252，253.

胞病理改变和中医通过脉证、舌诊方法直观的证都是被揭示的存在，不同的只是揭示的方式有别而已。"此在"也可被翻译为"亲在""缘在"等，大致都想表达认识主体因某种缘由，而亲历而为在此时此刻的语义。海德尔格认为，"唯当此在存在，才'有'真理。唯当此在存在，存在者才是被揭示被展开的。唯当此在存在，牛顿定律、矛盾律才在，无论什么真理才在。此在根本不在之前，任何真理都不曾在，此在根本不在之后，任何真理都将不在，因为那时真理就不能作为开展状态和揭示活动或被揭示状态来在"①。所以，如果我们从最原始的意义上来领会真理，那么，真理就属于此在的基本建构，而时间内意识正是主体感知、认识、阐述的最先行的基本建构。基于存在者的意义上，"真理只可能在'主体'中，并随着'主体'的存在一道浮沉"②。就中医药而言，中医药学的科学性或具有的真理性与中国古人在这个世界的存在方式及其时间建构紧密地联系在一起。这也许就是中西医之争的困惑在元哲学上的根源。

（三）检验真理的标准

在英国哲学家艾耶尔（Alfred Jules Ayer，1910—1989）看来，哲学真理论讨论的主要目的就是确定什么是用以决定任何给定命题真假或有效性的标准，而哲学史上关于以先验认识（或先验知识）和经验认识（或经验知识）为标准的争论一直就没有平息过。以唯理论为代表的学派认为，有一种可以超出可凭经验理解和验证的先验认识，并且这些先验的认识是自然科学最普遍的原则或理论的出发点；而以实证主义为代表的经验论则认为，世界上根本就没有什么先验的事实知识，所有对事实的认识都是经验知识，而经验命题都是可以在实际感觉经验中可能被肯定或否定的假设。实证主义严格的经验标准是，除了逻辑常项以外的一切符号必须是或者它们自身就代表感觉的内容，或者可以用代表感觉内容的一切符号做出阐明的定义。一个经验假设的功能就是使我们预见经验。那么，什么才是检验一个经验假设的有效的标准呢？艾耶尔对这个问题的回答是："我们检验一个经验假设的有效性是要看这个经验假设对于预定由它完成的功能实际上是否完成。"③ 显然，艾耶尔的这个回答是混合着一种实证主义和实用主义精神的。在他看来，一个命题如果是经验上可证实的，它就具有事实内容。如果有一个经验的观察关系到这个命题的真或假，就承认这个命题是真正的事实命题。相反，仅当一句话既不是重言式命题，又不能在任何程度上被任何可能的观察所证实，这句话才被认为是形而上学的。④ 所谓重言式是指逻辑真理的表现形式，当一个命题的真值函项无论它所含的命题变元取什么真值，其函项值都为真，那么其相应的命题公式就叫作重言式。凡各种逻辑规律和正确的演绎推理形式都可用重言式来表示。换

---

①② 海德格尔. 存在与时间 [M]. 陈嘉映，王庆节，译. 北京：生活·读书·新知三联书店，2012：260，261.

③④ 艾耶尔. 语言、真理与逻辑 [M]. 尹大贻，译. 上海：上海译文出版社，2006：78，121.

而言之，一个正确的推理形式就相当于一个重言式。① 当然，艾耶尔不仅弱化了经验主义的严格标准，而且部分同意了唯理主义的看法，承认心灵在寻求知识过程中的主动性，以及建立科学理论之初的演绎性。在石里克看来，真理概念应该还原为单义的对应概念，即只有当判断单义地与事实对应时才是真的，否则就是假的。

哲学家卡尔纳普一生企图给科学与非科学确定一条划界标准，但这并不是一件泾渭分明的容易做到的事。他先是提出了严格的"经验证实原则"，后又区分了"直接证实"和"间接证实"，用"可检验性"取代"可证实性"。他认为许多相互对立的哲学派别之间的争论是由于他们的语言系统不同，进而提出了"容忍原则"。奥地利哲学家卡尔·波普尔（Karl Popper，1902—1994）则认为，理论具有逼近真理的性质，理论可能既含有一定的真实内容，也含有一些虚假内容，两者之差则为理论的"逼真性"（verisimilitude）。所谓逼真性是指一个理论接近真理或接近现实的程度，他认为不同理论的逼真性的程度是不一样的。如何评价科学的进步，尤其是如何评价那些处于不同历史时期和不同文化传统中的理论？科学哲学中的历史学派主张从科学史的角度来评价所有理论和所谓的真理，如美国科学哲学家托马斯·塞缪尔·库恩（Thomas Samual Kuhn，1922—1996）提出的范式论、匈牙利科学哲学家拉卡托斯（Imre Lakatos，1922—1974）提出的"研究纲领"和美国科学哲学家劳丹（Larry Laudan，1941—）提出的"研究传统"（research tradition）的观点，都具有三个显著的特点：一是历史发展的观点。拉卡托斯认为任何理论都有发生、发展和衰亡的过程，并没有永恒不变的绝对真理般的理论，好的或进步的理论只是那种更具有经验预见性的假说而已，应该用科学史来充当科学哲学争论的仲裁者。二是整体的和文化相对论观点。库恩认为，历史上的科学理论或科学共同体往往属于不同的范式（paradigm），不同的范式具有不同的世界图式，属于这个共同体的信仰、概念、语言和相应的操作标准，新旧范式之间是不可比较的或不存在着共同的衡量标准，即具有不可通约性。拉卡托斯也认为，科学评价的单位不是单个的命题或理论，而是由硬核、保护带所构成的有结构的理论系列。除了那种可以预测实验结果的具体的和特殊的专门理论之外，还有一种更普遍和更一般的理论，即"研究纲领"（例如原子论和活力论等），它往往意味着一种范式的研究传统，它们表现出某些形而上学的本体论、认识论和方法论的信仰，并规定了主体行为的"做"与"不做"。拉卡托斯主张"案例研究"的方法，从多元文化的观点而不仅仅是以西方科学主义为标准来评价所有科学的理性和进步性问题。三是功能主义的观点。劳丹认为，科学的基本目的是解决问题，而不是追求所谓的真理。以解决问题为基本历史线索来建构科学进步的模型和评价科学的发展将更为符合科学发展的历史实际。可以说劳丹的工具主义真理观包容了更多研究传统的合理性，尤其是对于医学这样的实用体系来说，解决问题的科学评价模式比追求真理的模式显

---

① 彭庆星，邱鸿钟，李安邦. 医学逻辑学 ［M］. 长沙：湖南科学技术出版社，1989：181-182.

然更符合历史的实际。然而，这两者的评价标准并不矛盾，因为一般来说，能解决问题的理论也是思想符合实际的，不过这种符合未必追究到其事物内部结构和组成等知其所以然的程度，也可能只是对现象和功用的理解。

认识与语言有关，而我们不能因为拘于语言而使认识僵化。中医并不拘于名称对事物或事态表述的约束，充分地认识到了观念或名词的相对性。如《灵枢·营卫生会》中有这样一段对话："黄帝曰：夫血之与气，异名同类，何谓也？岐伯答曰：营卫者精气也，血者神气也，故血之与气，异名同类焉。"《灵枢·邪气藏府病形》篇中也说："阴之与阳也，异名同类，上下相会，经络之相贯，如环无端。"

作为知识的认识概念，可以区分为三种类型的认识：知觉认识、前科学经验认识和科学认识。① 所谓知觉认识是指那种从感觉器官到神经传递过程中被主体无意识完成的认识；前科学经验则是运用日常语言概括归纳出来的推理；科学认识是立足系统观察和实验的，由抽象概念和逻辑推理形成的理论形态的知识。亚里士多德是最早讨论真理问题的哲学家。他认为，求知是人类的本性，而知识可以分为理论知识和实用知识，两者不仅目的不同，而且评价其合理性的标准也不同。他说："理论知识的目的在于真理，实用知识的目的则在于其功用。"② 亚里士多德的观点给我们带来两个重要的启发：一是真理存在于主体与客体之间的某种关系之中；二是在评价医学这样的实用技艺时应该采用与数学和物理学不同的真理标准。要恰当地评价中医理论的合理性，就必须重审我们的真理观，尤其是要改变那种科学主义的一元论真理观。

曾经，科学逐渐成为真理的化身和衡量其他领域真理的范式。西方科学从古希腊欧几里得几何学开始就出现了将经验的形状、点、线、面、体加以数学理念化的学术倾向，尤其是经过近代伽利略对物理世界解读的数学化，自然在新数学的指导下被进一步理念化，在这种数学化的认识论中，自然被理解为不言自明的数学的宇宙。那些以数学为楷模的或者运用了数学的自然科学就自然成了真理的化身。胡塞尔分析道：自伽利略起，以数学的方式构成的理念存有的世界开始不知不觉地取代了作为唯一实在的，通过知觉实际地被给予的、被经验到并能被经验到的前科学世界——我们的日常生活世界。③ 当这种替代已经成为一种习惯和主流文化时，人们就遗忘了这种数学精确性后面的理念规定性，忘记了生活世界才是自然科学的意义基础。例如，测量的"精确性"就常常被人们当作科学真理的象征或指标，其实，测量的"精确性"是一个与测量理念、测量单位、测量方法密切相关的概念，或者说，精确性是一个与某种特殊的观念结构相联系的东西，是一种认识的构造，是通过观念化和构成被预先地客观化的数量。胡塞尔毫不客气地说道：伽利略既是发现的天才，又是掩盖的天才，他

---

① 福尔迈. 进化认识论［M］. 舒远招，译. 武汉：武汉大学出版社，1994：61.

② 亚里士多德. 形而上学［M］. 吴寿彭，译. 北京：商务印书馆，1983：33.

③ 胡塞尔. 欧洲科学危机和超验现象学［M］. 张庆熊，译. 上海：上海译文出版社，1988：58－59.

所建立的理念化的和数学化的精确的规律既是发现又是掩盖，以至于人们现在把它们当作不言而喻的真理。正是这件"数学和数学的自然科学"的理念的衣服或符号的衣服掩盖了真正的客观实际的自然，"使得我们将只是一种方法的东西当作真正的存有，而这种方法本来只是为了在无限的进步中，用科学的预言来改进原先在生活世界的实际地被经验到的和可被经验到的领域中唯一可能的粗略的预言的目的而被设计出来的"①。正是这层理念的化装使得那些科学方法、公式和理论的原始的真正的意义没有被真正理解。德国哲学家卡西尔（Ernst Cassirer，1874—1945）指出，自然科学中的理论发现，都是在现实世界中根本不存在的理想化条件下做出的，所谓实在之间的联系和规律都是由人的思维所构造的，由人所发明的数学符号系统来标志和解释的。我们只有牢牢记住科学认识的思维构造性和符号表述的文化性，才不至于忘记认识、逻辑与现实的真正关系。

德国马堡学派认为，自然科学其实还可以细分为数学和物理学一类的自然科学以及"记述性的自然科学"，如生物学等，记述性的自然科学属于经验科学领域，在这类科学中，最根本性的逻辑原则是整体决定部分，各个组成部分的性质和功能不仅只有从整体的关系中才能得到真正的理解，而且各组成部分的形态和功能都服从整体的统一目的。康德在《判断力批判》中首先考察了生物科学，并认为合目的性原则是它的基本原则，但这一原则和概念在数学自然科学中被抛弃了，因此，这就造成了两个学科领域的割裂。新康德主义者柯亨认为，新的科学认识论应该弥合这两类学科之间的裂缝，继续完成康德所没有完成的工作。也由于这两类学科之间的巨大差异，因此，当用数学和物理学等"精确性"自然科学的标准来评价记述自然科学时就会出现价值失衡的不公平性问题。

从认识与语言的关系来看，真理的问题也可以转化为逻辑语义问题和命题逻辑的检验问题，这可以称为语言论的真理观。持这种观点的学派认为，真理问题其实只是语言陈述问题。另外，持这一观点的人有许多学派分支。如持冗余论者认为，真理只是一个在某些谈话语境中方便使用的冗余的概念，并不指向任何实在，断定一陈述为真完全等价于断定该陈述本身，例如断定语句"雪是白的"是真的等价于断定语句"雪是白的"。兰姆赛等学者认为使用"事实"和"真理"这些语词不过是断定一命题的迂回方式，将这些语词视为隔离于判断之外的单独问题来处理不过是语言的混乱。持消除引号论的学者则运用塔斯基模式的修正形式，认为"P"是真的与P等价，关注于如上述例子的情形中消去引号；真理的代语句论则认为当语句"这是真的"作为对"正在下雨"的事实进行响应时，"这是真的"就是对"正在下雨"的代语句。持履行论者认为，说一个陈述为真，并不是就该陈述做一个陈述，而是履行了同意、接受或赞成该陈述的行为。例如当一个人说"正在下雨，这是真的"，这只是表明他同

① 胡塞尔. 欧洲科学危机和超验现象学［M］. 张庆熊，译. 上海：上海译文出版社，1988：62.

意、接受或赞成"正在下雨"这个陈述，这等价于履行了一种言语行为，与点头表达赞同的意义相同。最小理论支持者，试图将"真"这个概念或术语归之于语句或命题的实在性质，这些哲学家对真值谓词的通常使用（"……是真的"，或其等价表达）提出了疑问，认为短语"是真的"在这一语境和在其他语境中一样完全是不必要的。按这一观点，断定命题"'2+2=4'是真的"在逻辑上等价于断定命题"2+2=4"。持紧缩理论者认为，无论使用何种术语，共同相信真值谓词只是为了表达的方便，而非一种需要深入分析的性质的名称。除了强调谓词"是真的"的形式特征外，认为概念能使人以简略的方式表达事物，否则将需要无限长的语句。语义理论认为，对于给定语言，任何可接受的真理定义应该以下述模式的全部实例作为后承："P"是真的，当且仅当"P"是语句的指称（语句的名字）时，P 正是语句本身。塔斯基认为，语言不能包含对自身的真值谓词，换言之，表达式"是真的"只能被应用于其他语言中的语句（即对象语言），否则包含对自身真值谓词的语言会包含悖论。因此，塔斯基认为语义学理论不能被应用于任何自然语言。艾耶尔认为，说一个命题 P 真仅仅是断定的一种方式，就是肯定这一命题，而否定这一命题就是肯定它的矛盾命题，所谓"真的"和"假的"这两个词并不指谓着什么东西，而只是一种肯定或否定的记号。因此，他认为，其实没有通常设想的那种真理问题，把真理看成"实在性质"或"实在关系"是传统哲学没有对句子做出正确分析所造成的错误，而且那些相关理论都是没有意义的。①

　　波兰裔美国逻辑学家、语言学家和哲学家塔斯基从逻辑语义学的角度给出了一个关于真理定义所必须满足的条件是：当 P 是一个句子，而 X 是句子的名称时，定义必须含有"T 等式"：陈述（P）是真的当且仅当 P 是真的。即每个实例的左边是谈语言，而右边则是谈事实，英国哲学家艾耶尔在《语言、真理与逻辑》一书中表示同意大卫·休谟（David Hume，1711—1776）对命题的两分法，即认为，一切真正的命题可以分成两类：关于"观念与观念之间的关系"的命题和关于"事实"的命题。前一类包括逻辑和纯粹数学的"先天"命题，它们只是关于人类以某种方式使用一些符号的规定，并没有对经验世界做出任何断定，而检验一个经验命题是否表达一个真正的经验假设，则需要满足于可证实性原则。如果这个命题的真实性是可以在经验中被确实证实的，那么，它就是"强意义"上被证实的；如果经验只是可能使它成为或然的，则它是在"弱意义"上可证实的。所有真理论的目的其实都是去说明用以决定各种命题的有效性的标准。如果问什么是真理，那就意味着寻求对"（命题）P 是真的"这个句子做出这样一种翻译。②

　　对于真理的理解、评价与检验也许还需要引入一种多值逻辑（multiple-valued logic）的思想，因为在传统的非此即彼、非真即假、非对即错的两分法的真理观里，

　　①②　艾耶尔. 语言、真理与逻辑［M］. 尹大贻，译. 上海：上海译文出版社，2006：66-67，65.

人们很容易为自己捍卫的理论而发生一些激烈的争论，因为辩护的失败就几乎意味着自己会被归类到"前科学""伪科学"和"非科学"之类。早在20世纪20年代，波兰逻辑学家卢卡西维茨（Jan Lukasiewicz，1878—1956）就开创了三值逻辑的研究，认为命题或者为真，或者为假，或者是中性的。同期美国逻辑学家波斯特（E. L. Post，1897—1954）也建立了具有任意有穷多个值的逻辑系统。从思维的意义上说，任何理论都是一个逻辑系统，而多值逻辑系统的存在则提示了在逻辑意义上，命题的真值是可以多元多解的，至少存在着另外一些与现有系统不同的可能建构的逻辑世界。对这种"可能性"存在的认同，即意味着一种认识论的开放态度，一种追求真理的宽阔胸怀，而不是情绪性的夜郎自大和固执己见。虽然真理的本质特征就是思想与现实（判断与事态）的一致，但卡尔·西奥多·雅斯贝斯认为，在不同的领域，真理的表现形态或方式是不同的。在意识的一般领域，真理就是意见与事实的一致；在现存领域中，真理就是意见与对生活的合目的性相一致；在精神领域中，真理是事实的秩序与理念之间的一致。①

综上所述，我们可以得出有关真理的几点重要认识，以便作为评价中医的科学性和中西医比较的参考框架：真理是一个关于联结此在与存在关系的概念，而不是一个单纯与主观或客观有关的概念；真理不仅具有真值的逻辑形式，而且可以从实践所取得的效用进行检验与评价；真理与此在存在方式、时空条件、此在的意指和操作见面方式有关，而且随历史和社会知识建构的过程而变化；理论随意指而异，真理依此在而变。艾耶尔说："我们已经看到，没有什么对象的存在是不容怀疑的。因为，存在不是一个谓语，所以断定一个对象存在总是断定一个综合命题；并且，已经表明没有一个综合命题是逻辑上神圣不可侵犯的。包括描述我们的感觉内容在内的一切综合命题都是假设。"② 从这种意义上说，中西医的真理形式与内容虽然应该从各自的历史和此在存在的方式去领会和评价，但是都不能回避经验或效用的检验这一判断真假的标准，而中西医比较则有助于我们认识真理道路的多种可能世界。

① 施太格缪勒. 当代哲学主流：上卷［M］. 王炳文，燕宏远，张金言，等译. 北京：商务印书馆，1986：252－253.

② 艾耶尔. 语言、真理与逻辑［M］. 尹大贻，译. 上海：上海译文出版社，2006：104.

第四章　中医概念论

被规定的和抽象的概念是条件，或不如说是理性的本质的环节；有限物在普遍性中与自身相关，概念是有了精神的形式，有限物通过普遍性在这一形式中与自身相关，概念是有了精神的形式，有限物通过普遍性在这一形式中把自己燃烧着了，辩证地建立起来，从而是理性现象的开始。[①]

——黑格尔

在逻辑学中，概念被认为是思维的最小单位，犹如建设一座建筑物一样，概念是最基本的逻辑砖块。苏格拉底认为，所谓知识无非就是关于客体的概念，而它是借助于概念的定义而得到的。黑格尔就非常主张从概念入手来考察科学的发展，他说："科学是概念的自身发展，所以从概念的观点去判断科学，便不仅是对于科学的判断，而且是一种共同的进展。"[②]他还认为，概念是联结存在与本质的真理，他说："概念是存在和本质的真理，这两者若坚持在其孤立的状态中，决不能认为是真理。——一经孤立之后，存在，因为它只是直接的东西；本质，因为它最初只是间接的东西，

---

① 黑格尔. 逻辑学：下卷 [M]. 杨一之，译. 北京：商务印书馆，1976：280.
② 黑格尔. 小逻辑 [M]. 贺麟，译. 2 版. 北京：商务印书馆，1980：18.

所以两者都不能说是真理。"①

对于中西医而言，我们没有任何理由会认为东方人和西方人的身体结构和所罹患的疾病有所不同，但为何两者在认识旨趣、认识方法、认识路线和理论的表达形式上会有如此大的差异？要认识这一切差异，我们就必须回溯到理性思维的逻辑起点那里，这就是对象、语词、指称与命名的关系。我们必须追问以下相关的系列问题：中西医各自给什么现象赋予了概念，这些概念指称的对象究竟是什么？中西医对现象的不同命名又赋予了哪些不同的语义？中西医许多概念的内涵与外延不同提示了什么？这些差异与此在的存在以及操作方式有怎样的关系？中西医的概念之间可以相互通约吗？本章尝试通过中西医概念的比较来更好地认清中西医概念的本质、中西医概念的同一性和差异性与意向性的关系，以及中西医概念相互通约与发展的可能。

---

① 黑格尔. 小逻辑 [M]. 贺麟，译. 2 版. 北京：商务印书馆，1980：185.

第一节　对象、语词、概念与指称

马赫认为，"概念不像一个简单的具体的感性表象那样是暂时产物，每个概念都有它漫长曲折的心理构成的历史"①。无论从人类进化的角度来看，还是从理性逻辑思维的发展历史来看，在人的逻辑思维体系建立之前应该还有一个"无名"的历史阶段和理性发展的阶段。中国春秋末期的贤哲老子（约前571—约前471）在《道德经》开篇就提出了这样的元逻辑问题："道可道也，非恒道也。名可名也，非恒名也。无名，万物之始也；有名，万物之母也。故恒无欲也，以观其眇；恒有欲也，以观其所徼。两者同出，异名同谓。玄之又玄，众眇之门。"这就是说中国古代人圣人已经认识到"无名"是逻辑体系建构之前经历的一个阶段，而给指称的事物予以命名则是万物进入人认识的逻辑起点。人类语言与逻辑发展的宏大叙事与儿童学习语言的过程非常类似。孩子最先学习认识的是与他最先和最频繁接触的父亲母亲，食物和水等基本的生活资料以及自己的身体五官，然后才逐渐认识颜色和数字等复杂抽象的事物。成人的认识和儿童的认识发展都始于用语词对事物进行指称和命名，而命名就是概念形成的开始。

概念总是表现为一定的语言形式。西方逻辑学所说的"概念"，与中国古代称为"名"的含义基本相当。一般而言，实词中的名词、形容词、动词、数量词，虚词中的联结词都是表达概念的语言形式。在没有语词发明之前，就无所谓指称和命名，但没有指称和命名的动机与观念也就不会发明相应的语词。弗雷格认为，对象是专有名词（proper name）的对应物，可作主词的指称；而概念是谓词的指称；名称凭借含义指称对象，特定的指号对应特定的含义，而特定的含义对应特定指称（对象）；特定指称所对应的也不止一个指号。因此，从最原初的意义上说，语词的发明和指称、命名几乎就是一个同步发生发展的过程，而这一过程也即人这个此在在这个世界中存在的特殊方式。

一、对象与概念

概念从哪里来？或者说概念是如何发生的？这是有关概念的逻辑哲学首先应该讨论的问题。黑格尔讲得简单明了，他说："本质是从有变成的，概念又是从本质变成

---

① 马赫. 认识与谬误［M］. 洪佩郁，译. 南京：译林出版社，2011：100.

的，因而也是从有变成的。"① 可见，对象的存在或有是概念产生的客观基础。

汉语"名"，在甲骨文中已经出现，是由"口"和表示"黑夜"之意的"夕"词素构成的会意字，许慎《说文解字》中解释道："名，自命也。从口、夕。夕者冥也。冥不相见，故以口自名。"可见，"名"的本义就是人对晦暗中的存在予以揭示的标志。"名"的首要作用在于描摹事物的状貌、性质和存在方式。所谓"以名举实"（《墨子·小取》），"举，拟实也"，"言，出举也"。（《墨子·经上》）墨子将语词、指称和言语的关系说得精练明白。荀子认为，制名以指实，辨异同，名定而实辨。（《荀子·正名》）并将"名知""实知"和"合知"当作获得知识的不同层次，认为只有"知有所合"才能达到有智慧的水平。中国古人已经明确提出了"同则同之，异则异之"等制名和用名的正名原则与方法，正确区分了单名（单音词）、兼名（复音词）、共名（属概念、范畴）、别名（种概念、单独概念）、实名（反映实物的概念）与虚名（虚假概念）等不同的语词与概念。

"名"与指称的关系是在历史中约定俗成的。如荀子所说："名无固宜，约之以命。约定俗成谓之宜，异于约则谓之不宜。名无固实，约之以命实，约定俗成，谓之实名。"

古人认为存在的名称（名或概念的内涵与外延）与描摹的存在状况及其所处的场所有关。荀子说："物有同状而异所者，有异状而同所者，可别也。状同而为异所者，虽可合，谓之二实。状变而实无别而为异者，谓之化。有化而无别，谓之一实。此事之所以稽实定数也。"这就是说制名要注意所反映的对象的不同情况，例如形状相同，但各自占有不同的空间；又如在自然界和人体各部位有形状相同的气，也有形状不同，但却处于同一空间内，即中医所言的营气、精气、卫气，它们都同处于经脉和络脉之中。对于在不同空间但形状相同的事物还是应该加以分别命名，如中医所说："气有定舍，因处为名。"（《灵枢·百病始生》）而对于那些形状不同但实质无差别的事物则可以称之为化。

不过我们应该明白，同样的存在或有，既可以造成同样的概念，例如全世界不同民族都有太阳的概念；但也可能拥有不同的概念，例如中医"命门"就是一个只属于中医的独特概念。除此之外，人类还可以造出一些想象的对象，例如"鬼神"之类，进而还可以引发一系列与这些概念相关的病症来，例如"中邪"等与文化相关的精神障碍。因此，对象与概念的关系并不是唯一或真实对应的。当一存在被人所命名后，即意味着这一存在被指称，并与其他存在相区别，也即被纳入认识的视野和文化的辞典。无论这个新诞生的"名"或被众人瞩目，或被忽视，但它一旦被制造出来，就总会或多或少，或大或小，或持久或短暂在人类的心灵上和历史上带来影响，这些影响可能是美好的、积极的、阳光的、幸福的、友好的和清晰的，也可能是恶劣的、消极的、罪恶的、迷惑的、颓废的、敌意的和模糊困惑的。发明语词和概念的目的原本是

---

① 黑格尔. 逻辑学：下卷 [M]. 杨一之，译. 北京：商务印书馆，1976：267.

要用其来正确整理混乱复杂的事实，可是，随着词语应用的发展，语词和概念逐渐成为一把"双刃剑"，有些语词和概念既可能将人迎向明朗的康庄大道，也可能将人引入一个不可自拔的陷阱。语言的这种现象遍及人类的历史和生活等所有领域，即使在医学上也不例外。虽然概念反映对象，但"要时刻看到概念和对象的区别"，这是现代逻辑之父弗雷格不断提醒人们应该注意的。用文字记录对世界事物的认知这是人类进化出来的独特能力，也是最终超越其他动物的核心竞争力，但同样也是人类陷于思想困惑的渊源。

汉字是世界历史上唯一从古至今没有间断过的文字形式，也是保留认识对象原始表象的最为完整，使用人数最多，地域最广的文字之一。可以说，汉字是一种我们考察人类用语词、概念反映对象的进化过程的"活化石"。据考古发现，在距今 6 000 多年的半坡遗址等地出土文物中就已经出现了具备简单文字特征的、有意义的刻划符号50 多种。公元前 1300 年商朝晚期，甲骨文已经出现，后人共发掘出甲骨 10 余万片，据统计，这些甲骨上的各种文字总计约 4 500 个。甲骨文经过殷代的金文，周代的籀文、大篆、小篆、隶书、草书、楷书和行书的演化过程，汉字的字形字体才得以稳定下来。汉字是一种以象形字为基础，以形声字为主体的表意文字体系，单词总数约有1 万个，其中最常用的是 3 000 个左右。

汉字的造字发展经历了象形、表意，表音兼表意，变音几个连续的发展阶段。中国自古就有"书画同源"之说，这是因为汉字源自最初的岩石图画，用图画的形式临摹、记录看到的各种事物，没有笔画，没有字母和固定的字形字体，这应该是原始人最直观和简单的方法。随着人们抽象概括能力的提高，原始图画逐渐演变成一种被简化的表意符号，其图画性质逐渐减弱，象征性质增强。由于不少事物和抽象的观念是无法用图形表达的，因此，以象形字为基础后，逐渐增加了指事、会意、形声、转注、假借等造字方法。东汉许慎在《说文解字》中给"六书"的定义和举例是："一曰指事。指事者，视而可识，察而见意，上下是也。二曰象形。象形者，画成其物，随体诘诎，日月是也。三曰形声。形声者，以事为名，取譬相成，江河是也。四曰会意。会意者，比类合谊，以见指挥，武信是也。五曰转注。转注者，建类一首，同意相受，考老是也。六曰假借。假借者，本无其字，依声托事，令长是也。"学界一般认为，"六书"中象形、指事、会意、形声为造字之法，而转注、假借则为用字之法。

依据汉字"六书"造字和用字的历史可知，文字最初发明的目的就是用来指称、命名此在所见到和操作中遇到的事物与现象，以及表达认识者对该事物本质或现象领会的意义，尤其是象形字，其字形义统合于一体，充分体现了文字的意指对象和意指意义的有机结合。中医学里关于五藏六腑、皮肤、五官的名词要么是象形字，如"心"和"胃"；要么是形声字，如"肝""肺""脾""肾"，都是意指实体器官的，也因于此，除经络、三焦、命门等少数概念之外，中西医在人体解剖领域的大多数概念是完全一致的，这也说明，中西医概念意指的对象是相同的，不同的只是赋予的意指意义不同，理解了这一点，中西医结合研究的方向就不应放在实体对象上，而是应放在意义的领会与理解之上。

维特根斯坦以象形文字为例，阐明了其语言逻辑的基本观点。他认为，因为象形文字图示着它所描述的事实，所以，无须经过解释，人就能理解文字和命题记号的意义，即使是后来从象形文字发展而来的字母文字也并未失去图示的本质。在他看来，"名称意指对象，对象是名称的指谓"，而文字和命题都是实在的图像。"图像既是实在的一种模型，同时也是一个逻辑图像。"进而可以认为，"事实的逻辑图像就是思想""真的思想的总体就是一幅世界的图像"，或者说"图像表现逻辑空间中的一种可能状况"①。从维特根斯坦的观念来看，汉字既是此在对事实图像的一种模拟记号，同时也是在建构的理论中的逻辑图像（即概念）。汉字的这种性质将有助于我们澄清原创的中医概念的本义。有了概念，对象才能进入人的思维世界，表象才变成理念。如黑格尔所说的那样："对象，如其没有思维和概念，便是一个表象，甚至只是一个名称；在思维和概念规定中，对象才是它所是的东西。"②

当然，无论是概念与对象之间的关系，还是概念和语词的关系并不是唯一对应的，不仅同一对象可以用不同的概念来反映，而且同一概念也可以用不同的语词来表达，如"死亡"与"卒""落""崩""殂"为同义词，可以相互替换，同一语词也可表达不同的概念，如中医学里的"心"这一词项既可指心脏，也可指心情，还可以指多种意识指向（如心意等）；概念还既可由一个词也可由一个词组来表达，如"命"与"命运"，前者为单纯词，后者为合成词，都依赖于语言的实际应用的语境。由此可见，语词与概念、概念与意指的事物及其意指的意义之间并没有严格的对应关系，因此，如何正确地命名，如何使概念或名与所指称的事物相符合就成为东西方逻辑最先思考的基础性问题。在古人看来，探讨和解决这些基本问题是保证人类正确思维的先决条件。如孔子就这样说过："名不正，则言不顺；言不顺，则事不成；事不成……"（《论语·子路》）邓析（前545—前501）还提出了名实相互参验应证的名实观："循名责实，实之极也；按实定名，名之极也。参以相干，转而相成，故得之形名。"（《转辞》）这说明中国古代哲学家早就将名实关系作为一个重要的逻辑问题来看待。

概念与语词的关系既然是约定俗成的，无论是改变语词，还是改变语词与意指对象的约定关系都并不能改变事物的本质属性。例如对《黄帝内经》中关于"命门"或"三焦"这一术语与其意指对象的约定关系进行了改变，那么就等于重新约定了这些术语与意指对象的关系，虽然表面上沿用了原来的术语，但其意指的对象与原创作者所指的完全不一样了。由此可见，这种在同一个概念的表面下各抒己见的各家学说几乎就等值于一场关于专用术语与意指对象约定关系的讨论，而对实际发现毫无助益。

黑格尔指出，哲学就是概念性的认识，虽然从存在到概念的过渡是一个艰苦的认识过程，但对于直接可感知的东西来说，概念是抽象的，因为"概念作为概念是不能

---

① 维特根斯坦. 逻辑哲学论 [M]. 贺绍甲，译. 北京：商务印书馆，1996：31–44.
② 黑格尔. 逻辑学：下卷 [M]. 杨一之，译. 北京：商务印书馆，1976：539–540.

用手去捉摸的，当我们在进行概念思维时，听觉和视觉必定已经成为过去了"。但就概念在联结和统一存在与本质的作用而言，"概念同时仍然是真正的具体的东西"①。黑格尔认为，"在存在里，一切都是直接的，反之，在本质里，一切都是相对的"②。而正是因为概念将存在与本质联系起来，于是，黑格尔说，可以将概念认定为是存在与本质的真理。③ 总之，概念不仅是语言、逻辑、哲学，也是科学和医学接触世界的起点，是理论结构的砖块。

二、概念与指称

形式逻辑认为，概念是人脑反映认识对象本质属性的思维形式，是思维活动最基本的单位。所谓属性是指事物具有的独特的性质和关系，属性有本质与非本质之别。所谓本质属性是指决定一切事物之所以成为该事物并与其他事物相区别的属性。但在这里必须先确定的一件事是，这里所说的语词所反映的对象既可以是眼睛观察到的一切实物；可以是听闻的事件，或是想象的，甚至是幻觉的和妄想的任何事物；可以是关于过去的回忆，或者是关于外界的；可以是涉及内观自我体验的；也可能是关于未来可能或不可能的事物，只要为人所意指，所命名，所称呼，就是已经进入人意识的现象，因此，本书正是在现象学的意义上使用了"现象"这一概念来统称呈现在人意识中的关于自身和周围世界一切事物、关系和运动的知觉、体验和认识的对象。

黑格尔说"概念即是空虚的联系字'是'字的充实化"④。从语句的结构来看，概念的本质只有同时被区分为主词与谓词两个方面，并对其关系进行展开或阐释时才能得到理解，因此，概念的内涵与外延总是被意向所不断建构的。索绪尔在前人关于概念、信号、指号、观念、形式、象征等研究的基础上，确定用一对组合的概念，即能指（signifiant）和所指（signifie）来表示语言所具有的记号（signe）的属性。所谓"能指"是指一种具有声音、字词、物品、形象等质料的性质的中介物，由它构成语言的表达层面，其功能在于将信息无限地切分成最小的意指单元；而"所指"是语言意指的那种东西，构成表达的内容面。值得特别强调的是："所指既非意识行为亦非现实事物，它只能在意指过程内部加以定义。"⑤ "所指"的本质是关于事物的心理表象或者说是可言者！能指与所指以不可察觉和不可分离的方式胶合在一起，实现了此在对外界和内心一切现象的意指功能。从这种意义上说，"意指作用（signification）可以被看成是一个过程，它是一种把能指和所指结成一体的行为，这个行为的结果就是记号"⑥。如语言与概念的关系是约定的一样，从语言发展的历史来看，能指和所指之间的关系也是任意性的，或者说是集体性的一种约定，一种已经似乎被"自然化"的民

①②③④　黑格尔. 小逻辑［M］. 贺麟，译. 2 版. 北京：商务印书馆，1980：328，240，324 – 325，355.

⑤⑥　巴尔特. 符号学原理［M］. 李幼蒸，译. 北京：中国人民大学出版社，2008：23，27.

族文化遗产。结合前面所说的语言结构和言说的关系，我们可以认为，语言与概念、能指与所指的关系既是先验任意性的（对于原创者来说），也是后验非任意性的（对于后来的使用者而言）；其意指作用既是外在无理据性的（immotivee），即由集体无意识作用所决定，也是内在有理据性的，即由个体理性所决定。因此，任意的和理据性的系统、非任意的和非理据性的系统都可能存在。①

如何解释指称的形成，对此不同的逻辑学家和语言学家有不同的解释方向。指称的因果理论（causal theory of reference）认为，指称和本质意义都是客观的，名称直接指称对象，意义就是指称，指称源于命名仪式，并通过社会链条传递开来。"一个名称由于其关系的因果性和意向而指称。"② 而直接指称理论（direct theory of reference）认为，"名称由于其自身与内在状态的约定性关联而指称"③。"指称就是语词与事物间直接的、抽象的关系。"④ "指称是口语中的对象直接地与名称而不是与内在心理表征的一种因果关系。"⑤ 计算指称理论（theory of computation reference）则认为，大脑就是某种类型的计算机，心灵就是一种对符号数据程序的处理器，指称就是一种句法计算，指称不过是对指称输入刺激模式的一种符号输出。这与指称是推理的说法基本一致。除此以外，还有一种指称的不确定性理论（theory of indeterminacy），认为只有在母语意义的整体坐标背景中，语言系统才与实体具有指称性关联。如果缺少这样一个背景系统，指称和指称意义就是无法确定的。在翻译中这种现象尤其明显，称之为"翻译的不确定现象"，例如对一个语句谓词的翻译就往往有多种可能性。

弗雷格认为，必须将逻辑的东西与心理的东西、客观的东西与主观的东西相区分，将概念与对象相区分，对象是专名的对应物，可作主词的指称。他认为要将含义与指称区别，名称凭借含义指称对象，特定含义对应特定指称（对象）。语句表达的思想是意义，其真值是指称。语句可以有意义而无指称。与指称理论把词当作语言运用的基本单位的观点不同，弗雷格还认为，单独的一个词无法确定其意义，词的意义不能离开使用它的句子的功用和语境来理解。如果没有考虑语词和概念在句子中的前后语境条件，就不可能准确把握这个语词和概念的意义。因此，他认为语言运用的基本单位不是语词而是句子。他认为，逻辑上的"真"和"假"是句子的指称物，即真语句指称真，假语句指称假。⑥ 因此，必须在句子的关联中寻问词的意义和真假，而不是孤立地寻问词的意义和真假。以"是"这个连接对象与概念的系动词为例，它在不同的语句中就具有不同的意义。如在"晨星是行星"语句中，"是"反映的是从属关系；而在"晨星是金星"语句中，"是"揭示的是同一关系。对"是"这样的词义和用法没能清晰地辨认其运用正是造成思想混乱的重要原因之一。维特根斯坦认为，图像既然是实在的一种模型，那么，"图像的真假就在于它的意义与实在符合或者不符合。要

---

① 巴尔特. 符号学原理［M］. 李幼蒸，译. 北京：中国人民大学出版社，2008：29.

②③④⑤⑥ 内尔森. 命名和指称：语词与对象的关联［M］. 殷杰，尤洋，译. 上海：上海科技教育出版社，2007：174，176，43，162，42.

能看出图像的真假，必须将它同实在比较，单从图像自身不能看出它的真假"①。

基于索绪尔和弗雷格上述关于语词、概念、指称与意义的区分与观点，有助于我们对中西医概念之间的同与异进行有效的分析比较，对模糊的指称予以澄清。R. J. 内尔森（R. J. Nelson，1917—1997）认为，"随着逻辑的发展，它逐渐为好的科学在澄清语言方面提供了治疗性场所；在逻辑分析中，它的目的主要在于修复（reconditioning）指称工具"②。然而，对于概念和指称的分析与跨文化比较不能仅仅只限于其逻辑形式方面，还应该看到概念的具体内涵，及其概念在联结存在与本质中的作用。

三、中医概念内涵与外延的特点

形式逻辑认为，内涵与外延是概念的逻辑要素。那么，中医学理论的概念有何特点？中西医概念的内涵与外延又有何不同？而这种基础性的差异对中西医理论体系的整体风貌带来了哪些影响？

在人类认识周围世界的过程中，会依照自己的感知、体验与自己的标准将与之打交道的各种现象划分成彼此相同或相异的许多类，将具有某些相同属性的现象视为是同一个类，而将不具有这些属性的现象视为另一类。于是，宇宙中的每一个现象几乎全部被此在划分为不同的类，而不再有孤单的现象。因此，任何"类"就有了两个基本特征：一是属于该类的现象一定具有某种被此在认定的本质属性（即观念的属性），二是该类由若干个体（分子）所组成。基于个体与"类"的上述存在关系，"类"的上述两个特征都反映在概念的内涵与外延的两个逻辑要素之中，据此，可以对概念的内涵与外延定义如下。

概念的内涵是反映概念所属的那个"类"的本质属性，内涵反映具有某种特性的现象的"质"；概念的外延是反映概念所属的那个"类"的若干个体分子数量的集合，是反映认识现象的量。明确表述概念的质和量，是保障概念清晰准确的逻辑要求。

中医学的概念有些使用频率非常高，有些则非常少，后者其概念一般为专用名词术语，所指唯一对象其内涵外延清晰，也不容易引起争议，这些概念多指称为实体的概念，如器官、五官等。而前者则是一些在不同的语句和语境下有不同的内涵和外延，也容易引起误读和争议的术语。有关心理语言学的研究者认为，一个语词的使用频率的高低与其语义的多寡成正比。③ 不过我们在如何看待和比较中西医概念的本质时记住蒯因下面的这句提醒是非常重要的，他说："从一个理论建构的过程来看，所有我们

①　维特根斯坦. 逻辑哲学论 [M]. 贺绍甲，译. 北京：商务印书馆，1996：31.

②　内尔森. 命名和指称：语词与对象的关联 [M]. 殷杰，尤洋，译. 上海：上海科技教育出版社，2007：110.

③　桂诗春. 新编心理语言学 [M]. 上海：上海外语教育出版社，2000：206.

承认其存在的东西都是设定物。而从被构成的理论来看，它们同时又是实在的东西。"① 无论是忘记了概念中人的意向设定性，还是忘记了概念所指称的实在性，都有可能将研究导向歧途。下面我们以中医关于"气"的概念为例，分析中医概念在内涵与外延方面的一些特点。

其一，中医即使是同一性的概念，其内涵与外延、含义与指称也依语境不同而不同。以"气"这个中医理论中词频最高的语词为例，在《黄帝内经》中有关"气"概念的词频有 2 970 次，但"气"这个概念的内涵与外延依语境不同而有差异。也就是说，虽然各种"气"具有某种同一性，但实际上在语用过程中存在着广泛的指称分离现象。有关"气"的定义至少有如下几种：①指"天气"，这是指在较短时间内的自然大气的状况；而"地气"则是指在特定地区，受大气影响的地面小气候及其物候的状况，如"秋三月，此谓容平，天气以急，地气以明"。（《素问·四气调神大论篇》）地气与天气之间是相互转化的，即有如下命题："地气上为云，天气下为雨；雨出地气，云出天气。"（《素问·阴阳应象大论篇》）基于对每个季节天气特征的观察，中医发明了以"春气""夏气""秋气"和"冬气"之专名来加以区分。从此在的角度来看，"天气"和"地气"应为"气"的最原始的本义。②指人体一呼一吸的自然之气体，中医认识到血液是呼吸之气（即氧气和二氧化碳等气体）的载体，如"天气通于肺"，"肺者，气之本"，"肺主气"，以及"气血以并"等。③指气候划分的时空单元，如《素问·六节藏象论篇》里给出的关于"气候之气"的一种词语定义："五日谓之候，三候谓之气，六气谓之时，四时谓之岁，而各从其主治焉。"④指人的生理功能运行的状况，如"恬淡虚无，真气从之……气从以顺，各从其欲，皆得所愿"。（《素问·上古天真论篇》）又如，"故阳气者，一日而主外，平旦人气生，日中而阳气隆，日西而阳气已虚，气门乃闭"。（《素问·生气通天论篇》）在这些语句中，"真气""阳气"和"人气"都是具有抽象性的普遍词项。⑤指器官生理功能的强弱，如"丈夫八岁，肾气实，发长齿更；二八，肾气盛，天癸至，精气溢写，阴阳和，故能有子；三八，肾气平均，筋骨劲强，故真牙生而长极；四八，筋骨隆盛，肌肉满壮；五八，肾气衰，发堕齿槁；六八，阳气衰竭于上，面焦，发鬓颁白；七八，肝气衰，筋不能动，天癸竭，精少，肾藏衰，形体皆极；八八，则齿发去"。（《素问·上古天真论篇》）⑥指与发病有关的免疫物质及其功能，如"卫气之所在，与邪气相合，则病作"。（《素问·疟论篇》）⑦指一种血液内具有营养性的精微物质，如中医认为从中焦吸收而来的"营气"最后化其精微，上注于肺脉，化而为血，以奉生身，行于经隧。由于这种从肠胃吸收转化而来的精微物质最终进入了血液，所以古人认为，"营卫者精气也，血者神气也，故血之与气，异名同类焉"。（《灵枢·营卫生会》）这也表明古人既认识到了"营气"与血的区别，又看到了两者共生的关系。蒯因认为，"尽管同一性的概念很简单，但关于这个问题的混淆并不少见"。因为同一性常诱使人们将符号与

---

① 蒯因. 语词和对象［M］. 陈启伟，朱锐，张学广，译. 北京：中国人民大学出版社，2005：22.

对象混淆了。① 中医之"气"虽然是一个普遍词项，但它与单独词项相结合进行指称时，它就转化为一个有具体所指的不同的对象了。

其二，内涵是指概念反映的对象（类）的本质属性，中医概念的内涵与外延的确定依赖于先前已经获得的原型认识，并具有范畴直观的特点。例如，中医理论为何要将如此之多的现象都归结到"气"的名下，从学术思潮来看，是受中国儒道传统文化中关于"气"的哲学之影响；从现象学来看，关键还在于是先验范畴直观在认识过程中的必然体现，因为"气"是此在为"卫气""营气"等多种意向对象指称命名之前已经先行建立起来的一个物质范畴，与"形"这一范畴相区别，"气"这一范畴的本质属性是：形为气态、流动不居、精细微小、进出不息。"出入废则神机化灭，升降息则气立孤危。故非出入，则无以生长壮老已；非升降，则无以生长化收藏。"（《素问·六微旨大论篇》）"气"亦可以作为功能的范畴，如"肺气"和"肝气"等，因此，凡指称具有这类属性的意指对象，中医都会将其命名为"某气"，即使是完全不同性质的病原体，如"邪气"等。

其三，中医的许多概念的指称与命名具有成对出现、成对运用、相互定义的特点。换而言之，中医概念的内涵往往必须从成对的另一方获得领会，例如，与"气"相对应的概念是"形"，首先，认定形与气是不可分离的，"形与气相任则寿，不相任则夭"。（《灵枢·寿夭刚柔》）其次，认为形与气之间是可以相互转化的，如认为"味归形，形归气，气归精，精归化，精食气，形食味，化生精，气生形。味伤形，气伤精，精化为气，气伤于味"。（《素问·阴阳应象大论篇》）再次，形与气之间的强弱也可能是不相称或出现相互压制的情况，如认为"故先痛而后肿者，气伤形也；先肿而后痛者，形伤气也"以及"形弱而气烁"等病理状况。最后，形与气相应状况的判断决定了临床决策的方向，如"形气相得，谓之可治；形气相失，谓之难治"。（《素问·玉机真藏论篇》）

其四，外延是概念反映对象数量的总和，即该类的分子集合。中医概念的外延数量如果仅为一个时，通常其意指的对象都十分明确，也不会引起争议（例如四肢、五官等）；但如果概念的外延数量为多个时，那么肯定为某直观范畴在不同意指对象领域推广的结果，其外延数量将可能任意多，其语义也自然依语境不同而不同。例如"虚与实"，当将"虚实"概念推广应用于不同的意指对象领域时，就可以划分出多种关于虚实的状况，如"黄帝曰：余闻虚实以决死生，愿闻其情。岐伯曰：五实死，五虚死。帝曰：愿闻五实五虚。岐伯曰：脉盛，皮热，腹胀，前后不通，闷瞀，此谓五实。脉细，皮寒，气少，泄利前后，饮食不入，此谓五虚"。（《素问·玉机真藏论》）如果概念的外延仅为两个时，那么，这一概念则当指同一意指对象的两种相反的状态，例如"虚实""逆从""滑涩""数迟"等。

---

① 蒯因. 语词和对象［M］. 陈启伟，朱锐，张学广，译. 北京：中国人民大学出版社，2005：124－125.

内涵与外延两者之间具有反变的关系，即一个概念的内涵越多，其外延越小；内涵越少，其外延越大；一个概念的外延越大，其内涵越少；外延越小，其内涵越多。从这种意义上说，中医关于阴阳、五行和气等概念的外延数量之大，说明这些概念的内涵是很小的，也因此提示现代研究者对这些概念的领会和理解要依语境而变，切不能望文生义。

概念的内涵也不是固定不变和唯一的，同一概念的内涵在不同学科或不同领域或不同角度定义可以不一样，这种现象中西医概莫能外。例如水的内涵在化学中被定义为两个氢原子和一个氧原子构成的化合物（H_2O），而在物理学中则被定义为无色，无味，比重为 1 的液体。即使是同一概念的内涵在同一学科的不同学派中也可不一样，例如对关于光的本质的学说、牛顿持粒子说、爱因斯坦持波动说都是可以共存的。因为历史文化背景和研究的视角不同，还会出现"同名异义"或"异名同义"等复杂情况，亚里士多德曾给"同名异义"下的定义就是："当事物虽然具有共同名称，然而与其他名称相应的定义彼此各异时，便被认为是'同名异义的'。"[1] 在中药本草经典《本草纲目》中可以见到许多中药都有两个以上的名称，这是李时珍通过田野调查后获得的结果。从名实关系来看，李时珍完成了一项很重要的中药学的逻辑学工作。

第二节　中医概念的分类及其定义

形式逻辑对概念的分类主要是根据概念的外延数量来进行，参照这一方法，我们来观察分析一下中医概念分类的特点、概念的限制与概括及其定义问题。

一、中医概念的分类

（一）单独概念与普遍概念

单独概念是指反映某一个事物的概念，其外延是独一无二的个别事物。如《黄帝内经》这本书和张仲景这个人。普遍概念则是反映由若干个别事物组成的类概念。如各种病原体和外界病因组成的"邪气"为一个普遍概念。普遍概念又可以分为：①有限普遍概念，指可数的普遍概念，如"舌象"。②无限普遍概念，指不可数的普遍概念，如"气"等。③零类概念，指在现实世界中并没有任何相应个体的概念，如"鬼神"等。

---

① 亚里士多德. 工具论［M］. 李匡武，译. 广州：广东人民出版社，1984：10.

（二）集合概念与非集合概念

集合概念是指把同类的个体事物作为一个不可分割的集合体来反映的概念，如"藏腑"等。非集合概念是指不把同类的个体事物作为一个集合体来反映的概念，如"五行"等。集合概念与其构成是整体和部分的关系，把集合概念切分，得到的是若干个部分，而这些部分不具有整体的属性。集合概念不能用来说明反映组成集合体成分的概念，如"经络"是一个集合概念，不能用来指称任何一条具体的经脉或络脉。

用集合与非集合概念的观点来看中医"三焦"概念就会明白如下事实：上、中、下焦分开来看，各焦为集合概念，但上、中、下焦合而为一时则为非集合概念，所以，无论各医家将"三焦"视为一个实体概念，还是一个集合概念都是背离经典原文旨意的。

（三）实体概念与属性概念

实体概念又称具体概念，是反映事物本体的概念，如骨骼、藏腑、五官、四肢等。亚里士多德认为，"实体"这个词的最真实、原始而又最明确的意义是指不能断言于主体又不依存于主体的事物，例如个别的人或马。[①] 这些实体可以称为"第一实体"，它们是其他一切事物的基础和主体，其他一切事物或者被断言于它，或者依存于它们。但还有一类包含个别事物的种或类的事物，例如，在中医学里，肺属于"上焦"中的一个藏腑，而这个种又隶属于"三焦"这个类，虽然种和类都指称实体，但与第一实体有本质的区别，故称之为"第二实体"。如果说第一实体的概念意指个别事物的话，那么，第二实体并不指个体，而是充当一个以上主体的宾词，第二实体概念（例如种和类）只是通过判断事物的性质而涉及实体，或者说它们意指在性质方面分化了的实体。亚里士多德断言："除第一实体外，一切事物都或者能被断言于第一实体，或者依存于第一实体；如果第一实体不存在，其他任何事物也都不可能存在。"[②] 依照与第一实体接近的距离，亚里士多德又认为，种比类更为接近第一实体，是更为真实的实体。第一实体的重要标志是它没有相反者，却包含有相反的性质，这是由实体本身变化所引起的。

亚里士多德关于第一实体和第二实体的概念差异的论述至今仍具有重要的意义。例如，中医关于阴阳、五行、证、经络等概念都是关于类的概念，而不是关于第一实体的概念，因此，任何针对这些类概念所设计的实验研究和临床观察都是注定不会有结果的。换而言之，"一切实体的共同特点是它们决不依存于某一主体"[③]，而类概念都必须依存主体的意指活动，离开意向性就无阴阳、无五行、无证和无经络可言。

属性概念又称抽象概念，是反映事物某种属性的概念，如疼痛、胀气等。例如"身体不好，应该多吃点营养"一句中，将"营养"的属性概念错用为实体概念。马

①②③　亚里士多德. 工具论［M］. 李匡武，译. 广州：广东人民出版社，1984：13，13，15.

赫曾警告说:"混淆概念与事实是非常普遍而有害的"①,"即使概念不只是字,而它的根源在于事实,人们也得注意防止把概念与事实看成同样重要的,甚至把概念与事实相互混淆。这种混淆同样会导致严重的错误"。② 例如,属性抽象概念并不指独立的实体。蒯因也警告说:"一旦我们承认有抽象对象,事情便会没完没了。"③ 从中西医的跨文化比较中不难发现,基于中医认识手段受历史条件的局限而具有偏好功能性认识的取向,因此,其属性概念尤其丰富,例如对五藏六腑、气血和经络的定义等。而西医基于对器官形态的解剖学,实体概念为其主流。事实上,实体和属性是人认识事物的两个不同的维度,而不同的维度是不可以比较的,回顾近现代中西医的不少争论与不同人对中西医概念差异的认识不足,尤其是混淆了实体与属性两种不同类别的概念有密切的关系。

(四) 正概念与负概念

正概念是指肯定被反映的对象具有某些属性的概念,如"正气"等。负概念是指否定被反映的对象具有某些属性的概念,如"若脉微弱者,当喉中痛似伤,非喉痹也"。(《伤寒论·平脉法第二》)

二、中医概念的限制与概括

如果说科学发现是概念的运动,那么,概念的限制与概括则是概念运动中的重要逻辑方法。依照概念内涵与外延的反变关系,所谓概念的限制是指通过增加概念的内涵,缩小概念的外延,实现更精确地表达意指对象特点的一种逻辑方法,例如,中医在"气"的前面分别增加一些限制词而使得外延较大的"气"被分割为各种有区别的"正气""邪气""营气""卫气"等。这是一种从一般到特殊,从抽象到具体的思维过程。概念的概括则是指减少概念的内涵,以扩大概念的外延,从而实现宏观整体表达需要的一种逻辑方法,例如中医"经络"一词就是对十二经脉的概括,"八纲辨证"就是对阴证—阳证、表证—里证、虚证—实证、寒证—热证的概括。

概括和限制具有不同的认识功能与作用,概括有助于扩大思考和议论的范围,从具体现象的认识提高到一般规律的认识;而限制则限定思考和议论的范围,使讨论更严谨,有助于认识事物的特殊性和具体性。概括与限制只能在具有种属关系的概念间进行,即被概括和限制的概念与新得到的概念之间具有种属关系,否则犯"随意概括"和"随意限制"的逻辑错误,例如:"脾气虚 (a) 是一种消化道疾病 (b)。"因为 a 与 b 分属于中西医不同的概念,两者之间完全没有种属关系,所以犯了随意概括

---

①② 马赫. 认识与谬误 [M]. 洪佩郁,译. 南京:译林出版社,2011:112.

③ 蒯因. 语词和对象 [M]. 陈启伟,朱锐,张学广,译. 北京:中国人民大学出版社,2005:131.

的错误。概括与限制还应根据实际需要确定适当的层次，否则会犯"概括不准"或"限制不准"的逻辑错误，例如："肺炎（a）是一种疾病（b）。"b 并非是 a 相邻近的属概念，为概括不准，（b）应改为"感染性疾病"才较为合适。

三、中医概念的定义及定义的种类

定义是指用几个已知概念来揭示另一个概念内涵的逻辑方法，最早由古罗马哲学家提出来。对于一个理论体系来说，定义对于明确概念的内涵，保障概念的所指和所指的意义的严格性和准确性十分重要。定义一般由被定义项、下定义项和联项构成，例如，张仲景在《伤寒论·平脉法第二》中对几个中医概念的定义简练清晰，而且一组定义前后相继，构成一组递归定义：①"寸口卫气盛，名曰高。""荣气盛，名曰章。""高章相搏，名曰纲。"②"卫气弱，名曰楪。""荣气弱，名曰卑。""楪卑相搏，名曰损。"③"卫气和，名曰缓。""荣气和，名曰迟。""迟缓相搏，名曰沉。"

定义的种类一般分为实质定义和词语定义，为了避免各家学说之间的一些无谓的争论，搞清两者的区别很有必要。

（一）实指定义

实指定义（ostensive definition）也称实质定义，是指通过一个实物或对象（或动作）的外延明确一个词项意义的方法。当然在实际思维过程中，我们并不能将被定义对象的外延中的元素全部列出，而只能通过列举某些具有代表性的样本来进行定义，这时就是子类定义（definition by subclass）。依据其定义概念的不同，实指定义又可分为种概念定义、单独概念定义和最大类概念的实质定义。实指定义的公式是：被定义项＝种差＋属。所谓属概念是指较邻近的属概念，而种差则是指同一属概念中种概念的差别，即被定义项（种概念）与同一属概念中其他种概念的差别。按照种差的不同，又可分为性质定义、发生定义、关系定义和功能定义等。如：①"有者为实，无者为虚。"（《素问·调经论篇》）为性质定义。"肝心脾肺肾五藏，皆为阴。胆胃大肠小肠膀胱三焦六府，皆为阳。"（《素问·金匮真言论篇》）为约定的性质定义。②"一阴一阳之谓道，偏阴偏阳谓之疾。"（《伤寒论·辨脉法第一》）为关系定义。③"病名血枯，此得之年少时，有所大脱血"而致。（《素问·腹中论篇》）为发生定义。④"肺为气之主，为津液之帅。"（《伤寒论·辨脉法第一》）为功能定义。

（二）语词定义

语词定义（lexical definition）是指明确一个语词常规的或既定内涵的方法。语词定义又可以分为规定语词定义（stipulative definition）和说明语词定义（illustrative definition）。例如："外者为阳，内者为阴。"（《素问·阴阳离合论篇》）为规定语词定义，一般而言，规定的语词定义大多属于中医学术范式中的一种元逻辑的约定。"阴脉与阳脉同等者，名曰缓也。"（《伤寒论·辨脉法第一》）为关系语词定义。又如，中药的"四气五味"是指药性的寒热、凉温和药味的辛、甘、酸、苦、咸。这属于说明语词定义，这些被定义项通常为某些短语、缩写、俗语等难理解的或特别的术语词汇。

区别实指定义和语词定义对于正确理解中医经典的理论非常重要，尤其是不要将语词定义当成了实质定义，否则会将一种语词性的约定误以为是一种实体的本质问题，继而开展毫无意义的观察、实验及其相关的论证工作。

（三）理论定义

理论定义（theoretical definition）是指对某个特别的理论词项的内涵加以阐释的定义。例如我们尝试对中医理论中的"虚实"概念给予一个定义："虚实"是指人体机能强弱或疾病状况的一个相对的概念，没有虚就无所谓实，没有实也就无所谓虚。所谓"虚"通常是指弱的、乏力的、势微的、缺乏的、消退的一种状况；而"实"通常是指强盛的、有力的、势强的、充盈的、增长的一种状况。

为了做出一个明确的、严谨的定义，应遵循以下规则：其一，下定义项与被定义项的外延必须为同一关系，否则会犯"定义过宽"或"定义过窄"的错误。其二，下定义项不能直接或间接地包括被定义项，否则就会出现含义不清，犯"同语反复"的错误，或"循环定义"的错误。其三，正概念的定义项不能用负概念或否定的定义联项，否则会犯"否定式定义"的错误。其四，定义项的用词不应使用比喻或夸张，在中医学里常用比喻来阐述器官的地位或作用，不能算作是符合形式逻辑要求的定义，但具有形象生动，不受形式结构认识限制的约束等优点。例如"心者，君主之官也，神明出焉。肺者，相傅之官，治节出焉。肝者，将军之官，谋虑出焉。胆者，中正之官，决断出焉。膻中者，臣使之官，喜乐出焉。脾胃者，仓廪之官，五味出焉"。（《素问·灵兰秘典论篇》）从明确定义的逻辑要求来看，中医学的许多概念的定义需要做进一步的优化完善。一个好的定义有助于我们评价或识别论证其中是否存在句意含混（equivocation）或仅仅是言辞争论（merely verbal dispute）等问题。

四、中医概念划分的特点

划分是一种明确概念外延大小、层次关系的逻辑方法，也即依一定的标准把一个属概念分成若干种概念的过程。概念的划分在经验和知识的梳理方面具有重要的意义。

划分一般有母项（即被划分的概念）、子项（即划分后得到的概念）和划分的根据三个要素。以中医的阴阳概念为例，划分的母项可以是天地日月、气象物候、身体器官、症状脉象、药物针法、五谷杂粮等；其划分的根据是阴阳属性；子项则是阴类与阳类。如明代医家张景岳所说："医道虽繁，而可以一言蔽之者，曰阴阳而已。故证有阴阳，脉有阴阳，药有阴阳。以证而言，则表为阳，里为阴；热为阳，寒为阴；上为阳，下为阴；气为阳，血为阴；动为阳，静为阴；多言者为阳，无声者为阴；喜明者为阳，欲暗者为阴。阳微者不能呼，阴微者不能吸；阳病者不能俯，阴病者不能仰。以脉而言，则浮大滑数之类，皆阳也；沉微细涩之类，皆阴也。以药而言，则升散者为阳，敛降者为阴；辛热者为阳，苦寒者为阴；行气分者为阳，行血分者为阴；性动而走者为阳，性静而守者为阴。此皆医中之大法。"（《景岳全书·传忠录·阴阳篇》）由此可见，张景岳所说的"大法"其实就是中医对任何事物的二分划分规则。这是指根据划分对象某种属性的有无、强弱或矛盾对立，将母项分为两个子项，即有属性或无属性，或有 A 属性或有非 A 属性。

中医里一次性划分多见，这是指只有母项和子项两个层次的划分，如"八纲辨证"之下划分为阴阳、寒热、表里、虚实两个层次和四个维度。

中医还有连续划分，这是指将第一次划分后所得到的子项作为母项再进行划分，得到三个或更多的概念层次，直到满足需要为止。例如，关于阴阳概念的划分层次几乎是可以无限扩展的。如经典所说："阴阳者，数之可十，推之可百，数之可千，推之可万，万之大不可胜数，然其要一也。"（《素问·阴阳离合论篇》）中医对其他现象的划分几乎都是基于阴阳二分法的推演，例如对病理状况"虚实"的划分，按邪气和精气的对比关系分为："邪气盛则实，精气夺则虚。"（《素问·通评虚实论篇》）对肉眼观察下的血液颜色的划分则是"清与浊"等。从这种意义上来说，阴阳概念是中医应用最广的划分模型或切分工具。五行概念则是另一个应用最广的中医概念划分的模型。

正确划分的逻辑规则是：其一，划分的标准必须同一，即每次划分只能以一个划分标准为依据，否则会犯"混淆根据"的错误；其二，划分的子项之间必须相互排斥，即具有不相容关系，否则会犯"子项相容"的错误；其三，划分必须相称，即划分所得各子项的外延之和必须等于母项的外延，否则会犯"多出子项"或"划分不全"的错误；其四，划分必须按层次逐级进行，否则会犯"越级划分"或"划分层次混乱"的错误。

划分的逐渐细化说明了此在对事物认识的逐步深入，以及区别能力的不断增强。从中西医比较的角度来看，有如下几点值得继续研究。一是中西医对概念划分的依据往往有很大的不同，但这不意味着孰是孰非，而是意味着划分因意向性不同而不同，与此在跟周遭事物打交道时的操作方式及其体验有关。例如，中医对中药品种和药性的划分完全与西方医学或现代医学不同，但这并不妨碍它的临床实际应用，以及取得相应的临床疗效。二是中医在某些观察领域对现象划分的精细程度甚至超过现代医学，其临床意义和实用价值也远未得到重视和论证研究。例如，关于皮肤颜色的观察与记录，中医的相关语词与概念的丰富程度令人震撼。仅以黑色（black）这个语词为例，中医就区分出了黛（dài）指青黑色，黝（yǒu）指淡黑色，黣（měi）指晦黑色，黪（cǎn）指灰黑色，黦（yuè）指黄黑色，黯（àn）指深黑色，黳（yī）指黑貌，黬（yǎn）指深黑色，炲（tái）指色黑带黄。如《素问·五藏生成篇》中有"黑如炲者死"的判断。从这个意义上看，中医充分发挥了古汉语为分析语的特点，不依赖语词的内部曲折或外部曲折的形态变化来表达独立的意指对象，于是，为我们留下了中医观察细致的概念证据。

五、中医指称的变异性

许多人认为，理解中医理论的一个重要障碍在于阅读经典文本时遇到的概念和句子的指称存在着许多模糊性、歧义性和暗昧性。但蒯因认为，其实这种无处不在的指称的不规则性和不确定性是人类所有语言的一种基本现象，并非是中医理论独有的问题。了解语言指称活动的多变现象的原因，了解和掌握如何义释这些现象的方法，对于中医的守正创新尤为重要。

（一）指称的模糊性

语词指称的模糊性不仅产生于人对语词的学习和对事物的认识过程，也源于事物本身边界的不确定性。例如，什么是"绿色"（green）？其边界从浅绿（即接近黄色）到深绿（即接近蓝色）是一个连续的色谱，就难划定绝对的边界。就中医描述的脉象等单独词项而言，其模糊性表现在于对象在时空界限上的不确定性，就阴阳、虚实、上下等普遍词项而言，其模糊性则在于其外延可宽可窄的不确定性。"大"与"小"是《黄帝内经》中数量众多的一对词语，这些词语的指称或外延似乎是十分模糊的，但蒯因指出，这其实只是范畴词（syncategorematic）的一种用法，也就是说，在中医所说的大肠与小肠、大风与微风、大伤与轻伤、大怒与生气这些词语中，大与小都是相比较而言的，而不能认为是边界模糊的。蒯因认为，指称的模糊性表现了人对处于边缘对象认识的无把握性，因此，不随便触动模糊性常常有好的效果，模糊性有助于处理线性话语，模糊性也并不影响含有模糊词的日常语句的真值。①

（二）指称的歧义性

语词指称的歧义性是指有些语词所指称的对象可能是完全不同的对象。例如，"虚"可能指"虚空"的无，也可能指"功能"的衰弱。因此，指称的歧义性也可称为指称的多义性。在中医学里，阴阳、气、精、无等都是可能会产生歧义的语词。如"无"就是一个容易引起种种混淆的不定单独词项，但当它与语词结合进行组词时，其语义则可变得较为确定，如"无为之事""虚无之守""寿命无穷"，在这些词组中，"无"并不能看作是不指称任何对象和没有行动的"无"，反而是指不人为干扰天道的顺其自然的行为。可见，词项的歧义性可以通过合适的组词或放入语境中加以消除。

（三）指称的暗昧性

暗昧，指隐晦、不明朗之意。"暗昧之事"为古汉语成语，有"见不得"，或"不

---

① 蒯因. 语词和对象［M］. 陈启伟，朱锐，张学广，译. 北京：中国人民大学出版社，2005：139.

能让人看见或知道”，或“不愿看见”，或“隐晦”“不显明”“不能或不可得到”等语义。蒯因用“暗昧性”一词是指语词或语句缺乏指称透明性（referential transparency）的情况。就语词而言，当一个单独词项是纯指称性的时候，该语词就被称为具有透明性。就一个语句来说，当作为主词的单独词项包含在普遍词项的述谓结构中时，该语句的指称也是具有透明性的。指称的暗昧性在信念句（believes that 结构）、不定词项和某些动词中容易产生。蒯因发现，对于一个指称暗昧的语言结构，一般不可能用一个指称同一个对象的词来代替一个单独词项，也不可能用一个外延相同的词替换一个普遍词项，或者用一个真值相等的句子代替一个从句，否则都会影响这个句子的真值。以上三种情况都叫作外延性不足（failures of extensionality）。凡外延性不足的句子都将导致同一性的可替代方案的失效（failures of substitutivity of identity）[①]。因此，所谓外延性不足可以理解为概念的外延边界的暗昧。例如，“鬼神”一词为鬼与神的合称，《易传·谦》中说：“鬼神害盈而福谦，人道恶盈而好谦。”虽然给出了“鬼神”一词的含义，但鬼神为“无声与形者”，却没有具体的实物或事物指称，这不是语词的模糊和歧义，而是“不能或不可得到”或“人不能看见或知道”的暗昧性。《灵枢·癫狂》中说：“狂者多食，善见鬼神。”精神障碍不仅没有明显可见的外界病因，而且患者自己对病患没有自知力，经典中描述：“其所从来者微，视之不见，听而不闻，故似鬼神。”（《灵枢·贼风》）可见，中医文献中将这种病患称为“鬼神之事”就是因为这类病患的病因不好为一般人所理解，或者说，使用“似鬼神”这个具有暗昧性的词项就是要表明精神障碍可能源于那种说不明、看不见的“邪留而未发，因而志有所恶，及有所慕，血气内乱，两气相搏”（《灵枢·贼风》）的潜意识世界。因此，对于这类“拘于鬼神者”的患者，中医早就意识到不能用直接对话的方式与其交流。（《素问·五藏别论篇》）由此可见，词项或语句的暗昧性既然存在，也有其特定的语用功能。

按照蒯因的观点，某些动词、关系词也可能具有暗昧性，例如在中医理论命题中，诸如“主”“相合”“相应”之类词项的所指并非透明。例如在《黄帝内经》中，仅仅以有关“心主……”的句型来进行分析，在不同的关系中，“主”这个词项的词义就有多种变异，如“心主脉”“心主舌”“心主夏”“心主手厥阴心包络之脉”“膻中者，心主之宫城也”“心主噫”“心主汗”“心者，君主之官也，神明出焉”。显然，在两千年前的古代，在以上语境下，其动词“主”的含义及其所指称的关系是无法说明白的，因此，在经典文本中该词项的语义只可能是暗昧的，这种暗昧在当时不仅是可以理解的，而且具有简单方便灵活的作用，至少将“心”与其他组织器官和生理现象的关系加以初步的揭示。因此，无论是词项，还是语句命题的指称究竟以暗昧的方式，或是透明的方式出现，一定基于当时的认识水平。蒯因认为，“在一个暗昧的结构

①　蒯因. 语词和对象［M］. 陈启伟，朱锐，张学广，译. 北京：中国人民大学出版社，2005：169－170.

内部，没有任何变元被外部算子所约束，你无法把一个暗昧的结构量化"①。这当然是对的，例如，谁也不能说出世界上有多少个"鬼神"，或者说"鬼神"具体在哪里。但在中医经典研究中，我们可以结合具体的语境通过义释语句的方法来弥补暗昧词项带来的困惑。一般来说，人类认识发展的规律是从暗昧逐渐走向透明，但暗昧却总是探索的先锋。

第二节　中医概念间的关系

概念间的关系是指两个或两个以上概念外延间的关系。形式逻辑根据其外延有无重合而将概念间的关系分为相容关系和不相容关系两大类。所谓相容关系是指两个概念之间至少有部分外延相同或重合的关系，而不相容关系是指外延完全不同的概念间的关系。如果我们对中西医概念之间的关系进行比较，就可以发现许多同中有异、异中有同的现象。②

现在我们从概念自身的内涵与外延过渡到概念之间关系的考察，其实就是已经开始进入概念的发展环节了。从辩证逻辑的角度来看，"概念的进展既不复仅是过渡到他物，也不复仅是映现于他物内，而是一种发展"③。而发展就是概念的运动，是概念彰显其内容和本质的过程。黑格尔曾批评那种只是将概念逻辑认作仅仅是形式本身的科学，而完全不涉及内容是否与某种真的东西相关的做法，他指出，"如果概念的逻辑形式实际上是死的、无作用的和无差别的表象和思想的容器的话，那么关于这形式的知识就会是与真理无涉的、无聊的古董。但是事实上，与此相反，它们（逻辑形式）作为概念的形式乃是现实事物的活生生的精神。现实的事物之所以真，只是凭借这些形式，通过这些形式，而且在这些形式之内才是真的"④。所以，虽然我们先从概念之间的外延关系开始，但是我们必须随时记得黑格尔的这些提醒，不要只看到形式，却忘了内容。

一、相容性关系

相容性关系是指两个概念之间至少有部分重合，其关系均为相容性关系。根据两

---

① 蒯因. 语词和对象 [M]. 陈启伟，朱锐，张学广，译. 北京：中国人民大学出版社，2005：190.

② 邱鸿钟. 医学与人类文化 [M]. 广州：广东高等教育出版社，2004：154 – 156.

③④ 黑格尔. 小逻辑 [M]. 贺麟，译. 2 版. 北京：商务印书馆，1980：331.

个概念之间重合的程度，相容性关系可以细分为以下三种类型。

（一）同一关系

同一关系是指两个外延完全相同的概念间的关系。具有同一关系的两个概念称为同一概念，但注意同一概念不是指同一个概念。如用欧拉图来解：用 a，b 表示两个概念，用圆圈表示概念的外延，那么，a，b 两个圆圈的外延完全重叠（见图 4－1）。

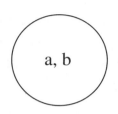

图 4－1　同一关系
欧拉图解

例句：心肌梗死（a）＝冠脉阻塞（b）。

注意，同一概念并不是同义词，同词义是指内涵外延都相同的概念，而同一概念则只是指两个概念的外延相同而内涵不一定相同。又如，"细胞是机体新陈代谢的基本单位"与"细胞是由细胞核、质、膜构成的生命的基本单位"这两句话所表达的是同一概念，即外延相同，但一个从细胞的结构，另一个从细胞的功能的不同方面来阐述细胞的内涵，这两个概念是不同的。交替使用同一概念并不只是一种使表达更为生动的修辞手法，还有助于从多方面阐述事物，使我们对该事物的认识更加全面和深刻。中医文本表达中为了避复而常交替使用同义词。如《黄帝三部针灸甲乙经》中有"咳嗽上气，病在胸中，过在手阳明太阴"一句，在这里"过"与"患病"为同义词。

在中西医之间，具有同一关系的概念占绝大多数，例如关于器官、组织、四肢、五官、血液、体液等具有实质形态的躯体各部分的概念，关于心跳、呼吸、消化、泌尿、排泄等生理功能的概念，关于发热、寒战、眩晕、瘫痪、抽搐、晕厥、多尿、便秘等疾病症状的概念，关于部分病种的概念等。

由于中西医在认识和文化方面的差异，导致在中西医文本翻译中常有一些看上去似乎是同一的概念，却还是难以准确地翻译的情况。严格来说，非同义词不能对译，例如不能把中医文本中的"面色黑如黧"中的"黧"翻译成"black"，因为黧的语义本为黑里带黄。类似地，中医文本中"黑如炲者死"中的"炲"为烟炭黑，"黔"为灰黑色，"黮"为深黑色，"黯"为深黑色等，均不能直译为"black"。

（二）从属关系

从属关系是指一个概念的外延包含着另一个概念的全部外延，而后一概念的外延则仅为前一概念外延的一部分。在从属关系中，外延大的概念叫作属概念，外延小的概念叫作种概念。例如，在八纲辨证概念结构中，"阴阳""虚实""寒热""表里"为种概念，"八纲"为属概念。用欧拉图解见图 4－2。

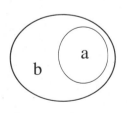

图 4－2　从属关系
欧拉图解

属种概念之间具有相对性和层次性，即一个概念相对于不同的概念可以为种概念，也可以为属概念；对于一个概念来说，也可以有不止一个属或种。例如，中医的邪气属概念之下有外邪、内邪等种概念，而外邪概念之下又有寒邪、热邪、湿邪等种概念。

如果就中西医比较而言，因为古代中医受制于认知手段的局限，中医概念的外延通常较大，因此，中医概念往往可以充当包容更多种概念的属概念。对于现代中医来说，一方面的任务是要细化这些外延很大的中医属概念，另一方面则需要肯定这种外延宽泛的属概念有利于对现象的整体把握，以及在具体种概念不清的情况下仍然可以实施治疗的优势。

（三）交叉关系

交叉关系是指两个概念的外延只有一部分相重合的关系。例如，古代的中医家们常常也是文学家和史学家；三焦概念与许多脏器概念具有交叉关系。用欧拉图解见图4-3。

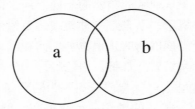

图4-3 交叉关系欧拉图解

二、不相容关系

不相容关系是指两个概念的外延相互排斥，无任何重合部分的关系。根据两个概念之间相互排斥的具体情况，不相容性关系可以细分为以下三种类型。

（一）全异关系

全异关系是指两个从属于同一属概念的种概念之间，其外延互不包含，呈彼此分离的状态。例如，在中国，中医与西医都同属于医学学科，但彼此互不包含。用欧拉图解见图4-4。

（二）矛盾关系

矛盾关系是指两个外延完全不同，但其外延之和等于它们的属概念的外延，这两个概念互为矛盾关系，并且两个种概念之间没有过渡。例如，中医之证，不是阴证就是阳证，不是里证就是表证，不是热证就是寒证。对于免疫而言，不是自动免疫就是被动免疫。

一般来说，具有矛盾关系的概念通常由一个正概念和一个负概念组成，但有时候也可以由两个正概念构成矛盾关系。符合矛盾关系的概念之间，遵循排中律。对待具有矛盾关系的概念，我们要学会用一分为二的观点去分析看待其反映的事物。用欧拉图解见图4-5。

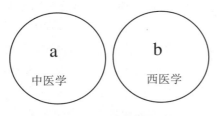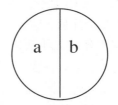

图4-4 全异关系欧拉图解　　　图4-5 矛盾关系欧拉图解

（三）对立关系

对立关系，又称反对关系，是指两个外延完全不同，其外延之和小于其属概念的外延，这两个概念为对立关系。与矛盾关系不同的是在有对立关系的概念之间存在着一个不属于对立任何一方的中间区域（c）。例如，在恶性肿瘤与良性肿瘤之间，实际上还可能存在着一种中性或临界性肿瘤。用欧拉图解见图4-6。

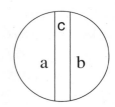

图4-6 对立关系
欧拉图解

对待具有对立关系的概念，要用一分为三的眼光去分析其反映的事物关系。例如，原子不仅有带正电的质子、带负电的电子，还有不带电的中子。如何区分概念之间的关系是矛盾，还是对立（反对），关键看是否在两个概念之间具有排中性。例如，黑色与白色为对立概念，因为在黑白两者之间还有其他颜色，而白色与非白色为矛盾概念，因为在两者之间已经排除了任何其他颜色。

三、中西医概念结构的比较

不管是中西医理论的同，还是相异，一定始自概念之基础，两者的同与异主要有以下几种情况。

（1）中西医概念的所指对象一致，但是在概念的意指意义、概念之间的关系等方面存在较大的差异。例如，以"肾"这个器官为例，中西医在"腰者肾之府"这个关于肾的所意指对象的处所命题上肯定不会有歧义，其内涵与外延完全一致，但现代医学认为，肾就是一个泌尿器官，而中医认为肾还有很多主水液代谢之外的功能与特性，如以下命题就是现代医学暂时还不能理解的："肾气盛，齿更发长""肾气平均，筋骨劲强""黑色，入通于肾""肾生骨髓""肾主耳""恐伤肾""雨气通于肾""肾者，作强之官，伎巧出焉""肾之合骨也，其荣发也，其主脾也""肾欲咸"等。

（2）同一概念的内涵与外延之间存在差异。中医基本理论的概念或范畴概念的内涵较少，或内涵模糊、缺如现象普遍，其概念的外延往往较宽；但中医有关症状体征、辨证概念、中药概念的内涵相对清晰、准确，但外延亦较为宽。

（3）中医概念的内涵与外延随语境的变化而变化，而且跨领域尤其宽和变化尤其大。例如，阴阳、五行、虚实、气等概念。

（4）中医概念的定义具有鲜明的意指性渗透和文化约定性的特点，如"故背为阳，阳中之阳，心也；背为阳，阳中之阴，肺也；腹为阴，阴中之阴，肾也；腹为阴，阴中之阳，肝也；腹为阴，阴中之至阴，脾也"。（《素问·金匮真言论篇》）这些差异属于理论建构的自身规定，中西医之间不能进行有效的比较，也无真假性。

（5）中西医定义概念的逻辑形式是一致的，只是定义的操作方法不一。如"赤，脉之至也喘而坚，诊曰有积气在中，时害于食，名曰心痹，得之外疾，思虑而心虚，故邪从之"。（《素问·五藏生成篇》）"心痹"大致所指的疾病为现代医学所诊断的"冠心病""心绞痛"之类的病症，但受限于当时的诊断手段不发达，中医只能通过脉诊和肉眼观察症状来进行诊断。从这种意义上说，概念就等于一组操作。操作不同，概念的定义就有所区别。但这种差异往往并不影响两者在意指对象上的同一，而只是认识精细程度上的差别。

（6）中医具有现代医学完全没有对等术语的概念，例如"三焦""命门""经络""证"等。但这些概念主要涉及此在对现象的领会和语言的运用问题，而与实际的组织器官无关。对于这类差异，运用现象学还原方法即可澄清语义，避免将其作为实体现象而浪费实验和临床研究资源。

（7）同一概念，中西医之间同中有异。例如，中医之"气"与西医之"气"概念在呼吸之气和大气这些所指对象上（例如氧气、氮气、二氧化碳等气态物质）及其意指意义上完全一致，但中医之"气"概念的外延还包括了其他各类精微物质和藏腑经络的功能活动状况（如"卫气""得气"等），对此，我们要注意在中西医之间存在"同名异义"或"异名同义"的现象，但这些问题都可以通过语境和语义分析得以澄清。

（8）论域是与概念外延相关的一个问题。所谓论域是指阐述问题时所涉及的认识边界和认识范围。如果就概念而言，如不事先限定话语中概念的外延，论域就会无限扩大，各家争论就难以避免。如《黄帝内经》中提出"三焦"概念时，主要只是给出了功能定义，却没有给出指称对象和规定值项，以至于历代各家学说争论不休。

（9）随着人对事物认识的深入，概念所反映的事物的本质和外延也是不断变化与发展的。例如"原子"，本以为它们就是认识到达的终点，但后来发现这只是物质认识史上的一个环节而已。概念发展的一般规律是：对内涵认识的加深和对外延认识的扩大。例如对"风湿热"这种疾病的病因和发病机制的认识就经历了一个循环上升的过程。最早传统中医发现该病的发作往往与当下具有的湿热性气候变化有关，又结合局部的发热、肿、痛和变化快等症状特点，故将本病形象地称为"风湿热"。后来研究发现，风湿热患者多曾有感染过链球菌、咽部疼痛的前期病史证据，同时，研究人员又提出了风湿热的细菌感染学说；后来进一步的研究表明，在风湿热患者身上，只能找到抗体的痕迹，而并没有发现链球菌的败血症，于是，变态反应学说取代了细菌感染一说；再后来的观察又表明，风湿热的变态反应主要攻击心脏、大关节等特定的机体组织器官，于是，变态反应学说被修改为自身免疫学说。之后，还出现了关于风湿热的遗传、病毒学说等。这说明中西医概念在历史发展中有合流时候的同一，又有分化时的相异，但终归两者是可以统一的。人对概念外延的认识也是不断发展的，例如，肿瘤原分为恶性和良性两类，后来又发现有临界或中介瘤，肿瘤种类的外延随之扩大。

据估计，现代医学每年的新概念和新术语增长数量以千计，与这种飞速发展的状况相比，传统中医概念的发展几乎处于零增长的状态。概念发展状况的这种差异显然与现代医学新技术的应用有极大的关系。从相对论建立的历史可以发现，爱因斯坦用相对时空观取代牛顿的绝对时空观，就带来了物理学、量子物理学翻天覆地的变化，据此我们可以认为科学革命的本质就是概念的不断更新。从这种意义上说，中医概念的确需要通过研究工具的不断更新而推动概念的发展，概念不增，理论就无法前进。

（10）概念的不同涉及相关的操作取向的差异。例如，中医的许多概念之间往往具有递归性或连锁性，如"虚实"概念是一个对意指对象充实状况进行描述的概念，何谓虚实？岐伯解释说："邪气盛则实，精气夺则虚。"（《素问·通评虚实论篇》）这一概念与中医的治疗行为密切相关，如"实则泻之，虚则补之"。（《素问·三部九候论篇》）概念结构的有效性归根结底是看其能否根据过去的经验较好地预测未来的事件和正确地指导人的行动。

（11）中西医的概念结构各具特色。每个学科或者不同的学派都有建构自己理论基础的概念结构，所谓概念结构是指概念的来源或概念的形成、概念的构成、概念之间的关系和概念的风格等构成的一个整体状况。例如，动物模型和物理模型一直是现代医学研究的基本范式，而中医学则是建立在日常生活的现象观察和自我体验的基础上。中医以日地关系中的阴阳现象为建立概念和命题的准则，而现代医学则以刺激到动物的有或无反应为概念更新的法则，可谓各有各的简单和各有各的方便。

按照美国逻辑经验主义和实用主义哲学家奎因主张把所有哲学问题置于一个系统的语言框架内进行研究。从这种观点来看，中西医在本体论上的承诺和认识论上的差别与任何科学理论一样，其实也只是为科学选择一种方便的语言形式和概念框架的问题而已。奎因认为，本体论承诺的承担者是约束变项，本体论中所说的"存在"其实就是说："是乃是变元的值。"本体论不应以是否与客观实在相符合作为取舍的标准，而应以是否方便有用为标准。他在《论何物存在》这篇文章中指出：任何理论都是以简单性作为构造概念结构的指导原则，这样一来便能够把那些觉得毫无秩序的零星片段的原始经验加以组合和安排成最简单的概念结构，但简单性并不是一个清楚而毫不含糊的观念，它完全可能提出双重的或多重的标准。例如，现象主义的和物理主义这两个相互抗衡的概念结构，每一个都有它的优点和它自己特殊的简单性，每一个都说自己是更基本的，每一个都应当加以发展，这也说明不同概念结构有相互并存的合理性。① 由此我们也可以认为，就总体而言，中西医概念的差异是一种体系性的差异，类似于现象主义与物理主义概念结构的差异。奎因还说，"从现象主义的观点来看，物理对象的概念结构是一个神话，比实实在在的真理更加简单，却把那实实在在的真理作为一个分散的部分包括进来"②。也许，这话也可以反过来说，从物理主义看来，现象主义意指对象的概念结构是一个神话，比真切的生活真理更加简单，却把那真切的生活真理作为一个整体包括进来了。对于许多表面上差异巨大，或似乎不可通约的中西医概念，如果我们采取语义上溯的方法其实往往可以找到两个不同概念图式的共同部分，发现分歧产生的最初的原因。

科学发展的历史证明，无论是概念更新，还是范畴的转变，或是采取不同的概念图式，都将带来科学框架和观察取向的调整和革命。但我们必须牢记，所有的知识和与知识相关的信念体系，无论是物理学、化学和数学，还是天文学、地理学和生物学，都永远是人类概念的一个编织物！

---

①② 奎因. 从逻辑的观点看 ［M］. 江天骥，宋文淦，张家龙，等译. 上海：上海译文出版社，1987：16－17.

第五章 中医命题逻辑

言说具有了在相互共处中对于某物进行宣说这样一种突出的作用。言说和逻各斯正好就承担起了理论性讨论的作用。关于……的言说就是：指出根据，说明理由，就其由何而来与为何之故而让存在者为人所见。①

——海德格尔

自瑞士作家和语言学家弗迪南·德·索绪尔（Ferdinand de Saussure，1857—1913）提出语言结构（langue）和言语（parole）这对二分法的概念之后，它们就成为分析文本现象的一个有用的工具。索绪尔认为对人类语言系统的理解不能仅仅局限在个人和语言本身，而应看作是一种由语音和意义之间关系构成的网络。所谓语言结构是指人们在进行交流时必须遵循的规约系统，这种具有法规性与控制力的语言结构是一种在长期历史文化进程中逐渐形成的社会意识或社会文化机制，是个体话语的依据。而话语或言语是指纯个别性的自主表现的具有风格多样性的话语形式。语言结构与言语之间具有相互蕴含的关系，没有众人的言语就不会形成通约共享的语言结构，而没有语言结构就不能进行有效的言语表达。所以，法国作家和思想家罗兰·巴尔特（Roland Barthes，1915—1980）说："语言结构既

---

① 海德格尔. 时间概念史导论 [M]. 欧东明，译. 北京：商务印书馆，2009：367.

是言语的产物，又是言语的工具。"①反过来，言语是语言结构形成的源泉，又是语言结构的具体表现形式。通过中西医文本的跨文化比较不难发现，两者虽然语系不同，语词有别，但其语言结构和形式逻辑结构是基本一致的，这充分说明，中西医理论的不同其实主要只是话语形式的差异，而不是语言结构和逻辑结构的不同，换而言之，相同远大于（或多于）相异。

德国数学家和逻辑学家弗里德里希·路德维希·戈特洛布·弗雷格（Friedrich Ludwig Gottlob Frege，1848—1925）认为，语词在语境中才具有意义，语句是语词成真的条件。因此，本章基于概念的基础之上，继续探讨句子这种言语的基本单位，及其建立在句子之上的命题的真假，重点探讨中西医对存在领会的不同对命题提出的影响，比较分析中医理论在命题层面究竟是否具有形式逻辑命题的基本形式，以及中医理论的命题逻辑所具有的特点。事实上，中医学理论的科学性问题的解决必须在命题或判断层面才能得到澄清。

---

① 巴尔特. 符号学原理 [M]. 李幼蒸，译. 北京：中国人民大学出版社，2008：5.

第一节　命题的基本性质

命题从何而来？它与实在具有怎样的关系？如何能证明命题的真假？对于认识世界而言，命题有何作用？

一、命题与实在

在维特根斯坦看来，世界是独立于人的意志的。一方面，在意志和世界之间并没有任何一点逻辑联系的保证，"世界中的一切事情就如它们之所是而是，如它们之所发生而发生"，世界本身不存在什么意义与价值，世界的意义和价值都是对人而言的；另一方面，人们以为所谓的自然规律就是对自然现象的解释，其实也只是建立在一种类似幻觉的基础之上的语言图像，而逻辑命题就是人所想象的实在的模型和实在图像的反映形式。在认识论意义上，与其说逻辑是一种学说，还不如说它是世界的一个映象更为恰当。[①] 或者说命题逻辑就是认识和构造世界的脚手架。[②] 世界是无意义的，意义只可能来自此在的意指，而命题的作用就是显示其意义。[③]

命题与实在如何联结，其实就是如何证明命题的真假。维特根斯坦认为，只能通过将命题模型描述的图像与实在进行对比才能证明命题的真假，所谓有意义的命题就是陈述了某件事情，而它可以被经验证明确实如此。有意义的命题都应该是可以被还原为经验证明或证伪的命题。英国逻辑实证主义哲学家艾耶尔在《语言、真理与逻辑》一书中指出，从实在的世界到逻辑图像形成之间必须以人的经验为中介，如果要让所谓"有意义的命题"这一说法得到清晰的表述，"意义"这一词的用法必须满足于他所提出的"可证实性原则"。所谓可证实的命题是指命题的真实性可以在经验或间接的推理中确实可证。如果一命题只涉及单一的经验内容，可称之为"基本命题"；如果当且仅当一个命题的真实性可以在观察的直接经验中确实可证时，这个命题就可称为"强"意可证实的；如果经验只是为命题的可证性提供了或然的可能，那么，这个命题就可称为"弱"意可证实的。[④] 例如，在中医经典文本中"体若燔炭，汗出而散"（《素问·生气通天论篇》）就是一个可被直接经验"强"可证实的命题；而临床经验只能为以下命题提供一个可证实或不可证实的"弱"意义的证实："今世治

---

①②③　维特根斯坦. 逻辑哲学论 ［M］. 贺绍甲，译. 北京：商务印书馆，1996：98，95 – 96，44.

④　艾耶尔. 语言、真理与逻辑 ［M］. 尹大贻，译. 上海：上海译文出版社，2006：6 – 10.

病，毒药治其内，针石治其外，或愈或不愈。"（《素问·移精变气论篇》）由此可见，平时常见的关于某一疗法或药物对某一疾病的临床疗效的一般性观察研究，并不能为临床效果提供"强"的可证实性，但如果将观察指标改为某种具体指标的改变，那将大大提高命题的可证实性。在艾耶尔看来，并没有绝对确定的经验命题，所有经验命题其实都是感觉经验中可能被肯定或者被否定的假设而已。[①]

依据命题与经验的关系，从康德时代开始，哲学家们就尝试将命题分为分析命题（或分析判断）与综合命题（或综合判断）两类有区别的命题形式。在德国哲学家和作家康德看来，在分析性判断中，通过谓词所说明的那种属性（宾语）原本就包括在主词的概念之中，因此，分析性判断不会给主词概念增加任何新的东西，知识也不会因此扩大；而综合性判断所阐释的那种属性处于主词概念之外，给主词概念增加了原本没有思考过的属性，因此，综合性判断扩大了有关主词概念的知识。黑格尔认为："当具体物被表达为命题时，那就是综合命题。"[②]

艾耶尔批判发展了康德关于分析与综合命题相区别的思想，认为康德既使用了心理学的标准，又使用了逻辑学的标准，而这两个标准不仅不是等值的，而且会带来命题区别的混乱。于是，艾耶尔从他的命题可证实原则出发，提出了一种经验主义的新的划分标准，即当一个命题的效准仅依据于它所包括的那些符号的定义，而没有提供任何关于事实内容的报道，因此也没有经验可以反驳时，我们就称之为分析命题；而当一个命题的效准决定于经验事实，就称之为综合命题。艾耶尔虽然同意康德认为分析性命题不增加新的知识的观点，但也指出分析命题还是有许多重要的逻辑作用。例如，分析命题可以用以说明或记录某些语词或符号的用法，有助于揭示某些断定和信念中所没有想到的含义，将某些隐藏的断定变为明显可知，使建构的知识变得更加完备，并使得多个综合性命题构成一个自我融贯的体系。[③]以几何学为例，欧几里得和非欧几何学都合理地并列存在这一事实充分说明，几何学理论都是由纯粹的分析命题组成的一个逻辑系统，但这并不意味着它们远离实在世界，事实上，只要给予这些几何分析命题以物理学的解释，那么，这些命题也是适用于那些满足这些公理的对象的。这意味着，分析命题还具有一种经转化后指引实在世界的作用。

在《医学与语言——关于医学的历史、主体、文本和临床的语言观》一书中，笔者已经指出，中医的理论命题也可以分为与经验直接相关的经验命题和文化约定的理论命题，依照康德和艾耶尔关于命题的分类标准，那么，中医理论中的经验命题即为综合命题，而文化约定的理论命题则为分析命题。在这里首先应该强调的是，中医具有重视用经验验证理论的传统，如《素问·八正神明论篇》中所说："法往古者，先知针经也。验于来今者，先知日之寒温、月之虚盛，以候气之浮沉，而调之于身，观

---

①③ 艾耶尔. 语言、真理与逻辑 [M]. 尹大贻，译. 上海：上海译文出版社，2006：72，52–56.

② 黑格尔. 逻辑学：下卷 [M]. 杨一之，译. 北京：商务印书馆，1976：34.

其立有验也。""余闻善言天者，必有验于人；善言古者，必有合于今；善言人者，必有厌于己。如此，则道不惑而要数极，所谓明也。"(《素问·举痛论篇》)

美国哲学家和逻辑学家 W. V. O. 蒯因从语句的意义与刺激的关系来看待命题的真假问题，他认为，一个句子的意义几乎等值于在某个时刻这个句子对某一个人的刺激意义，或者说"对一个人来说，一个句子的刺激意义代表着他在当前刺激条件下对这个句子做出肯定或否定反应的行为倾向"①。基于这一假设，蒯因将句子分为场合句（occasion）与恒定句（standing sentences），所谓场合句是指总需要在当下刺激的刺激下才能被肯定或否定的句子，如果一个场合句的刺激意义在附随信息的影响下不发生任何变化时，就可以称之为观察句。如果按照不同等级层次的可观察性排列，那么对于那些具有的可观察性程度高的句子来说，其"观察句的刺激意义就十分逼近它的意义"。根据这一设想，对于用不同语言的中西医来说，一个场合句的可观察性越强，他们之间的刺激意义就越容易相互融合。如果面对同一个观察句，当这个句子的意义与当下的刺激相一致时，中西医之间就没有争论了。相反，当一个场合句的刺激意义在主体之间的可变性越大时，它的可观察性就越低，用不同语言的主体之间的分歧就越大，或者说，这种争论就越没有意义。因此，我们可以将语句在认识主体内或主体之间的刺激的同义性或刺激意义的同一性作为评价观察句的可观察性强弱的一个标准。在现实中，中医对西医或者是西医对中医，两者之间都有无数意见不一致的地方，这是否提示越是不懂双语的人要想在中西医之间获得相同的语句刺激意义的理解越是件较困难的事情。不难理解，语词和语句对同属一个语言共同体中所有成员的刺激意义的同一性显然要高于异类民族或不同语系的人。

虽说中医十分重视命题的验证，但是，中医学中也有大量的分析命题，而这些命题无所谓真假，当然也就无法用经验来验证。仅从命题的系统来比较，中医学的公理与几何学公理很相似，它们是一些由分析命题组成的定义，而中医学在人体、疾病、症状、脉象和药物等方面的定理或法则就是这些定义的逻辑后承。或者可以说，虽然分析命题不描写任何可以观察到的事物，但它却提供了一本说明如何使用概念和命题的"词典"，凭借这本"词典"的帮助可以将某些陈述转化为可以直接或间接证实的命题。②

逻辑哲学关于命题与实在的关系，分析命题与综合命题相区分的观点，对于我们分析中医学的命题具有重要的启发性，也就是说分析任何一个中医命题，要重点考察：其一，命题中涉及的概念或引入的记号是否有明确的指谓，区分这种指谓是涉及事实的，还是观念的？其二，这个命题可由经验证实或间接证实吗？其三，不涉及实在的

---

① 蒯因. 语词和对象 [M]. 陈启伟，朱锐，张学广，译. 北京：中国人民大学出版社，2005：35.
② 艾耶尔. 语言、真理与逻辑 [M]. 尹大贻，译. 上海：上海译文出版社，2006：10 - 11.

分析命题明确规定了某些语词或术语的使用方式吗？其四，基于分析命题推演出了哪些其他后承的命题或定理？[1]

二、领会、意义、解释与命题

用现象学的观点来看，逻辑命题建立在此在对存在的领会、理解与解释之上，这也就是说，造成中西医逻辑命题差异的根本原因在命题产生之前。什么是领会？在古汉语中，领会是指衣领交叉之处，如《左传·昭公十一年》上就有"衣有襘，带有结"一语，后引申为体会、意会、了解等语义，是指对一事物或现象蕴含的道理的认识和体会。"领会"本为一日常生活用语，海德格尔将其引入作为概念和命题形成之前的一个认识环节的术语，他认为，人对"在……之中"的一切存在者的解释、直观和判断都必须以在先的领会为前提，因为领会同现身一样源始地构成此之在，领会始终关涉到人在世界之中存在的整个基本建构。换而言之，即使在人类还没有发明语言系统或逻辑思维之前，人就会根据自己对周围世界的领会去选择自己的行为取向与行为模式。我们甚至可以假设基于动物"语言系统"的动物也有一种领会的本能，否则，我们就很难理解动物之间是如何完成交流，以及其对环境变化是如何适应的。德国哲学家和思想家马丁·海德格尔认为，领会是意味着人在世界的各种可能性之中的一种主动的筹划，而这种筹划就是此在对在世存在方式的一种选择和实际组建。领会为何意味着是一种筹划？这是因为世间上的事物或现象往往有多种变化的可能性，而领会则是对其中一种可能性的领会，换而言之，领会可以有多种多样，甚至完全相反。有怎样的领会就意味着有怎样的视域，中国古代有一个成语叫"疑邻盗斧"，意思是说当你怀疑别人偷了你的斧头时，就越看越像，可见，领会走在视觉之前。这种视域包括操劳活动的寻视、操持的顾视，以及自我认识的内观等各种观察活动。正是基于对领会与观察活动之间关系，海德格尔认为："领会在存在论上构成了我们称之为此在的视的东西。"[2]

人对事物或现象的领会并不是一种纯粹的认识活动，而总是带有情绪的领会和蕴含有意义的领会。[3] 例如，不难理解，一个经历了某种创伤经历的人对那件相关的事和人的领会就显然不同于没有这种经历的人。生活在简陋的居住条件下的古人对大自然力量的领会也显然远远强于居住在钢筋水泥建筑里的现代人。海德格尔对所谓的"自我认识"的领会超越了心理学对自我的解释，他认为："自我认识所说的并不是通过感知察觉和静观一个自我点，而是贯透在世的所有本质环节来领会掌握在世的整个

---

① 维特根斯坦. 逻辑哲学论 [M]. 贺绍甲，译. 北京：商务印书馆，1996：108.
②③ 海德格尔. 存在与时间 [M]. 陈嘉映，王庆节，译. 北京：生活·读书·新知三联书店，2012：170，166.

展开状况。"① 正是在这样一种日常生活的整体的自我领会的基础上，在生存论意义上，而不是在实验的条件下，不是在纯粹的观念的认识论中，才可以让存在者无所遮蔽地来照面，通达存在者和存在的看才能导致本真的对世界的理解。随着此在对存在者和存在的领会，后者就获得了某种意义。海德格尔认为："意义是某某东西的可领会性的栖身之所，就是在领会着的展开活动中可以加以分环勾连的东西，也就是领会筹划中的何所向。"② 换而言之，唯有在领会筹划的何所向中才会产生意义，"唯有此在才有意义，所以，只有此在能够是有意义的或是没有意义的"。而"不具有此在的存在方式的存在者都必须被理解为无意义的存在者，亦即从本质上就对任何意义都是空白的存在者"③。从存在论来看，领会带来的意义是概念和命题逻辑诞生的基础。海德格尔认为，直观和思维是领会的两个远离源头的衍生物。即使是现象学的"本质直观"也根植于存在论的领会。"只有存在与存在结构才能够成为现象学意义上的现象，而只有当我们获得了存在与存在结构的鲜明概念之后，才可能决定本质直观是什么样的看的方式。"④ 进而，他认为，作为领会的此在在向着可能性筹划它的存在，而且领会的筹划活动本身具有使自身成形的可能性。海德格尔"把领会使自己成形的活动称为解释"。领会与解释有如下关系："一切解释都奠基于领会。"⑤ "领会在解释中有所领会地占有它所领会的东西。领会在解释中并不成为别的东西，而是成为它自身。在生存论上，解释根植于领会，而不是领会生自解释。"⑥ "解释是对被领会的东西的占有。"⑦ 解释的作用就是把领会中所筹划的可能性整理出来。在解释中被命名和阐述的东西也就作为那种东西得到了领会。⑧ 简而言之，必须先有被领会，道出解释才是可能的，并且有怎样的领会就有怎样的解释，而通过解释将领会上升为概念和命题，并完成理论的建构。

海德格尔进一步认为："命题在存在论上来自有所领会的解释。"⑨ 换而言之，命题奠基于领会和解释，命题就是解释活动衍生的一种语言样式，命题也从领会的解释中获得一种意义。自古以来，命题就被当作真理的首要的和本真的处所或承载的载体，因此，对命题的分析将为真理问题的讨论做好准备，海德格尔认为："命题必须在先行具有、先行视见和先行掌握中有其存在论基础。"因此，命题的元逻辑根植于此在的生存论分析工作。

什么是命题？从存在论的角度看，"命题是有所传达有所规定的展示"。可将其分解为三种含义：命题是展示，是述谓，是传达。命题是根据已经在领会中展开的东西和寻视所揭示的东西进行展示的。简而言之，命题源出于此在对存在者和存在的领会和解释。用这种观点去看，我们就知道中西医命题所反映的内容的差异其实源自两者对生命和疾病现象领会和解释的不同，而不是事实的不同，更不是命题形式的不同。

①②③④⑤⑥⑦⑧⑨　海德格尔. 存在与时间［M］. 陈嘉映，王庆节，译. 北京：生活·读书·新知三联书店，2012：168 – 171，171，177，172，180，173，188，174，183 – 185.

三、命题、判断与陈述句

陈述句是命题和判断的基本语言形式,命题与判断就是陈述句的语义。命题 (proposition) 和判断 (judgement) 都是哲学、逻辑学、数学和语言学等多学科中常用的概念,构成命题和判断的陈述句一般是由主词经系词与宾词联结而成。命题与判断关系密切,但含义仍有所不同。命题通常是指由一个相信为真但未被证明的思想产生的或未被断定的陈述句,而判断是概念内容或概念关系的展开,是对于思维对象的性质或关系有所断定(或检验)的思维过程。因此,可以说,命题陈述了思维对象的内容和意义,而判断则对命题的真假进行了断定。黑格尔认为命题与判断的区别是:在命题中,内容只是一种规定了的关系;而判断则是把内容移到了宾词里,作为普遍的和自为的规定性,一个判断要求宾词按照概念的规定与主词连系。[①] 基于命题和判断的语言形式都是陈述句,因此,在语用的意义上,逻辑学中已经形成将命题和判断两个概念相互替代或通用的习惯。

命题和判断的基本逻辑特征是:有所断定(肯定或否定)和有真值(真或假)。即如实反映思维对象的命题为真,反之为假。

命题的语言形式是句子,但不是所有的句子都表达命题,只有陈述句和反诘句可以表达判断,而疑问句、祈使句、感叹句一般不表达判断。例如在下面这首古诗中:"枯藤老树昏鸦,小桥流水人家,古道西风瘦马。夕阳西下,断肠人在天涯。"(马致远《天净沙·秋思》)前面九个概念描述了诗人对景物的几个意象,虽然也是肯定的意象,但其语言形式不是陈述句,而只是几个并列的概念,只有最后一句才是一个完整的陈述,描述了"夕阳"这个思维对象的运动方向,所以它是一个肯定的判断。又如在下面这段对话中,提问不是判断,而回答则是表达肯定的陈述:"帝曰:夫道者年皆百数,能有子乎。岐伯曰:夫道者能却老而全形,身年虽寿,能生子也。"(《素问·上古天真论篇》)

命题和陈述语句关系密切,但并不完全等值。当不同的陈述具有相同的语义时,表达的就是相同的命题;而相同的命题也可以表达为不同的语句形式。

同一语句在不同的语境中可表达不同的语义,例如在以下两句中"阴阳和"与"和于阴阳"语义不同:"阴阳和,故能有子。""和于阴阳,调于四时。"(《素问·上古天真论篇》)前者指男女之间的性事,后者指和合于阴阳变化的养生之道。

同一判断可由不同的语句表达,例如反诘句也可以表达肯定:"夫五运阴阳者,天地之道也,万物之纲纪,变化之父母,生杀之本始,神明之府也,可不通乎?"(《素问·天元纪大论篇》)

---

① 黑格尔. 逻辑学:下卷 [M]. 杨一之,译. 北京:商务印书馆,1976:28,296.

四、命题的分类

　　命题或判断可依据不同的标准进行分类，例如根据命题中是否含有模态词，可将命题分为模态和非模态命题。在模态命题中则可分为必然模态和或然模态命题两种，而在非模态命题中又依据命题中是否包含其他命题而分为简单命题和复合命题：在简单命题中根据其所断定的是思维对象的性质或关系而分为性质命题（判断）与关系命题（判断）；在复合命题中则依据其逻辑联结词的不同而分为联言命题、选言命题、假言命题和负命题等几种，见图5－1。

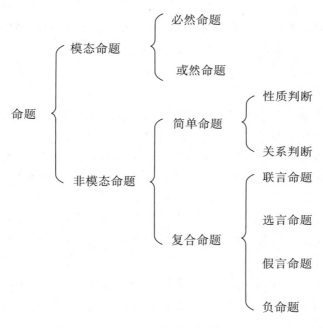

图5－1　命题分类图

第二节　中医的直言命题

　　结合中医经典著作中有关表述的中医基本理论，可以找出各类不同的命题形式，说明中医学的理论建构同样具有形式逻辑的基本形式，两者异中有同。

一、直言命题的基本属性

所谓直言命题是指陈述意指对象具有或不具有某种性质的命题形式。因为性质命题都是直接对思维对象的性质加以判断，所以又称之为直言判断。以下例句都是直言命题。

"膀胱者，津液之腑也。"（《灵枢·本输》）

"夫精者身之本也。"（《素问·金匮真言论篇》）

直言命题一般由主项、谓项、联项（系词）、量项四个要素构成。其中主项是表示判断对象的概念，如例句中的"膀胱者"和"精者"，通常用 S 来表示；谓项是表示判断对象性质的概念，如例句中的"津液之腑"和"身之本"，一般用 P 来表示；联项是用来联结判断对象与性质之间的概念，一般用"是"或"不是"来表示，不过在古汉语文言中，没有与西方语言对应的系动词"is"（是），主语与宾语之间主要靠意连实现语义的联结。量项是表示判断中主项数量的概念，又称为"判断的量"，一般分为全称、特称和单称量项三种。所谓全称量表示在一个判断中断定了主项的全部外延，常用"所有""一切"和"凡是"等量词加以表示。特称量项表示只对主项的部分做了断定，一般用"有些""某些"来表示；单称量项则只是表示对某一个主项进行了断定。因此，直言性质命题或判断的一般结构式是：S 是 P 或 S 不是 P。简化的符号表达式就是：S–P。

根据上述四个要素的不同的"质"（即肯定或否定）和不同的量（即全称、特称和单称）相结合的形式，直言命题可分为以下六种类型。

1. 全称肯定命题（结构式为 SAP，简称 A）

例句："百病之生，皆有虚实。"（《素问·调经论篇》）

汉语文言词语精练，句子紧凑，但也是一个完整的命题，如"寸口诸微亡阳，诸濡亡血，诸弱发热，诸紧为寒，诸乘寒者，则为厥"。（《伤寒论·卷一》）

"俱"是古汉语中的全称量项，在《黄帝内经》中出现 105 次，属于高词频的元语言逻辑常项，例如"阴阳俱盛则梦相杀毁伤"。（《素问·脉要精微论篇》）

2. 全称否定命题（结构式为 SEP，简称 E）

例句："热气淳盛，下陷肌肤，筋髓枯，内连五藏，血气竭，当其痈下，筋骨良肉皆无余，故命曰疽。"（《灵枢·痈疽》）

3. 特称肯定命题（结构式为 SIP，简称 I）

例句："水为阴，火为阳。"（《素问·阴阳应象大论篇》）

"或"在古汉语中属于特称量项，在《黄帝内经》中出现 164 次，属于高词频的元语言逻辑常项，例如："有辛酸甘苦咸，各有所利，或散，或收，或缓，或急，或坚，或软，四时五藏，病随五味所宜也。"（《素问·藏气法时论篇》）

4. 特称否定判断（结构式为 SOP，简称 O）

例句："通阳不在温，而在利小便。"（《外感温病篇》）

"不"在古汉语中属于否定的逻辑常项，在《黄帝内经》中出现 2 842 次，属于特高词频的元语言逻辑常项，例如："心痹者，脉不通。"（《素问·痹论篇》）"恶气不发，风雨不节，白露不下，则菀槁不荣。"（《素问·四气调神大论篇》）

5. 单称肯定命题（结构式为 SIP，简称 I）

例句："心者君主之官。"（《素问·灵兰秘典论篇》）

6. 单称否定命题（结构式为 SOP，简称 O）

例句："此众痹也，非周痹也。"（《灵枢·周痹》）

由于单称判断与全称判断一样，也断定了主项外延的全部，所以，可以将单称命题归入全称判断之中，于是，性质判断就可简化为 A、E、I、O 四种基本形式。

二、直言命题中主谓项周延与真假问题

搞清性质判断中的主谓项的周延逻辑规定有助于避免将中医经典文本中的句子误读，或者将中医古老的命题（假设）上升为现代的医学理论。例如在《素问·至真要大论篇》中一连就说的 18 个全称肯定命题就是很值得花精力证明的：

> 诸风掉眩，皆属于肝。诸寒收引，皆属于肾。诸气膹郁，皆属于肺。诸湿肿满，皆属于脾。诸热瞀瘛，皆属于火。诸痛痒疮，皆属于心。诸厥固泄，皆属于下。诸痿喘呕，皆属于上。诸禁鼓慄，如丧神守，皆属于火。诸痉项强，皆属于湿。诸逆冲上，皆属于火。诸胀腹大，皆属于热。诸躁狂越，皆属于火。诸暴强直，皆属于风。诸病有声，鼓之如鼓，皆属于热。诸病胕肿，痛酸惊骇，皆属于火。诸转反戾，水液浑浊，皆属于热。诸病水液，澄澈清冷，皆属于寒。诸呕吐酸，暴注下迫，皆属于热。

在全称判断中，断定了所有的 S 都是 P，即断定了 S 的全部外延，因此，S 在全称判断中是周延的。然而，肯定判断的谓项却是不周延的，因为虽然断定了所有的 S 都是 P，但对于 P 类中是否只有 S 并没有做出断定。

《素问·异法方宜论篇》中有一段文字是关于阐述东方之域、鱼盐之地常见病的，认为那里海滨傍水，人们因"食鱼嗜咸，鱼者使人热中，盐者胜血，故其民皆黑色疏理，其病皆为痈疡"。在这里本是一个特称肯定判断，在这类命题中其主项是不周延的，因为这类判断只断定 S 中的一部分（即有些 S）是 P，而不是断定 S 的全部外延，因此，这个命题将一个特殊地域内所患的全部疾病（S）断定为"痈疡"显然是不妥当的。

我们不禁要追问：为何诞生在两千多年前的《黄帝内经》中就有如此多的关于病

理机制的全称肯定的判断呢？这种大胆和坚决究竟是来自直觉、经验，还是理性的自信？笔者以为作为现代中医人所应该做的是如何设计能证明这些命题的实验或临床方案，而不只是本末倒置地盲目地引用经文的命题来证明自己的文章有理。

判断是概念之间关系的展开，因此，命题有真假。如果从命题主项与谓项的外延关系来看，A、E、I、O 四类命题中的主项和谓项之间，在外延上的关系不外乎有以下五种情况：①同一关系，即 S 与 P 的外延完全重合。②包含于关系，即 S 的外延被包括于 P 的外延之中。③真包含关系，即 S 的外延含 P 的外延。④交叉关系，即 S 的外延与 P 的外延只有部分重合。⑤全异关系，即 S 与 P 的外延相互排斥。运用上述逻辑关系来分析下面这个同属于《黄帝内经》同一篇章的一个具有总纲性质的命题就会发现一些问题：

> 夫百病之生也，皆生于风寒暑湿燥火，以之化之变也。

这是一个全称肯定判断，只有当 S 与 P 外延完全重合（即同一关系），或者 S 的外延被包含于 P 的外延之中（即包含于关系）时，这个命题才是真的，否则为假。显然，上述命题不符合全称肯定命题为真的逻辑条件。事实上，人类还有许多疾病的病因并不在"风寒暑湿燥火"的外因范畴。例如过度的情志刺激和社会境遇等因素也是重要的人类病因。

当两个性质判断的主项相同，谓项也相同时，两个命题之间就存在着一种真假制约的对当关系，例如，《灵枢·根结》中说："命门者目也。"而《难经·三十六难》中则说："肾两者，非皆肾也。其左者为肾，右者为命门。"主项同为"命门"，但两者的意指对象完全不同，因此，这两个命题不可能同时为真，但可以同假。即由一个判断真可推知另一个判断为假；当一个判断为假，另一个判断却真假不定。就上述"命门"这个命题而言，属于是一个语词定义的问题，因此应该以谁先原创这一概念以及最初意指为何物为判别标准。

在中医学理论中有许多全称肯定命题并非源自临床经验或直观，而是此在设定的一种规定，对此要保持清醒的头脑，切记不要将其当成是可以实验的或者临床检验的命题。例如："肝心脾肺肾五藏，皆为阴。胆胃大肠小肠膀胱三焦六府，皆为阳。"（《素问·金匮真言论篇》）这个全称肯定命题仅仅是一种基于脏腑器官的构成特点，即对其是实性或腔性的这一区别进行的设定。

我们还可以从经典文本中命题之间的逻辑对当关系指出常见的经典误读的问题，例如关于经络的命题。基于《黄帝内经》文本，大体上可以概括出两类相关的命题：一种是关于"经脉"和"络脉"的命题，例如："经脉者，常不可见也，其虚实也，以气口知之。脉之见者，皆络脉也。"又言："经脉十二者，伏行分肉之间，深而不见；其常见者，足太阴过于外踝之上，无所隐故也。诸脉之浮而常见者，皆络脉也。"（《灵枢·经脉》）还有关于"经脉""络脉""孙脉"递进关系的命题："经脉为里，支而横者为络，络之别者为孙。"（《灵枢·脉度》）。这类命题的意指对象是非常清晰的，即经脉、络脉和孙脉为血管系统无疑。而另一类关于"经络"的命题似乎较为抽象，例如："必审问其所始病，与今之所方病，而后各切循其脉，视其经络浮沉，以上下逆从循之，其脉疾者不病，其脉迟者病，脉不往来者死，皮肤着者死。"（《素问·三部九候论篇》）又如："形数惊恐，经络不通，病生于不仁，治之以按摩醪药。"（《素问·血气形志篇》）"帝曰：经络俱实何如？何以治之？岐伯曰：经络皆实，是寸脉急而尺缓也，皆当治之，故曰滑则从，涩则逆也。"（《素问·通评虚实论篇》）从语用的角度来看，在后一类命题中的"经络"为一集合概念，也就是说所有的经脉和络脉、孙脉都是组成经络的部分，它们都包含于"经络"这个集合概念中。如果有人试图将"经络"解释为与经脉与络脉不同的另一类传导系统，那么上述在同一经典文本中的两类命题就势必是相互矛盾的，即这两类命题中，不可能同真，也不可能同假。若一个判断为真，那么，另一个必为假。基于第一类命题通过脉诊和针灸就能非常容易被确认为真，所以，将第二类命题中的"经络"解释为另一类传导系统就是假的。

三、中西医直言命题的可比性和检验性

中西医理论的比较可以在概念、命题和推理等各层次上展开。如果说概念的比较重点在概念的所指与意义上的话，那么，命题比较的重点应该是命题与表述的事实相符合的可检验性。维特根斯坦说过："一个命题的含义就是它被证实的方法。"这对于试图想证明自己的合理性的中医来说是一种切中要害的提醒。

由于性质命题是关于意指对象性质陈述的句子，因而为性质判断真假的检验和中西医理论比较提供了可能性。我们可以将中西医理论中有关性质判断的命题分成不同的类别进行比较，并且根据比较的不同情况进行真假检验，有助于促进中西医的结合，丰富人类的医学认识。

第一种情况是中西医具有同一关系的性质命题，这类命题多涉及：①人体肉眼可见的器官性质及其生理功能。例如，中西医都认为心脏为推动血液循环的器官，肾脏为水液代谢的器官，等等。②关于疾病症状陈述的命题，例如《素问·阳明脉解篇》中对狂证的描述生动准确："病甚则弃衣而走，登高而歌，或至不食数日，逾垣上屋，所上之处，皆非其素所能也。"这与西方精神病学对躁狂症、精神分裂等精神障碍的描述基本一致。又如关于肺部感染的症状描写中西医无二致："肺热病者，先渐然厥，起毫毛，恶风寒，舌上黄，身热。"（《素问·刺热篇》）③关于疾病病情发展变化的观察，例如："夫百病者，多以旦慧昼安，夕加夜甚。"（《素问·顺气一日分为四时篇》）是中西医都可以观察到的现象，也是不会有歧义的命题。④关于人性的命题，例如："人之情，莫不恶死而乐生。"（《灵枢·师传》）对于这类性质命题，中西医几乎可以直接互译和引用。

　　第二种情况是中西医具有交叉关系的性质命题，这类命题多涉及：①关于病因的命题，例如中医将一切来自环境的病原体统称为"邪气"（或外邪），所谓"邪气者，虚风之贼伤人也"。（《素问·刺节真邪篇》）中医关于邪气性质的命题与西医关于病原体感染、环境理化因素及气候变化致病的命题是具有交叉关系的。虽然中医这类命题的主项外延较为宽泛，但对邪气伤害人健康的基本性质与西医判断完全一致。中医应当以新的发现完善自己的理论，即使是仍然在使用那个古老的词汇，但也应该注入新的内涵。②关于意志、记忆、思维、心神、情志等精神活动的命题同中有异，例如中医说："所以任物者谓之心，心有所忆谓之意，意之所存谓之志，因志而存变谓之思，因思而远慕谓之虑，因虑而处物谓之智。"（《灵枢·本神》）这类命题的外延有相当部分重合，但中医将七情归属于"志"的命题却与西方将情绪置于生理之上和认知之下的认识不同。对于这类命题，通过比较将有助于新的发现和新的认识，例如肠脑轴的发现和意动心理学的研究表明，所有情绪都有意向性，情绪的产生也与肠道微生物群落的代谢有关，突破了既往心身分离的二元论的认识局限。

　　第三种情况是中医具有而西医完全没有的性质命题，如中医认为："故风者，百病之始也。"（《素问·生气通天论篇》）"风者百病之长也。"（《素问·玉机真藏论篇》）《黄帝内经》中"风"的词频为 520 次，如此高词频的词汇及其相关命题在西医中不仅难以找到对等的词汇与命题，甚至会令人感到十分惊讶。对于这类中医命题，现代中医人应该先要对命题的主项进行还原分析，再对命题的语义进行澄清。在中医文本中，"风"这一词项不仅意指的对象，而且意指的意义都依语境不同而不同，除有时意指外界不正常的气候变化之外，有时只是一种假设和语言的设定，如："风者，阳气也。"（《素问·疟论篇》）在很多语境下，基于"风者，善行而数变"（《素问·风论篇》）的特点，是对许多不同的疾病状况的比喻，如："夫风之与疟也，相似同类。"（《素问·疟论篇》）又如："肝风之状，多汗恶风，善悲，色微苍，嗌干善怒，时憎女子，诊在目下，其色青。脾风之状，多汗恶风，身体怠惰，四支不欲动，色薄微黄，不嗜食，诊在鼻上，其色黄。"（《素问·风论篇》）等等。事实上，中医经典原创者已经看出了"风"这个词项所承载意指的东西太多，以至于出现了语义过载的状况，如："风之伤人也，或为寒热，或为热中，或为寒中，或为疠风，或为偏枯，或为风也，其病各异，其名不同。"（《素问·风论篇》）对于这种情况，可以以解构和重建的方式推动中医性质命题的新发展。

　　第四种情况是中医有独特的命题而西医则完全没有相应的命题，但经过比较和新的解释，现代医学应该可以接受中医的这些命题或从中受到发展的启迪，例如中医说："百病之生，皆有虚实。"并解释道："有者为实，无者为虚。"（《素问·调经论篇》）如果我们将"虚"解释为免疫能力下降，将"实"解释为有害病原体侵入的话，那么，现代医学不仅可以接受中医的这个命题，而且可以从中获得治疗疾病应该采取扶正祛邪治疗原则的启迪。这些命题也许蕴含着值得现代中医挖掘的中医药智慧。

如何检验中医命题的真假，可能有两种不同的思路，一是按照美国哲学家蒯因提出的方法，他主张从行为主义的立场出发，将刺激作用模式看作是对人感知、认知和行为的近侧输入，而命题语句则是对这种刺激的一种认知和行为反应，两者之间具有因果关系。那么，只有某些场合句（occasion sentence）才是直接连接人与外部事物的观察句。因为这些句子可以让观察者对这个语句做出同意或不同意的反应。[①] 换而言之，在观察基础上能做出同意的命题就是真的。但这并不意味着不能被观察证实的命题就是无意义的，因为这些句子还可能是祈使的、命令的、规则的、定义的，或信念的、伦理和价值意义的，而这些语句或命题是不能用真假判断的。二是首先要明白在逻辑世界中，除了有本体论的世界（ontological-worlds），还有想象的世界（imagined-worlds）和任何可能的世界（possible-world），而可能世界是被规定的而不是被发现的。与指称的因果论将指称及其指称的意义都视为是刺激的必然结果，意义是客观的和公共的观点所不同的是现象学的意向理论，按照这种观点，指称和命题的严格性和确定性都依主体的意向性而不同。换而言之，指称是意向性的。当然，这两种思路并非一定要相互排斥，结合起来可做如下理解，即在不同的意向下观察者可以"看到"被规定的不同的世界。

第三节　中医的关系命题

中医学中的关系命题的数量和种类非常多，并且还有不少现代医学完全没有相对应的关系命题。

一、关系命题的性质、结构与种类

关系命题是指陈述两个或多个事物之间关系的简单命题。例如以下命题都是涉及两个事物之间关系的命题，如："心主脉，肺主皮，肝主筋，脾主肉，肾主骨。"（《素问·宣明五气篇》）

关系命题一般由关系、关系项和量项三个部分构成，所谓关系项是在命题中承担关系的意指对象，一般用小写字母表示，如上面所说的心、肝、脾、肺、肾和脉、皮、筋、肉、骨分别属于关系的前后项，有时候前项或后关系项可以为两个或两个以上的

① 内尔森. 命名和指称：语词与对象的关联 [M]. 殷杰，尤洋，译. 上海：上海科技教育出版社，2007：111.

概念，可以依次称为关系一项、关系二项和关系三项等。量项是指表示关系承担者数量的概念，包括全称量项、特称量项和单称量项。关系是指反映前后项之间关系的概念，一般用 R 表示，如上述命题中的"主"，在上述命题中，"主"用作动词，语义为掌管、主持和主导等。

关系命题的一般逻辑式为：

二项关系：a R b。例如："心合小肠。"（《灵枢·本藏》）

三项关系：a^n R b 或 a R b^n。例如："人与天地相参，与日月相应。"（《灵枢·岁露论》）"肾合三焦膀胱。"（《灵枢·本藏》）

关系命题可依据不同的标准进行分类，如按关系的对称性可以分为对称性关系、反对称关系和非对称关系命题；如按关系的传递性进行分类可分为传递关系与非传递关系命题。例举如下。

（1）对称关系命题：a R b 真，b R a 一定真。例如，"用阴和阳，用阳和阴"（《灵枢·五色》）属于对称关系命题。又如，"心应脉"（《灵枢·本藏》）和"今血与气相失"（《素问·调经论篇》）等命题中的前后项亦具有对称关系。

（2）反对称关系命题：a R b 真，b R a 一定假。例如，"甘入于胃"（《灵枢·五味论篇》），胃入于甘为假。又如，"甘胜咸"（《素问·阴阳应象大论篇》），咸胜甘为假。又如，"水气客于大肠"（《素问·气厥论篇》），大肠客于水气为假。

（3）非对称关系：a R b 真，b R a 真假不定。例如："心（a）合小肠（c），小肠者，脉（c）其应。"（《灵枢·本藏》）

（4）传递关系：a R b 真且 b R c 真，a R c 必真。例如，基于下述两个相关命题，可以认为在肺、大肠和皮肤之间具有传递的关系。即"肺合大肠，大肠者，皮其应"（《灵枢·本藏》），"肺生皮毛"（《素问·阴阳应象大论篇》）。

（5）反传递关系：a R b 且 b R c 真，a R c 必假。例如："春胜长夏，长夏胜冬，冬胜夏，夏胜秋，秋胜春，所谓五行时之胜。"（《素问·六节藏象论篇》）

（6）非传递关系：a R b 且 b R c 真，a R c 真假不定。例如："东方生风，风生木，木生酸，酸生肝，肝生筋，筋生心；南方生热，热生火，火生苦，苦生心，心生血，血生脾；中央生湿，湿生土，土生甘，甘生脾，脾生肉，肉生肺；西方生燥，燥生金，金生辛，辛生肺，肺生皮毛，皮毛生肾；北方生寒，寒生水，水生咸，咸生肾，肾生骨髓，髓生肝。"（《素问·阴阳应象大论篇》）

在临床思维中常有因为将非对称关系误当成对称关系而导致的认识错误，例如，AFP 阳性可以提示肝癌，但不能认为所有肝癌患者都必定有 AFP 阳性。又如，病毒感染肺和支气管炎可引起咳嗽，但事实上，有些咳嗽还可由其他脏器的非感染因素引发，因此，不能认为凡咳嗽都是由感染因素引起的，正如中医所说："五藏六府皆令人咳，非独肺也。"（《素问·咳论篇》）

二、中医关系命题的特点与真假检验问题

中医学理论中的关系命题远多于现代医学，尤其是根据五行理论将大量不同的组织器官或不同的事物关联在一起，形成了许多有特质的关系命题，这些中医命题大多在现代医学中找不到对应的命题，不仅可能无法为国外同行所理解，中医这些命题甚至可能被认为是不合理或不科学的。这里分成几种情况进行讨论。

第一种情况是命题涉及人体不同生理系统的组织器官的关联性的内容。包括：①脏器与五官的关系命题，如"肝主目""心主舌""脾主口""肺主鼻""肾主耳"等。②脏器之间或与其他组织的关系命题，如"肝生筋""心生血""脾生肉""肺生皮毛""肾生骨髓"等。由于这类命题中的关系项是清晰的，而且与现代医学完全一致，因此该类命题真假检验可以将重点放在关系项上，通过实验的方式检验这种被称为"主"或"生"的关系是否存在，以及前后关系项是否具有严格的对应关系。例如，在《素问·五藏生成篇》中提出的关系命题："心之合脉也，其荣色也，其主肾也。"过去在西医看来，将心与肾这两个属于不同生理系统的脏器关联在一起是无法理解和接受的，但后来当心房利钠肽（Atrial Natriuretic Polypeptide，ANP）被发现后，中西医在这类不可通约的领域里的对话得到了极大的改善。实验证明，ANP 是由 21~35 个氨基酸残基组成的肽类激素，当心房扩展、血容量增加、血钠离子浓度增高或血管紧张素增多时，将刺激心房肌细胞合成释放 ANP。ANP 主要从减少肾素的分泌，抑制醛固酮的分泌，对抗血管紧张素的缩血管效应，拮抗醛固酮的滞钠离子作用等四个方面影响水纳代谢。看来 ANP 系统与肾素血管紧张素—醛固酮系统共同调节着水纳代谢。

中医的关系命题中还有一种非常特别的现象是：一个器官同时与多个其他的器官、组织或生理现象相关，例如，"肺主鼻""肺主皮""肺主身之皮毛""肺主涕"等，这些都是可加以真假检验的。

第二种情况是命题涉及脏器与情志的关系命题，如："心藏神，肺藏魄，肝藏魂，脾藏意，肾藏精志也。"（《灵枢·九针论》）因为这类关系命题跨越了既往认为的身心边界，这在西方人看来几乎是难以想象的。西方心理学原一直认为，情绪只是由情绪脑所产生，但事实上，新的研究发现，肠道上有由 1 亿多个神经细胞所组成的肠神经系统（Enteric Nervous System，ENS），脑肠之间具有传入和传出双重功能的神经联系；再加上大肠内的 100 万亿个微生物构成肠道菌群所生产的代谢物，可以直接影响中枢神经传导物质（5 - 羟色胺、多巴胺等），于是，原先中西医不可通约的关系命题由于肠脑轴（Brain-Gut Axis）学说的兴起而实现了历史性的对话。有趣的是，早在中国古代汉族中就有百结愁肠、肝肠寸裂、刚肠嫉恶等一系列反映肠道与情绪相关的成语，这不能不说是先于科学研究的直观经验。

第三种情况是关系命题中还有与时间算子相结合等复杂的特征，例如："斯则冬夏二至，阴阳合也；春秋二分，阴阳离也。"（《伤寒论·卷二》）在这种语境下，时间是关系命题为真的必要条件。

由上可见，中医的关系词和关系命题具有以下特点：其一，中医的关系词项远远多于形式逻辑常举例的"大于""小于""在……之上（下）"等常用的关系词，或者说中医学中有"……主……""……生……""……合……""……应……"等西医学中没有的关系词，而这些关系词的含义又大多涉及中国传统文化中更基本的元逻辑设定。其二，关系词常具有成双成对的词组现象，如"相合"与"相离"是一对，例如："天地合气"与"阴阳相离"等。其三，关系词具有相对普遍词项的特点，即一个关系词之适用于对象 x，是相对于另一个对象 y 而言的。例如在中医"人皮应天"这个命题中，关系词"应"在这里适用于关系项"人皮"，是相对于另一个关系项"天"（气候）而言的。因为关系词"应"可以适用于许多对象之间的关系描述，因而也可具有普遍词项的特点。其四，将关系词项应用于单独词项时可以形成复合普遍词项，并因此有助于超越一个单独词项原有的旧的界域。正如蒯因所评论的那样："关系词之应用于其他词项的特别意义在于在我们所谈及的所有简单的预防构造中，它最早开阔了我们的指称视野。"① 简而言之，关系词和关系命题的异常丰富是中医理论辩证法思想在语词和语句层面上的突出特征。

第四节　中医联言、选言与区别命题

为了阐述复杂的疾病现象和完善辨证施治的方案，中医学利用联言、选言和区别命题形式建构了更为复杂的理论命题体系。

一、联言命题的性质、结构与特点

联言命题是陈述两种或两种以上的事物或者性质同时存在的命题。例如："太阳之为病，脉浮，头项强痛而恶寒。"（《伤寒论·卷二》）又如："夫浮而弦者，是肾不足也。"（《素问·示从容论篇》）

联言命题一般由两个或两个以上的支命题和逻辑联结项构成。联言命题的逻辑形

---

① 蒯因. 语词和对象 [M]. 陈启伟，朱锐，张学广，译. 北京：中国人民大学出版社，2005：110.

式一般写成：p 并且 q，或者 p∧q。

p、q 表示联言肢，联言肢也即支命题，为一简单判断。∧ 表示联结项，读作"合取"。其含义是：当且仅当全部的联言肢都真时，联言判断才为真。

在汉语中，联言命题的语言形式多为并列句（并且、和、与），转折复句（虽然……但是……），递进复句（不仅……还……）和连贯复句（……又……）等。

在古代文言中，常会省略一些句子成分，而呈现一种减缩的联言命题形式，例如："肺热者色白而毛败，心热者色赤而络脉溢，肝热者色苍而爪枯，脾热者色黄而肉蠕动；肾热者色黑而齿槁。"（《素问·痿论篇》）经典里用五个短小精悍的联言命题将五脏有热的典型症状群进行了陈述。

一个联言命题的真假取决于两个联言肢同时呈现的情况，只有当所有联言肢都是真的，由其所组成的联言命题才是真的。如果有一个联言肢是假的，那么，由它们所组成的联言命题必然是假的。简而言之，即当且仅当全部的联言肢都为真时，联言判断才为真。例如在下列命题中："伤寒，发热，汗出不解，心下痞硬，呕吐而下利者，大柴胡汤主之。"（《伤寒论·卷四》）该命题可以理解为：只有当且仅当发热等五个症状同时存在时才是运用大柴胡汤的充分条件。事实上，整部《伤寒论》中关于六经病的陈述大多是由若干症状陈述组成的联言命题，而张仲景将病症陈述与相应对症治疗的方剂组成了一个辨证施治系统（例如"太阳病，桂枝证"），于是，这样就为整个联言判断的真假检验提供了一个有利的条件。

联言命题的运算服从以下运算规律：①交换律：p∧q↔q∧p。②结合律：（p∧q）∧r↔p∧（q∧r）。③幂等律：p∧p↔p。

二、选言命题的性质、结构与特点

选言命题是陈述事物多种可能情况中至少存在一种可能情况的复合命题。例如："今世人伤寒，或始不早治，或治不对病，或日数久淹，困乃告医。"（《伤寒论·卷二》）

选言命题由选言肢命题和析取联结词组成，选言命题的逻辑形式一般写成：p 或者 q；p∨q（p 析取 q）。

其中 p 和 q 表示选言肢，为一简单判断；∨ 表示析取联结项，其含义是：当且仅当一个选言肢为真时，选言命题即为真。

依据选言命题选言肢的关系，选言命题可以分为如下几类：

其一为相容性选言命题，在选言命题中，两个或两个以上的选言肢既可以独立存在，又可以同时发生；既可以一真一假，又可以同时为真，它们之间并不互相排斥。例如"人之病，或同时而伤，或易已，或难已"（《灵枢·论痛》）。在汉语中，相容性选言命题的语言形式多为："或……或""可能……也可能""也许……也许"等。

其二为不相容性选言命题，在不相容性选言命题中，各选言肢陈述的对象不可以同真，也不能同时为假，当有且只有一选言肢为真时，不相容选言判断为真。例如"太阳病，或已发热，或未发热"（《伤寒论·卷二》）。发热或未发热只可能出现二选一的状况。不相容性选言命题的语言形式多为："要么……要么""不是……就是"等。

为减少选言命题的应用错误，首先选言肢应尽量穷尽同一事物各种可能性，否则可能遗漏掉唯一真的选言肢。例如，见到一个患者发热，如果医生认为要么是细菌性的，要么是病毒性的，那么，他可能遗漏了发热也可以由过敏因素引起的这个选项。其次，如果医生将感染与非感染病因看作是必须二选一判断的话，那么，他又将相容性选言命题误当成了不相容性选言命题，事实上，感染和过敏也可以同时存在。

从思维取向的角度来看，选言命题反映了一种发散式思维和普遍联系的辩证思维特质，通过中西医比较不难发现，中医的这种选言命题可以给人带来许多启迪，例如在"五藏六府皆令人咳，非独肺也"（《素问·咳论篇》）这一命题中，不仅认为五藏六府的病变都可能引起咳嗽，而且咳嗽还可引起多样化的躯体化症状。事实上，这一命题既符合临床实际观察，也有助于拓宽医生的诊断与治疗思路。

对于中医理论而言，选言命题的真假还需要结合其理论的框架来进行判断，例如在"夫邪之生也，或生于阴，或生于阳"（《素问·调经论篇》）这种情况下并不与现代医学具有可以通约的共识，也不能与陈述现实的选言命题相混淆，因为该命题中的"阴"和"阳"是此在先规定的理论语言框架，并非是一种可以直接断定的事实。

三、区别命题的性质、结构与特点

区别命题是指将意指的对象与其他类似的对象进行区分的命题。[①] 例如："少阴脉弱而涩，弱者微烦，涩者厥逆。"（《伤寒论·卷一》）在这一命题中，前一句为联言命题，后两句为由两个简单的性质命题构成的有区别的命题，这两个命题之间并不是选言肢，而仅仅是陈述两种具有微细区别的特征，所以区别命题往往由肯定和否定命题组合而成。又如："病人身大热，反欲得近衣者，热在皮肤，寒在骨髓也；身大寒，反不欲近衣者，寒在皮肤，热在骨髓也。"（《伤寒论·卷二》）这是医家依据患者在寒或热前提下的衣着状况的行为区别而做出的鉴别诊断，说明中医观察的细致。

区别命题的逻辑形式可写成：$S_i - P_j$，$S_k - P_r$。

依据命题区别对象或特征的差异，区别命题可以分为如下几类：

（1）特称区别命题，即区别的特征属于某类中的一些对象，例如："脉，肥人责

---

① 塔瓦涅茨. 判断及其种类［M］. 宋文坚，麻保安，译. 北京：生活·读书·新知三联书店，1958：131.

浮，瘦人责沉。肥人当沉，今反浮；瘦人当浮，今反沉，故责之。"（《伤寒论·卷一》）上述命题中以人的肥瘦为基准，将反常的脉象从常态脉象中区别开来。

（2）单称区别命题，即区别的特征属于某类中的一个对象，例如："太阳病，发热无汗，反恶寒者，名曰刚痉。"（《伤寒论·卷二》）在上述命题中不仅将表实感寒的刚痉从一般的太阳病证中区分出来，而且从重感于寒的痉病中区分出来。

（3）全称区别命题，即区别的特征属于某类中的每一个对象，例如："脉小弱以涩，谓之久病。脉滑浮而疾者，谓之新病。"（《素问·平人气象论篇》）这一命题适合所有疾病种类的区分。又如："脉病人不病，名曰行尸，以无王气，卒眩仆不识人者，短命则死。人病脉不病，名曰内虚，以无谷神，虽困无苦。"（《伤寒论·卷一》）在上述这个例句中，区别的要点是人的整体状况与脉象的一致或不一致的情况，这一命题是适合所有疾病的每一个对象的。

（4）除外命题，即区别的特征属于某类中除具有某些特点的对象之外的一切对象。在古汉语中，表达"除……外"语义常用"非……"组成句子。例如："故善为脉者，谨察五藏六府，一逆一从，阴阳表里雌雄之纪，藏之心意，合心于精，非其人勿教，非其真勿授，是谓得道。"（《素问·金匮真言论篇》）"故非出入，则无以生长壮老已；非升降，则无以生长化收藏。"（《素问·六微旨大论篇》）

黑格尔认为，区别是关乎同一性本身的本质的环节。当"人们说，两个事物之有区别，在于它们……在于，这就是说，在同一个同样的情况下，在同一的规定根据里。区别是反思的区别，不是实有的他有"[①]。可见，区别命题的发展反映了认知主体对相似或近似事物的区别或鉴别能力，通过中西医比较不难发现，中西医各自的区别能力在不同的层次和领域有所不同，尤其在临床肉眼可观察和能听闻的声音等中观层次上，中医的区别能力及其形成的命题优势十分明显。例如，仅在《黄帝内经》中关于"咳"的症状，其出现的词频为116次，对咳伴随的各类躯体症状描述的概念和命题十分丰富，如"肺咳之状""心咳之状""肝咳之状""脾咳之状""肾咳之状""胃咳之状""胆咳之状""大肠咳状""小肠咳状""膀胱咳状""三焦咳状""喘咳""呕咳""咳则有血""咳而血泄""其动为咳""咳而汗出""咳喘息鸣""咳而衄""咳逆头痛""咳喘有声""呕苦咳哕""咳嗽烦冤""咳动肩背"等。

在脉象、舌象、皮肤色泽观察方面，中医以此为基础形成的区别命题的数量远远多于现代医学，反映了中医临床的细致观察能力，因此，概而言之说中医理论模糊笼统是不符合实际的。

对于中西医在同一认识对象上区别命题的差异，现代中医应该特别加以重视，并仔细开展相关观察研究。区别命题的存在意味着认识主体发现了某些差异，而差异则意味着有真假检验的必要和有潜在新发现的可能。

---

①　黑格尔. 逻辑学：下卷［M］. 杨一之，译. 北京：商务印书馆，1976：37.

第五节　中医假言判断

假言命题是陈述一个事物是另一个事物存在条件的命题。例如，"脱气则仆"（《灵枢·血络论》）就是一个精练的假言命题。假言命题一般由两个支命题和联结项（蕴涵）构成，其中表示条件的支命题称为假言命题的前件，表示依赖条件而成立的支命题称为假言命题的后件。

假言命题的逻辑公式一般为：p→q。

在汉语中，表示一个事物是另一个事物存在的条件的语义时，一般用"如果……则……""只有……才……"等条件复句表示。

依据条件关系的不同情况，假言命题可以分为以下三种类型。

一、充分条件假言命题

充分条件假言命题是指只要有前件就有后件，没有前件也未必没有后件的复合命题。例如："脉气盛而血虚者，刺之则脱气，脱气则仆。"（《灵枢·经水》）"阳气乱则不知人也。"（《素问·厥论篇》）"下虚则厥，下盛则热，上虚则眩，上盛则热痛。"（《灵枢·卫气》）"因而大饮，则气逆。"（《素问·生气通天论篇》）"大怒则形气绝，而血菀于上，使人薄厥。"（《素问·生气通天论篇》）

在充分条件假言命题中，没有前件是否有后件不能被确定，即可能有，也可能没有后件。在汉语中，充分条件假言命题的逻辑联结词常表达为："假使……那么……""倘若……则……""只要……就……""要是……就……""当……便……"等。

充分条件假言命题的表达公式为：如果 p，那么 q。

或者表达为蕴涵式：p→q。

联结符号"→"读作"蕴涵"。

一个充分条件假言命题的真假只有如下几种情况：①前件真，后件也真，命题为真。②前件真，后件假，命题为假。③前件假，后件真，命题为真。④前件假，后件也假，命题为真。

二、必要条件假言命题

必要条件假言命题是指只要没有前件，就一定没有后件；而有前件，不一定有后

件的命题。例如："精神不进，志意不治，故病不可愈。"(《素问·汤液醪醴论篇》)
又如："盖天虚，故邪不能独伤人。"(《灵枢·百病始生》)

在汉语中，必要条件假言命题的逻辑联结词常表达为："只有……才……"。

必要条件假言命题的表达公式为：只有 p，才 q。

或表达为蕴涵式：$\bar{p}→\bar{q}$（如果非 p，则非 q）。

或者表达为：⌐p→⌐q（如果非 p，则非 q）。

或者表达为：p←q。

联结符号"←"读作"逆蕴涵"。

一个必要条件假言命题的真假有如下几种情况：①前件真，后件也真，命题为真。②前件真，后件假，命题为真。③前件假，后件真，命题为假。④前件假，后件也假，命题为真。

中医病机理论中的必要条件假言命题十分丰富，如："阴胜则阳病，阳胜则阴病。阳胜则热，阴胜则寒。重寒则热，重热则寒。风胜则动，热胜则肿，燥胜则干，寒胜则浮，湿胜则濡写。""清气在下，则生飧泄；浊气在上，则生䐜胀。此阴阳反作，病之逆从也。"(《素问·阴阳应象大论篇》)等等。因为这些命题就是中医在临床分析中的思维法则，因此，基于这些命题开展的实验和临床验证性研究应具有重要的意义。

三、充分必要条件假言命题

充分必要条件假言命题是指有前件就有后件，没有前件就一定没有后件的命题。例如，关于中医病机的命题："邪气盛则实，精气夺则虚。"(《素问·通评虚实论篇》)又如："故天之邪气，感则害人五藏；水谷之寒热，感则害于六府；地之湿气，感则害皮肉筋脉。"(《素问·阴阳应象大论篇》)还有关于中药治疗的命题："太阳病，项背强几几，无汗，恶风，葛根汤主之。"(《伤寒论·卷三》)

充分必要条件假言命题的表达公式为：如果 p 则 q，且只有 p 才 q。

或表达为蕴涵式：p↔q（p 当且仅当 q）。

联结符号"↔"读作"等值"。

一个充分必要条件假言命题的真假有如下几种情况：①前件真，后件也真，命题为真。②前件真，后件假，命题为假。③前件假，后件真，命题为假。④前件假，后件也假，命题为真。

综合来看，在所有假言命题中最常出现的错误是对于不具有条件关系的事物或情况，却当成了假言命题加以判断，以至于形成了虚假判断，例如张仲景假设了以下这样一种仅凭形证相应的现象造成虚假判断的情景："问曰：脉有灾怪，何谓也？师曰：假令人病，脉得太阳，与形证相应，因为作汤。比还送汤如食顷，病人乃大吐，若下利，腹中痛。"(《伤寒论·卷一》)

在假言命题中，如果混淆了前、后件之间的不同条件关系，也会造成判断不当，或造成判断根据误用。例如，有些人看到血液检验中发现了"类风湿因子"阳性，就以为自己患了类风湿病，这是误将必要条件当成了充分条件。换而言之，没有发现"类风湿因子"阳性，就没有患类风湿是正确的判断，但发现"类风湿因子"阳性时却不能说一定患了类风湿，因为"类风湿因子"并不特异，在其他疾病中也可能出现阳性的情况。又如，当甲胎球蛋白阳性时，有助于肝癌的诊断；但是当甲胎球蛋白阴性时，却并不能排除肝癌的可能，不能误将充分条件当成必要条件。因此，不要为这个似乎是专用的术语所蒙骗。这种在检验指标与被诊断的疾病之间的类似关系在临床医学中非常常见，尤其要加以注意，仔细甄别。

第六节　负命题与多重复合命题

一、负命题

负命题是指由否定某个命题而构成的复合命题。例如："诸方者，众人之方也，非一人之所尽行也。"（《灵枢·病传》）

负命题的表达公式为：$\bar{p}$（并非 p）。

p 可以是一个简单的命题，也可以是一个复合命题。联结项为"–"或"￢"，表示对命题 p 的否定。在汉语中常用"没有、不、勿、未、非、弗、莫、匪、毋、无"等词来表示否定的语义。

基于否定的命题的类型，负命题可以分为如下几种。

第一，联言命题的负命题，即否定一个联言命题的命题。例如："伤寒脉浮，自汗出，小便数，心烦，微误寒，脚挛急，反与桂枝汤，欲攻其表，此误也。"（《伤寒论·卷二》）遇到伤寒上述病症时，依照一般经验，医家会用桂枝汤，可是张仲景认为这是错误的，即否定了这种思维习惯。又如："太阳病，发热恶寒，热多寒少，脉微弱者，此无阳也，不可更汗，宜桂枝二越一汤方。"（《伤寒论·卷二》）在上述例句中，医家一般会依据患者的"发热恶寒，热多寒少，脉微弱"判断为阳盛热证而采用发汗的治法，但张仲景对此加以了否定，并给出了适合的治疗方剂。

"口虽渴而喜热不喜冷者，此非火证。"（清·林之翰《四诊抉微》）这是医家依据患者"口虽渴而喜热不喜冷"这一特征对火证的否定，事实上，上述现象在生活中较为常见，也的确容易被误诊。

负联言命题的真值取决于联言肢的真假，只要其中有一个联言肢是假的，整个联言命题就是假的，那么，联言命题的负命题也即是假的。

联言命题的负命题的表达公式为：并非（q 并且 p）。

或表达为蕴涵式：┌（p∧q）。

依据命题之间的转换关系，联言命题的负命题等值于一个相应的选言命题"非 p 或者非 q"，即 ┌（p∧q）↔ ┌p∨┌q。

第二，相容选言命题的负命题，即否定一个选言命题的命题，例如："正气者，正风也，从一方来，非实风，又非虚风也。"（《灵枢·刺节真邪》）由于选言命题中，只要有一个选言肢是真的，整个选言命题就为真，所以，只有当选言命题的支命题全为假时，其选言命题的负命题才为真。

选言命题的负命题的表达公式为：并非（q 或者 p）。

或表达为蕴涵式：┌（p∨q）。

依据命题之间的转换关系，选言命题的负命题等值于一个相应的联言命题"非 p 并且非 q"，即 ┌（p∨q）↔ ┌p∧┌q。

第三，不相容选言命题的负命题，即否定一个不相容选言命题的命题，例如："非太过，非不及，则至当时，非是者眚也。"（《素问·六元正纪大论篇》）"太过"与"不及"本为不相容的状况，但上述命题对这两种情况都进行了否定，因为还有一个"气至适当其时"的状况。

由于在不相容选言命题中，只有当选言肢仅有一个为真时，整个选言命题才为真；当选言肢同真或同假时，整体选言命题为假。

不相容选言命题负命题的表达公式为：并非（要么 p，要么 q）。

或表达为蕴涵式：┌（p∨q）。

依据命题之间的转换关系，不相容选言命题的负命题等值于一个相应的联言命题"非 p 并且非 q"，即 ┌（p∨q）↔（p∧q）∨（┌p∧┌q）。

第四，充分条件假言命题的负命题，即否定充分条件假言命题的复合命题。例如："若先若后者，血气已尽，其病不可下。"（《素问·离合真邪论篇》）如果在邪气到达之前，或在邪气离去之后再用泻法，这时血气已尽，都是不合适的，本命题表达了对常规充分条件假言命题的否定。这些命题也充分体现了一种基于临床教训的认识。

充分条件假言命题的负命题的表达公式为：并非（如果 p，那么 q）。

或表达为蕴涵式：┌（p→q）。

因为只有当一个充分条件假言命题前件为真，后件为假时，该命题才是假的；而在其余情况下，它都可以为真，所以，充分条件假言命题的负命题的等值命题是一个相应的联言命题：┌（p→q）↔p∧┌q。

第五，必要条件假言命题的负命题，即否定必要条件假言命题的复合命题。例如："凡伤于寒，则为热病；热虽甚，不死。"（《伤寒论·卷二》）上述例句中的前一句为必要条件假言命题，即伤于寒则为热病，而且在"热甚"的情况下，一般习惯性思维自然会很担心有生命危险，但医者却可以断定在这种情况下患者并不会死，即等值于对前一个必要条件假言命题的否定。

必要条件假言命题的负命题的表达公式为：并非（只有 p，才 q）。

或表达为蕴涵式：$\ulcorner（p \leftarrow q）$。

因为只有当一个充分条件假言命题前件为真，后件为假时，该命题才是假的；而在其余情况下，它都可以为真，所以，必要条件假言命题的负命题的等值命题是"非 p 并且 q"：$\ulcorner（p \leftarrow q）\leftrightarrow \ulcorner p \wedge q$。

第六，充分必要条件假言命题的负命题，即否定充分必要条件假言命题的复合命题。充分必要条件假言命题的负命题的表达公式为：并非（当且仅当 p，才 q）。

或表达为蕴涵式：$\ulcorner（p \leftrightarrow q）$。

因为否定一个充分必要条件假言命题就等于断定其前后件的真假有不一致的情况存在，所以，充分必要条件假言命题的负命题的等值命题为"或者（p 并且 q），或者（非 p 并且 q）"，即 $\ulcorner（p \leftrightarrow q）\leftrightarrow（p \wedge \ulcorner q）\vee（\ulcorner p \wedge q）$。

例如："故病久则传化，上下不并，良医弗为。"（《素问·生气通天论篇》）本例句原为充分必要条件假言命题，如果要否定这一假言命题，则需要指出前后件真假不一致的情况存在。事实上，久病不是唯一导致"传化"和"上下不并"的原因，也不是只有"传化"一种可能。又如："太阳病，下之后，其气上冲者，可与桂枝汤。方用前法。若不上冲者，不可与之。"（《伤寒论·卷二》）在上述例句中，前一句为充分条件假言命题句，后一句为必要条件假言命题。

二、多重复合命题

多重复合命题是由联言、选言、假言命题、负命题等复合命题作为肢判断而组合起来的复合命题。依据组合的情况，多重复合命题有以下几种形式。

（一）以联言判断为前件或后件的充分条件假言命题

1. 以联言命题为前件的充分条件假言命题

其命题公式为：$p_1 \wedge p_2 \rightarrow q$。

例如："戴眼反折，瘛疭，其色白，绝汗乃出，出则死矣。""阳明终者，口目动作，善惊妄言，色黄，其上下经盛，不仁，则终矣。"（《素问·诊要经终论篇》）在上述例句中，前件均为充分条件的联言命题。

2. 以联言命题为后件的充分条件假言命题

其命题公式为：$p \rightarrow q_1 \wedge q_2$。

例如："脉色青则寒且痛。"（《灵枢·经脉》）"阴胜则身寒，汗出，身常清，数栗而寒。"(《素问·阴阳应象大论篇》)"故多食咸则脉凝泣而变色；多食苦则皮槁而毛拔；多食辛则筋急而爪枯；多食酸，则肉胝而唇揭；多食甘则骨痛而发落，此五味之所伤也。"(《素问·五藏生成篇》) 这里是一组以联言命题为后件的充分条件假言命题，并且构成了更大的同类命题族群。

3. 以联言命题为前后件的充分条件假言命题

其命题公式为：$p_1 \land p_2 \to q_1 \land q_2$。

"所谓五藏者，藏精气而不泻也，故满而不能实。六府者，传化物而不藏，故实而不能满也。"(《素问·五藏别论篇》) 在上述两个命题中，前件都是关于藏和府的性质特点的联言命题，后件都是关于藏和府的功能表现的联言命题。

(二) 以联言命题为前件或后件的必要条件命题

1. 以联言命题为前件的必要条件命题

其逻辑表达公式为：只有 p_1 并且 p_2，才 q。

其蕴涵式为：$p_1 \land p_2 \to q$。

例如："今时之人不然也，以酒为浆，以妄为常，醉以入房，以欲竭其精，以耗散其真，不知持满，不时御神，务快其心，逆于生乐，起居无节，故半百而衰也。"(《素问·上古天真论篇》) 在上述命题中，"以酒为浆""醉以入房""不知持满""起居无节"应为多种不良生活习惯的选言肢，而并非是同一个人的联言肢，因此，将本命题确定为以选言命题为前件的必要条件命题较为合适。又如："只有做好鼻腔和口腔的清洁卫生，才能预防个体被传染病感染。"

2. 以联言命题为后件的必要条件命题

其逻辑表达公式为：只有 p，才 q_1 并且 q_2。

其蕴涵式为：$p \to q_1 \land q_2$。

例如："民嗜酸而食胕，故其民皆致理而赤色，其病挛痹。"(《素问·异法方宜论篇》) 如果将"民嗜酸而食胕"看成是一种饮食习惯的话，那么，它就是导致"致理而赤色"的体质特点和流行病多"挛痹"的结果的必要条件。又如："只有接种疫苗，才能有效地帮助个人预防传染病和建立阻断传染病传播的群体免疫隔离墙。"

3. 以联言命题为前后件的必要条件命题

其逻辑表达公式为：只有 p_1 并且 p_2，才 q_1 并且 q_2。

其蕴涵式为 $(p_1 \land p_2) \to (q_1 \land q_2)$。

例如："今五藏皆衰，筋骨解堕，天癸尽矣，故发鬓白，身体重，行步不正，而无子耳。"(《素问·上古天真论篇》) 在这个命题中出现"五藏皆衰""筋骨解堕""天癸尽矣"的联言状况是导致"发鬓白，身体重，行步不正，无子"多种结果的原因。又如："阴阳俱虚，不可更发汗、更下、更吐也。"(《伤寒论·辨太阳病脉证并治法上第五》)

4. 以联言命题为前件的负命题

例如："伤寒，脉微而厥，至七八日，肤冷，其人躁，无暂安时者，此为藏厥，非为蛔厥也。"（《伤寒论·辨厥阴病脉证并治第十二》）

（三）以选言命题为前件或后件的假言命题

1. 以选言命题为前件的充分假言命题

其逻辑表达公式为：如果 p_1 或者 p_2，才 q。

其蕴涵式为 $(p_1 \lor p_2) \to q$。

例如："凡病若发汗、若吐、若下、若亡津液，阴阳自和者，必自愈。"（《伤寒论·卷三》）在上述命题中，汗、吐、下、亡津液是四种可能出现的选项，但只要"阴阳自和"则不用担心，疾病是可以自愈的。又如："卒然外中于寒，若内伤于忧怒，则气上逆，气上逆则六输不通，温气不行，凝血蕴裹而不散，津液涩渗，着而不去，而积皆成矣。"（《灵枢·百病始生》）前件中"外中于寒"或者"内伤于忧怒"是导致后件"气上逆"可能出现的两种情况。

2. 以选言命题为后件的充分假言命题

其逻辑表达公式为：如果 p，才 q_1 或者 q_2。

其蕴涵式为：$p \to q_1 \lor q_2$。

"是故圣人不治已病，治未病，不治已乱，治未乱，此之谓也。"（《素问·四气调神大论篇》）只有圣人一般的医家才能做到在治已病或治未病、治已乱和治未乱之间做出正确的抉择。

3. 以选言命题为前后件的必要条件命题

其命题公式为：$p_1 \lor p_2 \to q_1 \lor q_2$。

例如："病之始起也，可刺而已；其盛，可待衰而已。故因其轻而扬之，因其重而减之，因其衰而彰之。形不足者，温之以气；精不足者，补之以味。其高者，因而越之；其下者，引而竭之；中满者，写之于内；其有邪者，渍形以为汗；其在皮者，汗而发之；其慓悍者，按而收之；其实者，散而写之。"（《素问·阴阳应象大论篇》）病之起始或正盛是两种不相容的选言肢，而"轻而扬之""重而减之""衰而彰之"是治疗时的选言肢。

4. 以选言命题为前件、联言命题为后件的假言命题

其逻辑表达公式为：如果 p_1 或者 p_2，才 q_1 并且 q_2。

其蕴涵式为 $(p_1 \lor p_2) \to (q_1 \land q_2 \land q_n)$。

例如："太阳病，或已发热，或未发热，必恶寒，体痛，呕逆，脉阴阳俱紧者，名曰伤寒。"（《伤寒论·卷二》）

5. 以关系或假言命题为前件的假言命题

在中医学理论中还有许多特殊形式的复合命题，如以关系命题为前件的充分假言命题，例如在"阴平阳秘，精神乃治"（《素问·生气通天论篇》）命题中，"阴平阳秘"的关系是"精神乃治"的前件。

又如以下具有顶真形式的假言命题形式："虚邪之中人也，始于皮肤，皮肤缓则纹理开，开则邪从毛发入，入则抵深，深则毛发立，毛发立则淅然，故皮肤痛。"（《灵枢·百病始生》）上述命题由若干个假言命题相继联结而成，而且前后相邻的两个假言命题又具有充分条件关系，构成了认识主体对事物因果关系链的一种思维形式。

第七节　内涵逻辑

经典形式逻辑只重视概念和命题的外延而不考虑概念和命题的内涵，因此，经典形式逻辑只是一种外延性的逻辑，而这种逻辑与日常生活中人们用自然语言所表达的实际思维过程有相当大的距离，并且会导致出现所谓的蕴涵怪论。例如按《伤寒论》的命题，"若汗出恶寒，身热而不渴者，则为中风"为真。但是如按照古典逻辑的 p→q 的公式（如果……那么……），将上述命题中的"中风"置换为任何其他疾病的概念竟然都是可以成立的，之所以出现这种怪论的原因就在于经典形式逻辑只注意到了概念之间的外延关系，而没有顾及概念之间的内在联系。事实上，经典逻辑的发展不仅割裂了内涵与外延的有机联系，而且远离了自然语言实际运用的情境，忘记了逻辑发源的土壤乃是自然语言。因此，研究内涵逻辑十分必要。

一、内涵逻辑的特点

内涵逻辑的产生不仅源于经典外延逻辑在某些情况下的失效，也归因于逻辑学和哲学家对逻辑内涵与外延关系的重新思考。1892 年，弗雷格在他的《论涵义和指称》一文中最先对概念和命题的涵义（sinn）和指称（bedeutung）做出了明确的区分，他认为名称凭借涵义指称对象，特定指号对应特定的涵义，而特定的涵义对应特定的指称对象，但特定指称对应的不只是一个指号。语句表达的思想是意义，其真值是指称；语句可以有意义而无指称。弗雷格的思想暗示了内涵语义学和内涵逻辑产生的必要性。美国数学家、内涵逻辑的创始人阿隆佐·丘奇（Alonzo Church，1903—1995）在《涵义与指称逻辑的公式表述》一文中第一次提出了一个内涵逻辑系统。后来经过卡尔纳普等学者的进一步探索，内涵逻辑命题的内涵性真值条件逐渐变得清晰起来。

内涵逻辑的特点是相对于外延逻辑而言的，对于经典形式逻辑和集合论的命题演算和谓词演算系统来说，外延性原理是普遍适用的基本原理。所谓外延性原理亦称为可交换性原理。如设 E 是一个语言的表达式，e 是 E 的一个合式部分，如果 e 在 E 中由一个跟 e 具有相同外延的表达式所替换，那么，E 的外延仍保持不变。① 然而，上述原理对于自然语言来说却是一个问题。因为首先对于外延相同而内涵不同的语句之间的替换就不能保持其真值不变；其次不同的陈述句因为谓词的性质不同而造成不同的语境。相对于不考虑语境的外延逻辑而言，内涵逻辑的涵义和指称是基于自然语言的、时间的和任何可能世界的语境。

区分内涵与外延逻辑的主要标准是看命题的谓项。在逻辑学上，一般将"吃""喝""打"等这些关注外延的谓词称为外延性谓词，对于以专名、定摹状词或谓词的外延作为命题或语句外延的称之为外延语境，在这种情况下外延性原理起作用；而将"知道""认识""了解""相信"等这些关注内涵的谓词称为内涵性谓词，对于以定摹状词的内涵作为命题或语句外延的称之为内涵语境，这时外延性原理就失效了。因此，当命题的谓词是内涵性的时候，如果将外延相同而内涵不同的词项做任意替换就可能产生悖论，而当谓词是外延性的时候，则不会产生悖论。例如，在一阶谓词逻辑中，下列命题成立：f（s）＝f（t）当且仅当 s＝t。但在内涵命题中，这种外延性原则失效了，即 f（s）≠f（t）当且仅当 s＝t。因此，就命题而言，内涵逻辑命题的基本特征是不遵循命题的外延性原则（即替换原则）。内涵逻辑命题的基本特点就是，整个命题的真值与子句的真值无关；在内涵逻辑系统中，对相同指称的表达式做替换后不能保持真值不变。一般而言，凡句子中嵌套有子句的情况大多属于内涵命题。由此可见，外延性原理的局限性正是内涵逻辑（intensional logic）产生的基础。当代内涵逻辑研究正朝向认知科学、计算机科学和人工智能相结合的方向发展。

现在，内涵语义学为内涵逻辑确立了两个基本原则：一是内涵组合性原则，即指复合语句的真值是成分语句真值的函数，复合语句的含义是成分语句真值内涵的函项；二是内涵指称的原则，即由内涵决定外延，命题内涵的作用就是在一个任意的可能世界模型中挑选出一个与真值联系起来的外延的函项。

在形式上，内涵逻辑只是在一阶逻辑基础上增加了模态和情态等内涵算子的命题形式，但相比于经典逻辑只重视命题的外延不同，内涵逻辑不仅重视命题的外延，也重视命题的内涵，以及外延与内涵的转化关系。这不仅扩大了一阶逻辑的范围，而且更加贴近了日常生活语言实际运用的情况。为何相对以形式逻辑为基础建立起来的西医来说，中医学理论无论是从知识形态，还是假说证明等方面一直与西医理论和研究模式相差甚远呢？其中一个很重要的原因就在于中医学理论包含有更多的内涵逻辑语句，如果不基于中医文化内涵的语义分析及其对外延意义的指派或约定，那么，中医学理论的这些非外延性命题就变得无法理解了。

---

① 杨百顺. 现代逻辑启蒙［M］. 北京：中国青年出版社，1989：258.

二、内涵命题的种类与逻辑形式

内涵逻辑就是内涵的形式化发展，即是一种应用内涵和外延算子将一个词项与它在上下文中的具体意义加以区别的逻辑系统。一般用"Op"表示内涵命题，其中"O"表示内涵操作符（intensional operator），"p"表示内涵操作对象（intensional operand）。早期的内涵逻辑研究主要关注内涵概念的语义分析，而现代内涵逻辑分为命题逻辑和谓词逻辑，重点是"以内涵算子为导向"的内涵逻辑的形式语义学结构模型（即语义语法结构模型）的研究。

中医内涵逻辑的形式异常多样丰富，各有其特点，并且其真值条件不一。依据内涵操作符的不同，内涵逻辑可以分为以下几种。

（一）模态逻辑

广义上，模态逻辑（modal logic）可以分为狭义的和广义的模态逻辑。前者是指含有"必然""一定""肯定""可能""也许"等模态词，从必然性或可能性方面考察命题的真假状况的逻辑，故也称为真性模态、真值模态或真势模态。后者是指含有"允许""禁止"等情态词的命题，故被称之为"情态或道义逻辑"（moral logic）。相对于经典逻辑以表达对事态判断的陈述句而言，广义模态逻辑表达的则是人的愿望、责任、义务、知识状况和行为取向的祈使句和命令句。从逻辑形式上来看，模态逻辑其实还是基于经典逻辑扩展而来的逻辑。其逻辑格式为：模态词项＋经典命题或谓词逻辑。

1. 模态逻辑的种类

狭义上的模态命题是反映事物必然性和可能性的命题。依据命题含有模态词的不同，模态命题常分为必然和或然判断两种主要类型。

（1）或然命题。或然命题是指反映的事物可能发生的命题。或然命题又可分为肯定的和否定的可能命题。

①肯定或然命题：是指反映事物情况可能存在或发生的命题。肯定或然命题的表达公式为：s 可能是 p。

其符号表示方式为：◇P。

◇为表示"可能"的模态词符号。

例如，在《素问·上古天真论篇》里说："上古之人，春秋皆度百岁，而动作不衰。"在当时看来，这被认为是一个真的事实；而在现代一些学者看来，这也可能仅仅只是一种可能的传说。

又如用这样的命题形式来预测疾病变化的可能性："正气横倾，淫邪伴衍，血脉传溜，大气入藏，腹痛下淫，可以致死，不可以致生。"（《灵枢·病传》）

②否定或然命题：是指反映事物可能不存在的命题。否定或然命题的表达公式为：s 可能不是 p。

其符号表示方式为：◇ ⌐P。

◇为表示"可能"的模态词符号。

例如："脉逆四时，为不可治。"（《素问·玉机真藏论篇》）

③混合或然命题：有时候将肯定的和否定的或然命题结合起来运用，更有助于全面表达事物发展的多种可能性，或加强不同陈述的对比。例如："脉实大，病久可治；脉悬小坚，病久不可治。"（《素问·通评虚实论篇》）前一个为肯定或然命题，后一个为否定或然命题。

（2）必然判断。必然命题是指反映事物可能必然性的命题。必然命题又可分为肯定的和否定的必然命题两种。

①肯定必然命题：是指反映事物情况必然存在的命题。肯定必然命题的表达公式为：s 必然是 p。

其符号表示方式为：□P。

□为表示"必然"的模态词符号。

例如："冬伤于寒，春必温病。"（《素问·阴阳应象大论篇》）"百病之始生也，必先于皮毛。"（《素问·举痛论篇》）"五藏已败，其色必夭，夭必死矣。"（《素问·三部九候论篇》）"重阴必阳，重阳必阴。"（《素问·阴阳应象大论篇》）"阳中于邪，必发热、头痛、项强、颈挛、腰痛、胫酸。"（《伤寒论·辨脉法第一》）"脉浮、鼻中燥者，必衄也。"（《伤寒论·辨脉法第一》）"脉数者，不可下，下之则必烦，利不止。"（《伤寒论·辨不可下病脉证并治第二十》）

肯定必然命题有时与或然命题结合起来使用，有助于全面阐述必然与偶然的辩证关系，例如："今风寒客于人，使人毫毛毕直，皮肤闭而为热，当是之时，可汗而发也；或痹不仁肿痛，当是之时，可汤熨及火灸刺而去之。"（《素问·玉机真藏论篇》）

中医常用肯定必然命题来表达一些治疗规则或临床操作要求，例如："治病必求于本。"（《素问·阴阳应象大论篇》）"凡治病必察其下，适其脉，观其志意与其病也。"（《素问·五藏别论篇》）"凡刺胸腹者，必避五藏。"（《素问·诊要经终论篇》）"凡刺之法，必候日月星辰四时八正之气，气定乃刺之。"（《素问·八正神明论篇》）"病不许治者，病必不治，治之无功矣。"（《素问·五藏别论篇》）这个命题则表达了一些被充分肯定的临床经验。

②否定必然命题：是反映事物情况必然不存在的命题。否定必然命题的表达公式为：s 必然不是 p。

其符号表示方式为：□ ⌐P。

例如："行治有贤不肖，未必能十全。"（《素问·解精微论篇》）"然其卒发者，不必治于传。"（《素问·玉机真藏论篇》）"三部九候为之原，九针之论，不必存也。"

（《素问·八正神明论篇》）

基于生命现象和疾病现象的复杂性，模态命题或模态判断成为临床医学中运用非常频繁的命题或判断形式。尤其是中医基于五运六气和子午流注的理论，对病情发展和疾病流行趋势的预测尤为关注，并因此形成了许多相关模态命题，例如："冬伤于寒，春必温病。"（《素问·生气通天论篇》）中医还运用模态逻辑形式来区分正常与异常的病证与疾病流行规律，例如："气候亦有应至而不至，或有未应至而至者，或有至而太过者，皆成病气也。""凡时行者，春时应暖，而复反大寒；夏时应大热，而反大凉；秋时应凉，而反大热；冬时应寒，而反大温。"（《伤寒论·伤寒例》）在汉语里，"必须"可呈现主观和客观事物的发展，并作"定要""必定""一定需要"等解释，例如中医发现，当患疟疾出现寒热之证，而且用其他方法治疗都不奏效时："良工不能止，必须其自衰，乃刺之。"（《素问·疟论篇》）

中医学里还使用许多禁止命题作为医生的行为禁忌，亦属于否定必然性命题。例如："不知年之所加，气之盛衰，虚实之所起，不可以为工矣。"（《素问·六节藏象论篇》）

2. 模态逻辑的可能世界问题

一般认为，模态逻辑描述的就是一个可能的世界。从模态逻辑的模型论来看，所谓模态□A 是指："□A 在世界 H 中成立，那么当 A 在所有相对于 H 可能的世界中都成立。类似地，A 是'因果必然的'在世界 H 中成立，当且仅当，A 被个体 a 知道，相信或感知，当且仅当，A 在所有与 a 的知识、信念或知觉相容的世界中都成立。"[①]美国逻辑学家大卫·刘易斯（David K. Lewis，1941—2001）认为，现实世界只是许多世界中的一个，而并不是唯一的一个；虽然每个世界都有其自己的个体域，其与其他世界的个体域不相交，但它们却可以有跨越世界仿本，而且这种仿本关系不受制于世界的同一关系。运用这种方法来看中医理论，其中的不少推理采取的就是这种模态逻辑的替代框架，利用仿本对未知的认识对象进行模态推理。例如在《灵枢·逆顺》中就有这样的模态替代案例，在敌我双方激战的战场上，面对敌强我弱的情况，静观其变的策略是可取的，那么，在机体抵抗病邪的过程中，采取与战场上同样的策略也是可行的。"兵法曰：无迎逢逢之气，无击堂堂之阵。刺法曰：无刺熇熇之热，无刺漉漉之汗，无刺浑浑之脉，无刺病与脉相逆者。"根据这一模态替代的推理，中医由此而得到了如下针刺的原则："上工，刺其未病者也。其次，刺其未盛者也。其次，刺其已衰者也。""下工则反其而行之，刺其方袭者也，与其形之盛者也，与其病之与脉相逆者也。"其经验教训也得益于此，所谓"方其盛也，勿敢毁伤，刺其已衰，事必大昌"。在中医学理论建构中，还可见到许多类似的仿本替代的模态推理，尽管有些较为成功，

---

① 马库斯，等. 可能世界的逻辑［M］. 康宏逵，译. 上海：上海译文出版社，1993：105 - 106.

而有些很不成功。

中医模态命题涉及的可能世界广泛涉及人与天地相参、五脏相关、心身相关、情志之间相关等多个领域，这类命题的真假除其中一部分可以通过临床经验和实验提供论证之外，尚有大量的命题有待于由未来科学的发现提供证据，以至于将来有可能将可能世界的命题转化为真实世界的命题。例如，在《素问·金匮真言论篇》中提出了"五藏应五星"的假设，其中"东方青色，入通于肝……其应四时，上为岁星"，"南方赤色，入通于心……其应四时，上为荧惑星"，"中央黄色，入通于脾……其应四时，上为镇星"，"西方白色，入通于肺……其应四时，上为太白星"，"北方黑色，入通于肾……其应四时，上为辰星"。相比于我们略知日月对人的影响的知识而言，这些遥远星辰对人类究竟有无影响我们几乎一无所知，但无论如何，这是一种可能世界的事件。类似地，现代科学仍然没有清晰解释的有关人与环境的许多关系都被中医作为猜想提了出来，例如，以下在西医看来是非常奇怪的跨界的递归："东方生风，风生木，木生酸，酸生肝，肝生筋，筋生心，肝主目。"但如果对上述推理中的概念和命题分别进行语义分析和阐述后，这些递归关系的合理性也是可能存在的。又如以下关于躯体器官与情志、音律、色彩、声音、味觉、五官关系的命题："在藏为肝，在色为苍，在音为角，在声为呼，在变动为握，在窍为目，在味为酸，在志为怒。怒伤肝，悲胜怒。"在形式逻辑看来，这些命题是严重违反同异分离等逻辑规则的，但在中医内涵逻辑看来这都是可能的关系。中医对心、肺、脾、肾等藏腑与其他事物关系的认知逻辑都与此类似，这里就不一一赘述了。

逻辑学家们很早就发现，基于现代逻辑学对量词约束作用的重视，因此也很自然地注意到量词与模态逻辑的关系。例如发现必然命题实际上与全称量词对命题的约束功能是非常接近的，也就是说对于一个必然模态命题而言，也就意味着在其所论域中的所有个体都具有这样的性质；反过来说，对于一个被全称量词约束的命题，其中的每一个个体也是必然具有同一性质的。当然，模态词也可以与量词结合起来，构成模态谓词演算。中医学理论中似乎那些具有"凡……""诸……"等具有全称量词的命题可以当成必然模态命题来看待，但是，根据语义分析，中医学的这些命题大多并没有全称量词约束的个体域，而是指一些具有某种属性或症状，或具有某种发展趋势的可能世界，因此，结合语义分析是需要的。例如在下述例句中："凡积久饮酒，未存不成消渴。"（《备急千金要方·消渴》）"凡……"似乎已经将所有长期饮酒的人都纳入其论域，但是否每个有这种饮酒习惯的个体都必然会患消渴病呢？经过语义分析就不难发现，作者想表达的真正语义只是患病的一种可能趋势或大概率的现象，并以此引起人们对这种习惯后果的重视。

（二）道义逻辑

"道义逻辑"亦称为责任逻辑、义务逻辑和规范逻辑，即专门研究包含有"应当"

"必须""允许""禁止""惩罚""命令""责任""承诺"等道义词的命题，探讨其可能存在的逻辑性质。为何道义逻辑会被纳入广义的模态逻辑范畴？这是因为芬兰逻辑学家 G. H. 冯莱特（G. H. von Wright）发现在道义概念"必须/容许"和模态概念"必然/可能"之间存在着意味深长的类似关系。因此，可以借助模态逻辑的方法来建构道义逻辑系统。道义逻辑的一般格式为：道义词＋经典命题或谓词逻辑。

1. 道义逻辑系统的建立

在哲学与逻辑学的发展历史上，亚里士多德第一个将理论的形式推理和实践的行为推理做了区分，并提出了生存在世界上的每一个物种都有其"应该"存在的自然的完美模式，而这种模式是与其生存目的密切相关的。而休谟在《人性论》中也提出了一个从"是"推不出"应该"的著名论断。

1926 年，奥地利逻辑学家恩斯特·马利（Ernst Mally，1879—1944）著有《义务的逻辑：意愿逻辑初步》一书，是第一个试图建立道义逻辑形式系统的哲学家，他认为经典逻辑只是关于制定如何判定正确与错误标准的逻辑，而不适合处理"欲求""应当"这类事态，因此有必要构造一个是对这类事态进行处理的道义逻辑系统，并首次引入了 Op 来表示"p 应当成立"（p ought to be the case）来表示道义逻辑命题，其中"O"表示道义逻辑的算子，他还引入了"u"代表"无条件务须"，马利建立了第一个道义公理系，并且导出了大约 50 个有关"应当"概念的定理。1951 年，芬兰逻辑学家冯莱特在《道义逻辑》一文中基于"应当"和"准许"这对概念的区分，建立了一个有效的具有逻辑形式化的道义模态系统。冯莱特将含有"必然性"和"可能性"的逻辑称为真理论模态，并将含有"义务"和"准许"等道义词的逻辑称为道义逻辑。他认为，其实道义逻辑就是模态逻辑的一个分支，因为一个命题是必然的当且仅当它的否定不是可能的，类似地，一个事态或行为 p 是应当或务须的当且仅当 ~p 不是准许的。准许概念是这个系统的初始道义概念，"p 是准许的"（p is permitted）可记为"Pp"。该系统的公理之一是"准许原则"，可形式化为：$Pp \lor \to P \sim p$，意即对于任何行为 p，或者 p 是准许的，或者 ~p 是准许的；如果 p 是不准许的，它就被称之为禁止的。还有一条公理叫道义论分配原则，可形式化为：$P(p \lor q) \leftrightarrow Pp \lor Pq$。

由此可见，道义逻辑的公理是基于命题逻辑而引入的。

将道义语句形式化之后，便有了所谓的道义逻辑的真理，即"如果一个道义公式对其 P¯ 构件上一切可能的真值分布都有值为真，则它就是一个道义逻辑的真理"[①]。

在形式逻辑中，因逻辑联结词所管辖的复合命题（或变元）数量的不同而可以分为一元、二元和 n 元逻辑。因此，道义逻辑也可以分为一元道义逻辑和二元道义逻辑。一般将前者也称为绝对道义逻辑，后者称之为有条件的道义逻辑。事实上，在各种复

[①]　周祯祥. 道义逻辑：伦理行为和规范的推理理论［M］. 武汉：湖北人民出版社，1999：116.

杂的现实医疗情境下，绝对义务的规范系统是不可取的，但条件义务却是可能的。例如在危重疾病和精神疾病的诊治中将遇到许多左右为难的困境，医者经常只能在患者或医者双方权益的平衡中进行抉择。如果将有条件的准许概念表示为 P（p|r），读作"在环境 r 下，p 是准许的"；或者说，"如果 r 则 a 应当做 p"，那么，条件义务的概念则可定义为：P（p|r）↔P（~p|r）。

由此可以建立一个有条件的义务模态系统。

在道义逻辑中的符号中，一般规定 O 为应该，P 规定为允许，F 规定为禁止的算子。因此，Op 读作"应该 p（或有责任 p，有义务 p，必须 p）"；Pp 读作"允许 p（或可以 p）"；Fp 读作"禁止 p"。

研究道义逻辑的目的就是揭示日常语言中的逻辑结构和道义逻辑中有效推理的标准。

2. 中医道义逻辑的类型

举凡"应该""必须""允许""禁止""正确""错误"这些道义概念是古今中外医学中经常使用的语词，与医疗实践中的道德规范关系密切。例如，在希波克拉底誓言中就有许多这样的道义词项："我愿尽余之能力与判断力所及，遵守为病家谋利益之信条，并检束一切堕落及害人行为……"其中就表达了意愿、决心意志、义务责任和禁止行为等伦理道德要求。

传统中医学不仅将医学定义为一种仁术，而且将掌握医术看成是儒门子弟应该懂得事亲的基本功。中医的道德逻辑关注到了医者和患者的两个方面的情形，这是难能可贵的。因此，在中医经典中涉及医者和患者的应当、责任和义务的道义逻辑的命题比比皆是。

（1）对医者伦理道德的要求或命令。对于医者来说，有仁心道德是行医的基本素养，而且对医者道德伦理的这种要求遍及诊断、治疗、制剂、态度、收费等医疗行为的所有方面。就这类规范医德行为的道德命题来说，通常被认为是传统中医大医精诚的体现，不仅世界普适，也永不过时，应属于"永恒句"，即命题的真值在任何时间地点和对任何说话人都是为真的，如孔子提出的"己所不欲，勿施于人"就是一个接近这种理想状况的道义命题。中医对医者的伦理道德要求具体清晰，可以实际操作和方便评价，例如《素问·疏五过论篇》中所说的"五过""四德"等。

（2）中医学理论中的祈使句。中医学中还有一些貌似经验或理论的命题实际可能只是道义逻辑命题，例如《素问·上古天真论篇》中说："上古之人，其知道者，法于阴阳，和于术数，食饮有节，起居有常，不妄作劳，故能形与神俱，而尽终其天年，度百岁乃去。"实际上应该是一个希望或要求百姓如此行为的祈使句（imperative sentence），而不是关于远古的事实描述，因为这很容易证明与考古事实不符合。

（3）对患者的伦理道德要求或禁令。首先，中医不仅将"精坏神去""嗜欲无穷"这些道德稍衰的状况视为导致人类患病的重要原因，也将患者的道德状况认为是疗效判断和疾病发展预后的依据之一，如中医断定"拘于鬼神者，不可与言至德。恶于针石者，不可与言至巧。病不许治者，病必不治，治之无功矣"。（《素问·五藏别论篇》）其次，中医将道德修养看作是养生保健的核心要领，规劝人能做到"淳德全道"，即"嗜欲不能劳其目，淫邪不能惑其心，愚智贤不肖不惧于物"，认为这是实现百岁长寿的必要条件。（《素问·上古天真论篇》）中医还认为在诊疗的过程中，患者有与医者相互配合的义务，认为："病为本，工为标，标本不得，邪气不服。"（《素问·汤液醪醴论篇》）中医早已经意识到，患者才是健康或病患的第一责任人，在诊疗过程中患者应该成为积极参与治疗康复的主体，如果患者对医嘱的依从性不好，就会导致病患难以治愈的情况。

（4）道义词项在自然论域的语用倾向。在中医学里还有一种以"德"的拟人化来评价自然气候变化是否有利于人的健康和有助于疾病流行的语用情况。例如，以"厚德清静""德柔润重淖""上下合德"来比拟有益人类生存的气候，以"暴虐无德""不务其德"等词来形容灾害天气。这种将自然现象拟人化的处理的好处是，可能有助于从人的利益出发来判断气候对人的不同影响，也有助于强调提醒人在气候面前行为选择的可能。

3. 道义谓词行为逻辑和规范逻辑

道义逻辑如何确定其真值条件？如何将其与生活中的道德实践行为相连接？这些都是需要继续探讨的问题。道义逻辑学家设想，如果r是逻辑真理，那么，一个道义上完善的世界就应该与在一个理想世界中 P（p|r）恒为真的状况等值。[①] 通常，道义语句告诉人们的并不是一种事态或事件，而是一种对行动的要求。

相比于静态的性质判断的命题逻辑而言，谓词逻辑更关注动态的行为逻辑或行为语句。冯莱特注意到了行为语句可以分为活动性的行为语句和过程性的行为语句，并发展出一种表示行为逻辑的道义谓词系统，称之为谓词的系统（logic of predication）。所谓活动性的行为语句是指行为主体的行为使得被施加对象发生了某种改变，即"行为主体a在o的情况下实施了一种行为p"，如果用符号表示则为［p］（a，o）。所谓过程性的行为语句是指主体的行为正处在运动的状况之中，即a在o的情况下正在p。例如，在明代张景岳《类经·十二卷·论治类》中有一个关于医者与患者及其家属为了治疗一例精神障碍少妇的行为记载："余尝治一少年姻妇，以热邪乘胃，根据附鬼神，殴詈惊狂，举家恐怖，欲召巫以治，谋之于余。余曰：'不必，余能治之。'因令人高声先导，首慑其气，余即整容，随而突入。病者褰衣不恭，瞠视相向。余施怒目胜之，面对良久，见其赧生神怯，忽尔潜遁，余益令人索之，惧不敢出。乃进以白虎汤一剂，诸邪悉退。此以威仪胜其亵渎，寒凉胜其邪火也。"[②] 以上案例中的故事生动

① 马库斯，等. 可能世界的逻辑［M］. 康宏逵，译. 上海：上海译文出版社，1993：265.

② 邱鸿钟，梁瑞琼. 传统中医心理案例新解［M］. 广州：暨南大学出版社，2018：125 - 126.

地说明了：医者和患者家属在什么特定的情境下实施了某种看似不道德的应该行为。

逻辑学家还将量词引入道义谓词逻辑之中，有助于解决道义逻辑论域约束和语境语义解释等问题。例如（∀x）OA（x）表示应该如此行为的概念，而（∀x）O~A（x）表示对所有所指的行为的禁止，可见，增加了全称量词以后，其规定的应该或禁止的论域要比单纯的命题逻辑更为精致严谨；而在（∃x）PA（x）这个由存在量词约束的道义谓词逻辑语句中，对有条件的允许的规范也显得更为符合自然语言的实际情况了。例如在上述案例中，这种行为是在某种特殊情况下偶然采用一次的，而不是普遍适用的，因此如果采用存在量词加以约束，这种医疗行为是有知情同意等条件限制的。当然，道义逻辑中量词的辖域有可能是指行为、行为者，也可能指场合与情境等条件，需要根据语义分析来予以确定。

将道义逻辑推广至规范语句范围就可以发展出行为规范逻辑。所谓行为规范可以理解为："如果一个含有道义算子的表达式又由一个谓词或者谓词的合成公式所跟随，这个谓词或者这些谓词指谓的又是普遍性行为，那么这种表达式就可以看成是表达了行为规范。"① 规范性语句（normative sentence）或规范性命题一般由道义算子和行为谓词的公式构成，通常用来表达人类各种行为的规则或表达一个行为命令。这类规范性的命令语句或命题在中医经典中就非常常见，以"禁忌"为例，在《黄帝内经》中就属于一个具有中等词频的语词。如关于医者施针禁忌的命令句："凡刺之禁：新内勿刺，新刺勿内。已醉勿刺，已刺勿醉。新怒勿刺，已刺勿怒。新劳勿刺，已刺勿劳。已饱勿刺，已刺勿饱。已饥勿刺，已刺勿饥。已渴勿刺，已刺勿渴。"（《灵枢·终始》）又如对患者饮食行为的规范命题："禁温食饱食湿地濡衣。""禁寒饮食寒衣。"（《素问·藏气法时论》）"五禁，肝病禁辛，心病禁咸，脾病禁酸，肾病禁甘，肺病禁苦。"（《灵枢·五味》）从形式上看，这些命题属于禁忌命令的道义逻辑性质，但其依据究竟是生活或临床经验的，或是源自文化信念的，我们还尚未清楚。

4. 关于道义逻辑和向真性模态逻辑的归约

道义命题逻辑不仅需要向道义谓词逻辑扩展，而且也应该思考道义逻辑向真性模态逻辑归约的问题，以便于将道德认知和态度层面的"说法"转化为实践层面的判断与道德裁决问题。

基于将真性模态逻辑看成是道义逻辑的基础这一现象，逻辑学家尝试将道义逻辑通过归约变换为等值的真性模态逻辑来解决上述这些问题，以下就是其中的两种归约模式。

（1）归约模式一：Op↔□（~p→S）。在这里，S表示由于违反责任而招致的一种惩罚或制裁的命题常号。该公式可以解读为：义务命题 p 等值于 p 是务须的当且仅

① 周祯祥. 道义逻辑：伦理行为和规范的推理理论［M］. 武汉：湖北人民出版社，1999：298.

当 ~p 蕴涵着制裁 S 这样一个必然模态命题。或者说"p 是禁止的当且仅当它蕴涵着制裁"。于是，按照这一归约模式，准许概念可重新定义为：Pp↔◇（p∧~S）。可见，p 是可准许的，当且仅当它与无惩罚的 S 是相容的。

在中医古代典籍中关于对医者的道德伦理要求中就有这样的范例，即如果医者不履行应尽的义务，则会遭到某些老天的惩罚或报应。这种自然语言中的传统逻辑也在现代法律中被继续沿用，例如医者如果违反了《医师法》和《精神卫生法》等医事法律都会受到相应的法律制裁。

（2）归约模式二：Op↔□（Q→p）。在这里，Q 是一个表示"道德吩咐的事"的命题常号，该公式可以解读为：p 是务须的当且仅当它被道德吩咐的事必然蕴涵。由比较可知，如果 S 等值于 ~Q，那么，上述两个归约模式等值。根据归约模式二，准许概念也可定义为：Pp↔◇（Q∧p）。

在这里，p 是可准许的，当且仅当它与"道德吩咐的事"，即所有务须的事态是相容的。① 例如孙思邈在《大医精诚》中对医者提出的道德要求就包括应做的和不可以做的事，即"凡大医治病，必当安神定志，无欲无求，先发大慈恻隐之心，誓愿普救含灵之苦。若有疾厄来求救者，不得问其贵贱贫富，长幼妍蚩，怨亲善友，华夷愚智，普同一等，皆如至亲之想。亦不得瞻前顾后，自虑吉凶，护惜身命。见彼苦恼，若己有之，深心凄怆。勿避险巇、昼夜寒暑、饥渴疲劳，一心赴救，无作功夫形迹之心"。

（三）时态逻辑

时态逻辑（tense logic or temporal logic），即专门研究包含有"曾经""现在""将来"等跟时间有关的操作符的命题。其逻辑格式为：时间算子 + 经典命题或谓词逻辑。

逻辑学家一般用 G 表示时态算子，读作"it will always be the case that"（将要一直成立）；用 H 表示过去时态算子，读作"it has always been the case that"（曾经一直成立）；用 F 表示将来算子，读作"it will be the case that"（将要成立）。

因时因地因人而异的辨证施治是中医学理论的核心思想，也被认为是个体化精准治疗的最古朴的医学知识形态，因此，时间命题在中医学理论中十分普遍，时态逻辑是中医学理论的重要特质。离开时态就几乎无法开口谈中医。这意味着：中医理论的所有命题的真值与含义都受时间算子的约束。中医不仅认为人的所有生理现象都与四时同步变化，如"五藏应四时，各有收受""四经应四时"，甚至概括出观察规则，即"故非其时则微，当其时则甚也"。（《素问·六节藏象论篇》）也认为养生要"不失四时"，辨证施治和疾病预后也要"知病忌时""谨候其时"。"脉得四时之顺，曰病无

---

① 马库斯，等. 可能世界的逻辑［M］. 康宏逵，译. 上海：上海译文出版社，1993：253－255.

他；脉反四时及不间藏，曰难已。"（《素问·平人气象论篇》）例如下面这些蕴含有时间内涵的短语已经成为中医的习惯常用语，广泛渗透到中医话语体系中而习以为常了，如"四时之气""四时之胜""四时五行""四时阴阳""知病忌时""气至之时""失时反候""四时之脉""邪气时至""阴阳有时""四时为宜""四时之病"等。

然而，有关中医理论的时间命题的合理性尚需要经过解释与论证：一是中医的时间观是与人的立意有关的意向结构，其中昼夜、月相、日运行的黄道周期和九宫八风系统是中医的主要时间尺度，而这一尺度是否适合地球上所有地区？根据狭义相对论，每一个惯性运动观察者都有一个属于自己的时空参考框架。那么，这一原理是否也适合中医建构的时间框架呢？换而言之，时间命题的真假随认知者的宇宙观而转移。二是因果的线性时间并不是我们宇宙中唯一的时间，它也可能是一组同时往不同方向的岔路，或者是循环的。在宇宙的大尺度上，时空在所有方向上应该具有各向同一性，人类可以在任何点或位置上确定一个适合自己需要的时空框架，而中医就是根据日一地关系建构了一种非线性的循环时间观。三是人的生理和病理变化与上述中医所确定的这种时间框架相关的证据何在？是否可以被系统实验验证或证伪？如果相关性能被确认，那么，其相关性的具体机理是怎样的？只要当这些关键点被科学发现证明了，那么，中医时间命题的科学性和真值就自然可以被检验了。

仅与中医处处强调"因时之序"的基本思想相比，西医学的理论基本上是与时间无关的外延性逻辑。当代关于生物钟机理的发现等研究动态可以预言，未来生物学和医学理论的发展将证明中医学的时间命题在总体上是充满睿智和先见之明的。

（四）认知逻辑

认知逻辑（epistemic logic），也称为"认识论逻辑"，狭义上也叫"知道逻辑"（logic of knowledge），即专门研究认知者对认识对象"知道、认可、相信、断定、疑问"等认识问题的命题。虽然知道逻辑被认为是广义模态逻辑的一种，但知道命题表达的是认知主体的一种主观模态，与其他描述客观事物的模态逻辑完全不同。在汉语中，"知"的基本含义是"明了"，如"心彻为知"。（《庄子·外物》）在古代文言中，"知"与"智""识"同义，例如："五藏相音，可以意识。"（《素问·五藏生成篇》）"知"也与"懂得""了解"和"理会"近义，与英文"understand"同义；"道"指道路，后将"知"与"道"合称，指"通晓天地之道"，如"闻一言以贯万物，谓之知道"。（《管子》）"道"也可指认识的道路，与英文"know road"同义；还可指"晓得"，即对某事有所了解和认识，与英文"know""realize"和"be aware of"同义。在知道逻辑中，"知道"主要有两种含义：一指知道"事情如何"的含义，二指"知道事情如何去做"的操作含义。

知道逻辑通常由在经典命题逻辑演算的基础上增加一个知道算子构成。常见引入的知道算子符号为：K。

其逻辑基本形式为：知道、相信等算子＋经典命题或谓词逻辑。

1951 年，冯莱特在《模态逻辑》一书中提出了一个认识模态逻辑，并引进"知道"的模态因子 V，用 Vp 表示命题 p 被知道为真；又引进另一个"不相信"的模态因子 F，将 Fp 定义为 V－p。他认为，V 和 ~F 之间的逻辑关系相当于真值模态逻辑中的□与◇之间的逻辑关系。当代认知逻辑的研究范围包括知识论、信念、人工智能等广泛的认识论议题。

关于"知道"等认知逻辑命题在中医学里也很常见，广泛涉及病因、辨证、疾病预后和治疗等问题何以知之、怎样才知。中医经典文本中有许多关于"不知其道"的追问，以及如何"以知其要"的命题。从知道逻辑来看中医学理论的构成与特点，有如下几个问题尤其需要认真对待和深入研究。

其一，认知逻辑反映"知识"（结果）与知道认知方法（前提）的关系。或者说，获得知识的认识方法是前提，获得的知识是结果，用什么去知道的方法决定了你获得的知识的内容与形式。简而言之，知道的知识是知道方法的函项。如中医说："上工望而知之，中工问而知之，下工脉而知之。"（《伤寒论·平脉法第二》）这就是一个关于如何知道辨证的命题，在这里不仅阐述了如何知的方法，即先有"望""问"和"脉"的辨证操作，才能得到诊断结果的"知之"，而且说明了不同水平的医者具有掌握难度不同方法的能力。美国科学哲学家、新历史主义学派的代表人物达德利·夏佩尔（Dudley Shapere，1928—）基于科学发展史的研究说，我们的确需要一面获得知识，一面认知"知识"是什么，并且需要在学习的过程中学习如何去学习。[①] 我想，认知逻辑的研究是实现这一目标合适的方法。知识的标准因方法而异，而方法又随历史而变。因此，我们对什么是合理的或真的知识的评价必须联系其知道的方法而论。用现象学的观点看，正是由于此在的操作决定了与他物的际会的方式和所发现的存在。

其二，认知逻辑揭示认知的过程。如下面这个否定后件的充分条件假言推理反映了中医通过辨证而对疾病预后进行推理的认知过程："假令病人云，腹内卒痛，病人自坐。师到，脉之，浮而大者，知其差也。何以知之？若里有病者，脉当沉而细，今脉浮大，故知愈也。"（《伤寒论·平脉法第二》）了解中医医者的认知过程应该是学习与继承中医思想中最重要的问题，而当下中医教育却将重点放在了知识结论的识记，而不是在知其道的过程与方法上。《素问·疏五过论篇》中早就指出，如果为医者而不知道，未知决诊，不知病源，不善诊脉，都是医者的重大过失。

其三，知道不等于事实就是那样。"知道"只是认识者的一种主观认知状态，而不是指所认识的客观世界就是如你所以为的那样。但人们常以为自己知道的就是事实真的如此，这是知道逻辑与其他描述客观对象的内涵逻辑的不同之处。例如中医要求医者诊病要"闭户塞牖，系之病者，数问其情，以从其意"。（《素问·移精变气论

---

① 夏佩尔. 理由与求知［M］. 褚平，周文彰，译. 上海：上海译文出版社，2006：198.

篇》）但临床经验证明，医者所问所听来的情与意未必就是真实客观的。例如在《灵枢·贼风》中就记载了一种患者自己并不能自知的病患，表面上"其无所遇邪气，又无怵之所志，卒然而病"，但实际上的病因却在"邪留而未发，志有所恶，及有所慕，血气内乱，两气相搏"的潜意识之中，所以表现出"其所从来者微，视之不见，听而不闻，故似鬼神"的临床表现。由此可见，根据认知的深度，即与客观事实相接近的程度，可以将知道分为几个不同的层次，如上例所述，了解了患者的自述只是知道的第一个层次，而经过分析明了其真正的病因则是知道的第二个层次。

其四，信念不等于知识，也不等于事实。认知逻辑也包括信念命题，虽然接受一种知识等于也接受了一种关于这种知识的信念，但信念（faith）不等值于知识，也不等于事实本身。信念是指个体对事物的判断、观点或看法的信心，是一种认识、情感和意志的复合体，具有相对的稳定性、执着性和个体的差异与多样性。中医学的理论体系里有许多信念命题，例如关于阴阳和五行的公理、虚实、五型人格的理论等。俗语说："信则有，不信则无。"这提示了信念与观察的关系。例如，一个具有"肾虚"信念的人，才会将自己的腰酸乏力解释为"肾虚"，也才会服用"补肾"的中药。任何知识都可能被修正、补充，可以被实验和实践所证实或证伪，但信念不仅可能会终生保持不变，而且会拒绝被检验。如果将知识当成信念会导致迷信，而将信念当成知识则是一种无知。

其五，在中医学理论中的知道逻辑涉及医者和患者两个方面，不仅所知的内容和所知的方式不同，而且所知的意义也不一样，但知道逻辑的本质却一样。例如对于患者或养生者被要求"知七损八益"，而且认为其知与行的效果也可以被自身的健康状况所证实，即认为"知之则强，不知则老"。对于医者，则要求"以我知彼，以表知里"，显然这是一种对认知过程的命令命题；并将"审清浊，而知部分；视喘息，听音声，而知所苦；观权衡规矩，而知病所主；按尺寸，观浮沉滑涩，而知病所生"（《素问·阴阳应象大论篇》）作为一种相关的信念命题。将知道模态逻辑与陈述句的经典逻辑相区分，这对于中医理论的结构分析具有重要的意义。

其六，认知过程与语言结构具有不可分割的联系。如果将中医的理论词汇划分为感知范畴、物质范畴、认知范畴、道义与社会范畴和语言心理范畴等几类进行分析，我们就可以更清楚了解中医理论中哪些语词、命题和推理是关于与感知相关的刺激的事实，而哪些是关于态度、心理与文化信念的观念，因此也才能知道中医与西医理论真正的区别之处何在。

三、中医命题系统结构的特点

依照索绪尔关于语言结构与言说的二分法及其两者的辩证关系来看中医理论的命题结构，可以得到如下结论。

一是中医理论有自己独特的概念意指系统和命题集合。例如就中药处方系统而言，其语言结构的要素有：①扶正祛邪、四气五味、升降浮沉，以及药对等组合规则。②禁忌规则，如十八反等。③炮制与煲煮规则等。④大小方组合规则。而丰富多彩的处方则是表达上述语法规则的言语形式，非常丰富的中药处方遵循相同的语言结构，但有不同的言语组合的差异。

二是中医理论具备西方形式逻辑所确定的简单和复合命题的各种形式。无论是从概念展开的形式，还是从概念之间的关系来看，中医思维完全遵循与西方形式逻辑同样的思维规律，并具有同样的逻辑语言形式，中西医有可以通约和分享的语言结构和话语。

三是中医命题的意义都是由意指作用和词项的值项共同决定的。如果说命题是概念关系的展开的话，那么，依照索绪尔的理论，一个语词的意义只能由于意指关系和值项的双重制约作用才可确定。所谓值项（valeur）是指语言结构中诸多词项的相互位置。可以说，意指作用规定了词项的内质层，而值项则约束了词项的形式层。任何词项在命题中的意义都是这种双重作用综合决定的。例如："太阳常多血少气，少阳常少血多气，阳明常多气多血，少阴常少血多气，厥阴常多血少气，太阴常多气少血，此天之常数。"（《素问·血气形志篇》）在这个命题中，"六经"命题的意义与"血气"的值项密切相关。

四是中医命题的联想方面具有远多于西医的意指意义。索绪尔认为，命题中的各词项关系沿两个方向展开，其中每个展开的方向都对应于两种心理活动的形式：第一种是具有线性组合形式的言语链（或组合轴），即每一个语词都从它与前后的词项中取得其值项；第二种是联想的平面，即每一组语词都在记忆库中引起一种相应的联想轴。显然，语言链是呈现在文字命题上的，而联想轴则是不在场的，需要靠意指的意义才能得到理解。通过对中西医命题的这两个层面的比较不难发现，虽然中医几乎具有形式逻辑都有的命题形式，但是由于古汉语中没有"是"这个固定的形式谓语来链接主语与宾语，所以，中医命题在联想轴方面具有远多于西医的意指意义。由于联想轴的意指意义隐而不显，或者说与隐喻类似，因此，对中医命题的理解尤其容易出现多种阐释的分歧。

五是中医命题的联想场具有自己的文化特点。索绪尔认为，联想轴具有一系列联想场的形式，如中医里所说的各种"天气""地气""肺气""卫气""营气""正气""邪气"等因为语词的字形义的类似而构成一个联想场；而"君""臣""佐""使"则是由于其语义与社会组织结构的类似性而形成一个联想场。类似的联想场在中医学里还有"气海""血海""谷海""髓海""河川"等。

六是中医命题除了直接意指的系统之外，还有涵指的第二系统。其实"判断（或命题）就是在概念本身中建立起来的概念的规定性"，"概念构成判断本质的根据"①。因此，对命题或判断的分析还需要返回到概念的内涵那里去。一个所谓涵指的系统是指一个表达面本身由一个意指系统构成的复合系统。例如，在《素问·玉机真藏论篇》中的这段经文中直接意指与涵指的关系十分明显："脉盛，皮热，腹胀，前后不通，闷瞀，此谓五实。脉细，皮寒，气少，泄利前后，饮食不入，此谓五虚"为直接表达的第一意指系统；而"虚实以决死生，即五实死，五虚死"为涵指系统。涵指系统一般由两个系统组成，第一系统构成直指的表达平面，并且成为第二系统的能指；第二系统构成了涵指平面，涵指本身也是一个包括能指、所指和意指作用的系统，第一、第二系统两者的关系见下图解。其中，E 表示表达平面，C 表示内容平面，R 则表示两个平面之间的关系，ERC 为意指系统的表达式，即有②：

第二系统：　E　　R　　C

第一系统：　E　R　C

命题涵指系统的存在证明了哥德尔不完全性定理在中医命题系统结构中也同样存在，任何一个命题的合理性和有效性解释不仅仅决定于命题本身的形式结构，而且还取决于涵指系统对能指的定义。而这正是中医概念体系套箱结构在命题层面的反映。

从现象学的角度来看，意向作用和意向对象决定了形式逻辑的词项含义与逻辑形式，照此，"每一种形式逻辑的法则都应等价地转换为一种形式本体论的法则。现在被判断的是事态而非判断；是对象而非判断组成项（例如名词的意义），是特征而非谓词意义，等等。我们甚至不再谈真理，判断命题的正当性，而是谈论事态的组成，对象的存在等等"③。可见，中医逻辑的现象学研究有助于我们从纯粹逻辑形式的关注再返回到经验对象的性质和事态存在的反思，让中医逻辑学研究更接此在生活之地气。

① 黑格尔. 逻辑学：下卷［M］. 杨一之，译. 北京：商务印书馆，1976：293.
② 巴尔特. 符号学原理［M］. 李幼蒸，译. 北京：中国人民大学出版社，2008：55.
③ 胡塞尔. 纯粹现象学［M］. 李幼蒸，译. 北京：商务印书馆，1996：354.

第六章　中医的推理论

> 一个逻辑理论可以通过其处理疑难问题的能力而得到检验。在思考逻辑时，头脑中尽量多装难题，这是一种有益的方法，因为解这些难题所要达到的目的与自然科学通过实验达到的目的是一样的。[①]
>
> ——罗素

　　如果说真理就在于客观性和概念或判断的同一，那么，从概念或判断到客观性的同一的过程就需要推理的证明。一个论证的形式就是一个推理。推理不仅是任何一种理论扩展自己的认识功能的途径，也是预见未来的方法。中西医逻辑的差异不仅在概念、命题或判断层面，也表现在证明推理的效用层面。本章基于中西医逻辑比较探讨了中医的推理类型、推理特点，及其各自论证方法的优势与不足。本章研究显示，中医具有西方形式逻辑的演绎与归纳推理的各种形式，尤其在类比推理方面见长，但中医在各种推理系统的形式化上显然滞后于时代的发展。在各种推理形式中从上至下的演绎推理的结论具有必然性。如果说推理的前提是真实的，而且推理是有效的，那么，这种论证就是可靠论证（sound argument）[②]，演绎推理就是

---

① 罗素. 逻辑与知识 [M]. 苑莉均，译. 北京：商务印书馆，1996：57.

② 雷曼. 逻辑的力量 [M]. 杨武金，译. 3 版. 北京：中国人民大学出版社，2010：5.

一种主要关于检验论证的有效性或无效性，以及可靠性的工具。因为演绎的依据都包括在大前提的公理之中，所以演绎推理并不能带来新的知识增长。从下至上的归纳推理检验的往往是各类实验设计的假设的真或假，但从若干个个别到普遍结论的推理也只具有或然性，得到的可能只是一个较好的假设而已，因此，归纳逻辑就是一种关于评价论证强弱的方法。类比同样也只能得到一个弱论证的或然性结论，但它却无处不在，是一个最具有创新活力的思维工具。

第一节　概述

一、推理的结构与分类

推理是指由已知的判断，推出一个新的判断的思维形式。无论是中西医，还是它们其中的任何理论都是从某些基本概念和判断出发，经过一系列推理来证明自己合理性的过程。

对推理逻辑的认识历史悠久。在中国古代，推理相当于"说辩"。中国古代逻辑十分重视"辩说"的作用。《墨子·小取》中将辩说的功能概述如下："夫辩者，将以明是非之分，审治乱之纪，明同异之处，察名实之理，处利害，决嫌疑；焉摹略万物之然，论求群言之比。"邓析将"辩"分为两大类："所谓大辩者，别天地之行，具天下之物，选善退恶，时措其宜，而功立德至矣。""小辩则不然，别言异道，以言相射，以行相伐，使民不知其要，无他故焉，故浅知也。"（《邓析子·无厚篇》）辩说的主要任务是求真，辩说也成为推动逻辑发展的动力。孟子认为，辩，可"正人心，息邪说"（《孟子·滕文公下》）。何谓辩？"辩也者，或谓之是，或谓之非，当者胜也。"（《墨子·经说下》）辨也指辨别和区分，例如在下列语句中："人有精气津液血脉，余意以为一气耳，今乃辨为六名。"（《灵枢·决气》）所谓"说"是指"以说出故"（《墨子·小取》）或论证理由与原因，在《黄帝内经》中，黄帝常以"愿闻其说"的语句请岐伯论证某些观点，如："风之伤人也，或为寒热，或为热中，或为寒中，或为疠风，或为偏枯，或为风也，其病各异，其名不同，或内至五藏六府，不知其解，愿闻其说。"（《素问·风论篇》）

用现代汉语来说，辩说就是证明、反驳与推论。《墨子·大取》很早就明确提出建立论题（立辞）的三个原理，即：其一，"辞以故生"，"故"是指原因、理由和根据，这是指建立论题必须要有充足的理由；其二，"辞以理长"，"理"指道理、条理、效法，是指推理形式必须有效；其三，"辞以类行"，"类"指类别，是指推论必须符合类的关系。荀子在《荀子·正名》中提出的"持之有故，言之成理"简练地表达了中国古代对推理的完整理解。《墨子·小取》提出七种推论的方法：①或，即辩要穷尽论述全部的选言肢，不能出现"不尽"的情况。②假，即假设在"今不然"的前提下进行假言判断。③效，即以法则进行效应评价，合乎法则的则是，不合法则的则非。④譬，即用比喻的方法进行论证。⑤侔，即比较辞句的类比推理或比辞类推。⑥援，即援引对方的类比推理，或称援例类推。⑦推，即归谬式的类比推理，或称归谬类推。① 扬雄（前53—18）认为逻辑辩说应"以五经为法，以事实为尚，以证验为重"，如："君子之言，幽必有验乎明，远必有验乎近，大必有验乎小，微必有验乎著，无验而言之谓妄。"（《法言·问神》）

《墨子·非命上》中还提出了三种论证方法："故言必有三表。何谓三表？子墨子言曰：有本之者，有原之者，有用之者。于何本之？上本之于古者圣王之事。于何原之？下原察百姓耳目之实。于何用之？废以为刑政，观其中国家百姓人民之利。此所谓言有三表也。"日本末木刚博教授认为三表方法与西方演绎、归纳和实验法类似。②

在西方，亚里士多德的《工具论·分析前篇》最早系统地研究了演绎推理形式，他认为，以三段论为代表的演绎推理就是证明的学科。所谓证明或论辩都是在陈述某事物属于或不属于另一事物之后用三段论进行论证的。

任何推理的基本结构都是从一个或 n 个前提推出一个新的结论的思维形式。推理在语言表达上与复句形式相对应，在汉语中，其语句联结词常有："因为……所以……""由于……因此……""既然……就……""……由此可见……"等。

根据不同的划分标准，可以对推理进行不同的分类。根据推理的思维方向，推理分为演绎推理，这是从一般到个别的推理；归纳推理，这是从个别到一般的推理；类比推理，这是从个别到个别的推理。根据前提量的多少，推理可分为直接推理，这是以一个判断作为前提的推理；间接推理，这是以两个或者两个以上的判断作为前提的推理（这也被称为三段论）。根据推理的前提和结论直接的蕴含关系，推理可分为必然推理，即凡前提为真，结论必然为真的推理；或然推理，即前提为真，结论不必然为真的推理。在辩证逻辑看来，以上推理形式因为还只是处于单向思维的阶段，因此都只能视为是初级推理的形式。从逻辑自身发展的轨迹来看，黑格尔说："推论是概念和判断的统一。推论是判断的形式差别已经返回到简单同一性的概念。"③ 推论就是一个由个体性向普遍性判断证明推进的过程，是思维由主观性到客观性的过渡。

推理形式的发展也遵循历史与逻辑相统一的规律，即在不同的历史时期，有不同的推理形式得到较大程度的发展，这也因此导致在不同的历史时期对优势或主导逻辑评价的标准也不尽相同。一般认为，演绎逻辑和类比逻辑发展得最早，甚至达到"无喻则不能言"的依赖地步，而归纳逻辑则是随着近代工业革命和实验方法的兴起得到了较大发展。因此，中医更具有演绎和类比逻辑的特征，西医将归纳法奉为至高无上的逻辑，这是知识历史发展留下的烙印，但我们不应以此划界而缺少理解沟通。

---

① 孙中原. 中国逻辑研究 [M]. 北京：商务印书馆，2006：146.

② 末木刚博. 现代逻辑学问题 [M]. 杜岫石，孙中原，等译. 北京：中国人民大学出版社，1983：4.

③ 黑格尔. 小逻辑 [M]. 贺麟，译. 2版. 北京：商务印书馆，1980：355.

二、推理与意向作用的关系

墨子认为，知识有三个主要来源，即："知：闻，说，亲。"（《墨子·经说上》）"传受之，闻也。方不彰，说也。身观也，亲也。"（《墨子·经说上》）其中"方不彰，说也"就是指从已知到未知的推理中获得的知识。辩说或推理作为人有意从事的一种理性证明、反驳和推论活动，自然也同样受到意向性和文化背景的强烈影响。《墨子·经说上》曰："执所言而意得见，心之辩也。""循所闻而得其意，心之察也。"《荀子·正名》中强调，古人正名的目的是更好地遵循道法："其民莫敢托为奇辞以乱正名，故一于道法，而谨于循令矣。如是则其迹长矣。迹长功成，治之极也。是谨于守名约之功也。""彼正其名，当其辞，以务白其志义者也。彼名辞也者，志义之使也，足以相通，则舍之矣。""辩说也者，心之象道也。心也者，道之工宰也。道也者，治之经理也。心合于道，说合于心，辞合于说。"《吕氏春秋·离谓》中说："听言者，以言观意也。"可见，古人已经认识到在正名、辩说之中，在言语之后投射着说辩者的某种意向性有待于他人的察觉和辨识。辩说什么？即意指的对象。如何辩说？即辩说的理由、途径与方法等意向作用的构造。辩说或推理就是基于概念、判断的基础上，实现意向作用的最后逻辑环节和逻辑形式。

第二节　中医的演绎推理

所谓演绎推理（deductive inference）是指从一般的和普遍性的前提推出个别的和特殊的结论的推理形式。演绎推理具有如下特性：前提蕴含结论，前提与结论之间的联系具有必然性，只要前提为真，推理形式正确，结论就一定为真。从这种意义上说，演绎推理是一种有效论证（valid argument）的逻辑形式。

在日常语言中，演绎推理的前提和结论常有一些指示词有助于我们的识别，例如前提指示者（premise indicators）常见的有：因为、既然、根据、有鉴于、毕竟、事实上等；结论指示者（conclusion indicators）常见的有：所以、因而、故、因此、蕴含、由此可见、可推得等。在自然语言中，条件陈述往往有许多变体，当一个演绎论证的前提和结论具有"如果 p，则 q"的标准形式时，逻辑学家就将其称为良构论证（well-crafted argument）。一般而言，一个良好精心构造的论证就是有效的和可靠的论证，反之，则可能是导致逻辑谬误的形式。

一、中医演绎推理的性质与特点

演绎推理有三段论、直言推理、关系推理、联言推理、选言推理、假言推理、二难推理和模态推理等基本形式。其中三段论是演绎推理的一般形式，由两个含有一个共同项的性质判断做前提，即大前提为一般原理，小前提为所判断的特殊情况，推出一个对某特殊情况做出新的性质判断为结论的推理。

在西方学术界，一般认为数学是最典型的演绎逻辑系统，因为数学的公理、公式的运用以及证明都是运用演绎推理的过程，从这种意义上说，演绎就是一个论证的过程。在科学史上古希腊的数学家欧几里得（Euclid，约前 330—前 275）的《几何原本》是第一本运用亚里士多德三段论演绎法来构建知识体系的范本，他从五条公理出发推导出众多的定理，再用这些定理去推理解决实际问题，这种具有逻辑严密性的研究模式成为以后许多学科模仿的样板。例如巴鲁赫·德·斯宾诺莎（Baruch de Spinoza，1632—1677）的伦理学，艾萨克·牛顿（Isaac Newton，1642—1727）的《自然哲学的数学原理》和经典力学，詹姆斯·克拉克·麦克斯韦（James Clerk Maxwell，1831—1879）的经典电磁理论，阿尔伯特·爱因斯坦（Albert Einstein，1879—1955）的相对论都是成功运用演绎方法的典型。因为演绎的结论已经蕴含在前提的假设或公理之内，所以，演绎推理的主要作用是证明和公理、定理的推演应用与预见。

历代中国学者认为，从总体上来看，中国古代逻辑和中医逻辑具有偏爱演绎推理的大势。近代学者严复（1853—1921）通过对东西方逻辑进行比较后认为："吾国向来为学，偏于外籍（即指演绎推理），而内籍（即指归纳推理）能事极微。"（《名学浅说》）"旧学之所见多无补者，其外籍非不为也，为之又未尝不如清也。"（《穆勒名学·部乙》）在严复看来，中国传统学术向来偏重于演绎推理，而不善于归纳推理。他还以《易经》为例，认为这是运用演绎之法的产物。司马迁曾评论"《易经》本隐而之显，《春秋》推见至隐"。严复进而解释道，所谓"本隐之显者"就是演绎。所以他认为，中国学问主要为演绎之学。事实上，中国诸子百家都关注和阐述过演绎法的基本思想，例如墨子在《墨子·法仪》中提出："天下从事者，不可以无法仪，无法仪而其事能成者无有也。""故百工从事，皆有法所度。"这里所说的"有法所度"就是指演绎的原理或大前提。汉语"故"本义为缘故、原因、有意等，在逻辑学中常表示推论的理由或根据。在《墨子·经说上》中，故有"小故"和"大故"之分，前者是指"有之不必然，无之必不然"，相当于必要条件；后者是指"有之必然，无之必不然"相当于充分必要条件。在《黄帝内经》中，"故"出现的词频为 1 057 次，提示中医推论是很重视演绎论证根据的。

荀子在《荀子·王制》中也提出"以类行杂，以一行万"，从一般到个别的推理原则。朱熹继承了程颐关于"万物之理只是一理"的思想，认为"理同而气异"，提出"理一分殊"之说，认为太极包含着万物之理，万物则分别完整地体现整个太极，他已经认识到了"自下而上"穷理至理的"格物"之法（即归纳法）和"自上而下"的致知之法（即演绎法）的区别。

中国古代的演绎逻辑还突出地表现在象术演绎体系之中。古人认为，"物生而后有象，象生而后有数"，"数出天地之自然也"（宋·李复），"数与道非二本"（南宋·秦九韶），所以，以"先天之数"作为假设的普遍公理进行演绎推理就成为中国古代应用逻辑领域的一个显著特点。

二、中医演绎推理系统

基于中国古代演绎逻辑发展的背景，中医学演绎逻辑的特点也十分明显。中医演绎逻辑体系主要由大前提和小前提两个层次的命题构成，临床医生凭借这大小前提的自由组合而完成各种演绎推理，或用于证明一个新的命题，或用于不同病证的诊断或区别，或用于论争反驳不同的观点，或用于突出强调某些观点。

一般来说，任何演绎系统都必须有一些作为出发点的基本假设或公理，这是作为演绎系统的逻辑限制条件，换而言之，基本假设不同，则所演绎的结果不同，例如欧几里得几何和非欧几何学其基本假设就是完全相反的。因此，从可能世界的意义上说，任何假设的逻辑地位是平等的，也都是有可能成立的。与西方医学以原子、分子、细胞为基本假设建立医学理论体系一样，阴阳、五行、四时之气是中医理论演绎的基本概念，据此，中医学建构了有关人体生理、病理和现象分析，以及指导诊疗行为的基本演绎系统。试析如下。

（一）中医演绎的大前提或公理

中医演绎大前提是指那些充当中医理论建构基本假设的元命题。这些元命题犹如几何学的公理，等值于中医的信念命题，等值于中医的世界观和价值观。换而言之，这些元命题成立，接下来的演绎只要形式正确，结论就是必然的。从逻辑体系的公理特征上看，这些基本的元命题数量不多，但却决定了其他次一级定理的成立。例举如下：

（1）阴阳公理："夫阴阳者，有名而无形，故数之可十，离之可百，散之可千，推之可万，此之谓也。"（《灵枢·阴阳系日月》）

（2）五行公理："天地之间，玄合之内，不离于五，人以名之。"（《灵枢·阴阳二十五人》）

（3）四时公理："春生夏长，秋收冬藏，是气之常也，人亦应之。"（《灵枢·顺气一日分为四时》）"五行有序，四时有分，相顺则治，相逆则乱。"（《灵枢·五乱》）

（4）天人相应公理："人与天地相参也，与日月相应也。"（《灵枢·岁露论》）"人与天地相应。"（《灵枢·邪客》）"与天地相应，与四时相副，人参天地。"（《灵枢·刺节真邪》）

上述几条公理基本上奠定了中医演绎推理大前提的框架，它们之间相互联系的关系可图解，一切生理、病理和诊疗行为的规则都可从中推演出来（见图 6-1）。

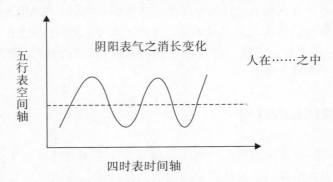

图 6-1　中医阴阳五行元命题关系图解

（二）中医演绎的小前提或定理

定理（theorem）是在一定的逻辑框架下证明为真的命题。一个定理赋予一个给定类的所有元素某种不变的性质与关系。定理来源于公理的推演，也可以来源于信念和假设。在中医学里常表现为在公理之上演绎诊断和治疗原则，以及论证其他命题的小前提或根据。试举例分析如下。

（1）关于阴阳演绎的定理。如用阴阳解释长寿的经验："上古有真人者，提挈天地，把握阴阳，呼吸精气，独立守神，肌肉若一，故能寿敝天地，无有终时，此其道生。"用阴阳解释生育现象："二八，肾气盛，天癸至，精气溢写，阴阳和，故能有子。"（《素问·上古天真论篇》）用阴阳指导诊断："善诊者，察色按脉，先别阴阳。"当然也可以指导治疗方向："阳病治阴，阴病治阳。"（《素问·阴阳应象大论篇》）

（2）关于五行演绎的定理。用于解释四季物候变化和人的情绪来源："天有四时五行，以生长收藏，以生寒暑燥湿风。人有五藏，化五气，以生喜怒悲忧恐。"（《素问·阴阳应象大论篇》）用于解释人的五气、五味与神的关系："天食人以五气，地食人以五味。五气入鼻，藏于心肺，上使五色修明，音声能彰。五味入口，藏于肠胃，味有所藏，以养五气，气和而生，津液相成，神乃自生。"（《素问·六节藏象论篇》）用于诊断："五藏之象，可以类推；五藏相音，可以意识；五色微诊，可以目察。"（《素问·五藏生成篇》）用于病理分析预测："五藏相通，移皆有次，五藏有病，则各传其所胜。""五实死，五虚死。"（《素问·玉机真藏论篇》）《素问·宣明五气篇》汇集了关于五行推演的许多定理：如"五味所入""五气所病""五精所并""五藏所恶""五藏化液""五味所禁""五病所发""五邪所乱""五邪所见""五藏所藏""五藏所主""五劳所伤""五脉应象"等。

（3）关于天人相应演绎的定理。如用以解释不同月相时人的生理和病理变化：以"人与天地相参也，与日月相应也"（《灵枢·岁露论》）为大前提，推理的结论则是

"月始生，则血气始精，卫气始行；月即涉，则血气实，肌肉坚；月即空，则肌肉减，经络虚，卫气去，形独居。是因天时而调气血也"。（《素问·八正神明论篇》）用以解释针灸治疗的定理："刺之有方，得病所始，刺之有理，谨度病端，与时相应，内合于五藏六府，外合于筋骨皮肤。"（《灵枢·寿夭刚柔》）

（4）关于时间演绎的定理。用以判断脉象："脉得四时之顺，曰病无他；脉反四时及不间藏，曰难已。"（《素问·平人气象论篇》）用于指导治疗："四时气之浮沉，参伍相合而调之。"（《素问·八正神明论篇》）四时定理是针刺的禁忌规则："凡此四时刺者，大逆之病，不可不从也，反之，则生乱气相淫病焉。故刺不知四时之经，病之所生，以从为逆，正气内乱，与精相薄。"（《素问·四时刺逆从论篇》）用于指导养生："故智者之养生也，必顺四时而适寒暑，和喜怒而安居处，节阴阳而调刚柔，如是则僻邪不至，长生久视。"（《灵枢·本神》）

三、中医演绎推理的类型

演绎推理有三段论、直言推理、关系推理、联言推理、选言推理、假言推理，以及模态推理和多种复杂的推理形式。事实上，演绎推理的论证形式是重要的，因为只有有效的形式才能保证论证推理的有效性，而无效的推理形式往往导致逻辑谬误，例如在假言推理中，就有与否定后件式相混淆的否定前件谬误（fallacy of denying the antecedent），与肯定前件式相混淆的就有肯定后件谬误（fallacy of denying the consequent）等。

（一）直言推理

所谓直言直接推理是指从一个前提直接推出结论的推理。中医的直言直接演绎推理随处可见，其公式为："……则……""因为……所以……"等。例如中医的治疗规则大多来自直言推理，如："实则泻之，虚则补之。必先去其血脉而后调之，无问其病，以平为期。"至于为何实则泻，虚则补？这一演绎推理的成立不仅与阴阳之说的大前提有关，而且与虚实的定义和"虚实以决死生"的假设有关。中医认为："五实死，五虚死。"何谓实？即"脉盛，皮热，腹胀，前后不通，闷瞀，此谓五实"。何谓虚？即"脉细，皮寒，气少，泄利前后，饮食不入，此谓五虚"。（《素问·玉机真藏论篇》）

在中医经典中还有较为复杂的直言推理形式，例如在下列句子中就是以联言命题为前提的直言推理："今时之人不然也，以酒为浆，以妄为常，醉以入房，以欲竭其精，以耗散其真，不知持满，不时御神，务快其心，逆于生乐，起居无节，故半百而衰也。"（《素问·上古天真论篇》）这是一个以联言判断为前提，推出一个新的直言判断的推理。

（二）直言间接推理

直言间接推理也叫三段论，是以两个直言判断分别为大、小前提，推出其结论的演绎推理形式。在三段论中，依照其中项在前提中的位置不同而构成不同的格和式，而不同的格和式具有不同的逻辑作用。

第一格被称为证明格，其中项在大前提中是主项，在小前提中是谓项，常用以证明某种观点，其论证的方式是先在大前提中指出了关于一类具有的属性，再在小前提中将某些有待说明的事物归到这一类中，因而可以证明这些事物具有大类属性的结论。如以"四时阴阳者，万物之终始也，死生之本也"（《素问·四气调神大论篇》）为大前提，以"人生有形，不离阴阳"（《素问·宝命全形论篇》）为小前提，那么，可以推论出"阴平阳秘，精神乃治，阴阳离散，精气乃绝"（《素问·生气通天论篇》）或"从阴阳而生，逆之则死，从之则治，逆之则乱"（《素问·四气调神大论篇》）这样的结论。通过这一格式的推理可以将中医阴阳公理拓展至养生和治疗等多个领域，并证明这些结论的正确。

第二格被称为诊断格或区别格，其中项在大小前提中都是谓项，其结论是否定的形式，因此，常用来指出事物之间的区别或反驳肯定的命题。如以"阳虚则外寒"（《素问·调经论篇》）为大前提，若被诊断的患者并无肢寒畏冷的症状，则可推论该患者没有阳虚的结论。通过这一格式的推理可实现对疾病性质的诊断或鉴别的目的。

第三格被称为反驳格，其中项在大前提和小前提中都是主项。由于其结论只能得出特称的结论，因此常被用来反驳全称的命题。中医常用这一个推理形式辨析容易混淆的诊断，或反驳错误的判断，例如依据《伤寒论·伤寒例第三》中的原文可以整理出下面的例子：

中医认为，时行之气为"一岁之中，长幼之病多相似者"。所谓时行者是指"春时应暖，而复大寒；夏时应大热，而反大凉；秋时应凉，而反大热；冬时应寒，而反大温。此非其时而有其气，是以此则时行之气也"。（《伤寒论》）而"以辛苦之人，春夏多温热病，皆由冬时触寒所致，非时行之气"。

第四格称为认识格，其中项在大前提中是谓项，在小前提中是主项。常用于澄清对某些事物性质的认识。例如在中医看来，以"有些中药是食物"为大前提，以"所有的食物都是具有某种功效的"为小前提，可以推出结论："所以，有些具有某种功效的物质是中药。"

由于组成三段论的三个判断的质和量的不同而构成的三段论的式，即 A、E、I、O 四种判断在大、小前提和结论中所具有的不同组合形式，但在中医经典的文本中，演绎的大前提或小前提常被省略，可称之为三段论的省略式。例如，当患者出现眩晕的症状时，中医师临床时首先会考虑从肝论治，而"诸风掉眩，皆属于肝"。（《素问·至真要大论篇》）这一大前提已经作为中医习惯思维在不知不觉中被自然省略了。

在科学研究和生活领域的实际应用中，因为组成三段论的三个判断的质和量的不同而可以构成不同形式的三段论的式，常用的有 19 个，还有 5 个弱式；此外，因为大前提或小前提，甚至是其推理的结论的不言而喻，而常有被省略了某一部分的三段论的省略式。由此可见三段论推理形式的丰富多样性。

亚里士多德早就看出，并非所有的格都是完善的和有效的。他说："凡不需要在所陈述的东西以外增加什么，必然的东西便随之产生的明显的三段论，叫做完善的三段论；如果还需要一个或一个以上的命题，这些命题是安排好的名辞的必然推论，但又没有明白说出是充当前提的，这样的三段论是不完善的三段论。"① 亚里士多德还认为，在三段论的所有格中只有第一格是完善的，是知识的首要条件，因为第一格不必依赖其他格，而其他格则要利用第一格才能发展，第一格也是数学和一切研究原因的科学，追寻关于事物本质的知识的证明工具。

（三）关系推理

关系推理是指由一个关系判断的前提推出一个新的关系判断结论的演绎推理。依据前提数量的多少，关系推理可分为直接关系和间接关系推理。前者又可以分为对称关系、反对称关系推理；后者则可以分为传递关系和反传递关系，以及混合关系推理。例如：

（1）对称关系推理。"阳中有阴，阴中有阳。"（《素问·天元纪大论篇》）结构公式为：（aRb）→（bRa）。R 表示对称关系，如 a = b，则 b = a。

（2）反对称关系推理。在中医五行模型中，"木生火"，但火不能生木。结构公式为：（aRb）→（bRa）。R 表示非对称关系。

（3）传递关系推理。例如："木生酸，酸生肝，肝生筋，筋生心。"（《素问·阴阳应象大论篇》）在汉语中，上述语句类型为顶真句。

其结构公式为：（aRb）→（bRc）→（cRd）→（dRe）→（aRe）。

（4）反传递关系推理。例如，"水生木"（aRb），"火生土"（cRd），但"水不生土"（aRd）。

罗素坚持逻辑实证主义的立场，认为存在着由一种关系结合而成的复合体，② 并且可以通过命题的真假来检验关系命题或关系推理中指称词组的意义。例如："如果'aRb'代表'a 对 b 具有关系 R'，那么，当 aRb 是真的时，就有这样一个实体作为 aRb 之间的关系 R；当 aRb 是假的时，就没有这样的实体。"③ 基于罗素关系逻辑的这一标准：一方面，可以设计对中医关系命题真假进行检验的方案；另一方面，如果我们将关系（R）解释为类似"计算"和"相互作用"的话，那么，罗素在这里所说的"实体"的外延则可以扩展到"功能"之类情况的分析上。

---

① 亚里士多德. 工具论［M］. 李匡武，译. 广州：广东人民出版社，1984：93.
②③ 罗素. 逻辑与知识［M］. 苑莉均，译. 北京：商务印书馆，2009：130，65.

（四）联言推理

联言推理是指前提或结论为联言命题，并根据联言命题的逻辑性质而进行推演的演绎推理。它可以分为以下两种形式。

（1）分解式联言推理。其前提是联言判断，而结论为该联言命题的一个联言肢为真的推理。公式为：p 并且 q，所以 p（或 q）。

例如，《伤寒论·辨脉法第一》中有："脉弦而大，弦则为减，大则为芤。"为分解式推理。又如《素问·大奇论篇》中有："肾肝并沉为石水，并浮为风水，并虚为死，并小弦欲惊。"在上面这个例句中，肾肝之脉"并沉""并浮""并虚""并小"均以联言命题作为前提，而"石水"和"风水"则是推演的结论。这一推理形式具有强调重点和区分差异的逻辑作用。

（2）合成式联言推理。即从联言命题的前提推出各个联言肢为真的结论的演绎推理。其公式是：p，q，所以 p 并且 q。

例如："阳并于阴，则阴实而阳虚。"（《素问·疟论篇》）这类推理具有连接不同概念之间的关系，揭示事物间关系的逻辑作用。又如，"上古之人，其知道者，法于阴阳，和于术数，食饮有节，起居有常，不妄作劳"为必须同时具备的联言命题，只有在这样的前提下才能推出"故能形与神俱，而尽终其天年，度百岁乃去"的结论。

（五）选言推理

选言推理是指以选言判断为前提，并依其逻辑特性进行的演绎推理。选言推理一般由两个前提和一个结论所组成。根据组成前提的命题是否皆为选言命题，可分为纯粹选言推理和选言直言推理。根据选言前提各选言肢之间的关系是否为相容关系，又可分为相容的选言推理和不相容的选言推理。

（1）不相容性选言推理是指以不能同真的选言命题为前提的演绎推理。有两种有效的推理形式，即：

一是否定肯定式：前提否定除一个选言肢之外的其余选言肢，结论中则肯定那个没有被否定的选言肢。在这一形式中，前提选言肢必须不同真，亦不同假。其公式为：p 或 q，非 p（或非 q），所以 q（或 p）。

例如在《素问·五藏别论篇》中，黄帝向岐伯提出了关于肠胃的功能解释的选言命题，因为当时对此有两种完全不同，但各自以为是的说法，即"或以肠胃为藏，或以为府"。岐伯对此做了一番论证，他说："夫胃大肠小肠三焦膀胱，此五者，天气之所生也，其气象天，故写而不藏，此受五藏浊气，名曰传化之府，此不能久留，输泻者也。魄门亦为五藏使，水谷不得久藏。所谓五藏者，藏精气而不写也，故满而不能实。六府者，传化物而不藏，故实而不能满也。所以然者，水谷入口，则胃实而肠虚；食下，则肠实而胃虚。故曰：实而不满，满而不实也。"显然，岐伯经过一番推论，支持了以胃肠为府的观点。

194

二是肯定否定式：前提中肯定一个选言肢，结论则否定其余的选言肢。前提中的各选言肢为相容关系，即使肯定其中一个选言肢，但却不能随之否定其他选言肢。其公式为：p 或 q，p（或 q），所以非 q（或非 q）。

例如在《素问·举痛论篇》中就有许多关于心腹痛证的选言命题，其选言肢有：①其痛或卒然而止者，或痛甚不休者。②或痛甚不可按者，或按之而痛止者。③或按之无益者，或喘动应手者。④或心与背相引而痛者，或胁肋与少腹相引而痛者。⑤或腹痛引阴股者，或痛宿昔而成积者。⑥或卒然痛死不知人，有少间复生者。⑦或痛而呕者，或腹痛而后泄者，或痛而闭不通者。以上述选言命题中任何一组为前提，《素问·举痛论篇》中运用演绎推理方式，对选言命题进行了区别性推论，如对疼痛持续时间不同情况的推论是："寒气客于脉外则脉寒，脉寒则缩踡，缩踡则脉绌急，绌急则外引小络，故卒然而痛，得炅则痛立止；因重中于寒，则痛久矣。"又如对痛处是否可按压的情况的推论是："寒气客于经脉之中，与炅气相薄则脉满，满则痛而不可按也。寒气稽留，炅气从上，则脉充大而血气乱，故痛甚不可按也。"如此等等。可见，用选言判断作为前提，用演绎推理作为鉴别论证是中医选言推理的一个特点。

（2）相容性选言推理是指以相容性选言判断作为前提的演绎推理，且只有否定肯定式一种正确的推理形式，相容性选言判断的选言肢可以同真，但不可以同假。即：p 或者 q，非 p，所以 q；或者 p 或者 q，非 q，所以 p。

例如在《难经·十六难》中对心、肝、脾、肺、肾五脏脉的诊断与鉴别诊断有非常典型的选言推理。例如："假令得肝脉，其外证：善洁，面青，善怒；其内证：脐左有动气，按之牢若痛；其病：四肢满，闭淋（癃），溲便难，转筋。有是者肝也，无是者非也。"其中，不仅给出了内证和外证的选言命题，而且给出了裁决选言肢的判断依据。

又如根据《素问·咳论篇》中关于"五藏六府皆令人咳，非独肺也"的命题，当在临床上可以确认患者咳嗽并非由肺部疾病引起时，则可以推论该患者的咳嗽可能由心、肾等其他脏腑病变引发。

（六）假言推理

假言推理是指以假言命题为前提，并依其逻辑特性进行推论的演绎推理形式。假言命题是陈述一事物是另一事物存在条件的命题。

按前提所表达的条件性质，可以将假言推理分为以下三种。

1. 充分条件假言推理

以充分条件为前件，推出结论的演绎推理形式。所谓充分条件是指如果有 p，则必然有 q，而没有 p 时，则不能确定 q 的真假。其公式为：如 p，则 q，p，所以 q。又可分为两种推理形式。

（1）肯定前件式。即肯定前件则必然肯定后件。如中医认为"人以水谷为本，故人绝水谷则死"。（《素问·平人气象论篇》）张三已绝水谷，所以张三会死。在《伤寒论·辨脉法第一》中有一段关于医者发汗不当导致医源性疾病的阐述："阳微则恶寒，阴弱则发热，此医发其汗，令阳气微，又大下之，令阴气弱。"语句的前段是一个充分条件命题，而后段则是一个肯定前件的命题，即对医者发汗不当导致阴阳之气受损结果的肯定。

（2）否定后件式。即否定后件，必然否定前件。如 p，则 q，非 q，所以非 p。例如："伤寒有热，少腹满（p），应小便不利（q）；今反利者（非 q），为有血也，当下之，不可余药，宜抵当丸。"（《伤寒论·辨太阳病脉证并治中第六》）。

2. 必要条件假言推理

以必要条件为前件，推出结论的演绎推理形式。所谓必要条件是指如果没有 p，就必然没有 q，而有了 p，却未必有 q。p 就是 q 的必要条件。其公式为：如 p，则 q，p，所以 q。该推理又可分为两种形式。

（1）否定前件式。否定前件，必否定后件。其公式是：只有 p，才 q，非 p，所以非 q。《伤寒论·辨太阳病脉证并治中第六》中有下列语句："若脉微弱，汗出恶风者，不可服。服之则厥逆，筋惕肉瞤，此为逆也。"如果对该语句进行解构后可以还原为一个否定前件式的必要条件假言推理，即将"若脉微弱，汗出恶风者，服之则厥逆，筋惕肉瞤"当成大前提，将"不可服"当作小前提，那么，可以推论，只要做到"不可服"，就不会出现"厥逆"等严重的后果。

（2）肯定后件式。小前提肯定大前提的后件，结论则肯定大前提的前件。其公式是"只有 p，才 q，q，所以 p"。即肯定后件就要肯定前件。例如根据《伤寒论·辨脉法第一》中的理论："假令寸口脉微，名曰阳不足，阴气上入阳中，则洒淅恶寒也。"如果肯定患者有恶寒的症状，那么就可以认为该患者阳气不足，且阴气上入阳。同理，依据"假令尺脉弱，名曰阴不足，阳气下陷入阴中，则发热也"的命题，如患者发热则可认为阴不足，且"阳气下陷入阴中"。当然，在这里肯定前件只意味着在推理形式上的合理性，与"阴气上入阳"或"阳气下陷入阴中"的内涵或解释无关。

3. 充分必要条件假言推理

这是指以充分必要条件假言命题作为大前提的演绎推理。一个真的充分必要条件假言命题的前件和后件之间，要么同真，要么同假。

充分必要条件假言推理可以分为肯定前件式、肯定后件式、否定前件式和否定后件式几种形式。

（1）肯定前件式。公式为：当且仅当 p，才 q，p，所以 q。《难经·十六难》中的下列语句可以视为是肯定前件和否定前件式的复杂变式："假令得肝脉，其外证：善洁，面青，善怒；其内证：脐左有动气，按之牢若痛；其病：四肢满，闭淋（癃），溲便难，转筋。有是者肝也，无是者非也。"这里以"外证"和"内证"两个假言推理为框架，并以"有是者"作为对前件的肯定，或以"无是者"作为对前件否定的条件，两个条件相并列有助于鉴别诊断。

（2）肯定后件式。公式为：当且仅当 p，才 q，q，所以 p。《伤寒论·辨脉法第一》中的下列语句可以视为是一个涉及辨证施治系列推论的变式："寸口脉浮而紧，浮则为风，紧则为寒。风则伤卫，寒则伤荣。荣卫俱病，骨节烦疼，当发其汗也。"该语句中之前段给出了两个从脉象前件推出后件"风"或"寒"的假言命题，后段则基于对后件肯定的基础上，进一步给出了伤荣、伤卫或荣卫俱伤的推论，最后再给出了相应的治法。

（3）否定前件式。公式为：当且仅当 p，才 q，非 p，所以非 q。如在下列关于用药时要注意因时制宜的语句中，"用热远热，用温远温，用寒远寒，用凉远凉，食宜同法，此其道也"。但是，当天气反常，邪气反胜时就不必依照上述常规了，即"有假者反之，反是者，病之阶也"，或者"有假其气，则无禁也"。（《素问·六元正纪大论篇》）

（4）否定后件式。公式为：当且仅当 p，才 q，非 q，所以非 p。如《伤寒论·辨太阳病脉证并治中第六》中的下列语句可以看成是这一推理变式："阳气内陷，心下因硬，则为结胸，大陷胸汤主之。若不结胸，但头汗出，余处无汗，剂颈而还，小便不利，身必发黄也。"当出现"不结胸"这种否定后件的情况时，前件所指的疾病也被否定。"结胸证，其脉浮大者，不可下，下之则死。""下之"是对"不可下"前件的否定。

4. 假言选言推理

是指以假言命题和选言命题为前提构成的复合推理。

例如《伤寒论·辨阳明病脉证并治法第八》中的下列语句可以视为是一个用假言命题和选言命题组合而成的关于辨证施治的推理："脉实者宜下之；脉浮虚者宜发汗。下之与大承气汤，发汗宜桂枝汤。"该语句中以两个独立的假言命题并列构成选言关系作为或用大承气汤"下之"或用桂枝汤"发汗"的前提。

5. 假言联言推理

假言联言推理是以假言命题和联言命题为前提构成的演绎推理，其中联言肢的数量与假言判断的数量相同。假言联言推理可依结论是直言判断还是联言判断，分为简单式和复杂式；又可依联言前提的联言肢是肯定假言前提的前件还是否定其后件，而分为肯定式和否定式。如复杂肯定式假言联言推理其公式为：如果 p，那么 r，如果 q，那么 s，p 并且 q，所以 r 并且 s。

例如《伤寒论·平脉法第二》中的下列语句可以作为本推理格式的一个变式："寸口脉缓（p）而迟（q），缓（p）则阳气长，其色鲜，其颜光，其声商，毛发长（r）；迟（q）则阴气盛，骨髓生，血满，肌肉紧薄鲜硬（r'）。阴阳相抱，荣卫俱行，刚柔相搏，名曰强也。"其中，"寸口脉缓而迟"为联言大前提，接着给出了两个假言命题作为分解的小前提，当患者寸口脉象满足这两个前提时，则可称之为"强"的健康状况。

在假言推理中，理论上有许多推理形式，但事实上只有一部分推理形式是有效的，而另外一些则是会导致逻辑谬误的推理形式，例如充分假言条件推理的肯定后件式就是一个"形式谬误"（formal fallacy）。但在日常生活中，或者在中西医的论争中，常常还有许多具有明显情感色彩的非形式逻辑谬误（informal fallacies），有学者将其分为三种类型：一是包含不相干的前提的谬误，这是指混淆语义，扩大或缩小概念外延，诉诸权力或权威，诉诸众人，诉诸怜悯，诉诸无知，歪曲对方观点和进行人身攻击等一系列的非形式谬误；二是包含歧义的谬误，如句义含混、构型歧义、合成谬误与分解谬误等；三是包含不当假设的谬误，包括循环论证、虚假二难、诉诸不可靠权威、虚假原因谬误、复杂问语谬误等。① 这些逻辑谬误不仅导致无效论证，也最终导致争论的双方完全无法进行正常的沟通与交流，因此，我们需要提高对这类谬误的识别能力，预防和拒绝它们对正确推理的消极影响。

（七）象数推理

中医理论中有不少源自易经演绎传统的象数推理，依据河图洛书和易经有关阴阳奇偶数的规定，中医有"阴道偶，阳道奇"（《灵枢·根结》）的定理，继而有以1~9的河图成数表示五脏各自阴阳属性及其量之强弱的下述推理，即"其藏肝……其数八"，"其藏心……其数七"，"其藏脾……其数五"，"其藏肺……其数五"，"其藏肾……其数六"。（《素问·五常政大论篇》）又如，以1~3的自然数象征天地人，以及人体各部的划分定位，便可从观察到的五脏六腑生理功能变化而推及代表的意义，所谓："天地之至数，始于一，终于九焉。一者天，二者地，三者人，因而三之，三三者九，以应九野。""故人有三部，部有三候，已决死生，以处百病，以调虚实，而除邪疾。"（《素问·三部九候论篇》）

中医经典中还以象数演绎解释九针之来历，曰："夫一天、二地、三人、四时、五音、六律、七星、八风、九野，身形亦应之，针各有所宜，故曰九针。人皮应天，人肉应地，人脉应人，人筋应时，人声应音，人阴阳合气应律，人齿面目应星，人出如气应风，人九窍三百六十五络应野。故一针皮，二针肉，三针脉，四针筋，五针骨，六针调阴阳，七针益筋，八针除风，九针通九窍，除三百六十五节气，此之谓各有所主也。"（《素问·针解篇》）显然，这些象数推理仅仅只具有整理知识、建构推演系统的作用，而不具有任何证明的功能。

---

① 雷曼. 逻辑的力量［M］. 杨武金，译. 北京：中国人民大学出版社，2010：82-110.

第三节　中医的类比推理

　　类比推理是指依据两类对象之间的某些性质相同或相似，进而推断它们在其他性质上也有可能相同或相似的一种推理形式。在汉语文言中，辟，就是类比推理。辟与譬如、比喻相通，广义上，它们都是类比推理的形式。

一、中医类比推理的性质与特点

　　"类"就是类别，而"比"就是以彼物比此物，所以，类比就是在类与类之间的以熟悉的彼物比（或类推）未知的不熟悉的此物的一种推理方式。《墨子·小取》首次给出了关于类比的定义："辟也者，举他物而以明之也。"西汉时的刘向在《说苑·善说》中也认识到了类推的逻辑作用，即"以其所之谕其所不知而使人知之"。

　　类推的逻辑基础是关于类的认识。在中国逻辑史上，古贤人很早就认识到了明类、知类、参类是类推的前提条件，赋予"类"以重要的逻辑意义，并将类比推理作为重要的论证方法。认识到同类才可以相推，如孟子说："故凡同类者，举相以也。"（《孟子·告子上》）《吕氏春秋·召类》中也有："同类相召，气同则合，声比则应。"基于事物间的同异关系，古人提出了"以类取，以类予"（《墨子·小取》），"以类度类"（《荀子·非相》）和"异类不比"（《墨子·经说下》）等类推原则，而且认识到了类推的或然性质，即"类固不必，可推知也"。（《吕氏春秋·别类》）

　　类推是秦汉时期最普遍流行的方法，著名的辩者惠施甚至说："王使无譬，则不能言矣，今日无譬，则不可矣。"（《如苑·善说》）类推可以作为许多情境下的推理方法，如荀子所说："圣人者，以己度者也。故以人度人，以情度情，以类度类，以说度功，以道观尽，古今一度也。类不悖，虽久同理，故乡乎邪曲而不迷，观乎杂物而不惑，以此度之。"（《荀子·非相》）。

　　"举一反三"（《论语·述而》）、"能近取譬"（《论语·雍也》）和"以类行杂，以一行万"（《荀子·王制》）都是当时哲人关于类推方法的阐述。古今中外，无论是在政治经济、军事和国家治理方面，还是在医学等各个领域，类推一直是一种常用的逻辑推理方法。

　　类的概念是《黄帝内经》《伤寒论》和《神农本草经》等中医经典中最基本的范畴，类推也是中医推理论证的基本方法，认为要"及于比类，通合道理"，"不引比类，是知不明也"。（《素问·示从容论篇》）类比是深入浅出阐明事理的基本方法，在当时如果"不知比类,足以自乱"。(《素问·徵四失论篇》),可见,类推对于理解中医理论的建构和有关辨证施治各种法则的证明的重要性。

二、中医类比推理的类型

类比推理的基本公式是:在 A 和 B 两个具有相似性的对象之间,如对象 A 具有 a、b、c、d 要素或属性,而 B 对象也具有 a、b、c 要素或属性,那么,可以类推对象 B 也可能具有要素或属性 d。

类比推理的原理是对象之间的相似性,而相似性是可以从多方面来进行观察和类比的,因此,在对象之间的类比就可以从多个方面或多个要素来进行,从而可以多种标准对类比进行分类,结构类比、功能类比、性质类比、因果类比是中医里最常见的类型。

(一) 性质类比

性质类比,也称质料类比,是指根据类比物之间在性质上的类似性所进行的类推。例如,中国明代博物学家宋应星在《论气·气势篇》中以投石击水引起的纹浪来类比声音的传播是非常贴切的类比。1655 年,英国博物学家和发明家罗伯特·胡克(Robert Hooke,1635—1703)提出了光是横波的概念,认为光的传播与水波的传播相似;1662 年之后他基于实验,提出了引力和磁力相类似的观点,并提出了行星运动的理论和引力与距离平方成反比的观点。

在中医理论中,"气"是一个词频极高的术语,以"气"组词的名词术语遍及天地人的所有领域,例如,"天气""地气""神气""肺气""寒气""夏气""营气""邪气""气血"等,"气"这一词项之所以能在如此多的领域和语境下通行,其关键就在于其所意指对象都具有质地细微、运动变化多样、形无定状等类似的性质。又如在《素问·金匮真言论篇》中有心类火、肺类金、肝类木、脾类土、肾类水的类比,也是基于五脏与五行在性质上的类似性进行的类比。

又如《灵枢·海论》中以"海"作为本体,对人体身上的气体、津液等液态物质的定位和运动规律进行类比,曰:"人有髓海,有血海,有气海,有水谷之海,凡此四者,以应四海也。"自然界之海与人体气血之海不仅在性质上,而且在结构和功能上都有相似性,类比的目的是从水利之已知推论调节人体之四海生死逆顺之规则。

(二) 结构类比

结构类比是指依据相比较的两类对象在结构上的相似性而进行的类推。医学中的动物实验就是基于人与老鼠、狗、猴等哺乳动物在机体结构上的类似性,因而可以将动物实验所得到的结论类推到人体上去。结构类比也可以在不同性质的两类对象之间进行,例如酒桶与人体胸腔虽然属于性质完全不同的两类对象,但是它们却具有相同的密闭的空腔结构，既然可以使用敲击酒桶的方法来推断酒桶内储存的酒量，那么，同样可以使用这样的方法来推断胸腔内是否有积液等病理情况，这一类比导致了临床叩诊方法的发明。

中医将人的体质强弱比喻为树木木质的不同来阐述"一时遇风，同时得病，其病各异"的道理，《灵枢·五变》曰："请论以比匠人，匠人磨斧斤，砺刀削斫材木。木之阴阳，尚有坚脆，坚者不入，脆者皮弛，至其交节，而缺斤斧焉。夫一木之中，坚脆不同，坚者则刚，脆者易伤，况其材木之不同，皮之厚薄，汁之多少，而各异耶……卒风暴起，则刚脆之木，枝折抌伤。秋霜疾风，则刚脆之木，根摇而叶落。"

跨越不同领域的类似结构进行类比，这是类推最具有优势的逻辑特征，如中医就使用社会建制的结构来说明五脏六腑在机体中的功能定位，即"心者，君主之官也，神明出焉。肺者，相傅之官，治节出焉。肝者，将军之官，谋虑出焉。胆者，中正之官，决断出焉。膻中者，臣使之官，喜乐出焉。脾胃者，仓廪之官，五味出焉。大肠者，传道之官，变化出焉。小肠者，受盛之官，化物出焉。肾者，作强之官，伎巧出焉。三焦者，决渎之官，水道出焉。膀胱者，州都之官，津液藏焉，气化则能出矣"。（《素问·灵兰秘典论篇》）

结构还可以是力量博弈的结构，如《灵枢·逆顺》中将针灸治法与兵法相类比："兵法曰：无迎逢逢之气，无击堂堂之阵。刺法曰：无刺熇熇之热，无刺漉漉之汗，无刺浑浑之脉，无刺病与脉相逆者。"

（三）感知的类比

感知是指人的感觉器官对外界事物的感觉和知觉，感知的类比是指使用大众已经熟悉的感知经验来说明未知的不熟悉的事物的感知。例如脉象是中医手指下对患者寸口脉搏跳动的一种感知觉，尤其难以清晰准确地表述和传授给中医初学者，于是，中医理论原创者运用日常生活中为人所熟悉的一些形象感知来类比脉象，例如下列文本是对五脏脉象的类比。

正常脉象的类比："平心脉来，累累如连珠，如琅玕；平肺脉来，厌厌聂聂，如落榆荚；平肝脉来，软弱招招，如揭长竿末梢；平脾脉来，和柔相离，如鸡践地；平肾脉来，喘喘累累如钩。"（《素问·平人气象论篇》）

病理脉象的类比："真肝脉至，中外急，如循刀刃责责然，如按琴瑟弦……真心脉至，坚而搏，如循薏苡子累累然……真肺脉至，大而虚，如以毛羽中人肤……真肾脉至，搏而绝，如指弹石，辟辟然……真脾脉至，弱而乍数乍疏……"（《素问·玉机真藏论篇》）

感知的类比是中医理论建构中最为特殊的一种类比，这是因为古代中医主要依靠医者的五官来观察和采集患者的疾病信息，不仅需要记录自己的感知经验，还需要将这种经验传授给徒弟和他人，因此，感知类比几乎成为必然的方法。

视觉类比、听觉类比、触觉类比、嗅觉类比在各种文化语言系统中也是很常见的方式。

（四）现象类比

这是指使用熟悉的或看得见的自然或生活现象阐述不熟悉的或看不见的现象。如传染性疾病的病原体肉眼不可见，但对于自然风雨人人都有感知的经验，"邪风之至，疾如风雨"（《素问·阴阳应象大论篇》）就是一个典型的语句。中医根据天人相应的基本信念，将天地之间的现象进行类比就非常常见，如："夫圣人之起度数，必应于天地，故天有宿度，地有经水，人有经脉。天地温和，则经水安静；天寒地冻，则经水凝泣；天暑地热，则经水沸溢；卒风暴起，则经水波涌而陇起。"（《素问·离合真邪论篇》）又如用"圆环"说明五运六气的周期性："五运之始，如环无端。"《素问·六节藏象论篇》将人之精神的易变性类比于风云的现象："神乎神，耳不闻，目明，心开而志先，慧然独悟，口弗能言，俱视独见，适若昏，昭然独明。请言神，若风吹云，故曰神。"（《素问·八正神明论篇》）

在中医文本中有许多有关生活现象的类比，例如在《素问·宝命全形论篇》中就有一个将患者声音变化与弦绝、盐浸现象相类比的例子："夫盐之味咸者，其气令器津泄；弦绝者，其音嘶败；木敷者，其叶发；病深者，其声哕。人有此三者，是谓坏府，毒药无治，短针无取，此皆绝皮伤肉，血气争黑。"哕，即气逆、呕吐时发出的声音。

（五）功能类比

功能类比是指使用已经熟悉的事物功能来阐述不熟悉的事物功能。例如"门"是人类熟知的进入一个空间的出入口，检索《黄帝内经》可以发现其中"门"的词频为50次，属于中等频率的词汇。中医用"门"类比身体内各器官部位的出入口，并衍生出代表所有外来的邪气侵袭人体的状况，例如："客者，邪气也。在门者，邪循正气之所出入也。"（《灵枢·小针解》）又如"风寒客于人"（《素问·玉机真藏论篇》）、"夫邪气之客于身也"（《素问·藏气法时论篇》）、"邪之新客来也"（《素问·离合真邪论篇》）等。

（六）因果类比

因果关系是指根据两个类比对象可能具有同一的因果或函数关系而进行的类比推理。例如在下面这一文本中，依据气温与地面物候变化的因果关系类推人体气血变化的规律："天地温和，则经水安静；天寒地冻，则经水凝泣；天暑地热，则经水沸溢；卒风暴起，则经水波涌而陇起。"（《素问·离合真邪论篇》）在四季分明的中国大地上很容易观察到四季寒暑变化与溪流江河水文活跃程度之间的因果关系，在天人相应的信念支配下，中医基于人体气血与江河水流都为流动之物质的相似性，推论人体气血与气温变化相随的结论。又如中医对月相与人体气血周期变化因果关系的认识亦来源于同样的类比。《素问·八正神明论篇》中说："月始生，则血气始精，卫气始行；月郭满，则血气实，肌肉坚；月郭空，则肌肉减，经络虚，卫气去，形独居。是以因天时而调血气也。"进而，基于这种类比，中医提出了"月生无泻，月满无补，月郭空无治，是谓得时而调之"的治疗原则。

因果类比是一种基于两类事物之间本质联系的相似性进行的推理，因而在类比推理中是一种可靠性较高的推理。

（七）象数与数学类比

象数类比是指依据两类事物之间在数字的象征意义上具有的相似性而进行的推理；而数学类比是指依据两类事物之间在变量的函数关系上具有相似性而进行的推论。象数类比的例子有："天有日月，人有两目。地有九州，人有九窍。天有风雨，人有喜怒。天有雷电，人有音声。天有四时，人有四支。天有五音，人有五藏。天有六律，人有六府。天有冬夏，人有寒热。天有十日，人有手十指。辰有十二，人有足十指茎垂以应之，女子不足二节，以抱人形。天有阴阳，人有夫妻。岁有三百六十五日，人有三百六十五节。"（《灵枢·邪客》）这些类比只是人的象数哲学信念支配下的意识构造，并不具有真假可判断性。

类推可以是关于两事物之间的性质，也可以是量的规定，或者是定性与定量的结合。在现代科学领域，数学类比，即可以与动物实验媲美的数学模拟是理论建构中的重要方法。例如，德国物理学家乔治·西蒙·欧姆（Georg Simon Ohm，1787—1854）在对导线中的电流进行研究的时候从傅立叶发现的热传导规律受到启发，将电流的传导同热传导相类比，认为电流同热量相当，电压与温差相当，而电导与热容量相当，在热传导中的温差、热量和物体的比热有协变关系，那么，电流与电压和电阻之间也存在着类似的协变关系，最后他通过实验证明了这一协变关系，建立了欧姆定律。

研究表明，凡运动轨迹属于稳定性的现象其数学模型为椭圆方程，如日月地球的运行轨道；凡运动轨迹属于周期变化的现象其数学模型为三角函数方程，如太阳在地球表面的日照变化就具有周期性变化。譬如中医所说："故阳气者，一日而主外，平旦人气生，日中而阳气隆，日西而阳气已虚，气门乃闭。"（《素问·生气通天论篇》）"阴中有阴，阳中有阳。平旦至日中，天之阳，阳中之阳也；日中至黄昏，天之阳，阳中之阴也；合夜至鸡鸣，天之阴，阴中之阴也……鸡鸣至平旦，天之阴，阴中之阳也。"（《素问·金匮真言论篇》）显然，对于中医所说的上述阴阳变化可以运用三角函数进行模拟。

三、中医类比推理的格式

中医经典里的各种类比因喻词的不同或出现与否而有不同的格式。类比或可与假言、联言、选言等推理相结合而构成综合类比等推理形式。

1. A 如 C

公式 A 如 C 可以有许多变式，例如，A 且 B 如 C；或者 A 且 B 如 C 等值于 D；或者 A 如 C 则 D 等。

例句："病脾脉来，实而盈数，如鸡举足，曰脾病。"（《素问·平人气象论篇》）前件是联言命题，后件是类比推理；又如对肤色及其意义的类比："青如翠羽者生，赤如鸡冠者生，黄如蟹腹者生，白如豕膏者生，黑如乌羽者生，此五色之见生也。"（《素问·五藏生成篇》）前件是类比命题，后件是假言推理。"如"最早见于金文，本义为顺从，《说文》释义："如，从随也。"后引申为像，如同，在逻辑上可以与"等值"近义。《诗经·王风·采葛》中有："一日不见，如三秋兮。"在《黄帝内经》中，"如"的词频为 562 次，提示"如"是中医类比推理中一个非常多见的联结词。"如"有助于将人的内心感受与一种可见的社会现象相类比："令人心中欲无言，惕惕如人将捕之。"（《素问·诊要经终论篇》）于是，看不见的个人体验转化为一种可以与众人分享的移情体验。

2. A 若 C

例句："凡阴阳之要，阳密乃固，两者不和，若春无秋，若冬无夏，因而和之，是谓圣度。"（《素问·生气通天论篇》）

"若"字始见于甲骨文和金文，像人举手整理头发之态，本义为"顺"，后假借为"象"和"若"，或引申为"及、达到"之义。在《黄帝内经》里"若"的词频为 168 次，提示"若"是中医类比推理中一个较为常见的联结词。如"若日月光影""若风之吹云""若水状""若清水明镜之不失其形也""若鼓之应桴"等。用"若"作为比喻词连接的类比，有助于用形象的事物类比解释抽象的概念。

"若"与"如"的语义接近，可以相互通假，但交互使用有利于克服写作和表达上的重复性。

3. A 譬（如）C

例句："夫病已成而后药之，乱已成而后治之，譬由渴而穿井，斗而铸锥，不亦晚乎。"（《素问·四气调神大论篇》）中医经典里还有"譬坠汤勿""譬以鸿飞""譬如天之无形""譬犹刺也""譬犹渴而穿井""譬如堕溺""譬如天之无形，地之无理"等语，有人称之为取譬法。《说文》释义："譬，谕也。"本义为"打比方"。"譬"常与"如"连言，如《左传·襄公十四年》曰："譬如捕鹿。""以实喻虚"是比喻的基本手法。

譬就是比喻，俗称"打比方"，比喻有助于将陌生的东西变为熟悉的东西，把深奥的道理浅显化，把抽象的事理具体化和形象化。比喻通常有喻体、本体、喻词和喻底四个要素。所谓本体是指等待被阐述的不熟悉的事物（即所不知），而喻体则是借以对本体特征进行形象描述的事物（即已经所知的）；喻词为"如""像"和"好比"等标明比喻关系的联结词；喻底则是指两个不同事物之间的相似性和共同点。基于喻词的出现或不出现，可将比喻分为明喻和隐喻两大类型。明喻使用喻词，喻底彰显于外；隐喻不使用喻词，喻底敛于内。显然，根据这一标准，古汉语中的"譬如"语句都是直喻或明喻。

古人将"譬如"语句的作用说得很明白："譬喻也者，生于直告之不明，故假物之然否以彰之。"（汉·王符《潜夫论·释难》）"以其所知谕汇喻其所不知而使人知之。"（汉·刘向《说苑·善说》）

4．A 是 C

隐喻（metaphor）又称暗喻或简喻，与明喻不同，在隐喻中，"如""像""似""好像"等喻词不再出现，而是直接用"是""就是""成为"等系词将某事物说成是与其相似的另一事物。如中医经典中有："喘而浮，上虚下实，惊，有积气在胸中。"（《素问·五藏生成篇》）"以调其气之虚实，实则泻之，虚则补之。"（《素问·三部九候论篇》）虚与实本指容器的两种不同状况，但被中医引申为一种描述身体和疾病状况的普遍概念。这种用隐喻形式来表达的概念称为隐喻概念（metaphorical concept），而这种以隐喻概念、隐喻命题和推理构成的中医理论无处不在。隐喻与明喻相比，明喻揭示的是本体和喻体的相似关系（resemblance），而隐喻揭示的是本体和喻体的同一关系（identity）。在隐喻中，由于直接使用了"是"等系词，将本体直接说成为喻体，从而在本体和喻体之间发生了一种隐蔽的"语义转化"（transference），并且其喻底要从中推定才可以明晰。当然，在明喻和隐喻之间并没有绝对的界限，隐喻其实就是省略了喻词的明喻，是对本体和喻体之间的高度相似性的充分肯定。随着历史的沉淀，一些隐喻渐渐成为约定俗成的"死喻"（dead metaphors），并归化成为日后人们很难分辨其隐喻本源的普通语汇或命题。借助于隐喻我们可以更快地理解未曾认识的事物。隐喻本质上就是一种经过长期的类比经验后约定俗成的固定的语言格式，因此可以使认知变得更简洁快速和直接。

依据本体和喻体的关系，隐喻的构成形式又可细分为以下几个种类：①本体和喻体为并列关系，如："天有寒暑，人有虚实。"②本体和喻体为偏正修饰关系，如："虚邪者，八正之虚邪气也。"（《素问·八正神明论篇》）"虚邪"概念中，"虚"修饰"邪气"为偏正关系。③本体和喻体为因果或注释关系，例如："邪气盛则实，精气夺则虚。"（《素问·通评虚实论篇》）"邪气盛"解释为实，而"精气夺"解释为虚。④本体和喻体为复指关系，如"气虚者肺虚也"一句中的"气虚"与"肺虚"复指同一状态。

依据本体和喻体的关系，隐喻有许多变式，例如：①转喻（又名换喻），是指一个词或词组被另一个与之有紧密联系的词或词组替换的修辞方法。转喻建立在两类比事物之间时间先后或因果关系的相关性（relevance）或者空间的邻近性（adjacency）或共存关系之上，又可细分为三种：一是用结果替代原因或以原因指结果；二是用使用主体替代使用对象，以手段指主体；三是用实质替代形式。例如用材料币换喻货币，"兵"本指武器，后喻指"军人"等。②提喻，指用部分喻指整体，或用整体喻指部分，或用属喻指种，用种喻指属。如以"水火"代"阴阳"等，通过局部的或个别的事物或具体语境，实现对整体对象的把握。③没有本体而只有喻体的譬喻为借喻，借喻是直接以喻体来代替本体，直接把甲说成乙，本体和喻词都不出现。

四、类比推理的逻辑哲学问题

在形式逻辑看来，与演绎和归纳逻辑相比，类比推理的结论是或然的，有人甚至认为既然类比只是"像"，那么就不可能是真的。于是，类比推理的价值就常常只是限于文学修辞手法的层面，而其逻辑价值就被轻视。直到现代美国认知语言学家乔治·莱可夫（George Lakoff，1941—）进行关于"譬如"的系统研究之后，类比的认知哲学价值才重新引起了哲学和语言学界的重视。

（一）类比的经验基础

在有些人看来，类比只是文学修辞手法，似乎与客观性无关，因此也与逻辑和真理无关。莱可夫认为，人类的所有概念系统几乎都是通过譬如性的类比建构起来的，而喻体的始源性概念（the prime candidates for concepts）则直接来源于人自己的肉身体验。例如，基于人的直立姿势，人便有了以自己为中心参考点的上下、前后等方位概念，进而以这些方位才能建立其他的空间坐标系统。换而言之，通过"以我知彼"的肉体体验，人类可以将非肉体的经验概念化，这也是《黄帝内经》时代的一种主要论证方式。类比推理并不只是文人偏爱的一种简单的文辞修辞方法，而且是人类最原始的以人的直接经验为基础的认识论和方法论。又如转喻概念的基础是人类对相互关联的事物的观察和实践，例如部分代整体、地点代事件、物件代使用者等，那些原本属于个体、社会和精神等不同领域的事物在类比概念化之后却可能变成对等的经验基本类。[①] 例如在下列中医语句中，直接借建筑结构阐述机体结构，我们已经几乎察觉不到其中的譬喻了："会厌是音声之户，悬雍是音声之关。"（《诸病源候论·三十九、风冷失声候》）中医正是通过可明确观察和体验的结构经验来将不太明确的结构或界定的经验概念化。结构性譬如在文化和逻辑上源于日常生活中的成系统的对应经验，例如百姓住房和边关隘口的结构为譬如提供了经验的原型（prototypes）基础，而且凡与这种原型具有相似性的事物都可以使用同类的类比，例如在中医学里还有"气门""命门""神门""生长之门""魄门""痦门""云门""液门""耳门""咽门""子门"等概念，并且将"外门不闭"或"闭塞其门"定义为常见的病理病机，还将"守其门户"或"推阖其门"或"外引其门"作为是临床治疗中非常重要的原则。

莱可夫还认为，最常见的因果类比也与人的观察和行为整合经验有关，因果原型实际上是在观察和行为操作中涌现的一种格式塔经验。例如：月相变化与潮汐变化和女性月经周期的相关性，四季气候变化与疾病流行的变化，日照与自然中水气、云气

---

① 莱可夫，詹森. 我们赖以生存的譬喻［M］. 周世箴，译. 台北：联经出版事业股份有限公司，2006：118.

等气流升降的变化，针灸与药物施治机体发生的变化等，这都是中医在长期的观察与行为操作中发现并总结出来的规律。

五、基于类比的真理观

莱可夫既不同意西方占主流的"客观真理观"，也不同意"主观真理观"和那种以语句真值为基础的真理观，认为既不存在绝对客观的真理，真理也不单纯地是由先验直观所决定的。真理是以理解为基础的，而譬如就是理解活动的主要传输工具，从这种意义上说，类比同样参与了真理的建构过程。基于理解与真理的关系，莱可夫认为有一种除主观主义和客观主义真理观两条对立路线之外的第三选择，这就是基于类比的肉身体验论的真理观（an experiential account of truth）。在这种真理观看来，"对一项陈述及其情境两者的理解若符合我们的目的需求，我们便将此情境中的程序理解为真"①。莱可夫认为，既然"真理是我们概念系统的一种作用，许多概念本质上都是譬如性的，因为我们借由这些概念理解情境，所以譬如也有真假之别"②。这种真理观强调肉身体验在经验建构中所具有的中心性，以及这一体验结构对理解的重要性。这一真理观主要有以下三个核心思想。

其一，真理与意义的理解相关，而理解以肉身体验为基础。真理是指在某一特定情境中的陈述与世上事态相对应的情况，而这种陈述与事态之间的对应是以理解为媒介的。因此，绝对没有主体因素参与的"客观真理"是不存在的。人对真理的解释以理解为基础，而理解需要经验基础，而这种经验首先源于人的肉身体验。例如身体的实体结构、方位结构、生活经验、人与环境和其他事物相互作用的操作反应或肌肉活动等，都是人类理解其他存在的原型。换而言之，"以我知彼"的类推就是促进人从已知到未知的最自然、最熟悉和历史最悠久的路径与方法，而人类的概念及其概念系统的产生正是在与未知的世界打交道的道路上不断涌现的。

对意义与真理的恰当解释都必须以理解为基础，而理解则需要以范畴等概念系统为基模。例如，为了理解任何未知的事物，人首先需要将这些未知的新事物纳入一个已知的范畴才能进行感知与分析，通过这一方式使得某些符合人之意向或目的之特性成为认知的焦点或凸显处。显而易见，一个所谓的真陈述（the true statements）必须以范畴化凸显某些维度或特点，并同时排除其他被忽略的方面的认知为基础，所以，那些依人类肉身体验类推而来的范畴所做出的真陈述，其所指称的并非真正的物性，而是那些仅当与人类运作相关才有用的相互作用性。例如中医脉象等四诊的描述是最为典型的这类陈述。借助譬如投射来理解真理并不见得与不经由譬如投射来理解真理有何不同。莱可夫认为："什么可以当作范畴实例，完全取决于人运用范畴的目的而

①② 莱可夫，詹森. 我们赖以生存的譬喻［M］. 周世箴，译. 台北：联经出版事业股份有限公司，2006：271.

定。""范畴是借助原型以及与原型共有的家族相似性，依人类理解的目的而定义的。""由某一陈述的真理总是与我们在特定情境为特定目的对范畴所做的理解方式相关。"①譬如等类比思维就是一种最普遍存在于人类社会的理解策略或方式。

其二，真理与文化背景整体具有相合性。真理是命题（句子）的真值函项，而断定命题的真假与理解的背景有关。例如，下面这些与"上下"相关的中医概念与命题的真假都与人直立体验的类比有关："上古之人""三阳脉衰于上""阳气衰竭于上，天运当以日光明""是故阳因而上""故病久则传化，上下不并"，尽管在这些不同的概念与句子中的"上"其意指的对象与语义各不相同，但中医在使用"上"这一范畴指称不同的情境时似乎已经完全将其当成事物本体的特性了。事实上，我们理解任何一个句子，总需要启动一个比这个句子本身和句意更多或更大的经验范畴作为解释的背景，正是背景才使得句子的意义变得可以理解，由于实体结构的类比才使得不具备确定形状的对象被理解，因方位类比才使得本不具有方位的事物可被定位，是原型才使得未分类的对象被界定。莱可夫认为，正是这种根植于文化土壤的背景、方位、实体和原型的类比经验形成了一种认知的格式塔现象，使得被认知的某些特征成为认知对象，而另外一些特征则隐退为背景，因此，只有当对命题陈述的理解符合预设背景和对象的结构时，此陈述才会被理解为真。

其三，对真理的解释不仅与对象有关（例如某物的存在与不存在），而且与认识主体的意向性和操作有关，例如具有不同信仰的个体常有不同的习惯性操作。类比基于对两事物之间相似性的发现，而事物之间的相似性又往往有许多不同的维度，选择哪些相似性进行类推不仅受社会文化取向的影响，而且取决于主体的意向性、信念、目的和操作方式等。莱可夫认为，凡与人类概念对应的不是事物的本性，而是人与事物的相互作用或操作，而这种相互作用或操作因文化而异。具有不同概念系统的人会以不同的方式来理解世界，当然他们都认为自己理解的世界就是唯一的真理。例如，中医医者运用自己的五官和手指去感知诊疗对象的病症与西医运用仪器设备去诊察病情的不同操作方式必然导致对认知对象的不同理解。问题是：处在本民族文化系统的人是否有权或有理由认定另一种与己不同的文化系统的理解就是不合理的呢？

客观主义和主观主义的真理观都视自己为高明和唯一正确，但莱可夫认为，客观主义忽略了真理和理解都与文化概念系统相关，而人类的概念系统本质上是譬如性的，或者说"譬如是具有想象力的理性"，因此，并不存在百分之百客观和无条件的或者绝对的真理。② 主观主义则忽视了真理与理解是在人与自然和社会文化环境相互作用的经验之上建立的，是可以被不断修正和检验的。事实上，基于概念、命题和推理建构了我们的认知思维结构，而类和譬如等类推形式又普遍存在于人的语言、思维与日

---

①② 莱可夫，詹森. 我们赖以生存的譬喻［M］. 周世箴，译. 台北：联经出版事业股份有限公司，2006：254－255，279.

常生活的行为中，因此，无论是常规譬如，还是新的譬如都会渗透于真理背景和句子的直接或间接的理解，且都是很自然的事情。

六、类比的认知价值

类比不仅仅只是一种区别于演绎和归纳的逻辑方法，而且对于揭示和批判客观主义的真理观的局限性，对于活跃思维、理论创新都具有重要的认知价值。

其一，类比有助于加快从已知到未知领域认知的快速扩张。英国哲学家洛克认为："在感官不能发现的事情上，类比是或然性的主要规则。"尤其在人之外的、有限的、非物质性的、或太细微的东西、或离我们太遥远的东西、或虽可以感觉其结果却不认识其原因，不知道产生这些结果的途径与方式等情况下，类比是我们唯一的帮助。[1]

马赫基于对西方历史上的数学和自然科学的许多重大发现和知识视野的拓宽的案例的回顾，认为相似和类似是推动近现代数学和自然科学研究的主导动机。例如代数、笛卡尔几何学、格拉斯曼理学、开普勒定律、哥白尼学说、伽利略和莱布尼茨数理逻辑等许多研究和发现都要归功于类似方法的运用，进而数学的一切物理应用则是以注意到自然事实与计算方法之间的类似性为基础的。简而言之，通过相似和类似的启发，学者们提出了新的假设，而假设活跃了想象和思想与指引了实验的设计与证明。[2]

美国哲学家和逻辑学家蒯因对类比也持这样的观点，他认为："我们之所以能清楚地描述一个不可见的对象，得益于类比，尤其是类推。"[3] 例如在分子学、光学和微生物等领域，类比都有助于我们说明认识的对象是什么的问题。虽然看见微小的东西需要仪器设备，但是理解这些微小的物质却往往靠类比就可以实现这种认识目的。如前所述，从人自身出发的方位、实体等类比为对人周围环境新事物的理解提供了一系列的认识范畴和框架，因此，莱可夫认为，譬如遍布我们的概念系统之中，是人类理解活动的基本机制。事物之间的相似性并非事物本身固有，而是概念譬如的结果，或者说相似性是通过人的类比创造出来的。尤其在跨领域的事物之间，其相似性更是通过抽丝剥茧，透过差异的现象，具有大胆的想象或洞察才能被发现。例如，中医在月相与潮汐之间的关系和月相与人体气血之间的关系，以及在用药与用兵之间的关系等不同领域之间建立的类比推理都属于典型的跨界类比。

其二，类比有助于给解决临床难题带来思维创新。如金元名医朱丹溪提出用"提壶揭盖"的方法治肺失宣肃、小便不利等病症，如可以应用紫苏叶、枇杷叶、桔梗、

① 北京大学哲学系外国哲学史教研室. 十六—十八世纪西欧各国哲学 [M]. 2 版. 北京：商务印书馆，1975：469.
② 马赫. 认识与谬误 [M]. 洪佩郁，译. 南京：译林出版社，2011：172 – 177.
③ 蒯因. 语词和对象 [M]. 陈启伟，朱锐，张学广，译. 北京：中国人民大学出版社，2005：15 – 16.

荆芥、防风、白芷、浮萍、杏仁、前胡、麻黄、桂枝之类宣肺类药物来实现"提壶揭盖"的治疗目的；又如《温病条辨》提出用"增水行舟"的方法，用玄参、生地黄、麦冬等药物和麻仁汤与增液汤来增益津液，治疗大便秘结；再如"釜底抽薪"法用承气汤等性寒而有泻下作用的药物通泄大便，以治疗实热亢盛的治法。

其三，类比推理是医学模拟实验设计的逻辑依据。洛克早在两百年前就指出，类比推理的"或然性是合理的实验的最好的指南，一种小心的类比推理常常引导我们发现真理和有用的产物"①。所谓模拟实验是指在受条件限制而不能直接考察被研究的对象时，依据类比关系，在动物或其他对象上进行的间接实验。例如，在中医针灸铜人模型上练习针灸就是一种模拟实验；现代医学为了研究疾病的病理和药物作用的机理而开展的各种动物实验也属于模拟实验。

其四，基于类比推理的体验论对于克服客观主义和主观主义的真理观的不足带来启发。认为真理总是与理解相关的，而理解基于常规譬如的非普遍概念系统，以及与文化信仰和价值背景相关。从知识发生学的历史来看，类比或譬如概念系统的产生是具有人类集体的始源性的经验基础的，并非来自不受限制的个人想象力。人生存在这个环境中，人就是环境的一部分，而不是分离的一种存在，因此，人的任何理解活动都是在与环境或他人的互动和操作中完成的。"人在运用某经验域去建构另一种经验域时，我们就是在譬如性地理解经验。"②

其五，类比推理是一种或然性推理，结论的可靠程度决定于类比对象之间的共有属性与推理属性之间的联系。一个好的或可靠程度高的类推是基于本质的类比，而中医的某些类比因为仅仅基于事物之间非本质的相似性，而不具有强的逻辑论证力量，例如："夫涕之与泣者，譬如人之兄弟，急则俱死，生则俱生，其志以神悲，是以涕泣俱出而横行也。夫人涕泣俱出而相从者，所属之类也。"（《素问·解精微论篇》）又如："人之有尺，譬如树之有根，枝叶虽枯槁，根本将自生。脉有根本，人有元气，故知不死。"（《难经·十四难》）这些非本质的类比就只有帮助通俗讲解未知现象的作用。

① 北京大学哲学系外国哲学史教研室. 十六—十八世纪西欧各国哲学［M］. 2 版. 北京：商务印书馆，1975：470.
② 莱可夫，詹森. 我们赖以生存的譬喻［M］. 周世箴，译. 台北：联经出版事业股份有限公司，2006：334.

第四节　中医的归纳推理

　　归纳是以若干个别性的知识为前提，推出一个一般性知识为结论的推理。亚里士多德最早给出了归纳法的定义：归纳法是借一切事例的枚举进行的推理。[①]　就推理的方向而言，演绎证明是从普遍到个别的发展，而归纳法则是从特殊到一般的发展。虽然亚里士多德极力推崇演绎证明法，但他承认："除了借归纳法外，我们不可能进一步掌握普遍，没有归纳法，普遍不可能为我们提供关于它们的科学知识。"[②]　亚里士多德认为，知识既不是天生的，也不是从知识的其他更高状况发展而来，而是从感官知觉发展而成的。感官知觉是动物天生的一种能力，感官知觉被固定下来就会有知觉，对知觉印象进行整理就会有记忆，进而从重复的记忆中归纳出某种经验，因此经验就是许多记忆归纳构成的一个集合。正是从经验中发展出匠人的技巧和科学家的知识。简而言之，演绎推理所依据的普遍命题只能从归纳而来。例如在下面这段中医文本中就有归纳与演绎的混合形式，前一段"凡……"为归纳所得出的结论，后一段"故……"为演绎推理："凡阴阳之要，阳密乃固，两者不和，若春无秋，若冬无夏，因而和之，是谓圣度。故阳强不能密，阴气乃绝，阴平阳秘，精神乃治，阴阳离决，精气乃绝。"（《素问·生气通天论篇》）

一、归纳推理的形式

　　中国明代思想家朱熹很早就知道了"自下面做上去"的归纳可以分为两类，即"格尽事物之理"的完全归纳和"不必穷尽事物之理"的不完全归纳法。[③]
　　根据归纳推理所依据的个别性前提的数量，中医学中运用的归纳法可以分为完全归纳与不完全归纳两类。

（一）完全归纳推理

　　所谓完全归纳就是根据同一类事物的每一个对象都具有或不具有某种属性而推出这类事物都具有或不具有该属性的一般性的结论的推理形式，因此，完全归纳推理是一种必然性推理。例如从"一切植物体都是细胞的整合体"和"一切动物体都是细胞的整合体"的前提可以推出"一切生物都是由细胞构成"的普遍性结论。其结构式为：

---

　　①②　亚里士多德. 工具论［M］. 李匡武，译. 广州：广东人民出版社，1984：143，191.
　　③　张家龙. 逻辑学思想史［M］. 长沙：湖南教育出版社，2004：101.

S_1 是（或不是）p

S_2 是（或不是）p

S_3 是（或不是）p

S_n 是（或不是）p

所以，所有 S 都是（或不是）p

在中医学里，运用完全归纳得出的命题广泛见于脉象、面色判别、病机分析和药理概括等辨证施治的理论，其语言形式的特征是以"凡……"或"诸……"开头的全称语句，例如："凡治病，察其形气色泽，脉之盛衰，病之新故，乃治之无后其时。"（《素问·玉机真藏论篇》）这句作为归纳出的中医诊断行为原则无疑是正确的。但中医的有些"凡……"句型的归纳推理结论虽然来自临床经验教训的总结，但其表述的方式却有些臆测或机械的不合理成分，例如："凡相五色之奇脉，面黄目青，面黄目赤，面黄目白，面黄目黑者，皆不死也。面青目赤，面赤目白，面青目黑，面黑目白，面赤目青，皆死也。"（《素问·五藏生成篇》）在下列语句中，虽然"诸……皆属于……"提示这是一个源自完全归纳的全称结论，但却似乎难以被求证："诸脉者皆属于目，诸髓者皆属于脑，诸筋者皆属于节，诸血者皆属于心，诸气者皆属于肺。"（《素问·五藏生成篇》）有学者认为，这种具有全称形式的归纳其实只是列举式归纳的古典形式，认为全称归纳只是以大量的观察经验为基础，而并没有真正穷尽所有的对象，因此，它得出的结论是或然的，可能真，也可能只是一个大胆的猜想而已。[①]导致完全归纳的常见错误有：没有保持每一个个别性前提真实可靠，如有一个前提失真，则不能推出必然结论；没有必须穷尽一类对象的全体，如果出现一个例外时，"凡……"的命题则为假；被考察的对象的数量是无限的或不可能被实际考查的。如："凡刺胸腹者，必避五藏。中心者，环死；中脾者，五日死；中肾者，七日死；中肺者，五日死；中膈者，皆为伤中，其病虽愈，不过一岁必死。"（《素问·诊要经终论篇》）因为受伦理的限制，该推理中所涉及的针刺脏器受损的情况及其死亡时间很难在临床上被实验求证。而下面这类命题看似来自临床经验，但由于所区分对象的复杂性和确定操作定义的困难，也难以设计观察实验予以求证："凡阴病见阳脉者生，阳病见阴脉者死。"（《伤寒论·辨脉法第一》）

可靠的全称归纳有助于指导中医的辨证施治，例如下面这段表述的针灸治则应该源自生活和临床经验的归纳，"凡刺之法，必候日月星辰四时八正之气，气定乃刺之"的方法就是基于对"温日明，则人血淖液而卫气浮，故血易泻，气易行；天寒日阴，则人血凝泣，而卫气沉"现象观察后得出的经验（《素问·八正神明论篇》）。这也应该是一个可以通过实验求证的推理。

---

① 《普通逻辑》编写组. 普通逻辑 [M]. 上海：上海人民出版社，1979：283－284.

全称归纳推理的结论是一个全称命题，因此它貌似是一个普遍规律的概括，对新的认识和实践具有重要的指导作用，但也可能形成固化的认知偏见，妨碍创新思维的突破。

例如在中医理论里并非所有"诸……皆……"都是全称归纳所得出的结论，而可能仅仅只是一种全称归纳形式的假设，例如中医的病机十八条："诸风掉眩，皆属于肝。诸寒收引，皆属于肾。诸气膹郁，皆属于肺。诸湿肿满，皆属于脾。"（《素问·至真要大论篇》），很难想象这是一种经由从下到上的归纳而形成的结论，而应该只是一种猜想或假说。

（二）不完全归纳推理

不完全归纳是根据某类中的部分对象具有或不具有某种属性而得出该类对象全部都具有或不具有该属性的推理形式。不完全归纳又可以分为简单枚举归纳与科学归纳推理两种。

1．简单枚举归纳

例如，18世纪英国天文学家埃德蒙·哈雷（Edmond Halley，1656—1742）发现1373—1698年间观察和记录到的三彗星的轨道相似，而且前两次彗星的出现都是在前一次出现的75~76年之后，他预言1758年前后该彗星将会再次出现。

运用简单枚举法即可以证明不完全归纳存在的例外，例如当有人发现用肺来呼吸的鱼（即肺鱼）存在时，那么，原先"鱼都是用鳃呼吸的"的结论就会被推翻。又如发现"鸭嘴兽也是卵生的"的例外时，原先关于"只有哺乳动物都是卵生的"结论也会被否定。因此，为了避免犯不完全归纳推理的错误，研究者应尽量增加考察对象，尽量扩大考察范围，收集反面事例，尽量延长考察时间。

中医也运用假设的举例，如"假令夜半得病，明日日中愈；日中得病，夜半愈"。说明中医关于疾病预后的一个归纳结论："日中得病，夜半愈者，以阳得阴则解也。夜半得病，明日日中愈者，以阴得阳则解也。"（《伤寒论·辨脉法第一》）

2．科学归纳推理

所谓科学归纳是指根据部分对象与某属性之间具有的必然性联系，而推出该类对象全都具有（或不具有）该特性的一般性结论的推理形式。如《诸病源候论》中对"癞候"诸症的归纳是科学准确的，曰："凡癞病，皆是恶风及犯触忌害得之。"可见，那时的中医已经认识到"癞候"（即麻风病）的病因为传染性的病原体。又如李时珍《本草纲目》中按中药饮片的来源对天然药物进行的分类也具有较好的科学性。相对而言，中医对"虚劳"诸症的归纳显然缺乏共同的属性的基础，因为所谓的"五劳"包括：志劳、思劳、心劳、忧劳、瘦劳，其中有肺劳、肝劳、心劳、脾劳、肾劳。从现代医学来看，这些归纳为"虚劳"诸症的"五劳"不仅器官不同，而且疾病性质和病因也各不相同。

3. 典型归纳推理

典型归纳推理是指从一类事物中选择一个具有代表性的样本作为考察对象，并将其显示的某种属性概括为同类其他个体对象所共同具有的属性。例如实验医学中常依据数量有限的样本进行动物实验，并将从实验得出的结论推论到所有对象，这都属于典型归纳推理。

在传统中医学的发展历史上，数量多而最为流行的各类名医医案就属于典型归纳推理的文本。许多学者认为，中医医案以临床典型或疑难案例为对象，辨证施治的思路、治则、方药和过程清晰，效果可证。例如清代的《吴鞠通医案》4 卷共收载病案457 例，实为其《温病条辨》所创三焦辨证理论的临床验证。事实上，运用典型案例讲解病理病机规律也是现代医学临床教学和临床科研的基本方法。

4. 概率归纳推理

19 世纪中叶以后，归纳方法和概率统计的数学方法相结合，发展出概率归纳推理。概率（也称或然率、几率）是表示随机事件发生的可能性大小的一个量。一般将必然发生的事件规定为 1，不可能发生的事件则规定为 0，那么，随机事件发生的概率就在 0~1 之间。所谓概率归纳推理，又可称为统计归纳推理，是指由一类事件中部分事件出现的概率，推知该类中所有事件出现的概率的推理，它是列举式归纳的一种现代形式。美国哲学家和逻辑学家卡尔纳普认为，归纳逻辑就是概率逻辑，但概率是一组命题（即某些给定的证据）和另一个命题（即假设）之间的关系，也就是证据对假设的确证度，他称之为概率 1，以便与相对频率（即概率 2）相区别。如设证据为 e，假设为 h，确证度 $q = c (h, e)$，c 称为确证函数或 c 函数。卡尔纳普利用数理逻辑和语义学的方法，构造了一个以研究确证度为对象的概率逻辑系统。后来，美国的数学家 P. J. 科恩（Paul Joseph Cohen, 1934—）用模态逻辑作为处理归纳推理的工具，改进和发展了卡尔纳普的概率逻辑，他提出归纳逻辑的研究对象是证据 e 对假设 h 的支持度，用 $s (h, e)$ 表示，s 称为支持函数。在他看来，支持度可列为不同的等级，不同等级的支持度，就是证据给予假设不同等级的必然性，一个被证明了的理论就是由较低级的必然性达到较高级的必然性。

在中医看来，在疾病变化的世界，随机事件非常普遍，例如在病因上，邪或生于阴，或生于阳；在病机上，阴阳异位，更虚更实，更逆更从，或从内，或从外，所从不同；在预后上，即使同样是伤寒热病，但或愈或死；在症状上，阴阳更胜，或甚或不甚，或渴或不渴，痹或痛，或不痛，或不仁，或寒，或热，或燥，或湿；等等。例如："太阳病，或已发热，或未发热，必恶寒，体痛，呕逆，脉阴阳俱紧。"可见，对于伤寒来说，发热或不发热是一个随机事件。如果设 S_n 是 S 类中的一部分，n 中有 m 为 p，那么，凡伤寒发热或不发热的可能性为 p。

概率归纳推理仍然是由若干样本出现的概率来推断全体，因此，其结论是或然的。但随着观察样本数量和次数的增加，其概率归纳结论的可靠程度随之提高。

现代临床中对各种药物或治疗方案的疗效观察试验都属于概率归纳推理。例如，有一种以概率归纳推理为基础的统计三段论（statistical syllogism）成为医学实验中的一种常见推理模式①：

(1) ＿%的 A 是 B。

(2) c 是"一个" A。

(3) c 是一个 B。

在上述推理模式中，（1）空格中的数字只能在 50～100 之间选择，比例越接近100%，其论证强度则越大；而越接近 50%，则论证强度越弱。由于事件发生的概率是动态变化的，因此，增加观察样本的数量和延长观察的时间将有助于提高概率归纳结论的强度。一般认为，观察样本的数量越多和周期越长，其研究的结论就越具有较强的说服力。然而，概率归纳论证看起来是强的，但它并不一定总是有效的，否则我们就不会看到有许多药物虽然经过了大样本的实验，而最后还是难逃被淘汰的结果。

（三）求因归纳法

求因五法是由 19 世纪英国哲学家和经济学家穆勒在其著作《逻辑体系》中提出来的。这是 19 世纪后叶英国经验主义归纳逻辑的一次总结，书中提出了契合法、差异法、契差兼用法、剩余法、共变法五种归纳方法。1902 年严复以《穆勒名学》作为书名，将其翻译为中文，这是西方归纳法第一次完整地介绍到中国。穆勒提出的契合法等五种归纳方法仍然属于不完全归纳，只是主要围绕探索事物间因果关系而进行的归纳推理。这种归纳方法具有的共同特征是：先用一个条件句假定有一个因素或事件是研究现象的必要条件或充分条件，再根据研究的目的和研究现象的特点有计划地选择数量有限的样本进行实验，然后通过比较，消去某些假说，求证这个必要条件或充分条件，所以，这种方法也被称为消去归纳法。

1. 求同法

求同法也称契合法，设求某现象产生的原因，在被研究现象出现的若干场合中，如果仅有唯一一种情况在这些场合中是共同具有的，那么，这个唯一的共同情况与结果具有因果联系，即这个共同的情况就是被研究现象的原因。简而言之，这种方法就是异中求同的归纳方法。在医学发展史上，对许多疾病病因的研究都得益于求同法。例如，关于甲状腺肿大的病因调查发现，尽管不同地区的人口、气候和文化各异，但其土壤、水源和食物中都缺碘，因此，可以推论缺碘是导致甲状腺肿大的病因。又如在关于传染病病因的调查研究中，通过对各地传染病患者的病原体采样研究，就很容易证明各地是否为共同的病原，或能进行病原溯源。

在中医学辨证施治中，异病同治法体现了求同的逻辑思维特征。这是指在不同的疾病发展过程中，如果出现了相同的病机，则可采用同一方法或方药进行治疗的法则。

---

① 雷曼. 逻辑的力量［M］. 杨武金，译. 北京：中国人民大学出版社，2010：255.

例如无论是由于卫气不充、腠理不密表虚受风引起的荨麻疹，还是腠理不固导致的自汗和多汗等疾病都可使用具有益气固表和散风止痒功效的"玉屏风颗粒"，就属于异病同治法。

2. 求异法

如果在被研究现象出现的场合中，总有另一种现象出现，而在此现象不出现时，该对象则不出现，而其他条件相同，那么，这个唯一相异的情况就是被研究现象产生的原因，即同中求异法。

求异法是人体和动物各种实验设计的逻辑基础，实验者一般设计实验对象组和空白对照组，并对实验组在实验前后的观测指标，以及实验组与对照组的观测指标进行比较，如果在其他条件相同的情况下，实验组前后，以及实验组与对照组之间在观测指标上出现了在统计学上具有显著性的差异，那么，就能证明实验施加影响因素对研究对象的有效作用。为了增加求异法的逻辑可靠性，在生物和医学实验设计中还增加了随机、双盲、大样本、多中心对照等实验要求，在最大限度上减少实验者和被试的主观等人为因素对实验结果的干扰。

在中医学辨证施治中，同病异治法则体现了同中求异的逻辑思维特征。所谓同病异治法是指即使是同一病证情况下，因时、因地、因人不同，或由于病情进展程度、病机转变、正邪消长等具体情况，应及时调整相应的治法与方药的治疗原则。如《素问·五常政大论篇》中有关治疗因地而异治则的表述："西北之气，散而寒之，东南之气，收而温之，所谓同病异治也。"又如《素问·病能论篇》中有关治疗因体质不同而调整的治则表述："夫痈气之息者，宜以针开除去之；夫气盛血聚者，宜石而泻之。此所谓同病异治也。"求异法充分体现了临床医学的个性化，与现代医学提出的精准治疗的思想在本质上是相同的。

3. 求同求异法

求同求异法是求同法与求异法的综合运用。设有两组观察对象，其中一组观察对象全部呈现某种情况，可称为正事例组或研究组；另一组观察对象则全部不出现这种情况，可称为负事例组或对照组。在正事例组的各对象中唯一呈现出某种共同的现象或因素，且这种现象或因素在负事例组里则全部不出现，那么，这个唯一的因素就是被研究对象的可能原因。例如在 20 个世纪 70 年代的江苏、湖北一带的产棉区有不少夫妇出现不明原因的不孕现象，对此，研究者通过调查发现：①产棉区的某些不孕夫妇迁居到外地非产棉区后自然变得可以生育。②同时发现在外地已生育过的夫妇如果迁入产棉区后则也变得不能生育。由此推论：在①的情况下，从吃棉籽油到不吃棉籽油，结果从不孕变为可育；在②的情况下，从不吃棉籽油到吃棉籽油，则从能孕变成不育。从正反两面证明，食用棉籽油是导致不孕的原因。在现代医学中，常利用求同与求异法的结合来探讨某种新药或新的治疗方法对某种疾病治疗的疗效，为了提高结论的可靠程度，避免某些偶然因素的干扰，要尽量找到与被试组最相似的对照组作为比较的参照。

4. 剩余法

剩余法是指设已知某一复合现象是另一现象的原因，且又知前一现象中某一部分不是后一现象的原因，那么，前一现象的其余部分与后一现象具有可能的因果联系。例如在下面的实验中体现了剩余法的逻辑推理。部分处于恶劣生存环境中的动物进化出冬眠的能力。科学家们设想应该有一种诱发冬眠的物质存在于冬眠动物的血液内，实验的第一步是从冬眠的黄鼠身上抽出血液，注入处于非冬眠期的黄鼠的静脉中，结果原本活泼乱跑的黄鼠便进入冬眠状态，这说明冬眠的黄鼠血液中含有某种能诱发冬眠的物质。但这种物质究竟存在于血细胞内，还是血清中呢？实验的第二步，将冬眠动物的血液分离为血细胞和血清，并继续将血清用分子筛分离为滤过物质和残留物质两个部分，再将这三类物质分别注射到实验动物体内，结果血细胞和残留物质都不能促使实验动物冬眠，故可推理，诱发冬眠的物质存在于血清之中，而且小到可以通过分子筛。

5. 共变法

共变法指当被研究对象发生变化时，总是有另一现象随之发生变化，那么，这两种现象之间具有可能的因果关系。例如关于吸烟量与肺癌患病率的相关性研究发现，在研究对象中，随着吸烟量的增加，其患肺癌的相对危险性逐渐增高，吸烟量与患肺癌的相对危险性具有剂量的效应关系，即吸烟量越大，患肺癌的可能性就越高。传统中医在中药组方中也发现类似的量效共变关系。例如，同出于《伤寒论》的小承气汤、厚朴三物汤、厚朴大黄汤三个方剂同用厚朴、大黄和枳实三味饮片，但其各味饮片用量及其比例均有差别，其方剂的主要功用亦随之而变。

二、归纳的逻辑哲学问题

在逻辑学的发展历史上，关于归纳逻辑的评价有两种完全相互矛盾的哲学观点，一些学者认为，归纳逻辑是科学发现的逻辑方法，是推动现代科学最有效的逻辑工具，一些轻视中国逻辑和反对中医的人也附和说，中国科学和中医正是因为归纳法短缺而落后于西方科学；另外一些学者则认为，归纳推理是或然性推理，其推理结论并不具有必然性，完全的归纳甚至是不可能的，只会导致归纳的无穷的退溯，或者说出现归纳循环的逻辑错误，或者就是导致放弃经验主义，接受先验综合命题的结局。由此可见，梳理与比较评价归纳逻辑哲学的这两种观点，将有助于我们看清归纳逻辑的本质，以及解决用归纳逻辑评价中医的科学性问题。

（一）归纳的作用与价值

重视和支持归纳逻辑的哲学家有培根、卡尔纳普等哲学家。英国文艺复兴时期的实验科学家和哲学家培根是近代归纳法的积极倡导者。培根认为，感觉是认识的开端，是一切知识的源泉，而当时流行的三段论的演绎逻辑并不能用来帮助探求真理和发现新的科学，而唯一的希望在于一种从感觉与特殊事物把公理引申出来，然后不断地逐渐上升，最后达到最普遍的公理的归纳。他重视借助实验弥补感官的不足，并认为归纳法是实现从观察到理性的唯一正确的道路。① 他希望的从感觉"先上升到公理，然后下降到工作"的这种方式以后逐渐成为西方科学的教条，深远地影响了包括医学在内的西方近现代科学的基本研究范式。

美国哲学家和逻辑学家皮尔士是现代归纳逻辑的先驱。他认为归纳法既没有发现新知识的职能，也不能提供逻辑证明，而只是为假说的辩护和检验提出了一种标准和操作程序。归纳推理具有量的归纳的特征，被检验的假说包括全称陈述、统计陈述或其他的概率陈述。正因如此，现代物理学、化学、生物学，乃至天文学、地质学等众多经验科学无一不广泛运用归纳方法，推动西方学术完成了向现代知识形态的飞跃过程。结合中医的实际情况进行研究，我们亦可以发现，归纳法也曾是中医理论结构的基本方法，对于中医学的理论与临床发展具有重要的科学价值。

其一，归纳是概念产生的基础。例如对伤寒之病的定义："凡有触冒霜露，体中寒即病者，谓之伤寒也。"（《伤寒论·伤寒例第三》）又如对病症的定义："诊病人之脉，凡是虚弱、缓大、浮虚、滑散的，都属于中风之征。"（《诸源病候论·风病诸候上》）显然，这些具有全称归纳推理特点的语句在中医理论中比比皆是，例如阴阳、五行、虚实、精、气等概念都是通过对许多不同领域的不同现象进行归纳所产生的。换而言之，几乎一切具有普遍性的概念与范畴都源自归纳推理的结果，而概念与范畴是一切认识活动开始的原点。

其二，归纳用于总结事物的规律。例如关于疾病预后："凡伤于寒，则为病热，热虽甚，不死。""凡人有疾，不时即治，隐忍冀差，以成痼疾。""凡得病，反能饮水，此为欲愈之病。"（《伤寒论·伤寒例第三》）又如总结用药的经验："凡用栀子汤，病人旧微溏者，不可与服之。"（《伤寒论·辨太阳病脉证并治中第六》）无论在疾病流行预测、临床治疗方案决策、疾病风险评估等哪个领域，归纳推理不仅有助于大多数现象中的规律性的发现，也有助于检验对某事件发生概率的预测。因此，卡尔纳普认为，归纳逻辑的重要用途就是能够用来制定进行估量的规则。无论在现代科学中，还是在经济等生活领域，基于对大样本随机事件的预测都广泛地运用了概率归纳模型与计算方法。

其三，归纳成为演绎前提的基础。如用全称归纳命题作为中医治疗原则演绎的前提，如："诸亡血虚家，不可与瓜蒂散。"又如："诸脉得数动微弱者，不可发汗，发汗则大便难，腹中干，胃燥而烦，其形相象，根本异源。"（《伤寒论·辨太阳病脉证并治中第六》）由于生物机体和疾病世界的复杂性，临床治疗方案的选择是一种具有风险的决策活动，作为个体行医的医生如何做出一个最优的决策，当然最可靠的方法

---

① 北京大学哲学系外国哲学史教研室. 十六—十八世纪西欧各国哲学［M］. 2 版. 北京：商务印书馆，1975：10.

是依据前人或他人的经验所制定的所谓准则，而这些准则其实就是基于众人的经验归纳所制定出来的。因此，卡尔纳普也认为，归纳逻辑的另一个重要作用就是借助于它能够制定做出合理决定的规则。

其四，归纳以经验观察为基础，以经验总结概括为目的。如康德所言："归纳逻辑没有观察是空洞的，观察没有归纳逻辑是盲目的。"因此，归纳成为实验科学中用来提出假设和证明假设的基本逻辑。由于归纳推理的结论超出了前提，一方面决定了归纳是或然推理，但同时也正因如此而使得它成为提出假设和证明假设的逻辑基础，成为新知识发现的主要逻辑方法，现代医学基础和临床中的各种试验几乎无一例外地运用归纳法的多种形式。所谓假设就是如何依据一定数量的典型样本的观察或实验来推断全体属性或规律的一组命题。在卡尔纳普看来，归纳问题的根本任务就是要回答这样一个问题："根据目前的观察材料，这种假设的归纳或然性有多大。"为此，卡尔纳普区分了"或然性"一词的两种不同的语义：一是传统所指的关于统计的或然性；二是卡尔纳普所指的归纳的或然性，即指一个由经验材料证实假设的大小程度。

其五，归纳不只有一个单一的归纳方法，而是有一个完整的归纳方法的线性连续系统。卡尔纳普将归纳推理概括为以下五种类型：①直接推理，即从全体推论到这一全体的任一实例。②预测推理，即从过去或现在的一种情境推论到未来的另外一些情境。③类比推理，即从一个已知的情况推论到另外一个相类似的情况。④反向推理，即从任一实例样本推论到全体。⑤求全推理，即从有限的个别实例推论到具有全称命题性质的假设。上述五种情况都是在已知经验材料 c 的前提下，假设 h 被验证的比值 c（h，e）。

美国哲学家斯蒂芬·雷曼（Charles Stephen Layman）认为，虽然归纳逻辑并不能提供绝对有效可靠的论证，但是却可以提供对结论有意义的和不同强度的论证。其中包括：①强论证（strong argument），即如果前提真，那么结论真是很可能的，虽然不是必然的。②弱论证（weak argument），即如果前提真，那么，结论真是不大可能的。[①] 从强论证到弱论证可以构成一个具有不同等级的论证系列，换而言之，当所有前提都真时的强论证是可信的，而弱论证则是不可信的。因此，在他看来，归纳逻辑就是一种关于检验假设可信程度的方法。

（二）归纳的合理性问题

实际上，由于世界上绝大多数的同一类事物的数量是无限的，因此理想的完全归纳几乎不可能，而不完全归纳得出的结论是或然的，因此，可以说建立在不完全归纳基础上的现代医学的知识体系也不是必然的和唯一正确的。事实上，在逻辑学的发展历史上，也一直存在着反对或贬低归纳逻辑的声音。

为何归纳从若干个个别到一般的推理总遭到质疑，甚至被否定与批判，而从个别

---

① 雷曼. 逻辑的力量［M］. 杨武金，译. 北京：中国人民大学出版社，2010：29.

到个别的类推却仅仅只是被轻视而已？笔者以为这是因为类推自己已经公开声称它只是一种"好像"，而不等于就是，但归纳却常自称是唯一达到真理的正确之路。但欧洲启蒙时期的英国哲学家洛克在《人类理智论》一书中就尖锐地指出了或然性推理结论具有的"欺骗性"。他认为，"或然性就是以不可靠的证明为根据而看起来符合"的逻辑。其实"或然性在我们还没有认识到某些事情是真的以前，就使我们以为它们是真的，这个词的含义所指的是这样一个命题，对于这个命题，我们有一些论据或论证来认为它是真的，或把它当作真的来接受"。正因为或然推理的这种本质特点，因此，我们对于这种命题的接纳就只能称为信念、同意或意见，这就是说这种论证只能够劝说我们相信它是真的，而并非确知它是真的。① 一个有趣的故事是，曾经是贵族私人医生的洛克的这一分析正好直接击中了西方医学一直自以为是的自豪，即基于归纳法设计的自动物实验及其发现得来的结论其实也只是一种劝说你相信的意见和信念而已。由此看来，在现代医学界流行的一种说法需要修改，即以为中医理论多涉及信念，而西医仿佛讲的都是关于事实的。

休谟也是最早从因果关系概念的反思开始对归纳法的合理性提出疑问的一个哲学家。他认为，一切关于事实的推理，似乎都建立在因果关系上面，人们将所看到的一件事物总是与另一件事物"经常联结"的现象认为是因果关系。其实，我们并没有理由相信一件事物的确造成另一件事物，两件事物在未来也不一定会一直"互相联结"，人们之所以相信因果关系并非因为因果关系是自然的本质，而是因为人类和许多动物都有一种信赖因果关系的本能，这种本能则是来自神经系统中所养成的习惯，或者说，因果关系思维并不是建立在有充分理由的理性的根基之上，而是一种类似接近由进化而来的习惯反应而已。因果概念只不过是人类期待一件事物伴随另一件事物而来的想法罢了，"如果我们没有记忆，那么我们就永远不会有因果关系概念"②。人类因果关系概念的习惯已经根深蒂固，不但掩盖了我们天生的无知，甚至隐蔽了习惯本身。休谟认为："一切从经验而来的推论都是习惯的结果，而不是运用理性的结果。"所以对此特别需要加以反思。归纳推理是建立在因果关系概念之上的，休谟认为："我们通常总是假设有一种联系存在于眼前的事实和由此推出来的事实之间。"③ 而"我们的一切经验结论都是从'未来将符合过去'这一假设出发的"。而"如果我们具有一些使我们相信过去经验的论证，并且将其作为判断未来的标准的话，这类论证就必定只是或然的"，而归纳思维的出发点也正是在于假设过去经验的事件可以作为预测未来事件的可靠向导，正因为如此，归纳推理有时又被称为自然划一原则（uniformity of nature）。休谟认为，事实上，我们并不能诉诸在过去的成功经验来证明归纳推理的可靠性，因为这将会构成兜圈子的循环论证。④ "我们绝不可能应用从经验得来的论证来证明过去与未来相似，因为所有这些论证的基础都是假定有那种相似性。"⑤ 虽然休谟认为归纳

---

①②③④⑤ 北京大学哲学系外国哲学史教研室. 十六—十八世纪西欧各国哲学［M］. 2 版. 北京：商务印书馆，1975：462－464，603，636，639，640.

推论只能得出或然性的结论，但也肯定人类正是靠这种推论形成了大部分的知识。

恩格斯在《自然辩证法》一书中以近现代生物学的许多新发现对归纳法崇拜者提出了毫不客气的诘难："依据归纳派的意见，归纳法是不会错误的方法，但事实上它是如此地无力，以致它的似乎是最可靠的结果每天都被新的发现所推翻。"①

奥地利物理学家和哲学家马赫在《认识与谬误》这部著作中也对归纳法、演绎法等逻辑方法的作用有一番批判性的反思，他说："逻辑的规则不具有开创性认识的任务。而逻辑规则的任务却只在于，检验从其他源泉得出的认识是一致或不一致，并且最后证明产生充足一致的必要性。""三段论和归纳没有提供新的认识，而只是巩固了认识过程各环节之间的无矛盾性，明晰了认识过程相互之间的联系，从而使我们注意到了一种见解的不同方面，并且使我们有可能重新认识不同形式下的这种见解。"他认为，真正的认识的源泉必定在另外的地方，而将归纳法看成是自然科学研究的主要手段，甚至"认为整个自然科学是归纳法科学是不正确的"②。

波普尔也是一个从质疑归纳的合理性出发提出证伪理论的现代哲学家，他重述了休谟提出的归纳法逻辑的合理性问题，他是这样重述的："这个逻辑问题（H_L）从我们经验过的（重复）事例推出我们没有经验过的其他事例（结论），这种推理我们证明过吗？休谟对这个逻辑问题（H_L）的回答是：没有证明过，不管重复多少次。"③ 波普尔认为，休谟基于归纳逻辑没有充足理由的缘故，所以认为人之所以相信归纳推理完全是由于受重复和联想机制所形成的习俗或习惯。波普尔也认为归纳用已过去的事情证明未来的事情，或者从有限的事例推广到无限的定律，从单称命题过渡到全称命题这只是一个不严密的概率推理。他在对自然科学的假设和理论的检验程序进行分析的基础上指出："自然法则其实是不能证实的，这是因为它具有一种不受限制的全称命题的形式，并且因此它的应用事例也是无限多的，而我们为了进行检验，始终只能进行有限次数的观察。"因此，在他看来，"全称命题不可能通过有限多的观察得到证实"，使用归纳和假设的概率概念来证实全称命题肯定都是徒劳的。事实证明，即使是具有很高的或然性的由归纳得到的论断，事后也可能被证明是假的。波普尔认为，每一个归纳推理必须依据普遍归纳原则才能进行，而这个原则又一定是用归纳方法推论而来的。于是，这样就出现了一种无穷的倒退，即为了证明第一个归纳原则，就必须假定更高一级的归纳原则，而这高一级的原则又必须由经验来论证，如此以至无穷。因此，他认为："这样一种归纳原则以及以它为基础的归纳推论是根本不可能存在

---

① 恩格斯. 自然辩证法［M］. 中共中央马克思恩格斯列宁斯大林著作编译局，译. 北京：人民出版社，1971：205.

② 马赫. 认识与谬误［M］. 洪佩郁，译. 南京：译林出版社，2011：241.

③ 波普尔. 客观的知识［M］. 舒炜光，卓如飞，梁咏新，等译. 杭州：中国美术学院出版社，2003：4.

的。"① 波普尔认为，在概率归纳推理中，即使对再多数量的个别经验事实进行归纳也不能推出一个全称命题的真，因为对于无穷的全体来说，再多的随机样本也不过是沧海一粟，想把假设的概率概念等同为真理相对出现率概念的类似努力，都几乎是毫无意义的。基于这一认识，他提出了用检验经验理论的演绎方法来代替归纳方法，也就是说，只需要哪怕是一个相反的经验事实就能证伪一个由不完全归纳得到的普遍命题。在他看来，经验陈述与形而上学命题的区别不在于是否可用归纳方法进行证实，而在于是否能够接受证伪检验。但波普尔并不简单地同意休谟对归纳法的否定，也没有将逻辑问题与心理问题对立起来，而是认为，在逻辑上是正确的，在心理学上也正确，那么对逻辑问题的解决就可以转移到心理问题上；在逻辑上是正确的，在科学方法和科学史上也是正确的。他将上述这些认识或思维的转化过程称为转换原则（principle of transference）。波普尔认为归纳逻辑的中心议题是"与某些给定的检验陈述有关的普遍定律的有效性（真或假）"用描述可观察的事件的"观察陈述"或"检验陈述"代替休谟的"经验过的事例"，用"可解释性普遍理论"代替"没有经验过的事例"，之后，他基于休谟对归纳的质疑，认为"解释性普遍理论是真的"这一主张并不能由"经验理由来证明"。因此，他认为，必须把所有的定律或理论看作假设或猜想。②

波普尔对归纳法合理性的质疑极大地刺激了现代人对归纳法进行修改的热情，卡尔纳普就是主张用陈述的可验证性代替可证实性，用可检验性代替可证伪性这两个概念，而为归纳法的合理性进行辩护的哲学家。他将归纳逻辑重新定义为："根据经验材料 e，h 假设的归纳或然性（即验证程度）等于 r。"③这样，卡尔纳普将归纳的或然性解释为在逻辑推论上的可推断性"1"和不相容性"0"之间的或大或小的距离，将归纳逻辑改造为一种关于验证程度或量的归纳理论。考虑到可验证性和可检验性的操作性，卡尔纳普还进一步引入了将全称命题 S 还原为对另外一些由有限的命题构成的 K 类的间接验证，以及将一个陈述的可验证性还原为对可观察的命题的验证的思路，以实现验证的可验证性和可检验性。按照卡尔纳普修改后的这种观点，属于经验主义的归纳的意义标准，简而言之，一个有意义的陈述就是可以被验证的语言。后期的波普尔尝试通过建立合理决定理论来修改他对归纳逻辑的新理解，并由此提出建立归纳逻辑公理的设想。所谓的合理决定理论是指人在实际生活中推理时并不只是简单地以理论法则为指导，而是会综合全部的考虑而做出最优的决策。由于归纳逻辑直面经验知识的形成问题，因此，现代关于归纳逻辑合理性的辩护研究正逐渐从语言层面扩展到主体应该如何选择那些能够产生最大的主观价值，或者最能被信任的行为层面。于是，归纳中的或然性函项，也可以被称为信任函项，为了做出合理的选择决定，现代归纳

---

①③ 施太格缪勒. 当代哲学主流 [M]. 王炳文，燕宏远，张金言，译. 北京：商务印书馆，1986：411－412，472.

② 波普尔. 客观的知识 [M]. 舒炜光，卓如飞，梁咏新，等译. 杭州：中国美术学院出版社，2003：8－10.

法需要对函项所必须满足的条件加以规定和说明，这也是归纳推论可验证和检验的前提条件。

现代美国科学哲学家和分析哲学家纳尔逊·古德曼（Nelson Goodman，1906—1998）也希望通过人的归纳行为的描述和说明本身来为归纳推理辩护，他认为"只能将归纳验证这一概念限于类似法则的陈述"，换而言之，只有法则类的陈述才具有归纳验证的能力。所谓法则与非法则陈述的区别就在于，前者适合无限多的应用场合，而后者只适合有限的应用场合。其实归纳合理性辩护的关键在于确定区别正确的归纳与不正确的归纳的标准。为此，他希望提出通过寻求一组正确的归纳逻辑规则来确认什么是可确认的假说和什么是不可确认的假说。他还认为，迄今为止的归纳验证理论都是建立在虚构的白板论的基础之上的，误以为每次的假设都是第一次，或者是独立的假设验证和检验，其实，在这之前，人类的历史的归纳机器已经运转好长时间了，在研究开始的每一个时点上，主体就早已经知道和不自觉地运用了许多更基本的或更宏大的假设。[①] 这就是说，归纳永远是一个层层叠套的中国套箱。

当然，哲学对于无论是关于归纳法，还是整个建构知识体系方法的合理性与科学用语的严谨性的探索永远不会结束，正如卡尔纳普所说的，哲学家应该成为一个不断对科学语言进行合理再构造的设计师。有关归纳合理性的两种不同意见的争论对于中西医比较与中西医结合的研究具有很重要的启示，即以归纳法为逻辑基础的实验研究所论证的假设只是一种或然性的结论，相当于劝说我们相信它是真的，而并非确知它是真的一个命题，它并不比来自直觉的和经验的知识更可靠。

第五节　思维规律与逻辑法则

经典形式逻辑学一直将逻辑学视为是关于思维规律、思维形式和思维方法的科学，而现代逻辑则认为逻辑主要是关于推理规则的符号学，然而，规律也好，规则也罢，都是对思维运动本质的反思，而本质一定在存在里呈现。从辩证逻辑的角度来看，思维规律与逻辑法则不过是现象在人脑中反思的存在，"规律王国是存在的或现象的世界静止的反映"，简而言之，"规律是本质的现象"[②]。经典形式逻辑提出的思维规律和逻辑法则与实际的思维运动相比仍有相当大的距离，对思维规律与逻辑法则的本质我们需要有更多的反思。

---

① 施太格缪勒. 当代哲学主流［M］. 王炳文，燕宏远，张金言，译. 北京：商务印书馆，1986：484.

② 黑格尔. 逻辑学：下卷［M］. 杨一之，译. 北京：商务印书馆，1976：145.

一、思维规律的哲学问题

经典形式逻辑是对人理性思维运行的抽象概括，所强调的是思维的确定性，即要求在概念层面强调概念的自身同一性（同一律），判断层面的前后一贯和不自相矛盾性（不矛盾律和排中律），在推理论证过程中保证理由与论断之间的逻辑关系（充足理由律）。经典形式逻辑以同一律为核心，以不矛盾律、排中律和充足理由律为补充，建构了如何保证抽象思维阶段确定性的逻辑语言规则。在这些逻辑法则的规范下，一切思维形式和思维内容都按"同"而联系，依"不同（异）"而区分，依据"同异"对思维对象进行分类与划分、分析与综合。据此而建立的形式逻辑思维法则主要包括以下几种。

（一）同一律

同一律是指在同一对象、同一时间、同一关系下的同一思维过程中，每一思维概念与判断都能保持自身的同一性和确定性。公式是：A 是 A。

用数理逻辑的符号来重述这一法则就是：p→p。意即同一原理断言的每一个具有 p⊃P 形式的陈述必定是真的，每个这样的陈述都是重言式。

按照这一法则要求，思维者不能在同一思维过程中任意地缩小或扩大概念的内涵与外延，同理，也不能任意地改变判断的真值。

在辩证法看来，形式逻辑法则是从具体感性到抽象的初级思维阶段中概括出来的，虽然这些法则保证了这一思维阶段的确定性和准确性，为进一步的思维上升运动奠定了基础，但是这对于处于对立统一，否定之否定的不断运动的思维过程来说还是远远不够的。黑格尔认为，这个被称之为第一思维规律的同一律，A = A 其实是主体对同一性这一本质反思的规定，表达的语义是：一切事物都是与它自身等同的，但同一本身就是绝对的非同一。黑格尔认为，那些死死抓住同一性的人只是片面地理解了这一个抽象的和不完全的真理。其实，"真理只有在同一与差异的统一中，才是完全的。所以，真理唯在于这种统一"①。我们切记"不要将同一性单纯地认作抽象的同一，认作排斥一切差别的同一"②。用辩证逻辑的眼光来看，在从感性到抽象思维阶段的同一性规定，是暂时撇开了差异的同一性规定，在思维内部矛盾运动的推动下，对同一性的认识必然会向对立面转化，即对差异性的认识，最终达到对事物同一性和差异性的全面认识。以中医对阴阳、虚实、表里、寒热的认识为例，这其中就充满着这种辩证法的发展运动，如中医关于"寒热相移""搏脉痹躄，寒热之交""寒极生热，热极生寒""或为寒热，或为热中，或为寒中"这些命题就反映了思维从一极到另一极运动，

① 黑格尔. 逻辑学：下卷［M］. 杨一之，译. 北京：商务印书馆，1976：28 - 33.
② 黑格尔. 小逻辑［M］. 贺麟，译. 2 版. 北京：商务印书馆，1980：249.

最终到达对对立统一的认识。

同一法则是思维过程中的一个初级环节，如果思维只是停留在这个环节，并且将这一法则贯彻到底，则可能将这种确定性当成了事物本身的性质，事实上，思维的对象是运动变化的。恩格斯赞同黑格尔关于"同一性自身包含着差异性"的观点，并且认为，有悖于旧形而上学意义下的同一律那种认为一切都永久不变的旧世界观的基本原则，无论是天文学、地质学，还是生物学的研究都证明，世界上的所有事物都是不断变化着的，他曾以生物现象为例来阐述这一观点："植物、动物，每一个细胞，在其生存的每一瞬间，都既和自己同一而又和自己相区别，这是由于吸收和排泄各种物质，由于呼吸，由于细胞的形成和死亡，由于循环过程的进行，一句话，由于无休止的分子变化的总和。"恩格斯认为自然科学的发展证明了："真实的具体的同一性包含着差异和变化。"因此，抽象的同一性发展是根本不够的，不应以这样的法则统治着思维，而应知道这是同一个东西的两极，这两极只是由于它们的相互作用，由于差异性包含在同一性中，才具有真理性。[①]　就临床医学而言，在把握各类疾病共性或同一性的同时，注意到疾病的个体差异性是十分重要的经验。黑格尔甚至认为，任何事物都可增加一条与同一律相矛盾的规律，即"凡物莫不相异"[②]。例如现代药物遗传学和临床观察证明，抗结核药物异烟肼在人体内的代谢速度受到乙酰脂酶的很大影响，根据其对药物灭活的快慢可将药物服用者分为慢灭活者和快灭活者两类。前者为隐性纯合子，后者为显性纯合子或显性杂合子。由此可见，即使是对于同一种药物的使用也有个体差异性。因此，中医将因人而异、因地而异、因时而异当作其诊治的根本法则，是更符合疾病客观现象个别与一般的对立同一规律的认识。由于意识总是倾向于把相异的事物认作是彼此不相干的，因此，记住辩证法对同一律的批评，以及关于"矛盾是推动整个世界的原则"的箴言是有益的。

（二）不矛盾律

不矛盾律是指在同一思维过程中，任何一个判断不能既肯定又否定，肯定和否定不能同时为真，必有一假，或两者都假。其公式是：$\neg\ (p \wedge p)$。

意即每个具有 $\neg\ (p \wedge p)$ 形式的陈述必定是假的或自相矛盾的。

不矛盾律要求在同一对象、同一时间、同一关系下的判断自相矛盾。在辩证法看来，不矛盾律只是用否定的形式表示思维的确定性，是对同一律的进一步补充和展开，也仅仅反映了思维对象同一性和静止性的一方面。但事实上，任何事物无论是内部发展的动力，还是与外部环境的关系都是矛盾对立的统一体。黑格尔认为："一切事物本身都自在地是矛盾的。""因为同一与矛盾相比，不过是单纯直接物，僵死之有的规

---

① 恩格斯. 自然辩证法［M］. 中共中央马克思恩格斯列宁斯大林著作编译局，译. 北京：人民出版社，1971：192–194.

② 黑格尔. 小逻辑［M］. 贺麟，译. 2 版. 北京：商务印书馆，1980：251.

定，而矛盾则是一切运动和生命力的根源；事物只因为自身具有矛盾，它才会运动，才具有动力和活力。"① 例如在辩证的生命观看来，"生命总是和它的必然结果，即始终作为种子存在于生命中的死亡联系起来考虑的"②。从进化的角度看，"有机体发展中的每一进化同时又是退化，因为它巩固一个方面的发展，排除其他许多方面的发展的可能性"③。但是，经典的形式逻辑总是首先将矛盾从事物，从一般有的、真的东西中去掉，然后又反过来把矛盾推到主观反思之中，要求思维的不矛盾性，因为对于它们来说，矛盾的东西是不可想象的和不可思维的。而辩证法认为，思维唯在于思维把握住矛盾并在矛盾中把握住自身，才能认识逻辑的本质。例如，上与下、左与右等无数类似的例子都说明，每一个逻辑规定都包含它的对立面，而且是在与对立面的否定的关系中才可以成立的，而正是这种否定性是事物运动和生命力的内在脉搏。④ 在中医学理论视野下，任何生理与病理现象都是充满动静、虚实、邪正等阴阳对立统一的矛盾运动，例如认为："阴阳上下交争，虚实更作，阴阳相移也。"（《素问·疟论篇》）"百病之生，皆有虚实。"（《素问·调经论篇》）"知气之虚实，用针之徐疾也。"（《灵枢·小针解》）"补其不足，泻其有余，调其虚实，以通其道，而去其邪。"（《灵枢·邪客》）等等。由此可见，不矛盾思维法则需要用高级思维阶段的对立统一思维法则来加以补充，自觉运用这种辩证法的思维去看待与分析认识对象的运动规律。

（三）排中律

排中律是指在同一思维过程中，两个相互矛盾的思想必有一个是真的。其公式是：是 A 或者是非 A，两者择一，不存在第三种可能。可见，排中律是矛盾律的进一步扩展，要求两个相互矛盾的判断不仅不能同真，也不能同假，其中必有一真。

用数理逻辑的符号来重述这一法则就可以表示为：$p \lor \lnot p$。

意即每个具有 $p \lor \lnot p$ 形式的陈述必定是真的，每个这样的陈述都是重言式。

排中律的合理性受到直觉主义和辩证法的质疑。在直觉主义者布劳威尔看来，一个命题的真只存在于一个证明之中，如果要证明排中律 $p \lor \lnot p$ 是真的，那就必须证明 p 真，或者证明 $\lnot p$ 真，但事实上，p 或 $\lnot p$ 都没有得到证明，因此，排中律不是真的。

黑格尔认为，排中律的逻辑漏洞在于它对事物的"根据"这个哲学问题的认识不足。他认为"一个事物只有通过规定性，才是这个事物"。但形式逻辑将自在之物规定为纯粹的抽象是一个不真的规定。事实上，任何事物一方面自身是对立矛盾的统一，另一方面都是在与其他事物的相互作用中存在。就前者而言，"什么东西在显现的世界中是肯定的，它在自在自为之有的世界中便是否定的，反过来，什么东西在前一世界是否定的，它在后一世界中便是肯定的"。而所谓的这两个世界的区别恰恰是在它们的

---

①② 黑格尔. 逻辑学：下卷 [M]. 杨一之，译. 北京：商务印书馆，2010：65－66，69.

③ 恩格斯. 自然辩证法 [M]. 中共中央马克思恩格斯列宁斯大林著作编译局，译. 北京：人民出版社，1971：271.

这种对立中消解了。就后者而言，所谓的自在之物的特性就是与它物的相互作用本身，而事物在相互作用之外便什么也不是。^①在辩证法看来，"相互作用是事物的真正的终极原因"。世界就是多样性的无形式的总体，因此，不仅绝对独立或隔绝的东西不存在，而且越来越多的连续系列的中介的发现也表明排中律失效了。恩格斯引用了近现代自然科学的一系列新发现进一步阐述了这样的观点：那种绝对分明的和固定不变的界限是和进化论的事实不相容的，例如在脊椎动物与无脊椎动物之间、鱼和两栖类之间、鸟和爬虫类之间的界限因新的发现而变得模糊起来。恩格斯认为："一切差异都在中间阶段融合，一切对立都经过中间环节而相互过渡。"^②在辩证法看来，自然界没有什么绝对分明的和固定不变的界限，没有无条件的普遍有效的"非此即彼"。对立互为中介，相互转化，亦此亦彼就是自然界的辩证法。

就医学领域而言，许多发现都证明，排中律只是从感性到抽象思维阶段中的一个片段的法则，从事物运动的整体和全过程来看，既往曾以为对立、对抗和矛盾的事物之间最终发现了许多相互联系和转化的现象，并且发现的确存在着原来以为不可能存在的第三种可能。例如在良性和恶性肿瘤之间发现的临界瘤，又如肺炎支原体被认为是介于细菌和病毒之间，能在细胞外独立生存的最小微生物，它同时兼备细菌和病毒的某些特点，等等。在中医学理论里，几乎任何具有对立同一性关系的概念和命题的双方都被认为是相互依存和相互转化的，例如在生理认识方面："动静相召，上下相临，阴阳相错，而变由生也。"（《素问·天元纪大论篇》）在病理机制理解方面，认为："邪客于经，左盛则右病，右盛则左病，亦有移易者。"（《素问·缪刺论篇》）在治疗方面："以上调下，以左调右。"（《素问·离合真邪论篇》）等等。

（四）充足理由律

充足理由律是指在论证的过程中，当一个判断和推理被确定为真时，总是有充足理由的，其公式是：A真，因为B真，而且从B可以推出A。如果B真，而且从B真可以推出A真，那么，B就是A真的理由。

作为一个逻辑论证的充足理由应符合以下条件：其一是作为理由的命题必须是真实可靠的，否则就会导致"理由虚假"的谬误。其二是理由与推断的结论之间必须具有逻辑上联系的形式完备性，即从理由（前提）能够推出所要论证的结论，否则就会导致"不能推出"的谬误。按照充足理由律，每个良构论证都应满足逻辑结构上的完备性和内容上的真实性两个基本条件。与同一律、不矛盾律和排中律相比，充足理由律是从正面强调论证有效性和可靠性的条件，关心的是前提与结论之间的关系；而前三个法则主要是从反面强调正确的论证不要违反的法则，关心的是论证的确定性。

① 黑格尔. 逻辑学：下卷［M］. 杨一之，译. 北京：商务印书馆，1976：128.
② 恩格斯. 自然辩证法［M］. 中共中央马克思恩格斯列宁斯大林著作编译局，译. 北京：人民出版社，1971：190.

在黑格尔看来，充足理由律的合理性本身就是有问题的。他认为："形式逻辑要求别的科学在论证的时候不要直接以自己的内容为可靠，而必须说出某种根据，而它自己却提出了一个未经推演、未经说明其中介过程或根据的思维规律。"① 对于什么是充足的理由、什么是较有优势的根据，这一法则都没有加以明确的阐述。事实上，论证形式的根据并不可靠，因为那些善于诡辩的人也可以将自己的论证说得头头是道，自圆其说，甚至"世界上一切腐败的事物都可以为它的腐败说出好的理由"②。

在前面有关各种推理有效性和合理性的讨论中，我们已经知道了演绎推理虽然有效，但它并不带来新知，而归纳推理和类比推理则都是或然推理，论证强度有限。因此，充足理由律所要求的充足理由是非常相对的。哥德尔不完全性定理让逻辑学家们知道了，任何无矛盾的强公理体系，只要包含初等算术的陈述，则必定存在一个不可判定命题，用这组公理不能在有限步内判定其真假。推而广之，在任何论证系统中，总有些不完备的和不充足的理由是无法说明的。

充足理由律与论证的有效性有关，但在当下逻辑系统多元化的情况下，是否存在唯一的有效的逻辑论证呢？一元论认为，逻辑应该适用于任何内容的推理，所以只有一种正确的逻辑系统；而多元论则认为不同的逻辑系统适用于不同的论域，正确的逻辑系统不止有一种，一个逻辑系统的正确性只是相对于一定的论域而言的，例如，经典逻辑适用于宏观论域，而量子逻辑则适合用于微观论域，两者可以并存，而不能通约；在工具论看来，任何逻辑系统都不应看作是关于真的陈述的集合，而仅仅只是规则或程序的集合。无论说一个逻辑系统是"正确的"或者是"不正确的"，都是无意义的，但可以说一个系统比另一个系统更富有成效、更有用、更方便。比较三种不同的观点可以发现，前两种观点都是用系统外部的标准来评价的，而工具论的标准则只是关于系统内部一致性的评价。由此看来，如果用一元论的充足理由律来评价中医理论论证的有效性，就自然会得出中医理论论证的有效性强度是非常弱的结论，而如果我们用多元论和工具论的标准来看待中西医理论论证的差异的话，评价的态度就会变得宽容很多，其结论就不再是唯一，而是有多种可能的存在。

二、逻辑法则的哲学问题

众所周知，逻辑形式一直是逻辑学的主要对象，这是因为形式逻辑认为，是逻辑形式决定了论证的有效性，所以，经过长期的研究，经典逻辑和现代逻辑就积累了许多关于所谓正确的或有效的逻辑推理规则，并且成为在逻辑演算中公认应该遵循的法则，也可以说是思维规律在具体逻辑推理中的体现。从这个角度来看，逻辑学就变成了研究推理有效性的学科。了解和熟悉这些逻辑推理法则不仅有助于提高科学论证的逻辑力量，而且有助于识别和拒绝那些貌似说理的非良构论证。

---

①② 黑格尔. 小逻辑［M］. 贺麟，译. 2 版. 北京：商务印书馆，1980：260，264.

　　为简化逻辑关系的研究，在命题逻辑中，一般只考虑命题的真假含义。真和假被认为是一个命题仅有的两个值。当一个复合命题的真值可以由其构成的支命题的真值来唯一地确定时，这个复合命题就叫作这些支命题的真值函项。根据命题形式的真值（truth value）情况，可以将所有的命题形式分为永真、永假和协调三大类。所谓永真命题是指无论命题变元取什么值，其函项值永远为真的命题，也叫重言式（tautology）。所谓永假命题是指无论命题变元取什么真值，其函项值永远为假的命题，故也称为矛盾式（contradiction）。所谓协调类命题是指随命题变元取不同的值而有时为真，有时为假的真值函项，故称之为协调式（contingent）。由此可见，各种思维规律和有效的逻辑论证形式都是重言式，而矛盾式则是逻辑矛盾的表现形式。于是，判别一个推理或论证形式是否正确，从形式上看，就可以归结为判别相应的命题或陈述是不是重言式的问题。事实上，一个重言式就是一种有效逻辑推理或论证的法则或模型。命题逻辑的定理与命题逻辑的重言式是等价的。因此，在这种意义上，这些规则就是判断有效论证的一种工具。

　　依据这些法则的功能与特点一般可以将其分类为蕴涵规则和等值规则两大类。

（一）蕴涵规则

　　蕴涵规则（implication rules）是对自然语言中的语句"如果……则……"这种陈述（或命题）的一种抽象反映，是指在前后两个命题之间存在着某种充分条件的关系，即只有当前件 p 为真，后件 q 为假时，复合命题 p→q 才为假。罗素甚至认为，整个逻辑学都是建立在蕴涵理论的基础之上的。由于对蕴涵的理解不同，因此产生和建立了不同的逻辑蕴涵系统，例如严格蕴涵系统、相干蕴涵系统等。其中实质蕴涵（material implication）是指蕴涵式整个条件句的真假值完全取决于前后件的真假。若 A 为真，那么 B 也为真。例如在下列语句中："是以圣人陈阴阳，筋脉和同，骨髓坚固，气血皆从。如是则内外调和，邪不能害，耳目聪明，气立如故。"（《素问·生气通天论篇》）前件条件就是"筋脉和同，骨髓坚固，气血皆从"，而蕴涵的后件就是"内外调和，邪不能害，耳目聪明，气立如故"。与符号逻辑中蕴涵只是对前后件充分条件关系的抽象不同，在中医理论等自然语言中则要求前后件有具体内容联系上的严格蕴涵。

　　逻辑蕴涵（logical implication）有时又称语义蕴涵，在命题和谓词逻辑中是指：语句 A 语义蕴涵语句 B，当且仅当，给定任何一个论域和任何一组真值指派，若 A 为真，则 B 为真。可见语义或逻辑蕴涵主要是指从一个语句的集合指向另一个语句的关系。例如在下列语句中："长则气治，短则气病，数则烦心，大则病进，上盛则气高，下盛则气胀，代则气衰，细则气少，涩则心痛。"（《素问·脉要精微论篇》）脉象是这一系列命题的论域，"长、短、数、大、上、下、代、溪、涩"是触诊感受到的九种脉象，而"气治、气病、烦心、病进、气高、气胀、气衰、气少、心痛"则是各种脉象对应推理的疾病状况。前后件构成语义解释的逻辑蕴涵关系。

　　在命题逻辑中，将自然语言中的复合命题翻译为对应的符号形式，这样有助于我们更清晰地识别这些有效的蕴涵推理规则。蕴涵词，通常为"如果……则……"。其符号为→。蕴涵式的规则主要有如下几个：

规则 1，肯定前件式（MP）：p 蕴涵 q，如 p 真，那么 q 真。

规则 2，否定后件式（MT）：p 蕴涵 q，如 q 假，则 p 假。

规则 3，假言三段论（HS）：p 蕴涵 q，如 q 蕴涵 r，那么，p 蕴涵 r。

规则 4，析取三段论（DS）：包括两种形式，即否定肯定式——要么 p，要么 q，非 p，所以 q；肯定否定式——要么 p，要么 q，p，所以非 q。

规则 5，构成式二难（CD）：p∨q，p→r，q→r，r∨s。

规则 6，联言分解式（Simp）：p 并且 q，所以 p。

规则 7，联言组合式（Conj）：p，q，所以 p 并且 q。

规则 8，附加（Add）：对于给定的陈述 p，能推出有 q 作为它的一个析取项式，且另一个析取项可以是你想要的任何东西。即 p，所以 p∨q，或者 p，所以 q∨p。

实际上，传统中医理论往往是综合使用上述这些蕴涵规则在进行论证的，例如在下列语句中："其气来盛去亦盛，此谓太过，病在外；其气来不盛去反盛，此谓不及，病在中。"（《素问·玉机真藏论篇》）就使用了规则 1 和规则 2。在下列语句中："阳明厥则喘而惋，惋则恶人。帝曰：或喘而死者，或喘而生者，何也？岐伯曰：厥逆连藏则死，连经则生。"（《素问·阳明脉解篇》）就使用了规则 1、规则 2 和规则 4。

（二）等值规则

如果两个命题（陈述）相互有效蕴涵，或者说两个实质等值的陈述是一个重言式，那么，这两个命题是逻辑等值（logical equivalent）的。等值词，也称双条件词、互蕴词，即指"当且仅当"，其符号为↔或≡。从一个命题推出在逻辑上等值的另一个命题是有效推理，而且所有等值规则都是双向的。等值规则就是基于逻辑等值而被抽象出来的重言式，也即命题逻辑中基本规律的反映。等值规则有助于我们进行定义与替换逻辑运算，以及可以为中西医逻辑的比较提供参考。

等值规则也可分为实质等值和逻辑等价。前者仅指真值函项联结词（≡，读作"当且仅当"）陈述的真假取决于联结词所联结的分支的真或假，实质等值的陈述之间不能相互替换。逻辑等价（⊤，读作"逻辑等价"）是指两个陈述在所有情形下都实质等值，亦即是一个重言式。除此以外，还包含了两个分支之间的某种非真值函项的关系，并且还具有相同的意义，在任何真值函项的语境中可以互相替换而不会改变其真值。①

---

① 柯匹，科恩. 逻辑学导论［M］. 张建军，潘天群，等译. 11 版. 北京：中国人民大学出版社，2007：389.

规则 9，双否律（DN）：p↔¬﹁p。

规则 10，交换律（Com）：(p∨q) ↔ (q∨p) 或者 (p∧q) ↔ (q∧p)。

规则 11，结合律（As）：(p∧q)∧r↔p∧(q∧r) 或者 (p∨q)∨r↔p∨(q∨r)。

规则 12，德摩根律（DeM）：¬(p∧q)↔¬p∧¬q 或者¬(p∨q)↔¬p∨¬q。

规则 13，逆否规则（Cont）：(p→q) ↔ (¬q→¬p)。

规则 14，分配律（Dist）：(p∧(q∨r)) ↔ (p∧q)∨(p∧r)，(p∨(q∧r)) ↔ (p∨q)∧(p∨r)。

规则 15，输出律（Ex）：(p∧q)→r) ↔ (p→(q→r))。

意即"如果 p 并且 q，那么 r"等值于"如果 p，那么，如果 q 则 r"。

规则 16，幂等律（Re）：p∧p↔p 或者 p∨p↔p。

规则 17，实质等值律（Me）：(p↔q) ↔ ((p→q)∧(q→p))，(p↔q) ↔ ((p∧q)∨(¬p∧¬q))。

规则 18，实质蕴涵（MI）：(p→q) ↔ (¬p∨q)。

例如在中医下列语句中就运用了规则 15："此春气之应，养生之道也。逆之则伤肝，夏为寒变，奉长者少……此夏气之应，养长之道也。逆之则伤心，秋为痎疟，奉收者少，冬至重病……此秋气之应，养收之道也。逆之则伤肺，冬为飧泄，奉藏者少……此冬气之应，养藏之道也。逆之则伤肾，春为痿厥，奉生者少。"（《素问·四气调神大论篇》）可见生活行为（p）与不同季节的气候（q）为合取关系，而行为也只有顺或逆两个值，当同时满足这两个条件时，则会导致在下一个季节病患和所得减少（s）。换而言之，在上述四个关于季节养生的命题中，"逆"是具有共性的行为，只要个体有这种违反自然规律的不良行为（p），都会导致在下一个季节病患和所得减少（s）的结果。

有了蕴涵规则和等值规则，我们既可以完成命题逻辑中大部分有效论证的证明构成，也能对包括中医理论命题在内的其他自然语言论证的有效性进行形式上的检验，还能进行公理推理。所谓公理推理是指以少数几个不加证明的命题公式作为推论的出发点或前提，使得整个论域中的所有真公式都可以从这少数几个公理推演出来。公理系统具有无矛盾性、独立性和完备性三个基本性质。公理化方法已经成为自然科学的重要研究方法，例如欧几里得几何学、罗巴切夫斯基和黎曼几何学都是不同公理系统的创造。公理系统的形式化语言促进了其应用的普适性。公理化方法在数学、物理、化学、天文学、生物学和医学中都有广泛的应用。据说，古罗马医生盖伦就曾设想要用类似几何公理的方法来建构整个医学的理论体系。中国的《易经》和中医药学也运用了公理化方法来帮助建立自己的知识体系。如明代医家张景岳就这样说过："医道虽繁，而可以一言以蔽之者，曰阴阳而已……脉有阴阳，药有阴阳……"可见，阴阳命题是中医理论建构的公理。

尽管我们将以上介绍的经典逻辑和现代逻辑的演算规则称为思维规律和逻辑法则，但是这并不意味着逻辑不可修改，或者说逻辑不可误。无论在科学发展历史中，还是在哲学与逻辑学领域，曾经被认为是坚信不疑的规则或被推翻，或被修改补充，或被替代包含都是常有的事实。逻辑学并不是一种完成了的科学，也不是只有唯一正确体系的科学，逻辑是可以修改的、可误的，是可以不断扩充发展和允许具有多样性的认识论与方法论。

在 20 世纪 50 年代以后，在科学哲学界占主导地位的逻辑实证主义的许多观点在奥地利裔美籍科学哲学家保罗·费耶阿本德（Paul Feyerabend，1924—1994）和美国科学哲学家库恩的批判下受到了严重的挑战，他们认为观察不可能真正脱离、独立或中立于某种理论，无论是观察对象的预设、条件的设置、观察结果的记录还是解释的依据永远都是负载理论的，而所要检验的理论总是更大更高理论整体的一个部分或分支，这个整体构成了某种类型的统一的背景或范式，正是这个背景或范式决定了观察什么、怎么观察、怎样解释和得出怎样的答案。形式逻辑不再是科学理论分析的主要方法与评价标准，历史的逻辑、文化的逻辑和知识发现的逻辑将大大地扩充原先狭义科学逻辑的视野。① 应该说，世界科学观的这一重大转变，有利于我们建立一种有利于中医学合理性、有效性论证的逻辑标准。

---

① 夏佩尔. 理由与求知［M］. 褚平，周文彰，译. 上海：上海译文出版社，2006：164 – 176.

第七章　中医空间概念的
现象学分析

定向性是在—世界—中—存在本身的一种结构要素，而不是那有着对右边与左边之感觉的主体所具有的一种特性。只有根据此在的在—世界—中—存在这一根本枢机，我们才能够理解，为什么操持能够不断地自身定向，就是说能够总是在它的定向中以这样那样的方式行处应作，并出自操持性的羁留的寓居之所而得到规定。①

——海德格尔

基于对专题领域内的意向性分析是现象学的基本工作，本书以中医的空间观为考察对象，认为中医有关上下、左右、内外、远近、大小、长短、深浅等空间概念是中医对生命与疾病现象进行描述、命名和对诊疗行为进行规定的基本框架，无论在应用的普遍程度，还是其含义和指称等方面都具有显著的意向性特质，认为中医的空间概念因人在场的意向和操作而不同，中医的意指空间范畴具有指引、标识、分类和显现、去远等重要的认知功能与意义。

---

① 海德格尔. 时间概念史导论［M］. 欧东明，译. 北京：商务印书馆，2009：322.

什么才是适合现象学研究的课题？什么样的视角和研究方式方法才算是符合现象学的要求？胡塞尔和海德格尔一再表明，他们都希望通过现象学具体课题的研究来澄清现象学的本来意义，而不是要建立任何什么特别的哲学体系，现象学所想要的就是具体课题内容本身。就研究的取向而言，现象学主张通过词源考证，回溯到问题提出的历史起点，以便将传统形成的所有遮蔽打破，将一些传统的内容重新解构为一些本原的直观经验，结果要么澄清了一些原先晦暗不明的或混为一谈的概念，要么让传统概念获得了新的理解和解释。本书正是根据现象学研究的这一主旨思想，以中医学的空间概念为考察对象，探索中医理论建构中的意向性和范畴直观的现象。

第一节　中医空间范畴的特点

时空被认为是物质存在的基本形式，时空观是任何一门学科立足的地基，是其描述世界的基本坐标。一般将事物存在和运动的场所或三维区域称之为空间（space）。根据空间公理，空间可以定义为：空间无界永在。逻辑表达式是：$U=r\in[0,+\infty)\wedge r=ct$。空间公理包括点分理与空时关系分理两部分。所谓点分理是：$r\in[0,+\infty)$。意为"无界"，指空间里点数无限多，点点连续、点点不同，但任一点都居中，且点点平权。所谓空时关系分理是：$r=ct$。意为"永在"，指任何空间点都必然出现在当前时刻，表示时间和空间之间没有间隔。[①]

所谓空间范畴（space concept）是指人基于对物体的形状、大小、远近、深度、方位等空间知觉和经验而建立起来的关于事物存在形式的抽象反映。人在寰世间的空间知觉和经验有多种多样，但概括起来主要有三种：一是关于事物存在之上下（高下）、左右、内外、深浅、远近等位置处所的经验；二是独立于物存在之外的空虚的经验；三是物体具有长、宽、高、大小和形状之别的广延经验。空间范畴作为空间经验的抽象反映，基于不同的空间经验，在哲学史上形成了三种有差异的空间观：空间关系论基于空间处所经验，认为空间就是人与物、物与物之间的相对关系；空间实体论则基于虚空之经验，认为空间是独立于物质实体之外的一种存在；属性论基于广延经验，认为空间是物体自身的与物体不可分离的特性。在哲学史上，关于空间定义的"实体论""属性论""关系论"的争论一直就没有停止过。[②]

有些人以为中医缺乏形式逻辑所要求的定性和定位思想，而只有模糊与笼统，这是对中医的一种臆测。检索《黄帝内经》就可以知道，定位定性同样是中医思想的显著特质，并且是指导诊疗行为的原则之一。例如将"定五藏之气"和"定五藏之脉"视为是诊断的首要任务，谓"先定其五色五脉之应，其病乃可别也"。（《灵枢·邪气藏府病形》）也视为是治疗的前提，例如："定其血气，各守其乡，血实宜决之，气虚宜掣引之。"（《素问·阴阳应象大论篇》）"四时之气，各有所在，灸刺之道，得气穴为定。"（《灵枢·四时气》）

---

① 搜狗百科. 空间［EB/OL］.（2021－04－20）［2022－03－21］. https://baike.sogou.com/v154977105.htm?fromTitle=%E7%A9%BA%E9%97%B4%EF%BC%88%E5%93%B2%E5%AD%A6%E5%AE%9A%E4%B9%89%EF%BC%89.

② 詹和平. 空间［M］. 南京：东南大学出版社，2006：1.

毫无疑问，定位定性的先决条件就是必须先有完备的空间范畴。检索《黄帝内经》可以发现，上下、左右、前后、大小、内外、远近等属于高词频的中医奠基性的空间概念。其中"上"的词频为1 203次，"下"的词频为1 193次；"大"的词频为807次，"小"的词频为393次；"内"的词频为515次，"外"的词频为401次；"左"的词频为229次，"右"的词频为234次；"前"的词频为115次，"后"的词频为319次；"深"的词频为127次，"浅"的词频为55次。这些空间概念为中医描述存在者和揭示其存在提供了一个基本框架，是人这个此在"在—世界—中—存在"的时空特性在语言逻辑上的具体体现，是此在之自身和世界中的其他一切存在者得以显现的范畴直观的条件。对比西医而言，中医这些空间概念无论在应用的普遍程度，还是其语义解释和认知功能上，都跟其有很大的差异。本书认为，借中医空间概念的现象学分析，将有助于揭示意向性结构和范畴直观在中医理论建构中的作用与意义。

一、空间范畴与此在的关系

范畴是哲学和逻辑学中最基本的概念，是指对事物进行归类所依据的某种共同性质，是事物种类的本质，而不是指种类本身，例如"时间"概念是时刻与时段的范畴，"空间"概念是距离、方位和体积的范畴等。由于一个种类的本质往往由多个性质所构成，而本质与构成它的各个性质之间又总是以一定的结构方式互相联系着的，所以范畴的符号定义式就是：A ｛B/C｝。读作A是B涵反C之合，即A↔｛B/C｝。即如果正概念B涵盖着其反概念C，那么它们就构成一个范畴，可以用A ｛正/反｝来合称。

中医学理论中的空间概念或范畴不仅是以人的肉眼观察的感性经验为前提的，而且"人的空间直观的根源于人的生理体质"。马赫从空间感觉与颜色感觉的比较，以及空间感觉与声音感觉的比较中发现，它们都具有上下、左右、远近三倍的，不断的，多样性相类似的系列结构。在他看来，从生理的空间到物理的和几何学的空间概念之间具有一种发生学上的内在联系。[1] 简而言之，无论上下、前后、左右、内外还是远近的方位概念都是以人这个此在为中心出发的。我想这一认知结构首先与人自我感知到的左脑右脑、左手右手、左脚右脚、左眼右眼、左耳右耳，以及肺、肾等许多内脏的左右对称分布这一生物现象有关，人的身体是自己的意识向外发展的自然条件，但是康德曾指出，人如果仅仅通过自己身体两边的单纯感觉进行定向就会陷入于谬误，可见，定向还与此在在—世界—中—存在本身的枢机有关。基于海德格尔的说法：我以为定向意向就属于此在本身。[2] 中医在病因分析、诊断与治疗中呈现的空间定向均

---

[1] 马赫. 认识与谬误 [M]. 洪佩郁，译. 南京：译林出版社，2011：302-327.
[2] 海德格尔. 时间概念史导论 [M]. 欧东明，译. 北京：商务印书馆，2009：324.

具有此在意向性的显著特点，中医的空间概念的内涵与外延因人在场的意向性不同而不同。例如下面这段经文可以很清晰地说明这一点："愿闻三阴三阳之离合也。岐伯曰：圣人南面而立，前曰广明，后曰太冲，太冲之地，名曰少阴，少阴之上，名曰太阳，太阳根起于至阴，结于命门，名曰阴中之阳。中身而上，名曰广明，广明之下，名曰太阴，太阴之前，名曰阳明，阳明根起于厉兑，名曰阴中之阳。"（《素问·阴阳离合论篇》）可见，何处为前，何处为后；何处为上，何处为下以人脸面的定向为基准。

中医观察天文和地理，推算五运六气也与此在的定向意指的空间有关。如经文中说："论言天地者，万物之上下，左右者，阴阳之道路，未知其所谓也。岐伯曰：所谓上下者，岁上下见阴阳之所在也。左右者，诸上见厥阴，左少阴，右太阳；见少阴，左太阴，右厥阴；见太阴，左少阳，右少阴；见少阳，左阳明，右太阴；见阳明，左太阳，右少阳；见太阳，左厥阴，右阳明。所谓面北而命其位，言其见也。"（《素问·五运行大论篇》）可见，在辽阔的天空上想要标识出运动中的日月和其他星体的位置，就必须先给此在自己确定一个相对位置，切记：当人南面而立和北面而立时，确定的左右方向恰恰相反。

中医对六气（火气、燥气、寒气、风气、热气、湿气）运行规律的分析也与意指和操作的空间有关。"帝曰：愿闻天道六六之节盛衰何也？岐伯曰：上下有位，左右有纪。故少阳之右，阳明治之；阳明之右，太阳治之；太阳之右，厥阴治之；厥阴之右，少阴治之；少阴之右，太阴治之；太阴之右，少阳治之。此所谓气之标，盖南面而待之也。故曰：因天之序，盛衰之时，移光定位，正立而待之，此之谓也。"（《素问·六微旨大论篇》）"气之标"就是用"三阴三阳"对六气的标识；"移光定位"是古人用圭表日照测定节气的方法，在中医眼中，所谓自然之天道就是六气盛衰升降依照一定的次序到时在场的呈现，而且人只能通过某种操作而与这种存在际会。

中医的空间定向概念及其对其他存在者运动形态的认知与人上手的操作有关。例如："黄帝问曰：愿闻刺要。岐伯对曰：病有浮沉，刺有浅深，各至其理，无过其道，过之则内伤，不及则生外壅，壅则邪从之，浅深不得，反为大贼，内动五藏，后生大病。"（《素问·刺要论篇》）病的浮沉判断源自脉诊，刺的浅深确认源自针灸操作，其意自明。中医说："夫脉之小大滑涩浮沉，可以指别。"（《素问·五藏生成篇》），可见，中医之脉象（浮、沉、迟、数、虚、实等）是通过触摸脉搏这种初级的切入人体世界的通达方式，运用上下、高低等直观范畴和解释的"人工自然"，而不能简单地解释为"名之为手的一种物切近另一种离他而去的物的运动"这个意义上的客观自然。

二、空间范畴的认识功能与意义

中医辨证的上述空间范畴的意义正如胡塞尔所说的那样：对于人而言，任何空间之物永远显现于向上向下、向左向右、向近向远的某方向之中；对于视觉来说，保持一定的距离和深度才能看清一物体，这些空间概念似乎构成了观念的限界点而定位于大脑之中，使得一物体可以被显现和直观。① 而且任何一个空间存在只能在某一方向上显现，而这个方向必然预先规定了诸可能的新方向的一个系统，其中每一个方向又都依次对应于某种"显现方式"，我们可将此显现方式表示为某一"侧面"上的所与性，如此等等。② 由此可见，不理解中医的空间范畴对于意向对象显现的作用和意义就不能充分领会中医关于空间之物的描述只不过是一种意向统一体的本质。人关于一物的知觉具有非独立性，而只能在一个侧面的显现方式中被给予。

事实上，上下、左右、远近、内外、深浅等空间范畴直观已经作为一种嵌入成分广泛渗入到一切具体的日常的感知和经验中，即存在着一种对于范畴之物的简捷的直观把握。范畴化直观是一种关于"型式""型相"和"种类"等一般相的观念直观，而观念直观构成了一种新的对象属性，即所谓一般属性。范畴化是意向性根本枢纽的一种具体化，以意向性为基础的范畴式行为才可以让存在者的一种新的对象属性为人所见。海德格尔认为，范畴直观发现的意义在于：显示了对一种对抽象、一般概念和观念之把捉的真正理解，暂时解决了哲学上关于一般性质的意识究竟有没有任何对象之物与其对应的争论。我们认为，在人的认知活动中，上下、左右、内外是众人都熟悉的或运用熟套的空间范畴，在认识活动中具有指引、标识、划分、显现存在者及其存在之何所在和如何存在等多种认识功能和范畴意义。

其一，指引功能。上下、左右、内外构成了一个标识和显现存在者存在的空间背景，而这一背景成为何所在和如何在的一种指引。海德格尔认为，世界上的事物总是经由对一个它物的指引并作为对它物的指引而照面的。所谓指引就是那种能让存在者当下显现存在的东西。被认知的某一存在者的存在就被嵌入这个空间而得以开显。基于指引整体之在场的优先性，以及指引先于在指引本身中显现出来的存在者存在的优先性，所以可以认为上下、左右、内外是中医揭示世界的奠基性的先天范畴，是此在在寰世中与自己和其他存在照面的际会空间结构。这一际会结构不仅具有先天意向性的特点，而且因语境不同而不同，切记不要将意向性结构等同于客观之物的结构，这样才不至于将中医理论中的有关命题误读。

其二，标识功能。例如下列命题："天地者，万物之上下也；阴阳者，血气之男

---

① ② 胡塞尔. 纯粹现象学通论 [M]. 李幼蒸，译. 北京：商务印书馆，1996：362，119.

女也；左右者，阴阳之道路也；水火者，阴阳之征兆也。"（《素问·阴阳应象大论篇》）在这里，上下、左右只是一种从此在出发，方便对阴阳进行标识的意向性空间，并非指某种空间有何实质性的差别。事实上，上下、左右、内外、前后范畴具有细化标记存在者在何处存在的功能，例如在下列命题中："清气在下，则生飧泄；浊气在上，则生膜胀。此阴阳反作，病之逆从也。"（《素问·阴阳应象大论篇》）上和下对应标识了不同性质的清气和浊气所处的位置，并且指出了如果这种对应的位置关系发生了倒错，那就意味着发生了一种病理变化。换而言之，疾病的存在是通过空间位置变化的标识而被揭示的。尤其对于无处不在应用气和阴阳这些概念的中医来说，正是由于上下、左右、内外这些范畴的辅助才使得混沌一体的气或阴阳区格化为方便识别的存在。

其三，显示与判定功能。现象学认为，对每一具体被意指的对象化的解析都不是漂浮无根的，而是基于已知的范畴之上的一种解析。中医基于内外范畴的划分而建立的司外揣内方法使得藏腑的生理和病理变化得以被显示。如《素问·五藏生成篇》阐述了五藏所生之气如何显现于体表之外的独特理论，曰："五藏之象，可以类推；五藏相音，可以意识；五色微诊，可以目察。能合脉色，可以万全。"只有在中医范畴意向性背景下才可以通过皮肤看见和解读五藏衰败之死色或五藏健康之荣色。基于内外范畴，结合上下左右范畴，中医便有以下色诊的判定规则："色见上下左右，各在其要。上为逆，下为从。女子右为逆，左为从；男子左为逆，右为从。易，重阳死，重阴死。阴阳反他，治在权衡相夺，奇恒事也，揆度事也。"（《素问·玉版论篇》）

其四，分类功能。如《难经·论病·五十五难》中说："病有积、有聚，何以别之？然：积者，阴气也；聚者，阳气也。故阴沉而伏，阳浮而动。气之所积，名曰积；气之所聚，名曰聚。故积者，五脏所生；聚者，六腑所成也。积者，阴气也，其始发有常处，其痛不离其部，上下有所终始，左右有所穷处；聚者，阳气也，其始发无根本，上下无所留止，其痛无常处，谓之聚。故以是别知积聚也。"中医认为可以通过对疼痛上下左右方位的辨别而对"积"和"聚"之病进行区分。中医将"别其分部，左右上下，阴阳所在，病之始终"（《素问·皮部论篇》）作为医者辨析疾病的基本方法论。

第二节　去远定向的此在规定

海德格尔认为，人在世上的操劳寻视中总是将离自己较远的东西带到近处来加以揭示，他将这种活动称之为"去远"，这个所谓的"近"是指将其置于上手用具的寰围之中，而不是指空间距离的靠近。在海德格尔存在论看来，"去远求近"对于此在来说是其"在—世界—中—存在"的一种基本的存在规定。所谓"去远"（ent-fernen）是海德格尔为空间现象学分析而发明的一个新词，是指人将远离自己的存在物带上前来照面或自身靠上前去，以揭示或显出寰围本身的现象结构的一种行为。他认为，此在去远定向以及由此确定的相关场域的求近行为是消除对远离的存在的认识困难或让那远离的存在者成为当前可以方便掌握的东西，即"通过使现成可见之物当前化而实现对远的不断的克服"①。从这种意义上说，去远就是一种由近及远的认识论和方法论。他说："此在在世本质上保持在去远活动中。此在绝不能跨越这种去远，不能跨越上手事物离此在本身的远近。""此在不能在它自己的或远或近的寰围中环游，它所能作的始终只是改变远近之距。"② 事实上，人只有将"远"变成"近"，才能实现揭示、制造、改变存在物存在方式的可能性。有趣的是，去远为近早就是中医提出的认识问题，在《黄帝内经》中"远"的词频有 86 次，"近"的词频为 37 次，"远"与"近"是中医学中重要的空间概念之一。如《灵枢·痈疽》中说："死生之期，有远近何以度之？"并且智慧的中医也发明了以脉诊、色诊等方法将深藏于藏腑的疾病和未知的生死问题变成最接近的上手的东西，从而实现由近去远的认识。如《灵枢·五色》中所说："五色各见其部，察其浮沉，以知浅深，察其泽夭，以观成败，察其散搏，以知远近，视色上下，以知病处，积神于心，以知往今。"类似地，中医以周围生活中的上手事物来推理远在天边或不可见世界的东西也是一种常用的建构存在的方式。在这里我们以这些概念和命题为素材，来阐述去远定向的此在规定在中医理论建构中的具体表现。

一、察近而知远

马赫曾指出，复杂的具有几何形状的完整皮肤不仅可以获得空间的知觉，区别刺激的性质，而且还可以通过某种附加的感觉区别出受刺激的部位。③ 换而言之，此在正是通过自己的视觉、听觉、嗅觉和触觉将远处的世界与自己拉近。中医的"望、闻、问、切"四诊之法充分体现了这种以此在为基点进行认识的模型。海德格尔认为，"世界本身是作为远去的或者临近的东西而得到揭示的"④。即此在通过将远的东西带上前来或者自身临近上去的方式来把握对远离的存在者存在的认识。在古朴的传统中医时代，"以浅而知深，察近而知远"（《素问·标本病传论篇》）几乎就是一种出自此

---

① ④　海德格尔. 时间概念史导论 ［M］. 欧东明，译. 北京：商务印书馆，2009：315，315.

②　海德格尔. 存在与时间 ［M］. 陈嘉映，王庆节，译. 北京：生活·读书·新知三联书店，2012：125–126.

③　马赫. 认识与谬误 ［M］. 洪佩郁，译. 南京：译林出版社，2011：262.

在存在结构的自然而然的认识事物的基本方法。所谓"善言近者，必知其远，是则至数极而道不惑，所谓明矣"。(《素问·天元纪大论篇》) 中医将善于从近处着眼推测远处的事物看作是一种智慧之道。基于"近而无惑，数之可数者"(《素问·六元正纪大论篇》) 的信念，中医运用"察近而知远"的认识方法建构了一系列与诊疗相关的具体命题，主要有以下几种情况。

(1) 结合内外范畴，发展了"故远者，司外揣内；近者，司内揣外"(《灵枢·外揣》)"以表知里"的方法论。中医认为对于远离的存在，无论是天文地理，还是不可见的病理与内脏，都可以通过观察近处的"象"来进行推理，例如："形精之动，犹根本之与枝叶也，仰观其象，虽远可知也。"(《素问·五运行大论篇》) 正如上下、左右的方位一样，近与远也是以人此在的视和听为观察起点的。其一，就人体而言，中医规定体表为外，藏腑为内；皮肤颜色和五官为视觉所见之近，藏腑就如藏于金匮之内的不可直视之远，于是，中医假设可以通过"五官五阅以观五气"或"五藏之气，阅于面者，余已知矣"。所谓五气就是五藏生理状况的表现。基于临床经验，《灵枢·五阅五使》中对五官与五藏的表里和远近关系有如下规定："鼻者，肺之官也。目者，肝之官也。口者，脾之官也。舌者，心之官也。耳者，肾之官也。黄帝曰：以官何候？岐伯曰：以候五藏。故肺病者，喘息鼻张。肝病者，青。脾病者，黄。心病者，舌卷短，颧赤。肾病者，颧与颜黑。"五官或体表组织器官之"象"被认为是藏腑在体表的窗口，即认为："心其华在面，其充在血脉，开窍与舌；肺其华在毛，其充在皮，开窍与鼻；脾其华在唇四白，其充在肌，开窍与口；肝其华在爪，其充在筋，开窍与目；肾其华在发，其充在骨，开窍与耳和二便。"(《素问·六节藏象论篇》) 对于没有诊疗设备的古代中医来说，以上这些去远定向的此在规定为藏腑病理诊断提供了方便就手的指引。其二，除五官之外，《灵枢·师传》中还有如何从体表骨骼和肢节特征推测藏腑功能的规定，例如可以从"视目之大小"推断肝之功能，从嘴唇色泽的好坏推断脾之功能，等等。其三，中医还发明了通过触摸手腕寸口的脉搏跳动情况和观察舌象，推测深藏的经脉气血变化以及五脏六腑功能和病理状况的诊察方法。所谓"审扪循三部九候之盛虚而调之，察其左右上下相失及相减者，审其病藏以期之"。(《素问·离合真邪论篇》)

(2) 如果以物与物之间的相对关系来理解空间的话，那么对藏腑之间关系的尤为重视就是中医空间观的特别之处。在中医学中，从来就没有分割独立的五脏六腑，而只有相互依存、相互作用和互为表里的五脏六腑。具体而言，有三种关系：一是脏与腑之间互为表里，例如心与小肠、肺与大肠、肝与胆、肾与膀胱、脾与胃，因此，由一个藏腑可推知另一个藏腑的状况。二是五脏之间，例如："五藏相通，移皆有次，五藏有病，则各传其所胜。""五藏受气于其所生，传之于其所胜，气舍于其所生，死于其所不胜。病之且死，必先传行至其所不胜，病乃死。此言气之逆行也，故死。肝受气于心，传之于脾，气舍于肾，至肺而死。心受气于脾，传之于肺，气舍于肝，至肾而死。脾受气于肺，传之于肾，气舍于心，至肝而死。肺受气于肾，传之于肝，气舍于脾，至心而死。肾受气于肝，传之于心，气舍于肺，至脾而死。此皆逆死也。"（《素问·玉机真藏论篇》）这样可以依据疾病传变发展的规律而提前做好预防。

（3）"以我知彼"（《素问·阴阳应象大论篇》）是中医解决医者与患者共情的去远方法，这是此在去远定向规定在共在关系上的体现。中医医者将心比心，推己及人，用这种方法来理解患者的心理需求，例如《灵枢·师传》正是基于这样一种认识方法，领会到在治大众与治自己、治彼与治此、治小与治大、治国与治家之间有一个共同的地方，那就是从未有逆其情志而能治理好的，唯一正确的做法就是顺其情志，满足其正当的需求。所谓顺者，并不只是指人体阴阳经脉气血运行正常，也包括人的欲望情志的顺达。那么，如何才能帮助患者实现欲望情志的顺达呢？中医给出的解决之道就是：看病时要先了解生活习俗，问其有何禁忌忌讳，问其偏好喜爱。基于"以我知彼"的"去远"方法，中医认为，无论是王公大人，还是百姓众生，"人之情，莫不恶死而乐生"。进而基于这一人性之软肋，医者采取"告之以其败，语之以其善，导之以其所便，开之以其所苦"的认知教育，大多能收到较好的效果。

（4）以远近划分时空场域。海德格尔认为，远与近还建构了一种与场域合一不二的规定，例如天空的诸场域就是通过观察可见的太阳的上升与下降的位置变化而得到揭示的，此在便利用这一坐标对寰围世界的其他存在的变化进行标识和定向，例如中医就以此在与太阳的视觉远近关系对昼夜不同时段的阴阳进行了切分，例如："平旦至日中，天之阳，阳中之阳也；日中至黄昏，天之阳，阳中之阴也；合夜至鸡鸣，天之阴，阴中之阴也；鸡鸣至平旦，天之阴，阴中之阳也。"（《素问·金匮真言论篇》）海德格尔认为："作为寰世空间的整体，并不是一种装满了各种东西的三维空间的多面体。只因为开显中的在—世界—中—存在本身就是有所定向的，世界所具有的某一场域本身才能够得到揭示"，简而言之，"由于场域只能出自一种有所定向的此在而得到揭示，所以此在本身在根子上就已经是在—世界—中—存在"[①]。场域划分使得此在的认知和行动定向成为可能，如中医对东、南、西、北和中央五个方位的定向及其赋予的意义完全建构在人与日落日出的远近关系及其意义的象征之上，如经典所说："东风生于春，病在肝，俞在颈项；南风生于夏，病在心，俞在胸胁；西风生于秋，病在肺，俞在肩背；北风生于冬，病在肾，俞在腰股；中央为土，病在脾，俞在脊。故春气者病在头，夏气者病在藏，秋气者病在肩背，冬气者病在四支。"（《素问·金匮真言论篇》）在《黄帝内经》中，有关"东"的词频为30次，"南"的词频为35次，"西"的词频为30次，"北"的词频为38次，中医正是依据东南西北的定向建构了五脏之病

① 海德格尔.时间概念史导论［M］.欧东明，译.北京：商务印书馆，2009：318.

与四时气候等环境关系的系列命题。中医正确地发现了远近与此在观察的大小和高下视觉的透视关系，而且发现了越是靠近的对人的影响越大，例如："夫子之言岁候，不及其太过，而上应五星。""是以象之见也，高而远则小，下而近则大，故大则喜怒迩，小则祸福远。"（《素问·气交变大论篇》）

（5）远近的空间概念也可衍生表示时间的远近，如指症状发作时间的长短："阴气多而阳气少，则其发日远；阳气多而阴气少，则其发日近。"（《素问·至真要大论篇》）远近还带来定向与定位的取向，如中医认为，凡违背自然规律的非其位的是逆向的邪气，当其位的则属于正气且顺。邪气致病，病重多变；正气致病，虽病亦轻。例如："君位臣则顺，臣位君则逆，逆则其病近，其害速；顺则其病远，其害微。"（《素问·六微旨大论》）又如："故五藏六府者，各有畔界，其病各有形状。营气循脉，卫气逆为脉胀，卫气并脉循分为肤胀，三里而泻，近者一下，远者三下，无问虚实，工在疾泻。"（《灵枢·胀论》）在这里的远近都是指疾病发生距离当下的时间长短。

（6）海德格尔认为，作为有所去远的活动，总是具有定向的性质，即"人此在寻视操劳活动就是制定着方向的去远活动"①。海德格尔认为左和右的范畴都源自人定向去远的操劳寻视的活动。康德也曾经指出，凡人制定方向都需要某种"主观原则"，而海德格尔进一步指出，制定方向的"主观原则"其实早已经包含在人在世操劳的"先天性"的存在结构中，是人去远活动和建构存在结构中不可或缺的。按照这样的思路来理解《素问·阴阳应象大论篇》中所说的"左右者，阴阳之道路也；水火者，阴阳之征兆也"，这类关于左右范畴的命题只是表达了一种在此在操作中的去远定向，而并不是指阴阳的本质。

二、远死而近生

死亡看上去是遥远的事件，但也是切近本己当下的，人必须向死而生，把握好近处当下的生，才能克服对死的恐惧。海德格尔说："此在本身就是远去的（entfernendes），同时也就是临近的（naherndes）存在。"②"死生之期，有远近何以度之？"（《灵枢·痈疽》）"远死而近生。"（《素问·移精变气论篇》）这一直是中医诊疗操作的一种基本取向，为此，中医对"死生之兆彰"的识别——对如何从近处着眼，预测远处的死亡给予了无比的关注，也因此而建构了一系列的指标。例如，基于前面所说的"五藏之气，阅于面者"的假设，规定："故色见青如草兹者死，黄如枳实者

---

① 海德格尔. 存在与时间［M］. 陈嘉映，王庆节，译. 北京：生活·读书·新知三联书店，2012：126.

② 海德格尔. 时间概念史导论［M］. 欧东明，译. 北京：商务印书馆，2009：315.

死，黑如炲者死，赤如衃血者死，白如枯骨者死，此五色之见死也。"（《素问·五藏生成篇》）认为通过当下肤色的特征变化可以预"知死生之期"（《素问·阴阳别论篇》），这的确是中医的一大发明和有待证明的命题。

在中医临床治疗中，就近去远也是中医治疗取向的一个基本法则。所谓："深浅在志者，知病之内外也；近远如一者，深浅其候等也。"（《素问·针解篇》）"动气候时，近气不失，远气乃来，是谓追之。"（《素问·调经论篇》）《素问·至真要大论篇》中说："气有高下，病有远近，证有中外，治有轻重，适其至所为故也。"这就是说任何疾病的发生都有其"近因"（标）和"远因"（本），而如何处理这种近与远、标与本的关系，是中医治疗中的基本思路。在中医看来，"浅而知深，察近而知远，言标与本"都是连带相关的操作行为。相对而言，"标"即近，即浅；"本"即远，即深。医者应根据病之标本缓急的不同而采取不同的治疗策略，并且将其看作取得治疗效果的关键，即"知标本者，万举万当，不知标本，是谓妄行"。具体而言，中医认为："先病而后逆者治其本，先逆而后病者治其本，先寒而后生病者治其本，先病而后生寒者治其本，先热而后生病者治其本，先泄而后生他病者治其本，必且调之，乃治其他病，先病而后生中满者治其标，先中满而后烦心者治其本。人有客气，有同气。小大不利治其标，小大利治其本。病发而有余，本而标之，先治其本，后治其标；病发而不足，标而本之，先治其标，后治其本。谨察间甚，以意调之，间者并行，甚者独行。先小大不利而后生病者治其本。"深浅—远近—标本—逆从，以上这些涉及治疗策略的命题都是基于医者的操作而揭示的病患的存在形式。换而言之，在中医理论体系中，深浅—远近—标本—逆从是基于此在空间概念之上的认识病患的意向性结构。

临床经验告诉我们，越是具有远因性的疾病不仅症状越显得有些离奇古怪，而且病因溯源也变得异常困难，例如在《灵枢·贼风》中黄帝就追问了这样一种具有远因的病患现象。黄帝问：许多病患的发病原因患者自己是知晓明白的，但是有些患者并没有遇到外界的邪气，也没有遭受令人恐惧的事情却突然得病，这是何故呢？难道这是"唯因鬼神之事乎"？岐伯答：其实这是有原因的，即"邪留而未发，因而志有所恶，及有所慕，血气内乱，两气相搏，其所从来者微，视之不见，听而不闻，故似鬼神"。对比现代心理学理论，这种"似鬼神"的病患当属与潜意识作祟有关的神经症和其他类似精神障碍。黄帝继续追问：为何对于这类病患只需要施加祝由术就可以治愈呢？岐伯的解释是：因为医者"知百病之胜，先知其病之所从生者，可祝而已也"。简而言之，对于这类疾病疗愈的关键就在于医者不仅准确地找到了并且揭示了病患的远因，即与离当下较远的潜意识的压抑有关。

中医治疗策略还注意到了此在所居住的空间环境对人的体质、易感疾病的影响，及其基于这些差异对治疗方法的优化。如在《素问·异法方宜论篇》中，黄帝基于空间场域的差异，提出了"一病而治各不同，皆愈何也"的问题，岐伯的解答是："地势使然。"具体而言，因为东、南、西、北之域的地理环境、气候和人们的饮食习惯不一样，所以，各地民众的体质特点和易感疾病存在差异，并因此对于不同地域的患者和病患需要采取相适应的综合治疗方案，即所谓"杂合以治，各得其所宜"。

近远的观念还对中药方剂的调制带来影响，如《素问·至真要大论篇》中所说："君一臣二，奇之制也；君二臣四，偶之制也；君二臣三，奇之制也；君三臣六，偶之制也。故曰：近者奇之，远者偶之，汗者不以奇，下者不以偶，补上治上制以缓，补下治下制以急，急则气味厚，缓则气味薄，适其至所，此之谓也。病所远而中道气味之者，食而过之，无越其制度也。是故平气之道，近而奇偶，制小其服也。远而奇偶，制大其服也。大则数少，小则数多。多则九之，少则二之。奇之不去则偶之，是谓重方。偶之不去，则反佐以取之，所谓寒热温凉，反从其病也。"显然，中医确定了一种将方剂的大小及其方剂饮片的奇偶数与所治疗的病患的远近、上下定位相联系的操作规定。远近概念与针灸操作有关，例如："人有虚实，五虚勿近，五实勿远，至其当发，间不容瞚。"（《素问·宝命全形论篇》）在虚和实不同的病情下，使用针灸操作为近，不用则为远。明代医家吴崑的解释是：穴在四肢者为远，穴在腹背者为近。针灸的深浅概念亦是远近概念的延伸，在《黄帝内经》中"深"的词频为 127 次，"浅"的词频为 55 次，深浅既可以表示病情发展的程度，如"病久入深，荣卫之行涩"（《素问·痹论篇》），同时也表示针灸治疗需要根据经脉的深浅和病情发展的深浅进行相应的调整，如《灵枢·经水》中说："夫经水之应经脉也，其远近浅深，水血之多少各不同，合而以刺之奈何？"也就是说要按照各经脉深浅的不同来调节针灸治疗的深度："病有浮沉，刺有浅深，各至其理，无过其道，过之则内伤，不及则生外壅，壅则邪从之，浅深不得，反为大贼，内动五藏，后生大病。"（《素问·刺要论篇》）例如，"手之阴阳，其受气之道近，其气之来疾，其刺深者皆无过二分"。针刺的深浅对于针灸的效果都是十分重要的操作要领。

第三节　中医空间命题的明见性问题

对于现代中医而言，最重要和最关切的问题是中医理论的所谓科学性或合理性问题，显然，这一问题的解答与空间概念的阐释具有"一荣俱荣"或"一损俱损"的密切关系。

一、中医空间命题明见性的区别

海德格尔认为："胡塞尔第一次成功地清理了明见现象，并借此而赢得了超越一切传统上笼罩在逻辑学和知识论中的晦暗不明的决定性进步。"[①] 现象学所说的明见（或自明性）是指在认识过程中的一种直观的被给予，是一种原初的直观的意向体验，它是对事物的视觉感知，是不能再做进一步规定的东西[②]，也是被意指者被真凭实据的直观自证性的充实意向式行为。当然，就直观所可能给出的充实的终极程度和完满程度而言，明见性在不同的学科领域还存在着不同的通达方式和不同程度的严格性的区别。例如中医关于上下、左右、内外概念的内涵与外延因语境不同而有所不同，有时是实指，有时是虚指或空意指；有时虽然有含义却没有指称；有时是有真假的判断，有时却只是此在的一种文化规定。

中医的许多空间概念具有视觉感知的明见性，而不再需要做进一步的解释就能明白和被接受，例如"高者抑之，下者举之"（《素问·至真要大论篇》）就是一种具有明见性的中医治则。"庭者，首面也。阙上者，咽喉也。阙中者，肺也。下极者，心也。直下者，肝也。肝左者，胆也。下者，脾也。方上者，胃也。中央者，大肠也。挟大肠者，肾也。"（《灵枢·五色》）这些关于内脏相对空间位置的描述也是与自我体验和观察相一致的经验。

但是有中医也有不少有关空间的命题并不具有可以自证的自明性，例如：①源自类比推理的空间命题可能为真，也可能为假，但可通过观察或实验求证或证伪，如"天不足西北，故西北方阴也，而人右耳目不如左明也。地不满东南，故东南方阳也，而人左手足不如右强也"（《素问·阴阳应象大论篇》）就属于类比命题。②源自生活观察的命题，观察为真，但解释却充满文化规定和意向性，例如："六八，阳气衰竭于上，面焦，发鬓颁白。"（《素问·上古天真论篇》）增龄性的面容与发色变化为真，但有关阳气的解释只属于中医语境。③源自临床治疗经验的命题，如："故善用针者，从阴引阳，从阳引阴，以右治左，以左治右，以我知彼，以表知里，以观过与不及之理，见微得过，用之不殆。"或者源自对上下左右脉象观察的比较得到的命题，如："上下左右之脉相应如参春者，病甚。上下左右相失不可数者，死。"（《素问·三部九候论篇》）可以经现代临床观察进行检验，其理论解释同样充满文化性。④还有一些混合命题，如"帝曰：愿闻缪刺，以左取右以右取左，奈何？其与巨刺何以别之？岐伯曰：邪客于经，左盛则右病，右盛则左病，亦有移易者，左痛未已而右脉先病，如此者，

---

① 海德格尔. 时间概念史导论［M］. 欧东明，译. 北京：商务印书馆，2009：63.

② 邱鸿钟. 中医的生活世界观与直觉的明见性［J］. 医学与哲学（人文社会医学），2010，31
（7）：66－67.

必巨刺之，必中其经，非络脉也。故络病者，其痛与经脉缪处，故命曰缪刺"（《素问·缪刺论篇》）可以分成观察命题和治疗性试验命题两个命题进行检验。⑤与此在文化约定有关的空间命题不能用临床观察和实验检验其真假。例如关于左右脉与五藏对应关系的命题等。脉诊的寸口是一个定位清楚的空间部位，但为何这个部位如此重要？《难经·论脉·一难》中解释："寸口者，五脏六腑之所终始，故法取于寸口也。"可见，将寸口视为是五藏六腑之所终始这是一个与意指有关的文化规定。《难经·论脉·二难》中继续追问并做出解释："脉有尺寸，何谓也？然：尺寸者，脉之大要会也。从关至尺是尺内，阴之所治也；从关至鱼际是寸内，阳之所治也。"中医对脉诊的尺寸部位及其意义都给出了自己独特的解释和规定。例如以下关于脉诊左右尺部的判断规定难以想象源自临床经验："尺内两傍，则季胁也，尺外以候肾，尺里以候腹。中附上，左外以候肝，内以候鬲；右，外以候胃，内以候脾。上附上，右外以候肺，内以候胸中；左，外以候心，内以候膻中。前以候前，后以候后。上竟上者，胸喉中事也；下竟下者，少腹腰股膝胫足中事也。"（《素问·脉要精微论篇》）显然，这些规定无真假可证，你只能选择遵循或不遵循。如果遵循如此观察的规则就可能触摸到意指的现象，否则就什么也摸不出来。《难经》在三十六和三十九难中还提出了"肾两者，非皆肾也。其左者为肾，右者为命门"的命题，不难证明，这是一种以此在解释为转移的规定，而难以想象这是一种客观生理事实。

二、中医空间概念一词多义的辨析

基于此在意指的不同，中医学有关上下、远近、大小等空间范畴的语义存在着一词多义的复杂情况，需要基于其具体语境和意指情况加以仔细辨析，以《黄帝内经》中的大小范畴为例，对其不同的语义和语用功能分析如下。

其一，以大小表示组织器官自身体积或长短的属性。例如："夫十二经水者，其有大小、深浅、广狭、远近各不同，五藏六府之高下、小大、受谷之多少亦不等，经水先度其骨节之大小广狭长短，而脉度定矣。骨度：颧骨者，骨之本也，颧大则骨大，颧小则骨小，五变五藏者，固有小大高下坚脆端正偏顷者，六府亦有小大长短厚薄结直缓急，凡此二十五者，各不同，或善或恶，或吉或凶，请言其方。"（《灵枢·经水》）中医认为通过对组织器官大小的观察可以对患者的体质进行推断，例如认为："胫有大小，言人骨节之小大，肉之坚脆，皮之厚薄，血之清浊，气之滑涩，根结肉者，身体容大。脂者，其身收小。"（《灵枢·根结》）以上关于组织器官大小的观察及其功能关系的推断基于医者临床的广延经验，认为空间是物体自身的与物体不可分离的特性。

其二，以大小表示不同的病患状况。例如："因于湿，首如裹，湿热不攘，大筋短，小筋弛长，短为拘，弛长为痿。"（《素问·生气通天论篇》）"大骨枯槁，大肉陷下。"（《素问·玉机真藏论篇》）"肾病者，腹大胫肿。"（《素问·藏气法时论篇》）或表示病理之形状，如："高粱之变，足生大丁，受如持虚。"（《素问·生气通天论篇》）大小也可用于表示疾病严重程度的差异，如："小病必甚，大病必死。"（《素问·移精变气论篇》）诸如"大热""大气""大汗""大息""大痹""大伤""大危""大虚""气大衰"和"大脱血"都是中医学常用于描述病症严重的术语。

其三，用大小表示脉诊时对脉搏强弱的一种感知差异。所谓："脉小者，尺之皮肤亦减而少气；脉大者，尺之皮肤亦贲而起。"（《灵枢·邪气藏府病形》）这是中医对脉大脉小界定的操作标准。脉大脉小是通过医者指感进行识别的，即"夫脉之小大滑涩浮沉，可以指别"。

在中医司内揣内的视野下，脉大脉小被认为具有对病患进行定位、定性的价值，如："黄，脉之至也大而虚，有积气在腹中。"（《素问·五藏生成篇》）"秋冬而脉浮大，命曰逆四时也。"（《素问·平人气象论篇》）"经之动脉，其至也亦时陇起，其行于脉中循循然，其至寸口中手也，时大时小，大则邪至，小则平，其行无常处。"（《素问·离合真邪论篇》）"肾脉大急沉，肝脉大急沉，皆为疝。"（《素问·大奇论篇》）"夫脉者，血之府也，长则气治，短则气病。"（《素问·脉要精微论篇》）"欲知寸口太过与不及，寸口之脉中手短者，曰头痛。寸口脉中手长者，曰足胫痛。"（《素问·平人气象论篇》）"太阳脉至，洪大以长；少阳脉至，乍数乍疏，乍短乍长。"（《素问·平人气象论篇》）

其四，用大小表示人的情绪过度。如："阳气者，大怒则形气绝，而血菀于上，使人薄厥。"（《素问·生气通天论篇》）还有诸如"大喜"等。或表示行为过度，如："因而大饮，则气逆。"（《素问·生气通天论篇》）在中医看来："生病起于过用，此为常也。"（《素问·经脉别论篇》）例如，饮食五味更重（即伤在五味）即"味过于酸""味过于咸""味过于甘""味过于苦""味过于辛"（《素问·生气通天论篇》）也是人类最常见和重要的病因之一。

其五，表示药方的大小。如："病有久新，方有大小。"（《素问·气交变大论篇》）"大则数少，小则数多。"（《素问·至真要大论篇》）也可表示针灸器具型号之大小，如："九针之宜，各有所为，长短大小，各有所施也。"（《灵枢·官针》）

由此可见，中医大小的基本语义是指物体广延的大小程度、数量多少，也可引申为医者指下所感觉的不一样性。有一部科学纪录片名叫《大小很重要》（*Size Matters*），说明了物体大小的变化将带来物体稳定性的崩溃和事物之间关系的错乱、颠倒、解构或重构。大小的确是物体本身"天定"的一种属性，因为宇宙中还有暗物质，实际上并没有物质的绝对虚空，因此，空间永远也是一物体与其他物体（例如被称之为虚空中的暗物质）在世界中的广延关系，可见空间既是物体本身的属性，同时也是一种事物之间的关系。如前所说的关于空间的三种观点其实不过是从不同维度对空间本质的认识。在现象学看来，定向与意指空间划分是此在在—世界—中—存在的基本枢纽，是此在与其他存在物存在照面时让存在显示自身而为人所见的一种基本结构，此在依据空间概念而自我道说和指称其他存在。本书的研究表明，源自日常生活的上下、左右、前后、内外、远近等空间概念为中医阐述气、阴阳、五行等其余核心理念提供了一个"先天的"的空间网格化的认知框架，正是依据这些空间范畴具有的指引、标识、分类、显现、去远等多种认知功能，使得各种晦暗不明的存在者的存在得以在操持中被揭示。对于现代中医学来说，澄清传统中医学空间范畴的语义及其与意指的关系具有还原中医原创思想原旨，避免出现将意指的空间概念绝对化或客观化等错误的作用。

第四节　此在作为有去远空间性的共在

海德格尔认为，基于在此在的"去远"中发现它具有"是什么"的规定，继而可以探究"在—世界—中—存在"中的存在者是谁的问题。对于人类来说，空间范畴不仅只是在观察与分析人与自然的关系上是必需的，而且对于理解人与人之间的关系，及其构成的社会性也是非常必要的。此在与他物上下、左右、内外和远近的范畴同样也适合于对人与人之间关系的观察与分析。德国教育改革者、语言学者威廉·冯·洪堡（Wilhelm von Humboldt，1767—1835）曾发现，在某些语言中，对"我""你""他"这些人称代词的表达往往与在"这里"和在"那里"的地点副词联系在一起。那么，在这里源本的究竟是人称代词的意义，还是地点副词的意义呢？对于这种争论，海德格尔认为，只要将这些地点副词的意义通过此在本身而与"我"相关联，这些争论就消解了[①]。这就是说，此在与他人共在的关系也总是一种空间的关系，在社会心理学中还往往用不同的距离来标识不同亲密程度的人际关系。在"远亲不如近邻"这一俗语中也揭示了与此在的远近距离对沟通和情感支持关系的影响。在《素问·汤液醪醴论篇》中也早就有以远近来论说人际关系的先例，如："亲戚兄弟远近音声日闻于耳，五色日见于目，而病不愈者，亦何暇不早乎？"所以，海德格尔认为，此在在日常生活中无论是关于自我的自我道说，还是谈论与他人的关系，一定都是依循有所去远定向的空间性而展开的。[②]

---

①②　海德格尔. 时间概念史导论［M］. 欧东明，译. 北京：商务印书馆，2009：345，346.

一、共处是此在原初的存在品格

海德格尔用蜗牛之蜗居比喻人的存在，人的本质并不在于意识之内，就如蜗居不是蜗牛的世界一样。即使人与蜗牛都处在其蜗居中，它的正确地得到理解的存在也是在外的存在。对于"在—世界—中—存在"中的人而言，这个存在者并不仅是一个孤独的封闭的存在，也不是一个现成可见和已经完成的世上之物那样的存在，而是一种融入同类群体并与同类互动的此在，本质上，"此在作为'在—世界—中—存在'，同时就是相互共存（miteinandersein）——更确切地说：是与他者的共在（共处）"①。海德格尔认为，这个现象学的表述之所以具有生存论和本体论的意义，是因为"共在所表示的是属于此在自身的一种与'在—世界—中—存在'同等原初的存在品格，而这一品格就是他人的此在在向来属己的此在面前的共同展开状况（miterschlossenheit）的可能性的形式上的条件"②。事实上，与他人共处是人之为人和完成其从自然人向社会化人转变的必要条件。每一个人都出身和成长于一个家庭和隶属于一个社会，就像鸟离不开空气，鱼离不开水，植物离不开土地一样。而家庭和社会的本质不只是它为此在提供的生存的物质条件，更主要的是提供了与他人共在的照面。此在经与他人的共处才能完成其社会化，才获得了存在的价值和意义，甚至才能生存。

对于健康与疾病而言，与他人共在的关系也是医学观察、理解与分析人类健康与疾病问题最应该关注的本质问题。在下面这段对话中，我们可以知道中医甚至将询问患者与他者关系的隐私作为最核心的诊疗要点："岐伯曰：治之极于一。帝曰：何谓一？岐伯曰：一者，因得之。帝曰：奈何？岐伯曰：闭户塞牖，系之病者，数问其情，以从其意，得神者昌，失神者亡。帝曰：善。"（《素问·移精变气论篇》）中医正确地认识到了人在社会中的地位变化也是一个与他人共在才会感受到的有意义和价值的病因："凡未诊病者，必问尝贵后贱，虽不中邪，病从内生，名曰脱营。尝富后贫，名曰失精，五气留连，病有所并。"（《素问·疏五过论篇》）显然，"病从内生"的"脱营"与"失精"只有从与他人的社会比较中才会成为病因。

基于人是一个类或群的动物，因此，与他人共在就是此在的本质。不过这种共在不能仅仅理解为就是此在同时在一个空间内生活的一群人，而是指人与人之间的相互沟通、相互依存、相互作用、相互理解和相互牵挂的照面方式。人的共在不像物体的共在，物体必须彼此都在场或一个相同的场域内才叫共在，而人的共在既可以是此在与他人同在，也可以是彼此不在同一场域，只要他们之间相互牵系，那就是真切的共在。如唐代诗人张九龄（678—740）在那首脍炙人口的《望月怀古》中描述的一种共

---

①② 海德格尔. 时间概念史导论［M］. 欧东明，译. 北京：商务印书馆，2009：330，331.

在："海上生明月，天涯共此时。情人怨遥夜，竟夕起相思。灭烛怜光满，披衣觉露滋。不堪盈手赠，还寝梦佳期。"可见，共在也是共时。共在是生活的、行为操持的，更是情感和心灵上的依存和理解。如果人与人之间能够相互理解和相互支持，那么，即使是天各一方，他们之间也会有"天涯若比邻"的感受。毫无疑问，具有社会支持性的共在对于人的生存和健康具有积极的作用。相比而言，一个倍感孤独的抑郁症患者，并不是他没有亲属、同学、同事和邻居，甚至也不一定是他没有与人打过招呼，而是指这个人在心灵上不与他人相互沟通、相互依存、相互作用。可以认为常见的精神分裂、抑郁症等精神障碍和孤独感都是不同程度的共在的一种阙失，如海德格尔所说："孤独存在只是意味着共在的一种阙失。"① 第二代精神分析学家沙利文博士正是在这种意义上认为，精神障碍的本质就是一种人际关系的障碍。对于人的存在来说，他人的阙失意味着关爱、温暖、理解、支持没有满足此在最本己的需求，而这些需求犹如空气对于鸟和水之于鱼一般。海德格尔这样概括地说道："唯当此在作为'在—世界—中—存在'而秉有共在这一根本的枢机，才会出现彼此眷顾的存在和彼此反对的存在以及彼此阙失的存在，直至彼此默然地相互擦肩而过的存在。"② 由此可见，在日常生活中去远共在才是此在维护健康生存的关键。所谓"去远"就是要通过打交道、照面，哪怕是牵系的思念将远离的他人拉回切近自己的此在，此在才会获得共在意义的充实，共在的现象和意义也才得以被真正地显示。

二、常人对此在己任的消弭

在中国汉语中，常用地广人稀、人迹罕至等成语来形容地域与人口的数量关系；来说明在那里此在存在意义的阙失。由于人从一出生就生活在这个早于自己就已经存在的世界，而且在这个与他人共的世界中完成自己的社会化和确定自己与这个世界的关系，因此，海德格尔认为，在日常实际生活中，"此在首先不是按本己的方式生活。本己的世界和本己的此在首先和通常恰好是最为遥远的，而那最为邻近的东西正好就是人们共同处于其中的世界；只有从出于这一世界，人们才能够或多或少真切地顺应自己的世界"③。海德格尔将这种此在沉浸于其中并被首先给予的东西，称之为由"常人"组成的共同世界。他认为："正是这一并非某个特定之人的常人，这一属于'所有人'但又不是全体人之总和的常人，就规范着日常此在的存在方式。"④ 因此，对日常状况中的此在是谁这个问题的回答是：就是常人（man），而不是我自己本身的所是的存在。在这种由常人构成的共同世界中，本己的此在被常人的集体无意识席卷带去，化成了他人的存在方式，此时他人与自己的区别已经隐而不见，甚至此在已经

---

①②③④　海德格尔. 时间概念史导论［M］. 欧东明，译. 北京：商务印书馆，2009：331，334，342，341.

变成了他人。"世人喜欢什么和享受什么,我们就喜欢什么和享受什么……"正是这种在习俗和时尚中体现出来的"平均化"或公众化的东西就成为一种巨大的潜在力量压制和监管着此在一切涌上来的例外。然而,诡异的就是这种代表公众的常人无处不在,并规定着对此在的解释,替此在做出了所有的选择和决定,从此在那里夺走了他的选择、判断的形成和价值评价,取消了属于此在的己任。但这种既属于所有人,又并非任何某人的常人,又总是从所有的地方脱身溜走。在这种意义上,海德格尔认为,这个作为日常此在的常人就是"无人"(nimand)或"没有人"。正是这个没有具体某人的常人卸除了每个人的本己的此在,并使得此在沉浸或融混于常人的世界之中而习以为常,心安理得。笔者以为这个能让所有此在都不可自拔的具有无冕之冠的"无人",就是心理学家荣格所说的驻扎在人脑深处的那个有两百万年进化史的"古代人"及其所表现的集体无意识。似乎除分析心理学家之外,每一个普通人都没有意识到这个常人对自己的无形奴役。

在《黄帝内经》时代,中医已经认识到了这种世俗享乐的常人生活方式正是导致当时人折寿的主要原因,并提出了"精神内守"的方法,使之达到"高下不相慕""嗜欲不能劳其目,淫邪不能惑其心"的境界,这样就能实现"尽终其天年"的期望寿命。让此在守住自己的精神家园,并担负起自己健康的第一责任人的己任,防患于未然,这是中医养生的基本思想。

第八章　中医的时间逻辑

时间概念的历史，即时间之发现的历史，就是追问存在者之存在的历史。[①]

——海德格尔

据说古老的印度教经典《阿闼婆吠陀》中就有关于时间与逻辑发生学的一段直觉描述："时间啊，严格的抽象蕴于其中；时间啊，至上的主宰蕴于其中；时间啊，神授的知识蕴于其中。"[②]智慧的古人凭借直觉提出了时间与存在知识之间的某种关系，但要阐明这种关系却不容易，如中世纪奥古斯丁所感叹的那样："时间究竟是什么？没有人问我，我倒清楚；有人问我，我想说明，便茫然不解了。"[③]就哲学而言，存在曾经被区分为时间的、超时间的和非时间的存在，而就逻辑学而言，亦有两个传统：一个是时间逻辑学思想取向，一个是非时间逻辑学取向。不过遗憾的是，长期以来，只有西方非时间逻辑学得到了较大的发展，而时间逻辑学只是到了现代才得到关注。从亚里士多德开始建构的经典形式逻辑是一种非时间逻辑，于是，凡是用形式逻辑思想表述的近现代科学理论体系，包括西医学在内的

---

① 海德格尔. 时间概念史导论 [M]. 欧东明，译. 北京：商务印书馆，2009：190.
② 阿闼婆吠陀（Atharvaveda）是由梵文"僧侣"和"知识"两个词根构成的复合词，汉译为禳灾明论，是四大吠陀经的第四部。
③ 奥古斯丁. 忏悔录 [M]. 周士良，译. 北京：商务印书馆，2009：258.

绝大多数的理论概念、命题和推理都是没有将时间因素考虑进去的。然而，对于生命这种以时间存在为本质的事物来说，非时间逻辑学的应用能力显然是十分有限的。尤其是用非时间逻辑学的观点来评价像中医学这种对时间因素进行了全面考虑的传统医学的科学价值就显得十分不合理。换而言之，中医学中的时间逻辑的学术价值和应用价值必须在时间逻辑学中才能得到真正的阐释和发扬光大。海德格尔认为："因为只有着眼于时间才能把握存在，所以，存在问题的答案不可能摆在一个独立的盲目的命题里面。"①

所谓时间逻辑是指研究与时间、时态、时相和时序有关的概念、判断和推理的逻辑特征、逻辑结构、逻辑规律和逻辑方法的逻辑学分支。在各个历史时期对时间逻辑做出杰出贡献的学者有：古希腊的芝诺、亚里士多德、麦加拉－斯多葛学派；中国战国时期的惠施、公孙龙；中世纪伊斯兰的阿维森纳、科尔鲁比亚的约哈勒斯；现代新西兰的普赖尔、科西亚、波尔；日本的杉原丈夫；等等。

相对于关于事物因果性、必然性和规律性的决定论（determinism）而言，时态逻辑是研究包含时间因素的命题及推理的概率随机论。对于不确定性的医学来说，这种逻辑具有非常重要的作用。

---

① 海德格尔. 存在与时间 [M]. 陈嘉映，王庆节，译. 北京：生活·读书·新知三联书店，2012：23.

第一节　道和存在表述的困惑与解决方案

一、道与存在表述的共同困惑

　　"道"是中华文明中含义和语用独特的一个术语。道，虽然被认为古往今来，从自然到社会和人心性，无处不在，无时不有，但"道"这一语词的含义和指称却一直处于一种难以言表的窘境，历代诸子百家不断地用各种比喻来阐释"道"的语义，但几乎没有一个公认和统一的定义。老子在《道德经》第二十五章中最早勉强地给"道"做出的的阐释是："有物混成，先天地生。寂兮寥兮，独立而不改，周行而不殆，可以为天地母。吾不知其名，强字之曰道，强为之名曰大。"老子之后，历代哲人对"道"语义的阐释各有自己的偏好。《易传·系辞上》先用阴阳关系释道，所谓"一阴一阳之谓道"。古时还有不少哲人将"道"与"理"互释，认为道的运行中一定有自身内在的规律，如《庄子·缮性》中说："道，理也。道无不理。"《管子·君臣上》则说："别交正分之谓理，顺理而不失之谓道。"《韩非子·解老》索性将道与理并称："道，理之者也。""万物各异理，而道尽稽万物之理。"理，本义为物质本身的纹路，古人之所以以理释道，就是因为道可以借此领会为各种事物不断现身的轨迹。岭南心学开山鼻祖陈献章也曾感叹地说："道不可状，为难其人也。"① 他认为："天道至无心，圣道至无意。"② 道，既是不以人的意志为转移的自然之律，也是一种不可言状，但又通于物，彰显在"天命流行，真机活泼。水到渠成，鸢飞鱼跃"③ 等自然现象中，还可以在举一隅而括其三，或举一隅而反三的认识与实践活动中进行领会。④也许因为中国古汉语中原本就缺乏联结主语与宾语的系动词"是"，于是，"道"就只得依靠各种比喻来进行意指了。

　　正如中国古代哲人对"道"的定义晦暗不明一样，"存在"这个概念在西方哲学史上也一直是一个长期未能透彻阐释的含混的概念。海德格尔甚至感叹："以叙事的方式去报道存在者是一回事，而要去捕捉存在者之存在而言，我们常常缺乏的不仅是语词，而且在根本上还缺乏语法。"⑤ 可见，东西方哲学家遇到了同样的哲学难题：人类用什么样的语词和语法来阐述万事万物的存在才是真理呢？什么是"存在"？如果替

---

①②③④　陈献章. 陈献章集：上 [M]. 北京：中华书局，1987：56，55，278，56.

⑤　海德格尔. 时间概念史导论 [M]. 欧东明，译. 北京：商务印书馆，2009：204.

换成语词的话，海德格尔认为，存在是指动词"是"（to be），或者勉强用"现成状况"这个表达式来代替或解释存在，而不是指存在物的名词（being）；他还用"此在"一词来表达人在这个世界中的生存状况。现象学和存在主义都同样意识到，存在难以用言语阐明。

二、取道时间的解决方案

如何才能从道和存在表述的困局中走出来？也许我们应该按照现象学所提倡的方法那样去重新思考这个古老的问题，即向历史的上游回溯，回复到历史上所提出的那些问题之先，并重新以一种本原的方式去习得过去所提出的问题。于是我们重返经典，看看老子在《道德经》中是如何用一种独特的递进方法对"道"进行阐释的。其实，老子是分三段来阐述"道"的存在的。在第一段，老子描述道："有物混成，先天地生。寂兮寥兮，独立而不改，周行而不殆，可以为天地母。"这是对"道"所指称事物的描述，这即是一种先于和独立于人类，天然自成，往返运动而永不停歇的现存世界的现象。在第二段，老子说："吾不知其名，强字之曰道，强为之名曰大。"在人的意识没有意指宇宙其他存在者之前，道起初当然是无名的，所以他无奈只得使用"道"这一语词来进行初始命名。他试图用"道"这一语词来说明宇宙进化成现在看到的这种样式是有某种自身内在规律的，他接着再用"大"这一语词来说明这一指称现象的浩渺广大，无处不在。可见，"道"是老子对"日月无人燃而自明，星辰无人列而自序，禽兽无人造而自生"的自然现象的领会。在第三段，道既然无边无际，无所不在，而人生有限，人的意识又如何能感知和把握这无涯的现象呢？于是，老子运用顶真句的逻辑技巧，话锋一转，用人可以感知的物质运动变化及其运动的往返结构现象来进一步阐释道，他接着说："大曰逝，逝曰远，远曰反。"逝，通常指事物发展过程（时间）的流逝，如："逝者如斯夫，不舍昼夜。"（《论语·子罕》）"逝，往也。"（《说文》）"逝，行也。"（《广雅》）"倏而来兮忽而逝。"（《楚辞·九歌·少司命》）远，指悠远的过去，如："穷高极远。"（《礼记·乐记》）"则筮远日。"（《仪礼·士冠礼》）反，可做往返、返回、重复之解，如《国语·越语下》中有："一日五反。"《前汉·胜传》中说："使者五反。"注曰："反，谓回还也。"由此可见，面对"道"表达的难题，老子最终选择了用"逝去""过去"和将来"往返"的时间结构来阐释"道"的解决方案。

其实比较儒道诸子关于道的解释，不难发现历代哲人都开始转而取道于日地阴阳关系来阐释"道"。如《易传·象传上·乾》中说："大哉乾元、万物资始，乃统天。云行雨施，品物流形。大明终始，六位时成，时乘六龙以御天。乾道变化，各正性命，保合太和，乃利贞。首出庶物，万国咸宁。""道"在《易传》里被转而领会为就是对地球上人类和一切生物生存具有决定性影响的日地关系。万物生长靠太阳，故《易传·系辞上》中说:"一阴一阳之谓道。"《庄子·天下》中亦有这样的评论:"《易》以道阴阳。"《说文》引古籍对"易"字的解释就是:"日月为易,象阴阳也。"从《黄帝内经·灵枢》中"阴阳系日月"的篇名可知,阴阳概念的确始于古人对人的生存与日—月—地关系的领会。古人坚信:"天为阳,地为阴,日为阳,月为阴,其合之于人。"(《灵枢·阴阳系日月》)"人以天地之气生,四时之法成。"(《素问·宝命全形论篇》)"夫自古通天者生之本,本于阴阳。"(《素问·生气通天论篇》)"阴阳者,天地之道也,万物之纲纪,变化之父母,生杀之本始,神明之府也。"(《素问·阴阳应象大论篇》)。可见,日—月—地—人关系被领会为是人"在—世界—中"生存,或决定其健康与生死的根本枢纽。将难以言表的晦涩之"道"转而用最直接明见的日照在昼夜和四季循环变化中彰显出的时间结构来进行体验,这是一种对"道"认识的转向。《管子》中说:"王者乘时,圣人乘易。"在管子看来,对"易"与时间的领会虽然都很具有智慧,但能将"易"理解为阴阳变化之时间结构的人似乎对自然的领会更胜一筹。

由于寰宇间各种事物的变化从长远来看,总是表现为周而复始的往返现身;从近处看,则总是感觉为过去、现在和将来的单向流逝,简而言之,古人发现对"道"的理解可以转化为对阴阳时间结构来进行领会。明代思想家湛若水(1466—1560)慧眼洞察了道与时间的这种关系,他在《湛若水全集》一文中径直说:"道全在时字上,时即道也。《易》三百八十四爻,全是时上。孔子所以异于伯夷、伊尹、下惠,而为圣人之大成,亦时而已矣。明觉自然处正是天之聪明,即所谓天之理也。"[1] 自此可以认为,中国传统哲学关于道与时间的阐释达到一个新的高度。

有趣的是,现象学在解决"存在"表述问题上的困惑与中国哲学在"道"言说上的艰难一样,但最终殊途同归,即取道于时间意识的这条路径上来。胡塞尔这样说道:"时间性乃是存在领悟一般之可能条件;对存在的领会与概念把握是从时间出发的。"[2]海德格尔甚至将"从时间的展开来阐释存在"作为他对存在问题进行探索的主要路径,他说:"在隐而不彰地领会着解释着存在这样的东西之际,此在由之出发的视野就是时间。"在回顾了整个西方存在论思想发展史后,海德格尔无不感叹地说:"一切存在论问题的中心提法都根植于正确看出了的和正确解说了的时间现象以及它如何根植于这种时间现象。"[3] 当然由比较可见,湛若水话语虽少,但比西方哲学家更早领悟时间立义在认识和把握存在中所具有的奠基性作用。

---

① 湛若水. 湛若水全集:卷七 [M]. 上海:上海古籍出版社,2020:15.

② 胡塞尔. 现象学之基本问题 [M]. 丁耘,译. 上海:上海译文出版社,2008:375.

③ 海德格尔. 存在与时间 [M]. 陈嘉映,王庆节,译. 北京:生活·读书·新知三联书店,2012:21 – 22.

三、时间意识的构造

既然说不明道不清的"道"和"存在"只能取道于时间来阐释，那么，哲学家们必须先回答以下这些问题：时间是什么？人的时间意识如何形成，又怎样建构？时间意识与人"在……之中"的存在关系又如何？时间为何具有一种与众不同的存在论功能，或者说在有关存在哲学问题的讨论中具有一种特别的优先地位？通过跨文化比较，我们不难发现，中国心学与现象学对此有着惊人相似的观点。

据说南宋哲人陆九渊（1139—1193）在读到先秦杂家著作《尸子》① 一书中对"宇宙"一词的释义时，灵光一闪，茅塞顿开，书曰："天地四方曰宇，往古来今曰宙。"从此，他顿悟到时空概念与人的意指、命名和指称的关系，也领会到孟子"万物皆备于我"这一观点的深刻意蕴，也许正是由于他的顿悟与阐释才使得孟子这句本不显眼的话成为历代心学思想的渊源和圣学原理，他沿着这一思想路线继续前行，鲜明地提出了"宇宙便是吾心，吾心便是宇宙"（《陆九渊集》）这一心学经典命题。到明代，陈献章亦说："君子一心，万理完具。""事物虽多，莫非在我。"② 王阳明也说："离却我的灵明，便没有天地鬼神万物了。"（《传习录·下》）这些心学观点与当时已是显学的理学观点大相径庭。当然王阳明也采取了兼收并蓄的融合路径，尝试将理学的核心概念包纳进心学的视野之中，他说："心即理也，天下又有心外之事，心外之理乎？"（《传习录·卷一》）按照心学自吾心上达宇宙万物的认识路径，包括时空等一切"道"和"理"当然都不能脱离人这个此在来得到理解和阐释。中国心学关于宇宙与心的观点和现象学的旨趣是完全一致的，只是表达得更为宏观一些。

海德格尔曾这样指出："阐释存在之，为存在的基础存在论任务中就包含有清理存在的时间状况的工作。只有将时间状况的问题讲解清楚，才可能为存在的意义问题提供具体而微的答复。因为只有着眼于时间才可能把握存在，所以，存在问题的答案不可能摆在一个独立的盲目的命题里面。"③ 在西方哲学史上康德也许是最早看出了时间意识先于认识活动的一位哲学家，他将"一个经验性的直观的未被规定的对象叫做现象"。他认为一切事物作为感性直观对象的现象都在时间中，"经验性知识的一切增加，及知觉的每一步进展，都只不过是内感官的规定的某种扩展，亦即时间中的某种

---

① "尸子"名佼，鲁人，秦相商君师之。变法失败，商君被刑，佼恐并诛，乃亡逃入蜀，著成《尸子》一书，因该书兼宗儒、墨、名、法、阴阳，所以被后人列为杂家。《汉书·艺文志》上载杂家有《尸子》二十篇。《尸子》一书早佚，后由唐代魏徵，清代惠栋、汪继培等辑成。

② 陈献章. 陈献章集：上 [M]. 北京：中华书局，1987：55.

③ 海德格尔. 存在与时间 [M]. 陈嘉映，王庆节，译. 北京：生活·读书·新知三联书店，2012：22 - 23.

进步，其对象则可以随便是现象或是纯粹直观"①。正是在这种意义上，"时间是所有一般现象的先天条件，也就是说，是内部现象（我的灵魂）的直接条件，正因此也间接地是外部现象的条件"②。而且他坚信这条原理应该具有客观正确性和先天的普遍性。海德格尔评论道，康德虽然已经将时间现象划归到主题方面，走到了发现时间意识的大门口，但他耽搁了一次本质性的大事，终究没有深入到人的灵魂深处搞清楚时间和笛卡尔"我思故我在"之间决定性联系的奥秘。

布伦塔诺及其思想的继承者胡塞尔是接过康德对时间问题思考长跑接力棒的勇士，在布伦塔诺看来，主观时间意识起源于大脑"原初联想"的机制，即"每个被给予的表象在本性上都会有一个连续的表象系列与之相联结，其中的每个表象都再造着先行的表象的内容，但却是以这样的方式：它始终把过去的因素附着在新的表象上"。也就是说，是"想象创造了一个实际上是新的表象因素，即时间因素"③。时间不仅有一个彗星尾，带来过去的回忆，而且"时间晕也有一个将来"④。想象还可以从过去出发而构成未来的表象而获得将来或无限的时间观念。胡塞尔受布伦塔诺关于时间表象形成学说的启发，试图进一步从人意识活动的意向性来解决时间观念的先验性这一难题。他认为，人的意识对变化的客体或事件的把握总是瞬间的把握，只有通过相继的回忆、联想和立义等延续的意识行为，才能保证意识构造的同一性。胡塞尔常将时间比喻为具有不同相位的充盈的河流，尽管人不可能两次踏进同一条河流，人对河流同一性的认定其实只是基于它被回忆，并带着被当下化之物的特征而站立在意识面前。时间意识具有明见性，这不仅包括感知、直观和具有明见性的回忆与期待，而且都是一种时间进程。在他看来，所有是反思的客体的东西（感知的、回忆的和期待的），都显现在同一个主观时间中，而主观时间在无时间的意识中构造起自身。⑤ 他认为，人的"总体意识是一个完完全全的意识，是一个完完全全的诸流体的河流，而每个这样的流体都属于一个统一，因而这便是第一性意义上的意识内容，作为被体验性或被意识性（被感觉性）的体验"。"事物显现是被意识性、内容、内在时间统一，但它们本质上构造新的统一。显现构成在第二性意义上的统一意识。"⑥ 基于胡塞尔关于时间意识的现象学还原分析，可以认为，时间为何在存在论中具有独特的优先地位，"道"和"存在"为何只能取道于时间来阐释，这是因为不仅世界总是呈现出无穷变化的物质运动的存在，而且人的大脑和意识也只能是一个线性流动的记录仪，并且是一个主动运用语词和意指重新构造现象的过程。甚至可以说，意识不仅总是有所意指的，而且总是用时间感知、直观、回忆和期待所有事物变化的。胡塞尔说，有一条关于知觉体验的本质法则是："每一体验不只是按时间相续性观点，而且也按同时性观点存在于一

①② 康德. 纯粹理性批判［M］. 邓晓芒，译. 北京：人民出版社，2004：189，37-38.
③④⑤⑥ 胡塞尔. 内时间意识现象学［M］. 倪梁康，译. 北京：商务印书馆，2017：247，238，165，385.

种本质上封闭的体验联结体中。"在他看来，时间意识产生于主体之内，并且主体在意指活动中总是给认识对象印上时间立义的烙印。人对时间的意指和立义是人类投向寰宇世界的第一道意识之光，从此才获得对其他所有存在者观察和言说的视野。因此，"初始的时间意识本身就起着知觉意识的作用，并在相应的想象意识中有其对应物"[①]。可见，世界万物只要经过了人的知觉、想象、记忆和思维等认识加工，都会必然地打上一个时间的标记。甚至也如海德格尔所说，时间意识充任着一种划分认识领域的标准。例如将自然进程和历史事件称为时间性的存在者，而将空间关系与数学关系称为非时间性的存在者。人从知觉、想象、记忆，到思维和回忆，人的一切所思的活动都在时间的目光中完成。

四、时间立义的基础

虽然康德已经正确地指出了"时间不是独立存在的东西"，时间不过是内部感官的形式，它规定着我们内部状况中诸表象的关系，但是我们却不能因此认为时间与生活世界就没有任何关系。一种自明的现象是：宇宙中的一切自然存在及其运动规律，包括人类自己在内的生物的生死规律，在人类意识诞生之前就已经形成，这是不以人的意志为转移的大道，正如荀子所说："天行有常，不为尧存，不为桀亡。"（《荀子·天论》）胡塞尔也承认："一种现象学的时间分析若不顾及时间客体的构造就无法澄清时间的构造。"[②] 海德格尔则较前辈更加全面地关注了人的生存环境与人的时间意识之关系。

人生存在大地上，首要的生存规则便是依据光照变化日作夜息，调整自己的行动。海德格尔正是基于人这个此在依赖太阳生存的这种关系而认为，"时间"首先恰恰是在天空显现出来的。日出、日午和日落，太阳在天空中的位置，或者太阳在地表形成的投影都很自然会令太阳成为人类可资利用的计时参考标准，因此，"时间既不在'主体'中也不在'客体'中现成存在，既不'内在'也不'外在'；时间比一切主观性与客观性'更早''存在'，因为它表现为这个'更早'之所以可能的条件本身"[③]。这就是说，远在人类用语言命名太阳、太阳在天空的位置和昼夜、月、年之前，人就已经从日日与太阳的照面中领会了昼夜日复一日的循环结构，并且伴随着劳动和语言的发展，对直观感知的"太阳神"的顶礼膜拜便逐渐让位于由语言建构起来并迅速发展强大起来的自我意识之王，人不再只是被动地听命于自然，而是开始将人的意识投射于存在，并选择了视野所及的太阳、月亮、星座等多种自然参考物作为人

---

① 胡塞尔. 纯粹现象学通论 [M]. 李幼蒸，译. 北京：商务印书馆，1996：273－274.
② 胡塞尔. 内时间意识现象学 [M]. 倪梁康，译. 北京：商务印书馆，2017：61.
③ 海德格尔. 存在与时间 [M]. 陈嘉映，王庆节，译. 北京：生活·读书·新知三联书店，2012：473.

所利用的时间坐标，建立了二十四节气、阳历、阴历和阴阳合历等历法，发明了圭表、沙漏和时钟等各式各样的计时工具，赋予时间以丰富的文化立义，于是时间成为世界上最普遍的、历史最悠久的公共的文化基石。

对周而复始的四季物候等自然变化的节奏和生物节律的观察与体验促进了人类时间观念的形成，以及时间逻辑概念和相关命题的出现。因为日出日落，暮去朝来，使我们形成了昼夜的概念；因为月亮阴晴圆缺，海水潮涨潮落，使我们有了月份的概念；因为春夏秋冬，四季寒暖交替，候鸟南北迁徙，作物春耕秋收，使我们有了年份的概念。这些对自然界现象周期变化的感性经验逐渐上升为抽象的时间观念。传统中医的时间观，就是依据中国古人对本土天象物候观察和制定的历法为基础，将60年定为一个甲子，把一日划分为12个时辰，还有太阴历和二十四个节气，等等。由此可见，时间观念的形成与事物节律性运动的存在具有不可分割的联系。中医典籍《黄帝内经》中就记载了古人对宇宙万物变化观察的一个认识总结："太虚寥廓，肇基化元，万物资始，五运终天，布气真灵，揔统坤元，九星悬朗，七曜周旋，曰阴曰阳，曰柔曰刚，幽显既位，寒暑弛张，生生化化，品物成章。"（《素问·天元纪大论篇》）"天地合气，六节分而万物化生矣。"（《素问·至真要大论篇》）在古人的眼中，对万物存在的理解就等值于时间的循环变化。

在大自然的时间节律性现象中，人们还注意到了生物界普遍存在的"生物节律"或"生物钟"现象。例如，中医很早观察到人体生理、病理变化随日照或月相周期变化的节律现象，如《素问·八证神明论篇》中说："月始生，则血气始精，卫气行，月郭满，则血气实，肌肉坚；月郭空，则肌肉减，经络虚，卫气去，形独居，是以因天时而调气血也。"中医的时间观还基于对临床现象的长期观察和体验，例如《灵枢·顺气一日分为四时》中说：疾病症状呈现出"旦慧、昼安、夕加、夜甚"的昼夜节律变化规律。笔者近期患了一次"流行性上呼吸道感染"，并伴有咳嗽，的确体验到中医经典中所说的症状昼夜变化的规律，半夜最为频发难受的剧烈咳嗽一直要持续到天快亮之前才自行缓解。每到平静时，笔者都十分感叹传统中医对疾病现象有如此细致的观察。

中医将人的存在理解为随时间而变化的一个过程，首先是基于人类的进化过程来看，中医认为："天人生于地，悬命于天。""人以天地之气生，四时之法成。"（《素问·宝命全形论篇》）人类在漫长的进化过程中逐渐形成了机体内环境适应日地关系的生物节律和生活方式。所谓"天人合一"的整体观就是指人本身是大自然的产物，人生活在自然界中，人之生命的物质代谢和能量代谢都依从自然界的规律发生合乎节律的循环运动。"天人合一"观的核心是指在人与昼夜节律、月节律和年节律中的同步相应。时间是人度量日月移动的尺度，时间本身又被日月的移动所度量。进而，时序及其时间循环的观念被推广到更多的事物的运动和行为的度量之上。以昼夜变化为例，《素问·金匮真言论篇》说："平旦至日中，天之阳，阳中之阳也；日中至黄昏，天之阳，阳中之阴也；合夜至鸡鸣，天之阴，阴中之阴也；鸡鸣至平旦，天之阴，阴中之阳也。故人亦应之。"《灵枢·口问》说："卫气昼日行于阳，夜半则行于阴。阴者主夜，夜者卧。阳者主上，阴者主下，故阴气积于下，阳气未尽，阳引而上，阴引而下，阴阳相引，故数欠。阳气尽，阴气盛，则目瞑。阴气尽而阳气盛，则寤矣。"近年来时间生物学的研究显示人体的生理、生化活动的绝大多数都具有昼夜节律性，如体温、心率、血压、代谢率、肾上腺皮质激素等节律的峰值相位多在白天①，并与人体的睡眠—觉醒昼夜节律保持同步。又如月节律，《灵枢·岁露论》说："人与天地相参也，与日月相应也。故月满则海水西盛，人血气积，肌肉充，皮肤致，至其月郭空，则海水东盛，人气血虚，其卫气去，形独居。"李时珍在《本草纲目》中就女性月经与月相周期变化相一致的生理现象做了如下的解释："女子，阴类也，以血为主。其血上应太阴，下应海潮，月有盈亏，潮有朝夕。月事一月一行，与之相符，故谓之月水、月信、月经。"现代时间医学的研究证明，作为离地球最近的天体，月球与地球之间的万有引力的变化对于机体的生物电、生物磁场、体内环境中的各种体液、内分泌等诸多方面都有周期性的影响。

在西方，1729 年法国科学家让 - 雅克·德奥图斯·德马兰（Jean-Jacques d'Ortors de Mairan，1678—1771）对兰科植物叶片开合的昼夜变化进行了系统的观察②，被认为是西方最早的有关时间生物学的研究。1937 年在瑞典成立了国际生物节律协会。当今国际上流行的所谓"人体生物钟"是 19 世纪末 20 世纪初德国医生威尔赫姆·弗里斯（Wilhelm Fliess）和奥地利心理学专家赫曼·斯渥伯达（Hermann Swoboda）的研究所发现，他们认为，人的体力具有以 23 天为一周期，情绪具有以 28 天为一周期的规律。此后，奥地利的教授阿尔弗雷特·泰尔其尔（Alfred Teltscher）通过研究学生成绩的周期性升降变化又提出了 33 天为一智力周期的观点。由此，体力周期、情绪周期、智力周期被称为人体三节律，即 PSI 节律，以此绘制出的三条波浪形的人体生物节律曲线图，被形象地喻为一曲优美的生命重奏。1950 年，国际时间生物学会宣告诞生并出版了《国际时间生物学杂志》。1979 年，美国人 A. 波尔兹及 R. 范贝弗撰写的《生物钟》一书翻译出版后，引发了有关时间医学的研究热潮。2017 年诺贝尔生理学奖授予了三位美国科学家，表彰他们在果蝇体内发现一组与生物钟有关的特定基因，这组基因被命名为周期基因（period gene），而且发现周期基因的核糖核酸（mRNA）和蛋白水平呈昼夜节律性变动——在早晨浓度较低，夜晚浓度升高。这一发现对于解释人的时间意识的起源也具有一定的哲学意义，说明人的大脑及其机体的所有生理、心理和行为都呈现出昼夜节律的生物钟现象并非仅仅只是意识层面的文化现象，而是亿万年

---

① 何绍雄. 时间药理学与时间治疗学［M］. 天津：天津科学技术出版社，1994：53 - 70.

② MOORE-EDE M C，SULZMAN F M，FULLER C A. The Clocks That Time Us［M］. Cambridge：Harvard University Press，1982：4 - 16.

日地关系在生物进化中刻录到基因中的存在结构的印记。

生物生长发展的时间属性正如恩格斯所指出的那样："植物，动物，每一个细胞，在其生存的每一瞬间，都既和自己同一而又和自己相区别。"他并且曾预言对生物的这种时间性的科学考察以及据此建立一种具有时间逻辑特征的知识体系的必然性，他说："生理学愈向前发展，这种无休止的、无限小的变化对于它就变得愈加重要，因而对同一性内部的差异的考察也愈加重要，而旧的、抽象的、形式的同一性观点，即把有机的生物看成一个和它自己单一地相同的东西、看作常住不变的东西的观点，便过时了。"①

第二节　时间逻辑的形式化

一、时间逻辑的含义与分类

虽然在日常生活中我们似乎都很熟悉"时间"这个概念，并很频繁地使用它，可是试图从逻辑上给时间下个定义时却煞费苦心。亚里士多德是最早给时间下定义的智者，他说："时间既不是运动，但又不能没有运动。""当我们感觉到（运动的）先与后时，我们就说有时间，因为时间乃是就先后而言的运动的数目。因此，时间不是运动，而是运动得以计量的数目。"不过数目有两层含义：一是能被计数的数目，二是用以计数的数目。时间显然是被计数的数目。时间和运动既是不能分割的，也是同时并存的。所谓"在时间中存在就意味着当它存在时某时间也存在，在运动中存在就意味着当它存在时运动也存在"。我们既可以通过时间来度量运动，也可以通过运动来度量时间。"运动存在于时间中就意味着，不仅运动本身，而且它的存在都是被时间所度量的，因为它同时既度量运动又度量运动的存在。"②在亚里士多德的理解中，时间是运动的数目，时间总是从属于它所度量内容的经验循环。

虽然亚里士多德认真思考过时间问题，但他以词项逻辑为中心的形式逻辑却没有将时间因素考虑进去，而以命题为中心的麦加拉－斯多葛学派则在蕴涵命题中导入了时间因素。他们认为在蕴涵命题中，在只有前件为真，后件现在不能为假，将来也不

---

① 恩格斯. 自然辩证法［M］. 中共中央马克思恩格斯列宁斯大林著作编译局，译. 北京：人民出版社，1971：192.

② 亚里士多德. 亚里士多德全集：第二卷［M］. 苗力田，徐开来，余纪元，等译. 北京：中国人民大学出版社，1991：117－122.

可能为假时，才是真的。同样，他们认为，在模态概念"可能""必然"中也包含了时间因素。例如，只有现在已经是现实的，将来才有可能成为现实；现在和将来都不是现实的，就不可能成为现实。任何真的断定是过去时态的必然。① 康德认为时间不再从属于它所度量的运动，而是运动要从属于规定它的时间。在他看来，时间具有线性的先验综合特性仿佛就是嵌在人的知觉方式里。在尼采的学说中，时间则成了人之此在的重要构成部分，是一种所有瞬间的强化重复。在西方时间的概念中强调了物质运动过程的持续性和顺序性，时间是具体事物的内在规定和组成部分，是运动变化的必要条件和表现形式；而运动着的物质只有在时间和空间内才能运动。没有了时间，就没有了所谓的物质，也就没有了物质存在过程中所具有的动态性特征。比如，一个人因为有他自己的生卒年月，因而确立了这个人在这个流动的世界上存在的区间，在这个存在期间内，他因而有生长壮老等连续的阶段性的特征。因为时间概念，存在有了其连续性，而不再是静止和孤立的。现代逻辑因为大力致力于数学领域，曾一度忽略或放弃了逻辑中时间因素的考虑，直到 19 世纪后半叶，使时态逻辑哲学问题重新复兴的是新西兰逻辑学家亚瑟·诺曼·普赖尔（Arthur Norman Prior，1914—1969），他基于麦克塔格特（J. M. E. McTaggart，1866—1925）所提出的 A 概念（指"过去""现在"和"将来"的动态时间）和 B 概念（指"先"和"后"的静态时间）的时间概念框架，论证了 A 概念与 B 概念相比是更初始的和基本的概念，B 概念是根据 A 概念和时间的可能性的初始概念得到定义的。

海德格尔在《存在与时间》一书中，全面提升了时间在理解存在问题上的地位，他首先将此在的存在整体性规定为操心，而进一步认为操心奠基于时间性，操心的结构的源始统一在于时间性。这样，操心就被理解为"在时间中"摆到眼前——接续的存在者了。② 在他看来，"时间性在本质上是绽出的"。即此在的操心结构在时间中建构，而世间一切存在者在此在操心的时间中展开自己的存在。"时间性是操心的存在意义。"③"此在的一切行为都应从它的存在亦即从时间性来阐释。"④ 时间是寰宇间一切存在绽开（显现）的视野。

人类发明了各种时间的表示方法和计时系统。一般来说，人们将现象发生的年、月、日、时称为日期或时刻；将现象持续的年数、月数、日数、时数叫时间数。时间是单向发展的，于是人们习惯用直线或圆圈的曲线来标示时间的发展；时间虽然是不间断流逝着的，但人们习惯对时间进行分割，如佛家所说的"刹那生变"就是将时间看成是由瞬间的时点组成的，所谓"刹那"（由梵语 Ksana 音译而来）是指最短的时间单位，意为一个心念起动之间的"须臾"或"念顷"。从一个时点到另一个时点的

---

① 杨百顺. 现代逻辑启蒙 [M]. 北京：中国青年出版社，1989：172 - 173.

②③④ 海德格尔. 存在与时间 [M]. 陈嘉映，王应节，译. 北京：生活·读书·新知三联书店，2012：373，416，457.

时间段就叫时区。各种文化中习惯将一些著名的事件作为计时的出发点，称为原点。进而将原点和距离原点长度固定不变的时间称为固定时间，而将今天、明天这些流动的时点作为原点计算的时间称为流动时间。麦克塔格特在 *The Unreality of Time*（Mind, vol. 187，1908）中将时间分为由过去到现在继而进入将来的 A 序列和从早到迟的 B 序列。[①]

自古以来，人类就有线性的和非线性的两种时间观（如圆状时间图）。一方面，宇宙学的观察证明宇宙还在无止境地膨胀，星光逸散，熵的不可逆的增加，K 介子衰变的禁对称，似乎都证明了时间两个方向的根本区别，亦即因果性的早迟关系必然是禁对称的；另一方面，宇宙学又断言，按照不同的参考框架，宇宙的大尺度特性在所有方向上是划一的，或各向同性的，这被称之为宇宙时间。[②] 因果时间和宇宙时间观亦导致时态逻辑的两种不同的主义。决定主义者认为，过去将不可避免地按自然律和因果性决定了此后发生的一切；而非决定主义者认为，时间就是一座岔道横生的森林，虽然有同样的一个过去，但仍有许多同等可能的将来。基于这一观点，不仅排中律应该被放弃，而且激励了波兰逻辑学家扬·乌卡谢维奇（Jan Lukasiewicz，1878—1956）创建了三值和四值逻辑系统。尤其是狭义相对论告诉我们，任何一个事件或命题的真值将随说话的地点和时间而变，或者说必须在一个特定的观察者的整体参考框架中才有效。

广义而言，含有时间因子的命题都是时间命题。狭义上，如果命题的真假是时间函项，即这一命题在某一时间为真，而在另一时间就不真，那么，这种真值随时间摆动的命题就是时间命题。相反，真值不随时间变化的命题可以称为非时间命题。美国历史哲学家阿瑟·丹图（Arthur C. Danto，1924—2013）认为，我们语言中的语汇和表达方式可以分为三类，即过去参照（past-referring）的语汇、时间上中立（temporally-neutral）的语汇、未来参照（future-referring）的语汇，而每类中的语汇和表达方式均可运用于现在对象和事件的叙述。[③]

根据所含的时间因子的区别，可以将命题分为：时间组合命题、时态命题、时相逻辑、时间顺序命题等类型。按时间长短的跨度来分，时态命题可以是长时间跨度的历史性时间命题，例如历史命题，也可以是瞬间短时间的时间命题，如描述生物电变化的命题。

医学领域的时间命题突出地表现在：医学史的叙述、病史叙述、医患交谈、生理与病理时间命题、诊断与治疗命题等。根据海德格尔《存在与时间》中关于"时间性与日常性"一章的论述，诸如"畏""烦"等在临床中常见的情绪亦属于时间性命题。

①②　马库斯，等. 可能世界的逻辑［M］. 康宏逵，译. 上海：上海译文出版社，1993：159，182.

③　丹图. 叙述与认识［M］. 周建漳，译. 上海：上海译文出版社，2007：91.

如果就整体来说，中医学理论中有关时间命题的丰富性远远超过西医学的理论。从这个意义上说，中医学是最古老的传统时间医学。

二、时间逻辑的形式化

时间公理是：时间无尽永前。其表达式是：$T = [t \in (-\infty, +\infty) \cap \triangle t > 0]$。时间公理分为时刻分理和时段分理两部分。所谓时刻分理是：$t \in (-\infty, +\infty)$ 为"无尽"，指"时间没有起始和终结"，时刻无限多，刻刻不同。t 为时刻，其测量数值为实数。所谓时段分理是：$\triangle t > 0$ 为"永前"，指"时间的增量总是正数"，时段是单向延续的。$\triangle t$ 为时段，其测量数值为大于 0 的实数。

如果规定以 p，q 表征命题，以 t 表示时间算子，以真值函项联结词 $\wedge$ 表征合取，以 $\vee$ 表征析取，以 $\rightarrow$ 表征蕴涵，以 $=$ 表征等值，以 $\neg$ 表征否定，那么，可以将时间命题形式化。

（一）时间组合逻辑

根据命题中所含时间因子的数量和命题的复杂程度，可以将时间命题分为简单的和组合的时间命题。

（1）简单的时间命题：简单的时间命题通常与性质判断相联系，并且命题中只有一个时间算子。例如："强心药在上午 8 点服用，药效最佳。"

（2）时间组合命题：包括合取式和选取式等命题形式。当断定几种事物或情况同时存在的联言时间组合命题，根据命题中的量词，可以将时间命题分为全称限量命题和存在限量命题两种。时间组合逻辑命题的构成形式是：$t(p \wedge q)$ 或 $t(p) \wedge t(q)$。例如中医在四季不同的季节候脉，判断其正常脉象的判断标准并不相同："夏胃微钩曰平……长夏胃微耎弱曰平……秋胃微毛曰平……冬胃微石曰平……"（《素问·平人气象论篇》）有关各季节脉象的命题为选言之关系。

（3）全称量词命题：全称量词（universal quantifier）记为"$\forall$"（为 all 第一个字母的倒置）。含有全称量词的命题叫全称命题或全称语句，它表示属于其定义域的所有个体都有一种性质成立或不成立。逻辑构成形式是：$t((\forall x)Fx)$ 或 $(\forall t)p(t)$。

（4）存在量词命题：存在量词（existential quantifier）记为"$\exists$"（为 exist 第一个字母的反置）。此外，还有一种表示"存在着唯一的"量词用 $\exists!$ 表示。含有存在量词的命题叫存在命题或存在语句，它表示在属于定义域的所有个体中，只有其中若干个体有一种性质成立或不成立。逻辑构成形式是：$t((\exists x)Fx)$ 或 $(\exists t)p(t)$。

（二）时态逻辑

语法中，时态（tense）是指表示行为、动作和状态在各种时间条件下的动词形式。英语时态可以分为：一般现在时、一般过去时、一般将来时、过去将来时等十余种。时态逻辑（temporal logic）是指用来描述事物或程序状态如何随时间而更改的一种形式体系，逻辑时态是指流动的不定时态。

如果规定有两个流动时点（a，b），并以其中一个时点（a）来代表现在的原点，$t=0$，则有 $a \leqslant b$，那么，a 是 b 的过去，$t \leqslant 0$；b 是 a 的将来，$t \geqslant 0$。

如分别规定以 R 表示现在，以 P 表示过去，以 F 表示将来时态的运算符号，简称时态算子，那么：

现在时态的命题可以表示为：Rp；读作：现在 P。
过去时态的命题可以表示为：Pp；读作：过去 P。
将来时态的命题可以表示为：Fp；读作：将来 P。

根据不同时态的含义，各时态命题可以定义为：

Rp = dfp（0）
Pp = df（∃t）（$t \leqslant 0 \wedge$ p（t））
Fp = df（∃t）（$t \geqslant 0 \wedge$ p（t））

如果过去时态或将来时态总是恒定的，即称之为恒常过去和恒常将来，可在相应的时态命题前面再加上 ＊号加以表示，即有：

＊Pp，读作：过去总是 P。
＊Fp，读作：将来总是 P。

因为恒常过去和恒常将来即是相应时区的全部，所以，它们可以分别定义为：

＊Pp = df（∀t）（$t \leqslant 0 \rightarrow$ p（t））
＊Fp = df（∀t）（$t \geqslant 0 \rightarrow$ p（t））

从上面两式可以直接推出：

＊Pp = ￢ P￢ p
＊Fp = ￢ F￢ p
＊Pp→Pp
＊Fp→Fp

（三）时相逻辑

一个事件的发生、发展和完成，一个生物和人的出生、发育和死亡都是一个过程。每个过程可以分为若干个时相，包括开始、发展、结束或完成等阶段。如果以 p 表示某一个正在进行中的现象的原命题，那么，就用 Hp 表示发生函项，用 Bp 表示未发生函项，即发生函项的否定命题；用 Ap 表示事件完成或结束瞬间的事后函项；用 Gp 表示完成函项，用￢ Gp 表示未完成函项。如果将原子命题在各个时区的真值情况看成是一个时间世界的状况的话，那么，每一个时间事件就有三个基本的时相或时间世界状况，即事件发生之前的第一状况，事件发生后存在着的第二状况，以及事件结束或完成后的第三状况。显然，当第二状况为真的时候，第一和第二状况就一定为假。

如果用 S 表示状态真值的函项，称为状态变项，那么，各时相可以定义为：

$Hp = S$

$Bp = \neg S$

$Ap = \neg P \wedge S$

$Ap = \neg P \wedge Hp$

$Hp = \neg P \vee Ap$

（四）时间顺序逻辑

如果两个以上的事件或现象先后相继或同时发生，那么，事件之间就有一种时间顺序的问题。在自然语言中，一般用"先""之前"等先行词表示先行发生的事件；用"以后""然后"等后行词来表示后行发生的事件；用"同时""在……时""在……间"等联结词来表示共时态事件。设用符号¬表示发生后行，那么，p 发生后，才发生 q。这一命题可表示为：$p \neg q$。

根据顺序逻辑的含义，$p \neg q$ 可定义为：$p \neg q = df Hp \wedge Hq$。

如果，p 发生完成后，才发生 q。这一命题可表示为：$Ap \neg q$。

根据顺序逻辑的含义，$p \neg q$ 可定义为：$(p \neg q) = \wedge (Ap \neg Aq)$。

（五）时间公理系统

自古以来，已经建构了很多的时间公理逻辑系统。所谓时间公理系统是指以某时间命题作为公理，按一定的规则推理出整个体系。例如中医认为："人以天地之气生，四时之法成。"（《素问·宝命全形论篇》）就可以视为中医最小的或最基本的一个时间公理（设为 Kt），其他系统命题则都是从这个公理推广出来的。如"故阴阳四时者，万物之终始也；生死之本也；逆之则灾害生，从之则苛疾不起，是谓得道"。具体来说，根据中国大地自然气候变化的特点，中医对季节进行了划分与命名："五日谓之候，三候谓之气，六气谓之时，四时谓之岁，而各从其主治焉。五运相袭，而皆治之，终期之日，周而复始，时立气布，如环无端，候亦同法。故曰：不知年之所加，气之盛衰，虚实之所起，不可以为工矣。"（《素问·六节藏象论篇》）

如果在时间命题的推理中，时间关系是传递的，那么，就构成了传递时间系统 Kt_4；如果时间是循环的，就构成循环时间系统 Ktc。

就像不能从"必须"的命题中推出"应该"的命题一样，时间命题的真假也不能直接从非时间的命题推理出来。丹图分析道："带有时态的句子可以被分析为两个不同的成分，每一部分给出不同方面的信息：一者与事件有关，另一部分与事件跟说出陈述的时间之间的关系相关。"但事实上，"我们不能将时间性的内容从包含在具体时态句子的'事实性的'信息中干净利落地清除出来"①。换而言之，时间本身就是时间命题真假的必要条件。因此，专门研究时间概念、时间命题之间的推理关系等问题十分必要。

第三节　人的存在与时间

从现象学和存在主义哲学看来，时间并不是在人之外的某个处所生起的一种作为世界事件之框架的东西，也不是我们意识内部的某种空穴来风。② 自然与历史的时间是依据人的铁定的死亡的规律或生命过程而被揭示的存在，因为时间本是生命的构成要素和存在方式。也就是说，生命是从简单到复杂逐渐建构起来的，生命也是从复杂到简单而逐渐走向解体和死亡的，这是生命时间的不可逆性；生命的新陈代谢是有序进行和有节律运动的，因此，生命过程本身就是一面有流向的生物钟；人是唯一可以意识到自己逐渐长大和趋向死亡的存在，人是唯一可以用自己的生命钟去感知和揭示其他存在的存在。人的存在就是时间性的一种特定的样式，时间就是一种人对于自己亦所处于其中的同一个世界的共同揭示。

胡塞尔说："时间性乃是存在领悟一般之可能条件；对存在的领会与概念把握是从时间出发的。"③ 海德格尔也认为："一切存在论问题的中心提法都根植于正确看出了的和正确解说了的时间现象，以及它如何根植于时间现象。"④ 就理论中的时间性命题的丰富性、完整性和重要性来说，中医都可以堪称是一种时态科学。在中医学那里，无论是生理、病理分析，还是诊断与治疗行为，都具有明显的时间性特征，时间性被中医理解为人的基本存在方式。海德格尔说："谈话就其本身而言就是时间性的。"⑤ 只有从谈话的时间性出发，才能在医生那里真正理解患者对过去和当下痛苦的理解和对未来的担忧。

---

① 丹图. 叙述与认识［M］. 周建漳，译. 上海：上海译文出版社，2007：71 - 72.
② 海德格尔. 时间概念史导论［M］. 欧东明，译. 北京：商务印书馆，2009：447.
③ 胡塞尔. 现象学之基本问题［M］. 丁耘，译. 上海：上海译文出版社，2008：375.
④⑤ 海德格尔. 存在与时间［M］. 陈嘉映，王庆节，译. 北京：生活·读书·新知三联书店，1987：33，413.

一、此在与四时之法成

人在"此"存在，总是处身于具体的境域和当下的时机中，胡塞尔认为，时间在发生学的意义上，是被人第一个意识到的东西。

意识通常被理解为是一条体验流，而各种体验都是作为"我的体验"被我意识到的，意识体验流的这种多样性的综合统一便是时间性或时间性意识。海德格尔也认为，人所认识的自然界也是与人的时间感知框架密不可分的："自然的运动在我们本身所是的时间'之中'照面。"①

时间性意识是人的自我意识和环境意识中的核心，对于医学的建立也具有基础性的意义。中医说："人以天地之气生，四时之法成。"（《素问·宝命全形论篇》）这可以解读为一句具有深刻含义的话，也就是说人不仅具有自然物质属性，依赖空气和物质代谢而生存，而且具有时间属性，生命由生长收藏的时间规律而建构。正是在时间中，人才意识到自己有出生、成长、衰老与死亡的过程。一句话，基于时间意识而使人在这个世界上是唯一有存在意识与死亡意识的动物。时间性的核心是变化，它意味着存在的多种可能性。

胡塞尔认为，在生活世界中具有一些可直接把握的基础性的具有明见性的先天的时间规律。我认为，这种先天的时间规律的前提就是人在这个世界中的存在，也即意味着人的生存及其生存方式与太阳系的起源和日地关系是内在一致的。地球上的一切生物和人不仅在进化中获得了一种与太阳和月相变化相应的生物节律，而且万物生长靠太阳，生物的机能和代谢，以及人的行为也必然受到日照变化的制约。众所周知，在太阳系中，地球绕太阳运动的两条运动轨迹对地球上的所有生命和人类的生存方式具有根本性的影响：一为黄道，即地球绕太阳运动的椭圆形曲线；二为赤道，即太阳光线直射地球的点连成的椭圆形曲线。保持与日照节奏一致的生活方式是人类很自然的必然选择，时间性是自生物进化以来所获得的自然而然的存在方式，而不是附属于人的属性，正所谓："夫人生于地，悬命于天，天地合气，命之曰人。"（《素问·宝命全形论篇》）"夫自古通天者，生之本，本于阴阳。"（《素问·六节藏象论篇》）人的生命的确根系于天。因此，一种具有自明性的公理：健康生成的基本规则就是顺其日照自然节奏起居生活。一天中或一年中延续的光照本身就是一个时间客体，人在这种节奏中与天地之间各种自然之物遭遇，并逐渐建构了人的时间意识。在中医看来，"夫四时阴阳者，万物之根本也。所以圣人春夏养阳，秋冬养阴，以从其根；故与万物沉浮于生长之门。逆其根则伐其本，坏其真矣。故阴阳四时者，万物之终始也；生死之本也；逆之则灾害生，从之则苛疾不起，是谓得道。道者，圣人行之，愚者佩之。从

---

① 海德格尔. 时间概念史导论［M］. 欧东明，译. 北京：商务印书馆，2009：448.

阴阳则生，逆之则死；从之则治，逆之则乱。反顺为逆，是谓内格"。（《素问·四气调神大论篇》）日出日落的自然现象为中医理解和把握生命的存在与变化提供了第一个时间坐标参考体系。人"在—世界—中—存在"的含义我们首先可以理解为"阴阳系于日月"，人不能脱离日—地和日—月关系所带来的各种影响，尤其是由日照变化所带来的昼夜交替和四季交替的规律，促使人类形成了时间是一种往复循环现象的观念。太阳历和太阴历不仅反映了全人类都唯一地拥有生活在太阳光之下的共同世界，而且显示出一种可以通约的"世界性时间"的文化。

在中医的视域中，人的存在就是人的日常生活，而一切生命现象，人的一切生活和医疗行为都是在时间中的存在，与西医抽象的科学知识体现相比，中医的理论话语具有强烈的生活时态的特征。在中医看来，离开时间性的描述就没有生命和所有运动，而所有生命和运动也都是在时间中完成的。时间性是健康生成的显著标志，也是落实健康具体行动的坐标。

二、中医的时间构造意识

亚里士多德曾提出这样一个值得深思的问题："时间怎样与灵魂相关，为什么时间被认为存在于一切事物之中，它既在地上，还在海里和天中。"如果按照时间的定义，时间是运动上面被计数的数目，而计数乃是灵魂的一种行为，且又只有人类理智才具有计数的资格的话，那么，若灵魂（计数者）不存在，时间是否还会存在呢？[①] 众所周知，对主体间确认同时性事件之可能性的追问，构建了相对论的基本问题。相对论告诉我们，在不同速度的运动那里，时间并不是均等不变的，由此我们知道，时间的构造与人相关。正如恩格斯所说的："有了人，我们就开始有了历史。人离开狭义的动物愈远，就愈是有意识地自己创造自己的历史，不能预见的作用、不能控制的力量对这一历史的影响就愈小，历史的结果和预定的目的就愈加符合。"[②] 从人的认识发生论的角度来说，自然的历史和社会的历史的建立都必须以人的时间意识为基础。胡塞尔认为，这个世界就是我所意识的世界，这个世界的存有是通过我自己的认识结构而认识的存有，而时间意识始终是认识结构中的基础性的构造层次。这也就是说，一切存在之物的运动都是置于一定的时间构架内被加以考察的，而时间构架建立的基本标志就是如何划分时间和时态的确立。海德格尔在《存在与时间》一书中所阐述的存在观亦是一种"缘发境域"的自然时间观，认为人类建立的时间观念与人的生存经验相互依存。由中医古籍考证可见，传统中医所建构的时间坐标体系并不是单一的，而具有

---

① 亚里士多德. 亚里士多德全集：第二卷［M］. 苗力田，徐开来，余纪元，等译. 北京：中国人民大学出版社，1991：129.

② 恩格斯. 自然辩证法［M］. 中共中央马克思恩格斯列宁斯大林著作编译局，译. 北京：人民出版社，1971：19.

明显的人文地域性和方法的多样性。其中除了有直接以日月等星座天象为参照所建构的太阳历、太阴历和阴阳合历之外，还有以华夏黄河中上游日照和物候为参照所构建的天干地支和二十四节气的时间度量体系。如《素问·六节藏象论篇》中就有"五日谓之候，三候谓之气，六气谓之时，四时谓之岁"和"天有十日，日六竟而周甲，甲六复而终岁，三百六十日法也"的时间划分体系，而五运六气之说就是建立在此时间坐标之上的推理。古代中国虽然没有发明机械时钟，但借助于日月星象和物候变化之序列，智慧地解决了对各种运动和行为的被计数的数目问题。

从自然与历史的角度来看，"时间之发现的历史，就是追问存在者之存在的历史"①。时间是对存在领域进行区分和划界的一种标识。时间概念对于存在者以及存在的方式的可能性而言，提供了一盏指路的明灯。② 时间尺子的构建不仅先于对存在物存在的描述，而且对存在之物的任何构造和行为也即是一种时间化行为。例如中医对阴阳变化的认识也即对时间区分的构造，如："五藏应四时，各有收受乎。""平旦至日中，天之阳，阳中之阳也；日中至黄昏，天之阳，阳中之阴也；合夜至鸡鸣，天之阴，阴中之阴也；鸡鸣至平旦，天之阴，阴中之阳也。故人亦应之。"（《素问·金匮真言论篇》）又如针灸之道就建构在子午流注的时间框架之上。相对天干地支的宏观时间系统而言，子午流注是一个相对精细的时间系统，它以十二个时辰和子午划分一昼夜，子时为夜半，午时是中午；如按年计，子为农历十一月，是冬至节气所在，午是农历五月，为夏至节气所在。这个时间系统如《灵枢·卫气行》中所描述："岁有十二月，日有十二辰，子午为经，卯酉为纬。"经指南北方，纬指东西方。按照中医理论，随时辰的变化，人体十二条经脉的气血在不同的时辰有兴衰之差别。所谓："四时之气，各有所在，刺灸之道，得气穴为定。"（《灵枢·四时气》）中医针灸必须："先知日之寒温，月之虚盛，以候气之浮沉而调之于身。"（《素问·八正神明论篇》）由此可见，时间变化既是机体运动的本质属性，但又与人的意识的构造意向相联系。在胡塞尔看来，构造就是意义的给予，也是视域的构成，那么，正是中医的时间构造使中医具有许多西医所没有的观察视域和时间意义的给予。

如果没有中国传统上古时期的时间构造，中医的许多诊疗行为即无从表达、无法实施，甚至无从立论。以诊断为例，时间就是一把尺子，正所谓："度者，得其病处，以四时度之也。"（《素问·病能论篇》）又如下面这些概念与命题都是以时间立意和时间构造意识为前提的，如脉的迟与缓、来徐去疾（《素问·脉要精微论篇》）、病患的始病与方病（《素问·三部九候论篇》）、新病与久病（《素问·脉要精微论篇》）、预后以决生死、气的"动静相召"、"脉得四时之顺，曰病无他；脉反四时及不间藏，曰难已"（《素问·平人气象论篇》）、"四变之动，脉与之上下。阴阳有时，与脉为期，期而相失，知脉所分，分之有期，故知死时"（《素问·脉要精微论篇》）。从中医理论

---

①② 海德格尔. 时间概念史导论 [M]. 欧东明，译. 北京：商务印书馆，2009：190，7.

时态命题之丰富性和全面性的意义上来说，中医学比西医学具有更加早熟的和丰富的时间命题，并为时间坐标的多样性构造提供了生动的文本。中医理论就如海德格尔所说的是一门与实证科学有别的时态科学。"该科学的所有阐释都遵循着被充分强调的、时态性意义上的时间性。一切存在论命题都是时态命题，这些命题的真理借助时态解释存在之结构与可能。一切存在论命题都具有时态真理之特性。"① 在中医学中，因时制宜、顺时而为是诊疗的基本原则。在中医看来，人的起居动静生活方式和一切医疗保健与诊疗行为只有在合适的时态中，即与自然四时和昼夜节奏保持一致时，才是本真的在世界中的此在。因此，可以说，中医临床治疗方案是建立在将时间性理解为人存在之本性的本体论意义之上的，而不仅仅只是中医学的一个局部的思想或分支学科。

为了适应生理、病理解释及其指导临床诊断和治疗的需要，中医构造了若干个时间公理系统和相应的计时系统，可归纳如表 8 - 1 所示。

表 8 - 1　中医构造的多种时间公理系统

时间公理系统的名称	内容提要	应用领域
阴阳昼夜系统	昼夜阴阳强弱不同	生理学、病理学
子午流注系统	气血流注随时间而异	针灸、病理学
阴历系统（或农历）	受月相影响的气血变化	生理学
五运六气系统	疾病流行受气候变化的影响	流行病学
九宫八风系统	疾病流行受太阳运行变化的影响	流行病学、预后学
二十四节气系统	不同节气对养生的影响	病理学、养生学

三、顺时而谋的中医智慧

时间性绽露为人此在的历史性。② 人既因为有知识和历史文化的累积而拥有远远超过其他高级动物的智慧和能力，也因为有既往个人成长史中痛苦的记忆，而可能使人易患抑郁或者是因为未来的观念而产生焦虑和恐惧。从这种意义上说，人因为有了时间意识而具有了其他动物所没有的罹患神经症的可能。

人不仅在时间中回忆和解释着过去的历史，而且操持着当下与将来的生活，因此，海德格尔认为，从生存论的意义上说，"时间性构成了此在的源始的存在的意义"③。中国哲人和中医家关注的是人如何顺时而谋，而现象学—存在主义追问的则是如何在

---

① 海德格尔. 现象学之基本问题［M］. 丁耘，译. 上海：上海译文出版社，2008：442.

②③ 海德格尔. 存在与时间［M］. 陈嘉映，王庆节，译. 北京：生活·读书·新知三联书店，2012：379，270.

操持中照面和理解人的存在。中国先哲教导百姓要把顺时而行、依时势而动作为谋划人生的一种最根本的智慧。《诗经·小雅·裳裳者华》中说："左之左之，君子宜之，右之右之，君子有之。"行动取向是左是右，关键在于适应环境，恰如其分。适时而动也是《易经》立义的基本宗旨和用以指导人行为的基本准则。如《周易·艮·象》中说："时止则止，时行则行，动静不失其时，其道光明。"《豫卦·象传》中说："天地以顺动，故日月不过，而四时不忒。圣人以顺动，则刑罚清而民服，《豫》之时义大矣哉！"清代易学家惠栋曰："易道深矣！一言以蔽之，曰：时中。"略举几个卦辞如下。"蒙卦"象曰："蒙，亨。以亨行，时中也。""遁卦"象曰："遁，亨，遁而亨者；刚正位而应，与时行也。小利，贞，浸而长也。遁之时义大唉哉！""损卦"象曰："损刚益柔有时，损益盈虚，与时皆行。""益卦"云："益动而巽，日进无疆；天施地生，其益无方。凡益之道，与时皆行。"孔子可能因为对《周易》的注释，而对"时中"有更深刻的领会。据检索，《论语》中也有 15 个时间副词，出现的词频数为59 次。故孟子赞孔子为圣之时者（《孟子·万章下》），适时而为被认为是孔门之学的基本准则。《中庸》曰："君子之中庸也，君子而时中。"就是要求君子的行为要未雨绸缪，合乎时宜，恰到好处，与时俱进，随时变通。荀子说："与时屈伸，柔从若蒲苇，非慑怯也；刚强猛毅，靡所不信（伸），非骄暴也。以义变应，知当曲直故也。此言君子能以义屈信（伸）变应故也。"（《荀子·不苟》）可见随时而屈伸，并不是懦弱害怕；刚强勇猛到处伸展，也不是骄横凶暴，判断的标准只有一个，那就是行动是否有利于人的生存。把握时机而动也是诸子百家的共识，如《国语·越语上》中说："夫圣人随时而行，是谓守时。""守时"，在这里专指遵守天时，敬奉天道。《管子·霸言》曰："智者善谋，不如当时。""当时"，即选择适当时机。《庄子·至乐》中也说："万物皆出于机，皆入于机。""机"，即时机，指事物发展展开的某些重要、关键之时间点或时段。在庄子看来，时机既是万事万物存在绽放的窗口，也是事物发展的内在本质。用时阐释道，有助于民众建立面对死亡的自然态度，克服对死亡的恐惧。庄子说："适来，夫子时也；适去，夫子顺也。安时而处顺，哀乐不能入也，古者谓是帝之县（悬）解。"（《庄子·养生主》）"如果无古今，而后能入于不死不生。"（《庄子·大宗师》）他还认为，人如果能做到"不忘其所始，不求其所终；受而喜之，忘而复之，是之谓不以心捐道，不以人助天。是之谓真人"。庄子正是基于明白了内时间意识的构造性而幽默地化解了人对死亡恐惧的困局。陈献章细读《易经》，对比当时的社会情形，十分赞同孔子"知几其神乎"的观点。[①]《周易·系辞下传》中解释道，所谓"几者，动之微，吉之先见者也，君子见几而作，不俟终日"。所谓"知几其神"的意思就是，预先察见事物的征兆，把握行动的最好时机。陈献章不断强调，人与天地同体，四时以行，"此学以自然为宗者"[②]。具体来说，就是要求人首先要以

---

①② 陈献章. 陈献章集：上［M］. 北京：中华书局，1987：175，192.

遵循自然四时规律为做事做人的基本准则。

从时间切入道的把握之思想全面渗透和体现在中华民族的日常生活世界。《礼记·中庸》中说："凡事豫则立，不豫则废。言前定则不跲，事前定则不困，行前定则不疚，道前定则不穷。"对于以农业立国的华夏族而言，"使民以时"（《论语·学而》），"不违农时"（《孟子·梁惠王上》）。在草木开花结果时禁止砍伐，鱼鳖怀卵时禁止撒网下毒，春耕夏耘秋收冬藏不失其时，堪称那时的"圣王之制"。对于中医之道而言，认为："人以天地之气生，四时之法成。"（《素问·宝命全形论篇》）人不仅五藏应四时，而且四经、气血脉象都应时间变化，因此，无论是养生，还是医疗行为的根本大法都是"因时之序"（《素问·生气通天论篇》）。故中医说："阴阳四时者，万物之终始也，死生之本也，逆之则灾害生，从之则苛疾不起，是谓得道。"（《素问·四气调神大论篇》）因此可以认为正确的生活方式就是"虚邪贼风，避之有时"，"和于阴阳，调于四时"；错误的折寿的行为特点则是："不知持满，不时御神。"（《素问·上古天真论篇》）治疗的基本原则就是"得时而调之"，如："凡刺之法，必候日月星辰四时八正之气，气定乃刺之。"（《素问·八正神明论篇》）

海德格尔认为，时间并不是世俗理解的那样是一种纯粹的、无始无终的现在序列。时间和时间性根本不是"存在者"，也不存在，"时间性在本质上是绽出的"。这也就是说时间或时间性的本质即是世间诸事物自在自为的整体统一的到时候绽出或显现自身（或出离自身）的现象而已。① 海德格尔在这里说的所谓"时间性"也是他不得已勉强借用的语词。从人的此在看来，时间性其实可以理解为：寰宇间为人所牵挂（即操心操劳）的诸种事物依意指而到来。时间只是事物到时呈现自身的一个同义词。在人的意识世界里，现在、将来和过去是时间性的几种主要相位。胡塞尔认为，其实人感知的只有当下的现在，而现在又不断堕入过去，成为记忆；而将来则是靠想象而来。海德格尔的见解与胡塞尔强调的重点不同，他认为，"时间源始地从将来到时"。因此，"将来在源始而本真的时间性的绽出的统一性中拥有优先的地位"②。这是因为人是世界上唯一自知会死而又一直奋力生存的存在者，也即一种向死而生的存在。从人具有自知不可避免的死亡意识而言，人"源始的时间是有终的"。于是，海德格尔认为，正是这种有终点的时间使操心的结构之建制成为可能。③ 海德格尔从现象学的意向性这个核心概念出发，把人的生存定义为"此在"，而"此在的一般存在规定为操心"④。或者说，操心就是此在的存在。因此，所谓此在，就是它的展开状况，就是人为了生存在这个世界之中而心有所畏的操心和操劳。事实上，人一觉醒来就几乎没有停止过操心和操劳；而且人在幼年、少年、青年、中年和老年不同阶段有不同内容的操心和操劳。人的一生就是由不同的操心结构所组成，而操心就是对生活的谋划。中

---

①②③④　海德格尔. 存在与时间 [M]. 陈嘉映，王庆节，译. 北京：生活·读书·新知三联书店，2012：374 - 375，375，377，144.

国先哲也一直将事前的谋划当成将来行动能否成功的关键。从存在主义的现象学看来，"操心的存在论意义是时间性"①。个体从小到老，从家庭到社会，从一个社会阶段到另一个社会阶段的生活，只有从时间的发展性才能得到理解。离开了人此在的操心行为，时间和时间性就成了无本之木；而离开了时间性就不能理解操心的意义。正是人有所牵挂的操心操劳才使得寰宇间的各种上手事物或现成事物到时来与人照面，各种存在者就总是作为"在时间中存在的东西"得以通达。

时间与人的生死意识密切相关。有生就有死，亚里士多德说："凡有生成与消灭的东西就一定处在时间中。"海德格尔说："死亡并不是那种来自某个地方的东西，而是一种已然根植于此在本身之中的东西。"② 他认为，死亡既是绝对地确定的，同时又是不可测的，因为死亡每时每刻都可能到来，死亡的两个特性构成了死亡这一可能性的存在方式。"死亡的意义恰好就在于：死亡是我自身的存在可能性。"正因为人终有一死，死是人生存于世的界限，所以死亡正好揭示人自身的此在，我是我自身，我在故我死。③ 人终将会死的可能性给"我在"赋予了一种现实的意义。死可以使人领悟到生命的时间是有终点的，存在是有限的。"因为死亡对此在的存在具有一种构成的作用"④，所以，当有了对生命存在的时间性和时态性的认识，医学就具有更能在时间上把握正在生成和消逝的东西的眼光。

从时间的意义上，中医认为，医生的诊疗水平就体现在对疾病发展的时间性把握的能力上，所谓："上工救其萌芽，下工救其已成，救其已败。"（《素问·宝命全形论篇》）萌芽当指现在对此在疾病的识别与判断。亚里士多德认为，没有时间就没有现在；反之，没有现在就没有时间。"现在是时间的枢纽，它连接着过去和将来的时间，而且也是时间的限界。"它既是时间的划分者，又是两部分时间的限界和统一者。⑤ 显而易见，中医充满一种既能牢牢把握当下行为，又能看到死亡对生的教育意义的生活智慧。德国哲学家阿图尔·叔本华（Arthur Schopenhauer，1788—1860）曾经说过，死亡是意志挣脱原有的羁绊和重获自由的一个转机，是从偏狭的个体性解脱的瞬间。正因为中医有强烈的时间意识，因此，传统中医是一个最早懂得利用以人的死亡危机意识与恐惧感来唤醒人们注重养生防病的医学。《素问·上古天真论篇》中早就指出，人虽然知道终有一死，但许多人常"以酒为浆，以妄为常，醉以入房，以欲竭其精，以耗其真，不知持满，不时御神，务快其心，逆于生乐，起居无节"。所以，中医意识到了不能在封闭的存在领域看存在，要唤醒人爱生、惜生的意识的最好方法，莫过于

① 海德格尔. 存在与时间 [M]. 陈嘉映，王庆节，译. 北京：生活·读书·新知三联书店，2012：414.

②③④ 海德格尔. 时间概念史导论 [M]. 欧东明，译. 北京：商务印书馆，2009：442，443，440.

⑤ 亚里士多德. 亚里士多德全集：第八卷 [M]. 苗力田，徐开来，余纪元，等译. 北京：中国人民大学出版社，1991：119–125.

让人走到存在的边缘，面对死亡，利用人"恶死而乐生"的本能唤醒民众自己的保健意识，防疾病于未然。这种策略如《灵枢·师传》中所说："人之情，莫不恶死而乐生，告之以其败，语之以其善，导之以其所便，开之以其所苦，虽有无道之人，恶有不听乎？"借用海德格尔"向死而生"的那句话来说，中医就是一个让人们"由死而观生"的警世医学，使人意识到死的不可避免性和不可替代性，以凸显个体生命此在的内在本质和体会到个人的独一无二性的珍贵性，以此来激发人保健的自觉性、紧迫感和责任感。人作为向死的存在，所以对死亡的理解就先于和高于任何其他对于存在性质的思辨。只有解决了这个问题，人才能彻悟人生之理，活出境界，活出意义，焕发出生命的潜能来。① 由以上分析可见，人是一种具有时间性的存在，没有一成不变的健康和疾病，人的健康和疾病都是时态现象，中医学是真正意义上的人类生存论的时态医学。

第四节 中医时间观的特点与意义

就时间逻辑的发展和对时间操持利用的程度而言，可以说中医是世界上最古老和最典型的时间医学，因为我们可以在中医经典《黄帝内经》中搜索到以"时"为核心的命题和词汇超过400个。在中国古人看来，时间其实就是世界变化之规律的另一种称呼而已，讨论时间问题其实与探究事物之存在与发展规律无异。所谓天之道，即"天之序，盛衰之时也"（《素问·六微旨大论篇》），"时者道之别名"②。海德格尔认为，世界就是奠基在绽出的时间性的统一视野之上，而这种时间的视野规定着生存者的思维和操劳向何处展开。从时间现象学的观点来看，中医学理论的建构与技术操作的确具有一种独特的寰宇性的整体时间的视野，即中医学正是在自己建构的寰宇性的整体时间的视野结构中来照面、看待、分析和操持这个世界中的其他一切存在，用自己独特的时间框架来阐释人的气血生理、病邪变化、疾病流行的规律，以及用以指导用药、针灸施行和健康养生行为。值得我们进一步深究的问题是：经过立义之后被建构的中医时间观与使用钟表记录的世界时具有相同的意义吗？中医时间观对其世界观、认识论、方法论和理论的建构有着怎样的影响？中医时间观在当代还具有合理的价值吗，或者说给现代人带来了哪些启示？

① 邱鸿钟. 由死而观生的中医学［J］. 中国医学伦理学，2000（2）：55－57.
② 湛若水. 湛甘泉先生文集：五［M］. 桂林：广西师范大学出版社，2014：1512.

一、中医时间观的基本特点

笔者认为，中医的寰宇性的整体时间视野结构具有随主体在世界中的存在需要而变化的相对性、就手方便的生活明见性、意向构造的内时间意识性等基本特点。

1. 具有最直观的生活明见性

为了观察、命名、记录和认识寰宇中一切事物的变化，人类必须最先建立描述时空坐标的工具。那么，日—月—地关系就是人类最容易直观到的时间素材。文献考证不难证明，以日—月—地关系及依其建立的太阳历和太阴历正是中医药学时间立义的起点，也是中医阴阳五行源始哲学的起源。《灵枢·阴阳系日月》的篇名最直接地告诉我们，中医之基本范畴——"阴阳"正是来源于古人对人的生存与日月地关系的领会。

正所谓："天为阳，地为阴，日为阳，月为阴，其合之于人。"日—月—地—人关系也即是中医的世界观，是人"在—这个世界—中"生存的基本枢纽，是中医领会生命和病理，以及解释医理的总纲，比如："人以天地之气生，四时之法成。"（《素问·宝命全形论篇》）"阴阳者，天地之道也，万物之纲纪，变化之父母，生杀之本始，神明之府也……"（《素问·阴阳应象大论篇》）虽然许多动物和人都有对自然变化的直观着的感知，但只有人才能对这种感知赋予时间的概念。换而言之，时间概念是人对日月地关系等这些时间素材所形成的一些彼此连续的"意识相"，并且将这些被意识给予的东西立义为阴阳变化的最基本的"时间"单位。正是在这种意义上，康德说："时间不过是内部感官的形式，即我们自己的直观活动和我们内部状况的形式。"① 胡塞尔也说："时间意识的明见性，不间断的连续性伸展得有多远，明见性伸展得就有多远。"② 以农耕文化为存在方式的中华民族在先秦时代就从日地关系的领会中创造的二十四节气的时间文化就是这种明见性的一个典型。2016 年，二十四节气被正式列入联合国教科文组织"人类非物质文化遗产"代表作名录，甚至被誉为是"中国的第五大发明"。古人以自然界时令、气候、物候等变化的直观为基础而制定的二十四节气，既是指导农业生产的时间准绳，也是人们预知气候变化和健康养生的日常生活指南。由于二十四节气的气象物候现象是以华夏文明发祥之地的观察为基础的，因此它只适用于中国和北半球中纬度地区。这也恰好说明，时间坐标的建构既具有经验的实在性，也具有人类感觉直观的明见性。

2. 具有时间坐标系的多元性

太阳历并不是中医直观到和立义建构的唯一的时间坐标，古人以方便就手的开放

---

① 康德. 纯粹理性批判［M］. 邓晓芒，译. 北京：人民出版社，2004：36－37.
② 胡塞尔. 内时间意识现象学［M］. 倪梁康，译. 北京：商务印书馆，2017：22.

性，还建构了太阴历（农历）、黄道十二宫太阳历、以北斗星座为参照的九宫八风系统等。以根据月地关系建构的太阴历为例，仅在《黄帝内经》中就可以找到543个以"日"字组词的命题，208个以"月"字构成的理论命题，如："日为阳，月为阴，大小月三百六十日成一岁，人亦应之。"（《素问·阴阳离合论篇》）"色以应日，脉以应月，常求其要，则其要也。"（《素问·移精变气论篇》）"月生无写，月满无补，月郭空无治，是谓得时而调之。"（《素问·八正神明论篇》）可见，日—月—地（人）关系是中医基础理论的重要元命题。中医人眼中的世界亦即是眼界所能瞭望的整个星空，并且认为，大面积的疾病流行也一定受制于人与天的某种关系。所谓："星辰者，所以制日月之行也。八正者，所以候八风之虚邪以时至者也。"（《素问·八正神明论篇》）这种包含有昼夜、旬、月、季、年和60年甲子等多元的时间坐标为中医观察、记录和分析生命和疾病变化提供了丰富而方便的尺度。中医时间坐标多元性的并存现象充分揭示了时间尺度的相对性和主体意向构造的性质。

　　3. 时间坐标的场域性

　　中医眼中的时间是因主体存在的场域变化而确定的。所谓场域性可以理解为观察主体从自己在这个世界中存在的"此在"出发，以身边某种现成的可见之物和可资利用的现象作为确定周遭环境的时空坐标。海德格尔就这样认为："天空的诸场阈是通过太阳的上升与下降而源本地得到揭示的；太阳在天空的各个不同的场位，特别是日出、日午、日落这些突出的场位，乃是一些不断地现成可见的、特定的场阈。作为寰世之中的经行，这些场阈使一种定向成为可能，由此而来，出自于天空相联系的东、南、西、北，所有的属于寰世的场阈重又得到了规定。"换而言之，日地关系不仅构造了时间意识，也构造了空间场域意识。《黄帝内经》中记录了古人从时间构造出人体三阴三阳空间划分的方法："帝曰：愿闻三阴三阳之离合也。岐伯曰：圣人南面而立，前曰广明，后曰太冲，太冲之地，名曰少阴，少阴之上，名曰太阳，太阳根起于至阴，结于命门，名曰阴中之阳。"（《素问·阴阳离合论篇》）进而中医还建构出一系列的天人相应的关系命题，如："四经应四时，十二从应十二月，十二月应十二脉。"（《素问·阴阳别论篇》）等等。时间性对此在空间性的奠基作用由此可见一斑。所以海德格尔说："只有根据绽出视野的时间性，此在才可能闯入空间。"[①] 这是因为人的思维只能思考着此在当下的事物，而对于过去的或将来的事物、远处不可见的事物都只是通过"现在化"后的时间处理或展开才能进行思考。因此，当空间在它的所是辩证地被思的时候，黑格尔认为，这时空间的这一存在就绽露为自身是时间，"空间即'是'时间，以及时间是空间的'真理'"[②]。在这种意义上，我们可以认为，中医经络理论中关于经络的空间性实际上就绽放为子午流注的时间性。

---

　　①② 海德格尔. 存在与时间 [M]. 陈嘉映，王庆节，译. 北京：生活·读书·新知三联书店，2012：406，484.

4. 时间坐标的定向操持性

康德认为："时间并不是独立存在的东西，也不是附属于物的客观规定。""时间不过是内部感官的形式，即我们自己的直观活动和我们内部状况的形式。"① 换而言之，时间是与人此在的活动相关的尺度。《黄帝内经》中曾提出了一个与针灸操作相关的时间命题："黄帝问于岐伯曰：夫四时之气，各不同形，百病之起，皆有所生，灸刺之道，何者为定？岐伯答曰：四时之气，各有所在，灸刺之道，得气穴为定。故春取经血脉分肉之间，甚者深刺之，间者浅刺之。夏取盛经孙络，取分间绝皮肤。秋取经腧，邪在府，取之合。冬取井荥，必深以留之。"（《灵枢·四时气第十九》）所谓"以时调之"，事实上，以四季、物候变化等时间坐标来确定针灸和服药定向是中医因时而治的基本原则，如经典《素问·八正神明论篇》说："凡刺之法，必候日月星辰四时八正之气，气定乃刺之。""月生无写，月满无补，月郭空无治，是谓得时而调之。因天之序，盛虚之时，移光定位，正立而待之。"遍览《黄帝内经》，不难发现，等候最佳治疗时间的到来是中医治疗中最需要耐心的智慧。《灵枢·卫气行》云："岁有十二月，日有十二辰，子午为经，卯酉为纬。"《针灸甲乙经》说："随日之长短，各以为纪，谨候气之所在而刺之是谓逢时。病在于阳分，必先候其气之加于阳分而刺之。病在于阴分，必先候其气之加于阴分而刺之。谨候其时，病可与期，失时反候，百病不除。"南唐何若愚在《流注指微赋》中将子午流注的应用和方法做了概括的说明，明代徐凤《针灸大全》卷五专论子午流注针法，并编写"子午流注逐日按时定穴歌诀"以便医者习诵。至此，中医的时间立义在针灸临床领域得到全面的体现。针灸有效，但经络的存在却晦暗不明，这本是一种难堪的境地，可是智慧的中医家却从时间的视野来看待这一存在。正如海德格尔所说的那样："虽然此在的很多结构分别看来仍晦暗不明，然而，随着时间性亮相为操心之所以可能的源始条件，看来已到达了所要求的对此在的源始阐释。"时间坐标也是中医预测与防治疾病流行的指南。如《灵枢》中有"九宫八风"篇专论季节和方域不同的气候变化对人体健康和疾病流行的影响。《灵枢·本神》里指出时间坐标还是健康养生的准绳："故智者之养生也，必顺四时而适寒暑，和喜怒而安居处，节阴阳而调刚柔，如是则僻邪不至，长生久视。"

二、中医时间观的哲学意义与现代价值

海德格尔在回顾了整个西方存在论的思想发展史后无不感叹地说："一切存在论问题的中心提法都根植于正确看出了的和正确解说了的时间现象以及它如何根植于这种时间现象。"可以认为，中医学不仅正确看出了，而且积极利用了时间范畴在理论建构和临床践行中的重要作用，是中医深邃的哲学智慧的重要内涵，其哲学意义与现代价值如下。

---

① 康德. 纯粹理性批判 [M]. 邓晓芒，译. 北京：人民出版社，2004.

1．时间意识是中医通向认识世间其他存在路径的起点

康德认为，时间是我们内部灵魂认识一般现象的先天形式的直接条件，因而也是人认识外部现象的条件。正是在这种意义上，"所有一般现象、亦即一切感官对象都在时间中，并必然地处于时间的关系之中"①。胡塞尔也说："时间性乃是存在领悟一般之可能条件；对存在的领会与概念把握是从时间出发的。"② 我们可以认为，中医建构的时间坐标是中医通向寰宇内一切存在的途径和出发点，一切中医理论都根植于以下这个时间公理之上："故阴阳四时者，万物之终始也，生死之本也，逆之则灾害生，从之则苛疾不起，是谓得道。"（《素问·四气调神大论篇》）海德格尔认为，正是"时间提供了基地，使证明得以跳到'我之外'去"③。从这种意义上说，只有当我们理解了中国古代历法和中医时间意识的构造性之后，才能真正还原中医药理论体系建构的思想史，才能真正领会认识中医药诊疗操作技术与时间构造的内在关系。

中医学最基础和最核心的理论假设是阴阳概念，而阴阳概念源于日地关系所产生的日照变化。日照不仅带来了地球上的昼夜，而且带来了春夏秋冬四季变化的节律。《素问·五运行大论篇》说："阴阳之升降，寒暑彰其兆。"《素问·厥论篇》说："春夏则阳气多而阴气少，秋冬则阴气盛而阳气衰。"同理，对中医五藏学说的理解也离不开先行的四季时间观念，即"春属木，其应肝；夏属火，其应心；长夏属土，其应脾；秋属金，其应肺；冬属水，其应肾"。恽铁樵在《群经见智录》中说："《内经》之五脏，非血肉之脏，乃四时之五脏。不明此理，则触处荆棘，《内经》无一语可通矣。"很精辟地表述了古人称五藏为"时藏"的观点。

既然五藏之生理与四时变化相一致，那么，五藏之病理亦受这种节奏的影响，如《素问·咳论篇》中说："五脏各以其时受病，非其时各传以与之。"《灵枢·四时气》也说："四时之气，各不同形，百病之起，皆有所生。"《灵枢·顺气一日分为四时》说："春生夏长，秋收冬藏，是气之常也，人亦应之。以一日分为四时，朝则为春，日中为夏，日入为秋，夜半为冬。朝则人气始生，病气衰，故旦慧；日中人气长，长则胜邪，故安；夕则人气始衰，邪气始生，故加；夜半人气入脏，邪气独居于身，故甚也。"中医通过日—地关系，阐述了病情昼夜变化的规律，明确了顺应天时进行医疗活动的准则："夫百病者，多以旦慧、昼安、夕加、夜甚。""顺天之时，而病可与期。顺者为工，逆者为粗。"（《灵枢·顺气一日分为四时》）中医也通过月—地关系，认识了人的气血生理变化的节律现象："故月满则海水西盛。人血气积，肌肉充，皮肤致，毛发坚，腠理郄，烟垢着。当是之时，虽遇贼风，其入浅不深。至其月郭空，则海水东盛，人气血虚，其卫气去，形独居，肌肉减，皮肤纵，腠理开，毛发残，膲理薄，

① 康德. 纯粹理性批判［M］. 邓晓芒，译. 北京：人民出版社，2004：34.
② 胡塞尔. 现象学之基本问题［M］. 丁耘，译. 上海：上海译文出版社，2008：375.
③ 海德格尔. 存在与时间［M］. 陈嘉映，王庆节，译. 北京：生活·读书·新知三联书店，2012：235.

烟垢落。"(《灵枢·岁露论》)因此,可以说不了解中医的时间构造,就无法真正理解中医药学关于人体生理、病理、治疗和药性理论建构的发生学过程,也不懂得在四诊和针灸服药等治疗过程中遵循法天则地准则的原因。

2. 时间立义是中医一切关联意识的基石

将寰世中感受的许多时间素材意指为一种具有相位的意识流,并作为衡量、阐述和体验其他存在的坐标,这是中国古人和中医的一大发明。从认识论意义上,哲学家认为:"时间是为一切直观奠定基础的一个必然的表象。""只有在时间中,现象的一切现实性才是可能的。每个体验都有其关联意向,这是肯定的,而且这一同属于它作为时间统一的构造。"正是在时间关联意向中,人才能将周围环境中的事物和现象进行"再造"和"编排",使得周围的环境对于人来说,有了一种可以理解的秩序和整体的图景。人所认识的"对象只是在时间立义、时间意识中才将自身构造为自身,构造为延续着、自身变化着或不变的"①。例如,中医就是在春夏秋冬四季的时间立义中建构了"五藏应四时"(《素问·金匮真言论篇》)、"四经应四时"(《素问·阴阳别论篇》)、"四时之脉"(《素问·移精变气论篇》)、"四时之病"(《素问·脉要精微论篇》)、"四时之顺"、"脉反四时"与"逆四时"(《素问·平人气象论篇》)、"四时之风"(《灵枢·论勇》)以及生死时间预测等理论。中医还用昼夜时间立义阐述了人生理变化的节律,如:"故阳气者,一日而主外,平旦人气生,日中而阳气隆,日西而阳气已虚,气门乃闭。是故暮而收拒,无扰筋骨,无见雾露,反此三时,形乃困薄。"(《素问·生气通天论篇》)

时间性或曰生物节奏既是健康的本性之一,也是医者诊断和制定治疗行为的基本参考框架。对于传统中医来说,基于四时观察和判断人的脉象、肤色和疾病变化的关系,依据四时变化实施针灸等疾病防治措施,以及指导人的养生是其基本的理论特质,独特的时间视域是中医观察、记录与判断现象的认识纲目。以下有关诊断、治疗、养生等时间逻辑命题具备有待通过大样本的观察、对照实验、流行病调查等方式加以证明的价值。

在诊断领域,有关脉诊和舌诊等现象的判断都是与时间相关的问题,包括:其一,认为脉象与四时季节变化相关。其二,认为脉象与四季变化如果出现不一致的情况,则提示健康出现了异常,如:"阴阳有时,与脉为期,期而相失,知脉所分,分之有期,故知死时。"(《素问·脉要精微论篇》)"脉得四时之顺,曰病无他;脉反四时及不间藏,曰难已。"(《素问·平人气象论篇》)其三,认为春、夏、秋、冬四季的脉象各有基本稳定的特征,可以作为脉象诊断的参考标准,如:"天地之变,阴阳之应……四变之动,脉与之上下,以春应中规,夏应中矩,秋应中衡,冬应中权。""春日浮,如鱼之游在波;夏日在肤,泛泛乎万物有余;秋日下肤,蛰虫将去;冬日在骨,蛰虫

---

① 胡塞尔. 内时间意识现象学 [M]. 倪梁康,译. 北京:商务印书馆,2017:395.

周密。"（《素问·脉要精微论篇》）其四，脉象变化还与日月变化相关，如："色以应日，脉以应月，常求其要，则其要也。"（《素问·移精变气论篇》）其五，有关肤色与脉象相应并随时间而变，如认为："夫色之变化，以应四时之脉。"（《素问·移精变气论篇》）"阳络之色变无常，随四时而行也。"（《素问·经络论篇》）由以上可见，将脉诊、肤色观察及状况判断与时间联系在一起，既反映了人与自然环境的感应关系在此在躯体上的具体作用，也为中医对健康存在状况的诊断提供了一种简便的普适方法。

在治疗学领域，有关针灸、服药等施治方案与行为也是与时间相关的。中医认为，人来自于自然，存在于自然，因此，借助于自然节奏对人体生理和病理影响的力量，因天时而调气血，顺应自然变化的规律来把握各种治疗的时机就应成为临床的一个基本法则，所谓"法天则地，合以天光"《素问·八正神明论篇》，要求"治病者，必明天道地理，阴阳更胜，气之先后，人之寿夭，生化之期"（《素问·五常政大论篇》），做到"时必顺之"（《素问·六元正纪大论篇》）或"静以待时"（《素问·五常政大论篇》）。相反，如果"治不法天之纪，不用地之理，则灾害至矣"（《素问·阴阳应象论篇》）。因此，熟悉自然与生命之时间逻辑被认为是做好一个临床医生的基本素养。临床经验表明，借助天时地利，顺乎生命之时间节律的规律，因势利导实施治疗可以收到事半功倍的效果。

例如，有关针灸与四时相关的命题包括有以下几层意思：其一，因四季季候气候与人体气血升降浮沉及其流注部位有所差异，针灸取穴、针刺深浅和止行应依移时而不同，如："故春刺散俞，及与分理，血出而止，甚者传气，间者环也。夏刺络俞，见血而止，尽气闭环，痛病必下。秋刺皮肤，循理，上下同法，神变而止。冬刺俞窍于分理，甚者直下，间者散下。春夏秋冬，各有所刺，法其所在。"（《素问·诊要经终论篇》）其二，如果违背了上述针法深浅与四时相应的规则，不仅病不愈，而且可能导致气血混乱，如："春刺夏分，脉乱气微，入淫骨髓，病不能愈，令人不嗜食，又且少气。"（《素问·诊要经终论篇》）其三，因为人气血运行流畅程度与环境气温，以及月亮对地球的引力关系密切，所以针灸应观察日月星辰盈亏消长情况来施行，所谓："凡刺之法，必候日月星辰四时八正之气，气定乃刺之。""是以因天时而调血气也。是以天寒无刺，天温无疑。月生无写，月满无补，月郭空无治，是谓得时而调之。因天之序，盛虚之时，移光定位，正立而待之。"（《素问·八正神明论篇》）总之，"先知日之寒温，月之虚盛，以候气之浮沉，而调之于身，观其立有验也"（《素问·宝命全形论篇》）是中医施治因时而异的总原则。

同理，在中医看来，一切养生行为均应依时而行。中医有关养生与时间相关的逻辑命题包括以下几层意思：其一，认为"通天者生之本，本于阴阳"（《素问·生气通天论篇》）。即人作为"在日地关系中存在"的存在者，应该将顺应大自然的节奏变化，即"因时之序"而养生作为"寿命之本"的基本准则，如中医所说："故阴阳四时者，万物之终始也，死生之本也。逆之则灾害生，从之则苛疾不起，是谓得道。"（《素问·四气调神大论篇》）"人能应四时者，天地为之父母；知万物者，谓之天子……能经天地阴阳之化者，不失四时；知十二节之理者，圣智不能欺也。"（《素问·宝命全形论篇》）其二，起居养生行为应与四季气候变化相应，例如："春三月，万物发陈，此时应夜卧早起，在庭院散散步，保持情志的活力；夏三月，此时植物繁茂，人应夜卧早起，不要烦躁；秋三月，此时作物成熟，天气转凉，人应早卧早起，保持情志安宁；冬三月，此时天寒地冻，动植物的生机都潜伏闭藏，人应早卧晚起，保温避寒，保持情志的安静。"（《素问·四气调神大论篇》）其三，违背四季自然之气候气温的生活方式则可能导致疾病，如："逆春气，则少阳不生，肝气内变；逆夏气，则太阳不长，心气内洞；逆秋气，则太阴不收，肺气焦满；逆冬气，则少阴不藏，肾气独沉。"（《素问·四气调神大论篇》）其四，每日的起居养生活动也应依昼夜阴阳变化而行，如："故阳气者，一日而主外，平旦人气生，日中而阳气隆，日西而阳气已虚，气门乃闭。是故暮而收拒，无扰筋骨，无见雾露，反此三时，形乃困薄。"（《素问·生气通天论篇》）中医的养生之道的宗旨只是养成一种依时而行的生活习惯，虽然并非复杂深奥，但非人人能自觉遵循。尤其是自人类发明电灯，摆脱了对太阳照明的依赖以来，昼夜颠倒，灯红酒绿，晚班熬夜、失眠少睡已经成为人类独特的病患。有这样的感叹："唯圣人从之，故身无奇病，万物不失，生气不竭。"看来，做到顺其自然生活的人并不多。

流行病预测及疾病预后与时间立义关系密切。中医认为，比年周节律更长的时间周期是 60 年为一个周期的甲子，而疫病流行常具有一定的时间周期的规律，如《灵枢·百病始生》说："夫百病之始生也，皆生于风雨寒暑，……其中于虚邪也，因于天时，与其身形，参以虚实，大病乃成。"所谓"失时之和，亦邪甚也"（《素问·至真要大论篇》），对于四时节气和五运六气的变化时序而言，"未至而至，此谓太过……至而不至，此谓不及"（《素问·六节藏象论篇》）。不合时宜的气候变化是导致疾病流行的主要环境因素。违时、逆时就是人患病的基本病因。

时间关联意识还构造了人的历史和未来，而这种历史和未来却不一定代表真实，而只是意识记忆和推理。胡塞尔说："每个新的东西总是回复作用于旧的东西：它的前行者的意向在此同时得到充实和规定，并且这为再造提供了一个特定的色彩。"[1] 例如在《素问·上古天真论篇》中为了说明"今时之人，年半百而动作皆衰者"的原因，作者列举了上古真人、中古至人、圣人和贤人几类"春秋皆度百岁，而动作不衰"健康长寿的达人进行历史的对比。其实，越是远古的人类寿命越短，考古学好像从来还没有发现过"度百岁乃去"长寿者的遗骸。从现象学还原的方法来看，这里只是表现了古人前行与回复的时间再造意识而已，并非是一种真实的史实。

---

① 胡塞尔. 内时间意识现象学［M］. 倪梁康，译. 北京：商务印书馆，2017：418.

3. 中医时间观与其矛盾对立观和变易观是具有内在一致性的

在中医看来，机体中矛盾对立的双方变易运动是生命的根本特征，所谓："出入废则神机化灭，升降息则气立孤危。故非出入，则无以生长壮老已；非升降，则无以生长化收藏。是以升降出入，无器不有。"（《素问·六微旨大论篇》）矛盾对立观和变易观既是中国哲学的核心命题，也是中医药理论的核心逻辑，但如果没有时间构造意识，矛盾、变易与不易都是无法想象的概念。康德说："变化的概念以及和它一起的运动（作为位置的变化）的概念只有通过时间表现并在实践表象之中才是可能的。""只要在时间里，两个矛盾对立的规定才会在一个事物中被发现，即前后相继地被发现。"海德格尔十分欣赏黑格尔关于时间的理解："精神与时间都具有否定之否定的形式结构。"[①] 由此可以认为，中医有关天地阴阳、气象物候、五运六气、人体气血、脉象肤色、药性、病情变化的理论既具有阴阳对立统一辩证思维的特点，也同时都是关于时间性的命题。"否定之否定作为点之所以成为点即是时间。""时间是存在，这存在借其存在而不存在，借其不存在而存在，亦即被直观着的变易。"海德格尔说："变易和持久同样源始地属于时间的本质。"由此不难理解，中国《易经》奠定的简易、变易和不易的华夏哲学，其更源始的基础是人的时间意识。人的大脑意识本只能感知当下事件的变易，而遥远的过去、未来和持久的永恒只能是一种依据记忆的假设和推理。例如将时间的一维性比喻为河流这似乎是古今中外哲人的一种惯用方法，如："子在川上曰：'逝者如斯夫！不舍昼夜。'"（《论语·子罕》）听上去好像这是站在河边观察的一种感叹，其实这是人意识的一种类比。胡塞尔甚至将这一比喻扩展为一个普遍的哲学命题："生活是构造着的意识的河流。"[②] 在胡塞尔看来，人的意识生活就是处在连绵的河流之中，人真正能拥有的就是当下的体验或者是将过去当下化的体验，而这两种体验都是一种具有相位的体验河流，它本身是构造着时间的。在现象学看来，寰世间的任何事物都处在永恒的变化之中，而只有现在的"此在"是可以为人所感知的。实际上，是人的意识构造了时间的概念，也就是说："每个'过去'都可以再造的方式变化为一个再造的'现在'，这个现在本身又具有一个过去。而这是所有时间法则的现象学基础。"[③] 可见，时间意识是阐述运动变化的先行条件。

由上可见，中医有关生理、病理、疾病流行等基本理论一刻一处都离不开时间因子的考虑，从这种意义上说，中医理论是以多种流动时间作为基本背景框架的逻辑。换而言之，中医的时间逻辑亦是其运动变化观在理论构造上的具体体现。

---

① 海德格尔. 存在与时间 [M]. 陈嘉映，王庆节，译. 北京：生活·读书·新知三联书店，2012：395.

②③ 胡塞尔. 内时间意识现象学 [M]. 倪梁康，译. 北京：商务印书馆，2017：395，272.

三、时间医学将成为未来的发展趋势

从历史发展的进程来看，医学是各民族在不同地域和气候环境中摸索出来的一种维护健康和防治疾病的生活智慧，不管是养生，还是防治疾病皆需因人而异、因时而异、因地而异。时间意识是此在的特有意识，也是人向死而生存在的根本源头，是人类医学诊疗活动必须依据的坐标系。人类医学应该将生物和人的这种发生、发展和死亡的时间性作为一个核心问题来加以考虑。

生物的这种本质属性正如恩格斯所指出的那样："植物，动物，每一个细胞，在其生存的每一瞬间，都既和自己同一而又和自己相区别。"恩格斯曾预言对生物的这种时间性的科学考察一定将成为一种必然，他说："生理学愈向前发展，这种无休止的、无限小的变化对于它就变得愈加重要，因而对同一性内部的差异的考察也愈加重要，而旧的、抽象的、形式的同一性观点，即把有机的生物看成一个和它自己单一地相同的、常住不变的东西的观点，便过时了。"① 时间的根本特征是变易，而变易正是生物机体存在的本质，正是时间把生命在空间中的运动形态都展示出来。因此，在海德格尔看来，时间是存在的本质，时间是"此在"生存的境域，是此在展开自己的"到时"。存在者在时间中而显露出存在的意义，理解该存在的前提有赖于有一种与该存在相应的时间观。

从人的发生、发育和成长过程来看，人体的生理、病理在不同的阶段具有其特殊性，因此，儿科学和老年医学就是最早将特定发展时区的人体健康和疾病状况作为研究对象的时态医学学科。这些学科区别于其他医学专科最大的特点就在于许多诊疗的命题、推理和规则的有效性必须将对象的年龄这个因素考虑在内。事实上，生物和人体内的各种生化指标和免疫指标都是随时间而变化的。对于医学的其他分支来说，时间逻辑的思维尚未明确地被重视起来，但随着时间医学的发展，可以相信，越来越多的基础和临床医学领域将会逐渐将时间因子引入其概念、命题和推理之中，三维空间和时间维共建的四维医学将成为现代医学发展的大趋势。法国存在主义哲学家让 - 保罗·萨特（Jean-Paul Sartre，1905—1980）说得精辟："我们只能以时间的形式思考，否则就一无所有，我们的陈述里包含着一个原则的要求，这是因为我们使存在时间化是为了随后使时间从存在之中脱离出来。"②

---

① 恩格斯. 自然辩证法［M］. 中共中央马克思恩格斯列宁斯大林著作编译局，译. 北京：人民出版社，1971：192.

② 萨特. 存在与虚无［M］. 陈宣良，译. 北京：生活·读书·新知三联书店，1987：209.

第九章 中医阴阳五行理论的逻辑分析

本体论的任务则是对这种非批判地接受物理对象领域本身或接受类等的做法加以仔细地审查，揭示出隐秘未明的东西，明确含糊不清的东西，揭露和解决悖论，解开纽结，去除赘物，清除本体论的劣质品。[①]

—— 蒯因

"传承"也许是中医药行业里说得最多的话，但是，殊不知沉沦于传统可能反而使我们忘掉了原创某些概念的"初心"、本质、作用、目的和意义。海德格尔认为："流传下来的不少范畴和概念本来曾以真切的方式从源始的'源头'汲取出来，传统却赋予传承下来的东西以不言而喻的性质，并堵塞了通达'源头'的道路。"因此，传统可能会夺走此在自己的领导、探问和选择。[②]于是，本书预定的一个核心任务就是要返回到事实本身，回溯概念诞生时的生活世界，探索此主体当初的意向性，明了此在在概念和命题中赋予的意蕴和存在结构，澄清今天对传统中医概念或命题的误读。

---

① 蒯因. 语词和对象 [M]. 陈启伟，朱锐，张学广，译. 北京：中国人民大学出版社，2005：311.

② 海德格尔. 存在与时间 [M]. 陈嘉映，王庆节，译. 北京：生活·读书·新知三联书店，2012：25.

阴阳概念及其有关阴阳的命题是中医理论的核心，甚至可以说是中医的基本信念，是建构生理、病理、诊疗、药学、针灸技术、流行病学所有理论体系的基石。然而，在中医学理论教学中几乎只是介绍阴阳理论的内容，而不追问这一基本概念的来源、作用和意义，更不思考其本质，也不敢或不愿去判定阴阳命题的真假，探究其不足与问题。显然这是不利于中医理论向前发展的。黑格尔曾经这样指出："假如一个民族觉得它的国家法学，它的情思，它的风习和道德已变为无用时，是一件可怪的事；那么，当一个民族失去了它的形而上学，当从事于探讨自己的纯粹本质的精神，已经在民族中不再真实存在时，这至少也同样是很可怪的。"[①]我想，对于现代中医的发展状况来说，这种情况是很类似的，如果将传承发展中医的重大责任交由那些对中医哲学毫不感兴趣的中医临床大夫和实验者来担当的话，"废医存药"的暗流将不会停息。

胡塞尔认为，对世界的设定就是一种注入了意向性的信念，[②]而对任何学科的公理和其概念组成的信念的关注正是现象学分析的主题。[③]本章基于经典文献中的命题，以中医理论体系中最核心的阴阳五行公理及其概念和命题为例，进行现象学的还原分析，厘清阴阳五行概念与命题的本质以及分析该公理在中医理论建构中的作用和逻辑意义，消除对阴阳五行概念和命题的误读与浪费资源的研究。

---

① 黑格尔. 逻辑学：上卷 [M]. 杨一之，译. 北京：商务印书馆，2010：1.
②③ 胡塞尔. 纯粹现象学通论 [M]. 李幼蒸，译. 北京：商务印书馆，1996：543，355.

第一节　阴阳概念和命题的还原分析

厘清阴阳概念和命题的缘起，澄清其中此在的意向性和意蕴，明了其概念和命题中的际会结构，对于了解阴阳五行观念的本质，正确评价中医阴阳五行理论都具有重要的意义。

一、阴阳概念的本质还原与逻辑意义

我们先来谈谈"本质"这个词的含义。黑格尔说："本质从有出来。"但本质是扬弃了的有，是一个被抽象的反思所造出来的产物。"有之真理是本质"①，而所谓"有"是一种可以直接感知的存在，而人认定在这个有的后面还有某种不同于有本身的它物，于是，认识从有开始，进而扬弃有，达到对有之真理，即本质的认识。所以，他认为，本质是"本质处于有和概念之间，构成两者的中项和本质的运动，即从有到概念的过渡"②。谈到本质就不能不说到"现象"和"存在"这些相关联的词汇。黑格尔认为："本质必须表现。""存在就是本质的关系。""现象物表明了本质的东西，而本质的东西又是在其现象之中。""本质存在，存在是本质的绝对外在化。本质也不停留在外在化的彼岸。"③ 因此，以下讨论总离不开有关现象与本质、本质与存在之间诸种关系的问题。

（一）阴阳概念的形成

首先，阴阳概念的形成与人类的生存环境条件有关。《灵枢·阴阳系日月》的篇名"阴阳系日月"已经清晰地道出了阴阳概念来源的根蒂。无论是白天与黑夜的对比，还是山南山北的日照差别，人都很容易感知到"光和暗肯定是自然界最显明、最尖锐的对立"④。在太阳系中的地球上，万物生长靠太阳，因此，日地关系就是人类最先关注，也是必须最关注的现象，顺应太阳出没和四季气候变化的节奏生活就成了人类进化历史中自然习得的常识，对《黄帝内经》进行词频检索，可以发现与阴阳有关的语词都具有较高的词频，例如"天"出现596次，"地"出现343次，"日"出现543次，"月"出现208次，由此可见，太阳或者说日地关系是人类最先照面和最需要

---

① ② ③　黑格尔. 逻辑学：下卷 [M]. 杨一之，译. 北京：商务印书馆，2010：3，6，120.

④　恩格斯. 自然辩证法 [M]. 中共中央马克思恩格斯列宁斯大林著作编译局，译. 北京：人民出版社，1971：263.

操心的，同时也是最为始源性的存在。日出而作、日落而息是原始人的基本生活样态，因此，对于地球上的一切生物而言，太阳和日照就是先于地球、先于一切生物、先于人的此在的存在，或者说先于一切本质的存在。因此，日地关系是阴阳概念语义的原型。对于太阳与地球、生物和人类这种始源关系的领会就是中医学生存论的核心。中医学将人的此在看作是在日地关系之中的存在，只有明白了这一关键，才能正确解读中医阴阳理论建构及其语义模型。语义原型模式的推演公式可以概括为：原型特征＋规则。这些规则来自原型直觉的公理。例如"此阴阳更胜之变，病之形能也"（《素问·阴阳应象大论篇》）就可以视为是阴阳对病机解释的一条公理。

其次，按照语义原型模型（prototype models）来看，储存在记忆中的原型都是一些具有某些鲜明特征的典型，它们自然就成为比较、分类、判别等认知和操作实践活动中的"范式"，例如在人类生存发展所依赖的基本物质中，水与火就是一个与日月阴阳原型最接近的典型。检索《黄帝内经》，发现"水"的词频为385次，"火"的词频为232次，在中医家的眼中，水火虽然相恶，但对于人类的生存来说，两者缺一不可，水不仅是生命诞生的摇篮，也是维持生命内稳态的基本条件；而火的运用则是加快人类体质进化的重要动力，也是人类区别于其他动物改变生活与世界力量悬殊的重要分水岭，于是，水与火成为阴阳原型的拓展，如《素问·阴阳应象大论篇》中所表述的那样："水火者，阴阳之征兆也。"水火相争还被看成是疾病发生的主要机理，如《素问·六元正纪大论篇》中说："水火寒热持于气交而为病始也。"因此，不难看出，水火之论来自阴阳语义模型的推演。

最后，阴阳概念的形成与男女两性差异以及繁殖生命的自身体验有关。如《素问·阴阳应象大论篇》中说："阴阳者，血气之男女也。"《黄帝内经》中对女子月事、子宫、生育、男女性征、男子和女子性器、男女交合、男科疾病和妇科疾病都有细致的观察与记录，尤其从《周易》以阴爻、阳爻两个符号为初始记号，建立起一个阴阳二值逻辑推演系统的事实来看，人类男女差异及其男女关系的自我体验是《易经·系辞上》提出"一阴一阳之谓道，继之者善也，成之者性也"命题的体验模型。

但是，我们不应将上述关于阴阳概念起源的生活经验与心理问题和如何证明它是知识的逻辑问题相混淆，而作为概念或命题的逻辑问题，最重要的要求就是其合理性如何。如果按照逻辑实证主义关于除逻辑常项以外的一切符号必须是或者其自身就代表感觉内容或者可以用代表感觉内容的一些符号做出阐明的定义标准①，那么，中医的阴阳概念在不同的语境下大多是可以指引相应的某种感觉内容的，因此，中医阴阳的概念系统不仅是自身融洽的，也是可以连接人对世界的具体感知的。

我们如果利用语义微分（semantic differential）的方法，就可以对一个语词语义的理解进行定量分析，其方法是在一条有刻度的直线的两端写上一对有关测试维度的反

---

① 艾耶尔. 语言、真理与逻辑 ［M］. 尹大贻，译. 上海：上海译文出版社，2006：121.

义词，让被试将自己所理解的语词语义在这条直线的某个位置进行标识。如果同时对多个维度进行评价，就可以得到关于被试所理解的这个语词的语义报告。例如，假设以下就是按照阴阳两极设计的语义评价维度，以"数脉"为测评语词，可能得到如下一份语义微分分析图。

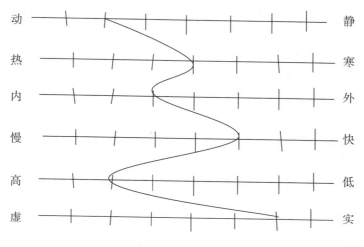

图9-1　语义微分分析图

从被试得到语义评定的数据后，再进行因子分析（factor analysis），从而可以知道被试是从速度、强度、活动三个维度进行语义判断的。[①] 如果我们从一个医者对患者脉象性质进行判断的过程来看，我们还可运用语义程序的模式（procedural models）进行分析，即医者对脉象语义的理解和判断也是一种类似程序运算的过程。就中医辨证而言，包含表里、寒热、虚实、阴阳四个维度的八纲辨证就是一个依据阴阳原理建立的认知模型。

科学哲学的历史学派认为，任何一个科学共同体或研究纲领或研究传统，都有反映自己认识特点的世界图式、信仰、术语和独特的核心概念。依据这一观点看，可以认为阴阳概念就是中医认识论中最核心的范畴，是中医的认识基模和建构中医全部理论的基石，决定了中医思维的基本方式和根本特征。胡塞尔认为："真理和理论都是关乎原信念的，因为每一意识其实都是实显的或潜在的'设定'的意识。"[②] "每一我思本身或者是一个信念的原设定或者不是。"[③] 信念是一种与存在特性或样式具有相关性联系的另一种不同的意向作用的特性。信念设定了意识目光的关注朝向，即将什么存在作为意向性对象，以及导出什么样的存在样态。所以，"信念范围内的理性问题在其

① 桂诗春. 新编心理语言学［M］. 上海：上海外语教育出版社，2000：151 – 152.
②③ 胡塞尔. 纯粹现象学通论［M］. 李幼蒸，译. 北京：商务印书馆，1996：287，278.

解决上必定先于价值的和实践的理性问题"①。中医阴阳概念具有胡塞尔称为"信念的理性"的特征，并且在这样一种意向性的"设定"下，中医才可以知觉到被其意指的各种对象，才可以述谓分析观察的各种现象，这也是使其认为的真理得以成立的先决条件。阴阳概念先于中医理论体系的系统建构而在文化传统中就被预设，而且具有不随中医理论体系的历史演变和流派的不同而变化的规定性。从夏佩尔的预设主义（presuppositiomism）看来，任何学科其实都有自己的预先假定的元概念，作为其论证的逻辑出发点。换而言之，中医理论的合理性如何是建立在阴阳概念的信念理性之上的，阴阳概念是统一和支配着其他中医意向体验的主要预设，但阴阳概念本身的合理性则是在中医理论构架之外的元逻辑问题，它源始于一种文化预设或源自生活世界直观的自明性。除此之外，中医的阴阳五行理论中还蕴含有一种命题态度（the propositional-attitude）的特质，即指理论提出者对其理论中的命题所持有的某种心理状态，包含信念、质疑、希望、劝告等。中医学界中有一种关于"铁杆中医"的俗语，也许想表达的意思就是：学习和接受中医理论还必须具备"相信为真"（believes-true）的态度。信念虽然不等于知识，也不是科学，但好的信念将会比差的信念能更好地支持人的生存与发展。

（二）阴阳概念的本质还原与作用

溯源中医经典，阴阳概念和阴阳命题在中医经典理论建构中的主要作用或者说原义有以下几个方面。

其一，阴阳概念是一种可以无穷尽划分万事万物的逻辑工具，是中医对所有物质、运动和时空进行分类的基本范畴。这种划分和分类充分体现了中医对世界现象的领会和意指，阴阳的区别是对此在的关系而言的，而不是意指对象本身的区别。例如，在西医看来，五脏六腑都是器官，但中医却将其划分为阴阳两类，即："肝心脾肺肾五藏，皆为阴。胆胃大肠小肠膀胱三焦六府，皆为阳。"（《素问·金匮真言论篇》）又如："味厚者为阴，薄为阴之阳。气厚者为阳，薄为阳之阴。"（《素问·阴阳应象大论篇》）味厚与味薄、气厚与气薄的感知都源自人的生活体验。换而言之，中医可以对天地和人体内外等所有现象，以及所有疾病的表现、诊疗行为、中药和食物都按阴阳一分为二，全都从此在与世界的感知、认知和行为的关系出发。因此，阴阳成了无所不在、无所不能的划分工具，如《素问·阴阳离合论篇》中所总结的那样："阴阳者，数之可十，推之可百，数之可千，推之可万。万之大不可胜数，然其要一也。"现代人最容易犯的错误是将阴阳概念解释为两种成对的物质，例如将参与细胞功能调节的第二信使物质环核苷酸（cAMP）和环鸟苷酸（cGMP）称为是"阴阳"物质的证明。诸如此类，事实上，只要你愿意，可以将阴阳概念作为交感神经与副交感神经、抑制与

---

① 胡塞尔. 纯粹现象学通论 ［M］. 李幼蒸，译. 北京：商务印书馆，1996：337.

兴奋等任何成对的生理机制的划分，而且这种划分还可能继续下去，只要不断有新的这种机制被发现出来，但无论如何，我们不能认为"阴阳"在被不断证明。阴阳首先是一种空间定向的逻辑工具，如《素问·金匮真言论篇》中说："夫言人之阴阳，则外为阳，内为阴；言人身之阴阳，则背为阳，腹为阴；言人身之藏腑中阴阳，则藏者为阴，腑者为阳。肝心脾肺肾五藏皆为阴，胆胃大肠小肠膀胱三焦六腑皆为阳。故背为阳，阴中之阳，心也；背为阳，阳中之阴，肺也；腹为阴，阴中之阴，肾也；腹为阴，阴中之至阴，脾也。"中医将人体的上下、前后、左右，每一藏、每一腑和机体的每一层次都分为阴阳，这并不是说，人就是由阴阳两种物质构成的。其实阴阳只是一种认识范畴，一种认识的工具，一种划分和标记周围世界的方法。

其二，阴阳既不是某一种特别的物质，也不是一种独立的或单独的运动形式，而是中医对世界上所有事物之间的矛盾和发展运动的概括和代称。例如，可用阴阳概念或命题指示物质运动的方向。如在人体内有："故清阳出上窍，浊阴出下窍；清阳发腠理，浊阴走五藏；清阳实四支，浊阴归六府。"（《素问·阴阳应象大论篇》）"故冬至四十五日，阳气微上，阴气微下；夏至四十五日，阴气微上，阳气微下。"（《素问·脉要精微论篇》）对于人与环境的关系有："阴阳有时，与脉为期，期而相失，知脉所分，分之有期，故知死时。"（《素问·脉要精微论篇》）

其三，用阴阳概念或命题阐述事物发展变化的动力。阴阳在此语境下是指推动事物发展的动力或矛盾双方的张力。如《素问·阴阳应象大论篇》中说："阴阳者，天地之道也，万物之纲纪，变化之父母，生杀之本始。"阴阳不仅是天地万物变化，也是主宰生命生死的根本原因，而阴阳之间的基本运动形式就是"离与合"。如果"阴阳离决，精气乃绝"（《素问·生气通天论篇》）。

其四，用阴阳概念对事物的量和空间秩序进行标记。如《素问·阴阳离合论篇》中说得很直接："阴阳之变，其在人者，亦数之可数。"以三阴三阳为例，《素问·血气形志篇》中说："夫人之常数，太阳常多血少气，少阳常少血多气，阳明常多气多血，少阴常少血多气，厥阴常多血少气，太阴常多气少血，此天之常数。"可见，"三阴三阳"概念演绎于阴阳的组合排列，所谓："阴阳之气各有多少，故曰三阴三阳也。"（《素问·天元纪大论篇》）在《素问·阳明脉解篇》中就有以多气多血的机理来解释狂躁症一类的精神障碍的"足阳明之脉病"。从《素问·热论篇》到张仲景《伤寒杂病论》中对六经概念的运用，可以看出三阴三阳概念也是对疾病发生发展阶段性变化进行标记的工具。

其五，阴阳可以是任何事物的象征或隐喻，而不是指某一物理对象，阴阳也不是抽象的类。例如《素问·天元纪大论篇》中说："寒暑燥湿风火，天之阴阳也，三阴三阳上奉之。木火土金水火，地之阴阳，生长化收藏下应之。"都是在这种意义上使用阴阳概念的。因此，《素问·阴阳离合论篇》中说："天地阴阳者，不以数推，以象之谓也。"如以阴象征或隐喻的人、事物、属性、方位和时间有：女人、水、下方、内部、下午和上半夜等；以阳象征或隐喻的人、事物、方位和时间有：男人、火、上方、外部、上午和下半夜等。类是一种抽象的概念，而抽象的对象只能在观念中存在，而不能在客观世界中找到其指称的具体的实在对象。

基于以上分析可知，阴阳概念是中医基于此在在（日地关系）之中存在，先于各种现象分析之前的"先天"基底范畴和分析工具，而不要将其理解为一种抽象的或具体的物质概念。艾耶尔指出，如果我们在任何经验的面前都决心保持一个命题的效准，那么这个命题就完全不是一个假设，而是一个定义。换而言之，它不是一个综合命题，而是一个分析命题。① 阴阳概念虽然最初缘起人对日地关系的感知经验，但当它一旦上升为中医基本概念之后，就演变为一个定义和一个分析命题。艾耶尔提醒：有些被我们视为神圣的一些"自然规律"其实仅仅是伪装的定义，而把这种定义错看作是真正的假设是一种常见的危险。因为一个很强的定义或原初规定就是一种信念，而在这种信念及其变样的信念系列的意向性支配下，人会将他所看到的一切事物都视为具有定义所赋予的某种属性，甚至以为这就是实在的自然规律。尽管胡塞尔没有详细阐述信念样态问题，但他例举了在命题中常见的信念变样的系列形式，包括：①在意向对象领域有——真的，可能的，似真的，有疑问的，可疑的等等。②在意向作用领域有——确定，推测，猜测，疑问，怀疑等等。② 简而言之，凡包含上述这些词项的命题都意蕴有某种信念的意向性参与了意识的构造。信念意味着有相应的态度、情绪情感和行为反应，所以信念连接和决定了人与世界或对象的关系。虽然信念没有真假，但好的信念比起差的信念可以给信念者带来更好的生存适应和发展结果。可以说，信念具有修改大脑中思维计算程序的强大能力。正是在这种意义上，胡塞尔强调："人们可以从根本上理解为什么信念确定性以及与其相应的真理在一切理性中起着如此主导性的作用；这种作用同时也阐明，信念范围内的理性问题在其解决上必定是限于价值和实践的理性的问题。"③

借哥德尔不完全性定理的论证方法与形式，可以认为，中医阴阳理论系统中存在着既不可证又不可驳的句子，而且在这个系统中不可证自身的完整性和一致性，只能靠原始递归的方法找到"阴阳系于日月"的假设与信念。

从现象学来看，"存在就是对存在者之存在的感知相同一的东西"④，这就是说，对于中医而言，医者的一切感知、体验、观察与阴阳的信念及其总规定有关，无论医者意指什么，或将意向对象确定或判断为什么，在此之前，就已经有先行的信念和原初设定渗透其中，只有理解了这一点才能彻底领会和理解中医阴阳学说的本质。

---

① 艾耶尔. 语言、真理与逻辑［M］. 尹大贻，译. 上海：上海译文出版社，2006：73.
②③ 胡塞尔. 纯粹现象学通论［M］. 李幼蒸，译. 北京：商务印书馆，1996：543，337.
④ 海德格尔. 时间概念史导论［M］. 欧东明，译. 北京：商务印书馆，2009：201.

（三）阴阳逻辑的特性与意义

在维特根斯坦的逻辑哲学看来，概念和命题都是对实在的描述，是世界的逻辑图像，而现象学则认为，意义才是意向对象的核心。① 综合上述两种不同的观点，中医阴阳理论将万事万物一分为二的逻辑并不是简单地反映了现实世界的结构，而是体现了意向性的特质与意义。

其一，阴阳学说的思想内核是关于矛盾对立面的相互作用的观点，这也就是说，在中医学眼界中，从来就没有分离的阴阳。所谓"孤阴不生，孤阳不长"。事实上，即使我们从现代自然科学的观点来考察机械运动、热、光、电、磁、化学的化合和分解、聚集状况的转变、机体的新陈代谢等各种运动形式，我们也可以看到各种事物之间"都是相互转化、相互制约的，在这里是原因，在那里就是结果，运动尽管有各种不断变化的形式，但总和始终是不变的"。恩格斯认为自然科学的发现证实了黑格尔曾做过的论断，即"相互作用是事物的真正的终极原因"，并且进一步认为："我们不能追溯到比对这个相互作用的认识更远的地方，因为正是在它的背后没有什么要认识的了。"也"只有从这个普遍的相互作用出发，我们才能了解现实的因果关系"②。恩格斯说："辩证法被看作关于一切运动的最普遍的规律的科学。这就是说，辩证法的规律无论对自然界和人类历史的运动，或者对于思维的运动，都一定是适用的。"③ 可以说中医阴阳学说代表了中医对世界最基本和最普遍的相互作用的认识论，阴阳学说是中国古代的辩证法，几乎具有所有辩证法哲学的全部特征，阴阳学说是中医贯通解释生理、病理和药理的基本认知模型。

其二，阴阳认识图式符合思维经济原则（economy of thought）并与古代的生产力发展水平相适应。奥地利哲学家马赫和德国哲学家理查德·海因里希·阿芬那留斯（Richard Heinrich Avenarius，1843—1896）几乎同时创立了两个思想内容完全相同的哲学。马赫提出了"思维经济原则"，而阿芬那留斯则提出了"费力最小原则"（the principle of the least amount of energy）。马赫认为，所有的科学的认识都是寻求使思想适应事实，并使思想之间相互适应，而那种能用最少量的思维消费使其尽可能完善的陈述方式，就是最好的方式。他认为，不仅语言、概念是传递思想和经验的方便的符号，而且科学理论本身就是经济思维的产物。甚至可以说，整个科学事业都是不自觉地遵循这种思维经济原则发展的。科学的目的就是要节省经验的次数。阿芬那留斯也认为，所谓认识就是描述，而不是解释经验之间的关系，这种描述应遵循费力最小原则，即花费最小量的力气达到目的。所谓科学理论就是以最小气力描述最复杂的经验

---

① 胡塞尔. 纯粹现象学通论［M］. 李幼蒸，译. 北京：商务印书馆，1996：550.
②③ 恩格斯. 自然辩证法［M］. 中共中央马克思恩格斯列宁斯大林著作编译局，译. 北京：人民出版社，1971：209，244.

材料。按照马赫主义的这种标准，中医阴阳概念的确不愧是遵循思维经济法则的最简洁的理论。马赫认为，一切科学理论都是作业假说，无正确与错误之分，只有方便与不方便之别。例如十进位制、十六进位制和二进位制都是一种指导计算的约定制度，二进制也因为其最为简洁且适合半导体开关的特殊性能，最后成为被现代电子计算机技术所采纳的算法。德国哲学家逻辑实证主义的创始人石里克认为："一切科学认识的最高目的只能是用最少的概念达到对全部世界事实的单义的标记。"① 如果说以阴阳概念为基础所建构的八卦符号系统通过莱布尼茨的重新阐释而成为二进制之源头的话，那么，我们的确没有理由轻视阴阳认识模型的现代价值。

其三，阴阳概念作为一种简便的划分工具和分析范畴具有生活世界的自明性，但这并不妨碍中医学里的各种具体经验命题可以接受实验和临床验证。如《灵枢·刺节真邪》中有如下的一段经文。黄帝问："刺节言彻衣，夫子乃言尽刺诸阳之奇输，未有常处也，愿卒闻之。"岐伯答："是阳气有余而阴气不足，阴气不足则内热，阳气有余则外热，内热相搏，热于怀碳，外畏绵帛近，不可近身，又不可近席，腠理闭塞，则汗不出，舌焦唇槁，腊干嗌燥，饮食不让美恶。"黄帝知道，即使是医者解释得很好，但关键还是如何取穴治疗以及疗效如何。于是，岐伯继续说道："取之于其天府、大杼三痏，又刺中膂以去其热，补足手太阴以去其汗，热去汗稀，疾于彻衣。"我们可以根据文本的语义将这段叙述分为三段：第一段是病理解释，第二段是临床症状的描述，第三段是取穴操作。显然，除第一段既不可证实也不可证伪之外，第二、三段是完全可以接受临床检验的。因此，我们应该将有关阴阳的普遍命题、理论解释的工具作用，以及临床的具体经验命题，尤其是类似上述的混合命题加以仔细分别，区别对待之。

逻辑实证主义最初认为，理论术语的全部意义只限于与它相关的经验观察推断，或者说理论术语都应该能被还原为观察术语得到"全部的解释"，但是后来他们也发现，一些较为抽象的理论术语是无法直接还原为观察术语的。于是，后来卡尔纳普和德裔美籍科学家卡尔·古斯塔夫·亨普尔（Carl Gustav Hempel，1905—1997）等人认为，一个理论系统可以通过一组对应规则和观察联系，其中一些理论术语通过与其他理论术语相联系而间接地与观察发生联系而获得"部分解释"。例如，中医"痛则不通，通则不痛"这个命题中的"痛"（A）是一种可以被经验的感觉，而"通与不通"（B）则是理论的推理，不仅同样可以被观察，也可以通过与"寒与温"关联的经验间接得到阐明。如《素问·调经论篇》中说："血气者，喜温而恶寒，寒则泣不能流，温则消而去之。"王冰注释说："泣，谓如雪在水中，凝住而不行去也。"（C）由命题C，不难看出这种关于治疗局部疼痛的经验，即是通过针灸、推拿按摩、局部膏药外敷、红外线照射等方法对疼痛局部给予加温，使其气血"通畅"（D），从而间接证实

① 施太格缪勒. 当代哲学主流［M］. 王炳文，燕宏远，张金言，等译. 北京：商务印书馆，1986：382.

和解释了"痛则不通，通则不痛"的命题。

詹姆斯认为："一切'科学的'理论则总是终止于具体的知觉。能从这一理论演绎出某种可能的感觉，带领我们到实验室，当场使我们有这样的感觉，而证明你这个理论是适合于我们的世界的。""一切高级形式的思想就应以找到这些感觉性终极事物为目标。只有找到了它们，才终止了争论，才不会有认识上的虚伪的自负；不然，我们就会不能理解彼此的意义。"① 阴阳概念作为中国古人发明的一种认识基模不仅以生活中的自明性为基础，而且作为一种理论工具也能将我们导向具体的质朴的感性的生活世界。

二、五行概念的本质还原与逻辑意义

运用现象学方法对中医五行理论进行还原分析，主要有两个要点：一是五行类别和类推的原理；二是五行要素的结构关系。

按照海德格尔现象学和存在论的观点，世间性的根本结构其实就是一种意蕴（bedeuten）的规定，而作为意蕴的世界具有际会结构的意义②。世界的存在总是在人的操劳照面和亮相中被揭示。在古希腊和中国古代哲学发展史上，水、火、气都曾被认为是"万物的始基"，因为这些物质都是与人照面最多的生活物质。成书于西周时期的《尚书·洪范》中说："五行：一曰水，二曰火，三曰木，四曰金，五曰土。水曰润下，火曰炎上。木曰曲直，金曰从革，土爰稼穑。润下作咸，炎上作苦，曲直作酸，从革作辛，稼穑作甘。"可见那时期，对五种物质的基本属性已经有了精简的概括。检索《黄帝内经》，其中"水"这一词项的词频为385次，"火"的词频为232次，"木"的词频为129次，"土"的词频为94次，"金"的词频为91次，这些语词的词频高低与人类和这些生活物质打交道的历程似乎完全一致。《左传》中有："天生五材，民并用之，废一不可。"可见，当时水、木、土、火、金是生活中不可或缺的生活物质这一观点已经成为一种大众共识。然而，尚未将五种具体的生活物质概念抽象为五类最基本的物质范畴，进而上升至中国古代逻辑中用于作为区分世间事物类别同异和进行类推的模型。如《墨子·经说下》说："有以同，类同也。""不有同，不类也。"该文还认为"立辞而不明于其类，则必困矣"，将明白类别的关系作为推论的主要原理之一。在《黄帝内经》中，"类"的词频为54次，区分事类和类推的应用已经成为它建构理论和诊疗所依据的主要逻辑方法。五行类属的基本性质的定义是："其气端，其性随，其用曲直，其化生荣，其类草木……其气高，其性速，其用燔灼，其化蕃茂，其类火……其气平，其性顺，其用高下，其化丰满，其类土……其气洁，其性

---

① 詹姆斯. 实用主义 [M]. 陈羽纶，孙瑞禾，译. 北京：商务印书馆，1994：181－182.
② 海德格尔. 时间概念史导论 [M]. 欧东明，译. 北京：商务印书馆，2009：275－277.

刚，其用散落，其化坚敛，其类金……其气明，其性下，其用沃衍，其化凝坚，其类水……"（《素问·五常政大论篇》）显然这是一种对五种物质运动形态和功能特点的现象学分类，并且成为划分其他事物和类推的工具。换而言之，五材就是五行语义原型模式的典型范式，如利用这一语义模型可以从体表类推体内的状况。《素问·五藏生成篇》中说："五藏之象，可以类推。"或用以刻画在完全不同质的事物之间具有某种类似性，如"夫风之与疟也，相似同类"（《素问·疟论篇》），借风运动的快速、强大和边界的无形、无法约束的特点揭示了中医对疟疾流行特点的认识。在古代尚没有显微镜的条件下，对传染病特点的这些认识的准确性已经是非常难能可贵了。

中医对五行各元素之间相互生成和制约关系的发现，以及将其提升为一种关系逻辑的模型，这是中医逻辑思维的一次质的飞跃。当然这种关系首先也是在此在最朴素的日常生活世界的际会和操作中被揭示的，如《素问·宝命全形论篇》中所说："木得金而伐，火得水而灭，土得木而达，金得火而缺，水得土而绝，万物尽然，不可胜竭。"并且基于这一生活经验，建立的五行结构模型成为一种可以推及世间"万物尽然，不可胜竭"的关系模型。五行关系模型是一个典型的蕴含意向性的命题结构，只有依据现象学的方法，才可以理解和解释五行理论中为何会有许多以不同性质的事物和不同领域的现象建构成的命题。如"东方青色，入通于肝""南方赤色，入通于心""中央黄色，入通于脾""西方白色，入通于肺""北方黑色，入通于肾"（《素问·金匮真言论篇》）。对于这些让现代人无法理解和无法接受的命题，在既往中医文献学研究中的解释也十分牵强附会，无法合理地解释这些命题怎能将地理方位、气候、颜色与五脏等不同领域的对象联结成一种逻辑结构。其实，如果我们从意向性出发，就能明白，五行模型及其水火木土金五种要素只是中医对世间其他物质或现象的性质、功能，以及与人的关系进行类别划分的认识工具和基本范畴，通过这种模型的转化，可以将此在在际会和操作中的一切现象纳入一种同时性或历时性的关系。因此，五行模型是中医认识扩展的指引与达成意向结构的一种标志。海德格尔说："一切指引都是关系。""一切'显示'都是指引。"[①] 在许多人看来，"到时出现"实在是一句平淡无奇的口语，但海德格尔认为，其实，存在与时间的关系就是万物"到时出现"这样朴实的真理，而五行模型的认识功能就是让各种各样的事物在与人际会时可以获得一种"到时出现"而有某种意义的解释。

按照现象学的方法来重新阐释中医五行学说的来源、本质与功能，可以得到如下几点新的认识。

其一，虽然五行运用了类的范畴，但五行既不是具体的实体，也不是抽象的类，而是在任何时空内与人的意向性有关的际会结构。所谓际会结构就是在人的意向性之

---

① 海德格尔. 存在与时间 [M]. 陈嘉映，王庆节，译. 北京：生活·读书·新知三联书店，2012：91.

目光之下所感知到的存在结构,而不是与认识主体无关的客观结构。五行元素及其关系结构是意向性投射的一种指引和标志而已。如《素问·天元纪大论篇》中所说:"水火者,阴阳之征兆也。"由于内脏的不可直观性,因此,体表可见的指引和标志就显得十分重要。海德格尔认为:"对原始人来说,标志和所指的东西是共生的。标志不仅在替代的意义上能够代表所指的东西,而且标志本身其实始终就是所指的东西。"①例如,中医规定五脏六腑的功能状况在体表的指引与标志就是:"心之合脉也,其荣色也,其主肾也。肺之合皮也,其荣毛也,其主心也。肝之合筋也,其荣爪也,其主肺也。脾之合肉也,其荣唇也,其主肝也。肾之合骨也,其荣发也,其主脾也。"(《素问·五藏生成篇》)可见,五行模型在体内外的不同组织器官之间建立了一种意蕴关系。中医认为:"天地之间,六合之内,不离五,人亦应之。"(《灵枢·阴阳二十五人》)可见五行模型被提升成为一个可以推及世间所有领域的基底性范畴。用现象学术语来说,五行既成为中医理论建构的句法对象,也成为句法范畴,②五行模型给中医的范畴直观带来全面的和深刻的影响。例如气候被划分为"寒暑燥湿风"五型,情绪被分为"喜怒悲忧恐"五类等。

其二,五行结构既不是自然生成的,也不是天赋的,五行的命题结构是由意向构造的,是心智的产物。结构不能脱离人的主体活动,不存在没有构造过程的结构。主体的意向性是建立结构中各元素之间作用联系的根本动因。格式塔心理学的研究也告诉我们,从知觉开始,主体就已经参与了结构的构造和调整过程,即人类在知觉事物的过程中,总是倾向于采用直接而统一的方式把事物知觉为统一的整体,而不是知觉为一群个别的感觉。皮亚杰关于儿童心理学的观察也显示人类的认知结构需要经过十多年的时间和一系列的若干阶段才能构造成功。基于结构构造对主体的依赖性,所以,凡由人构造的命题结构必然具有文化性和民族性,结构是集体无意识投射于文化的现象。虽然任何命题结构都映射着自然的、社会的和自我反思的某些现象,但就结构的构造活动和结构的性质来说,结构都是一种主体理性再创造的结果。从这种意义上说,中医学的理论就是认识主体建构的自然、人体、生活,乃至文化的一种结构模型。

世界的揭示与结构的构造都与此在在……之中存在和所上手的用具有关,考古学家们将距今二三百万年前从猿人逐步进化为现代人的时期称为"石器时代"的命名就非常形象地告诉了我们,正是因为那时上手的用具——石器,决定了原始人类的世界。直到出现了青铜器和铁器成为上手的用具时,人类才加速开始了文明世界的创造。由此可以更好地理解海德格尔所说的:上手用具的性质或功能就在于显示存在。上手的

---

① 海德格尔. 存在与时间 [M]. 陈嘉映,王庆节,译. 北京:生活·读书·新知三联书店,2012:95-96.

② 胡塞尔. 纯粹现象学通论 [M]. 李幼蒸,译. 北京:商务印书馆,1996:64.

东西的用具状况便是指引的含义。① 用这种观点来看，中医学的阴阳观和五行观与中国古人所使用的日晷、圭表用具有关。日晷是以太阳的移动投射在晷上的阴影，对应晷面上的刻度，根据投射到的相应位置来确定当时的时辰；而所谓的圭表也是由直立在平地上的测日影的标杆（表）和正南正北方平放测定表长度的刻板（圭）组成，同样是利用太阳射影的长短来判断时间。有学者认为，阴阳结构就以量的方式转化为五行等意向性结构，认为五行就是对太阳在地球表面不同方位日照时间的不同而形成差异的反映。如《系辞上传》中说："天一地二，天三地四，天五地六，天七地八，天九地十。"在中国象数文化中，奇数规定为阳，偶数规定为阴，所以，五方之数就是阴阳量的不同。中医学家任应秋先生说："数之所起，起于阴阳，阴阳往来在于日道。""所谓五行，亦即五气运行之义。"② 可见，阴阳与五行是完全可以互通的意蕴结构。从上述意义上看，对象存在性等值于它能够被构造的可能性。数学直觉主义给结构主义的启发是：任何一个对象的存在性等价于它能够被构造的可能性，即"there exists"（存在）被解读为"there can be constructed"（它们能够被构造）。人的意识并非仅仅在被动地记录或反映世界，而是在主动地将自己的意向性投射出去"建构"或"猜想"这个世界。与数学理论的发展类似，中医理论并不是对在世现实的简单直接反映，而是按照此在对在世存在方式的领会，即在太阳底下的生活世界打交道的各种操劳中建构的一种关于存在者具有何种存在结构的猜想。

其三，存在是一种意向性结构，而结构具有大于各部分之和的整体性质。明白了这一点，我们就可以避免像实在论那样到物质分析中去找的错误做法。20 世纪以来在心理学、语言学、人类学、生物学和社会学等众多学科领域所发生的从原子主义的研究向系统论的结构主义转向的革命告诉我们，整体先于部分且大于部分之和，并决定着各部分的性质。事实上，既往正是因为用还原分析的方法来主导中医的研究，结果要么是无法正确理解中医原创的思想，要么证明的就并非中医原来的东西。笔者相信，基于在世的存在方式而操持的系统结构主义研究将有助于中医的理论特质和建构现象的阐释。结构主义认为，结构就是一个系统、一个整体、一个集合，是一个自足的体系。心理学家和哲学家皮亚杰认为，不同领域的结构具有不同的存在样式，但所有结构都有整体性、具有转换规则和自身的调整性三个基本特点。③ 所谓整体性就是指一个结构是由若干个具有相互依存关系的成分所组成的，整体性不等于各部分之和，即不能还原为一些简单相加的联合关系。例如，就一个自然数的性质而言，它可以是偶数或奇数，但只有由所有整数构成的序列才具有"群"或"环"的结构性质。从认识模式来看，中医就是最早用整体性观点来看待人的一切生理和病理现象的结构主义。

---

① 海德格尔. 存在与时间 [M]. 陈嘉映，王庆节，译. 北京：生活·读书·新知三联书店，2012：97.

② 任应秋. 阴阳五行 [M]. 上海：上海科学技术出版社，1960：22 - 23.

③ 皮亚杰. 结构主义 [M]. 倪连生，王琳，译. 北京：商务印书馆，1996：2.

在中医眼中只有生活在世界中的活人，人的体质各异和生理变化都与在这个世界之中的存在相关，而从来就没有可以孤立考察的人。所谓："人与天地相参也，与日月相应也。"（《灵枢·岁露论》）中医也用系统结构的观点看待病因和病理机制，认为任何单一的病原不足以致病，疾病总是正邪斗争相互作用的结果，所谓："以身之虚，而逢天之虚，两虚相感，其七至骨，入则伤五藏。"（《素问·八正神明论篇》）在中医眼界中，世上只有结构，从来没有孤立的个体和事件。

其四，意识构造的各种逻辑结构的核心是元素之间的转换运算规则。所谓的转换规则是指那些组成结构成分的相互关系的规律，从这种意义上说，结构就是转换（或变换）关系的体系，而不是某种静止的形式，也正是这些转换关系的规则构造了结构。将结构看成是运算的组成规则或平衡形式，认为运算是结构的第一性的观点被称为运算结构主义。所谓运算结构主义可以理解为一种动态地看待结构，而不是静态地分析结构的思想方法。中医阴阳五行结构的运算思想十分突出，所谓"阴阳者……数之可十，离之可百，散之可千，推之可万"。虽只有阴阳两个符号，但数、离、散、推都是运算，这与二进位制同理。在中医思维体系中，无论是观察自然，还是观察人体，都可以视为是由阴阳消长和五行的生克关系等种种运算规则组成的体系，并且靠这些转换规则而进行思维的推理。如五藏相关是中医结构论中最重要的转换关系之一，其中关于五藏病机病理系统的运算规则是："五藏受气于其所生，传之于其所胜，气舍于其所生，死于其所不胜。""五藏相通，移皆有次，五藏有病，则各传其所胜。"（《素问·玉机真藏论篇》）结构的转换可以是非时间性的，也可以是时间性的，治疗上亦要遵循这样的规则，即："谨侯其时，病可与期，失时反候者，百病不治。"（《灵枢·卫气行》）

其五，凡结构都被理解为具有维持自身稳定、调整和发展属性的功能结构。所谓自身调整性是指结构具有通过一些调节机制而保持结构的守恒和某种封闭性的特点。自身调整性的形式多种多样，在生物、社会等不同的结构领域，自身调整性可以表现为节奏、反馈调节作用和运算等不同的程序或方式。在生物学领域，至少有两种不同等级或作用于不同范围的结构调节机制：一种是维护结构内部稳定的调节作用；一种是参与构造新的结构或扩张为更大的结构的机制。中医五行中的"行"一字亦作动词解，因此，五行既指五类具有不同属性的事物，也指各元素之间的生克关系。无论是季节气候，还是基本情绪之间、五脏六腑之间都被理解为具有自稳态和调整性的功能结构，如认为："五气更立，各有所胜，盛虚之变，此其常也。"（《素问·六节藏象论篇》）

其六，结构具有扩张、转换、联结与套箱的发展形态。结构可以分为或强或弱的，无论是数学"群"等抽象的构造过程，还是像生物学等发生学的构造过程，两者都具有逻辑与历史的统一性和相关性，即初级的弱结构是强结构建立的基础，而强结构对于弱结构的完成又是必要的。皮亚杰解释道："事实上，一个内容永远是下一级内容的形式，而一个形式永远是比它更高级的形式的内容。在这种情况下，抽象的构造过程只是一个发生过程的形式化了的倒转，因为发生过程也是通过反映抽象而进行的，不过是从较低级水平的阶段开始的。"① 例如，中医关于脉象与皮肤颜色观察的两个子结构的联结就是一种初级结构向高一级结构扩展的结果。《灵枢·邪气藏府病形》中有一段对话可以反映一种结构扩展的历史构造过程。从文本描述可见，当时中医界并非每一个医生都能做到将脉象与肤色观察联结起来，有人只知其一，不知其二，而最高临床技艺的境界是知道将两个结构联结起来做整体观察。可见，中医理论的结构套箱是逐渐建构起来的。所谓套箱是指一个小的结构为一个大的结构所包容，而这个大的结构又为更高一级的结构所包容，如此递增扩张。"证"是中医最重要的诊断意向结构，而药物方剂则是重要的治疗意向结构，正是这两个结构的联结才完成了向中医辨证施治诊治结构的飞跃。五行模型甚至还让自然性差异与文化性差异之间具有了某种同态的关系（homologie），并且只需要经过一个类似拓扑的转换就能使一个系统的规则引申到另一个系统中，实现两个结构之间逻辑关系的等价转换。② 例如，中医将藏腑之间的关系、方剂中药物关系与人君臣之间的关系视为可以类比的等价关系，这都是意指结构转换的结果。

结构是整体的和守恒的，也是相对封闭的，这样才能维持其结构的稳定性。因此，分解的结构就不再是原来的结构，分解出来的部分就不再隶属于原来结构的成分，也就不再具有结构的整体性质。结构是相对封闭的，"一个结构所固有的各种转换不会越过结构的边界之外，只会产生总属于这个结构并保持该结构的规律的成分"③。所以结构不可以分解，但可以扩展，即将这个结构作为一个子结构加入到另一个更大的结构中去。结构的总边界可以变化，但没有取消原来结构的边界。从这种意义上说，中医理论就是一个结构套箱，拆开了就不再是原来的中医理论模型，这正是中医理论超稳定性的根本原因。两千多年来中医理论的新词汇并没有大量地增加的根本原因，在于中医是以一种结构调整和结构套箱扩展的方式发展的，任何新鲜的临床经验都被吸收同化在原有的或扩大的结构模式之中。

结构主义只是一种主张运用整体观及其结构的方法来考察事物的系统方法论。法国结构主义人类学的创始人列维－斯特劳斯特别提醒，结构分析不是形式主义，恰恰相反，结构主义不同意形式主义那样使具体事物与抽象事物对立，也不承认抽象的形式具有什么特别的价值。实际上，结构的形式是由不同的素材（内容）的对立来界定的，结构没有特别的内容，它本身就是内容，即可以理解为是由那些具体的实在物的属性的逻辑组成的内容。④

---

①③ 皮亚杰. 结构主义 [M]. 倪连生，王琳，译. 北京：商务印书馆，1996：100，8.

② 列维－斯特劳斯. 野性的思维 [M]. 李幼蒸，译. 北京：商务印书馆，1987：119.

④ 列维－斯特劳斯. 结构人类学 [M]. 陆晓禾，黄锡光，等译. 北京：文化艺术出版社，1989：114.

三、阴阳五行理论的基本结构

列维－斯特劳斯认为，结构概念和辩证思想是互蕴的。[①] 中医学理论构造的最重要的意指结构（或原型）就是具有对立统一关系的阴阳概念结构与相互联系和相互作用的五行概念结构。阴阳结构类似代数结构，具有两体合一、动静升降、两极反复的对立统一的可逆运算的特点。这一概念结构是中医原创者对日地关系领会的意蕴结构，中医学的其他结构，如三阴三阳都是通过阴阳的组合或分化的方式相继衍生出来的。中医阴阳五行理论的基本概念结构有以下四种。

（一）阴阳共时性结构

共时性（synchrony）结构是指在同一时代或同一时间内的一种存在方式。例如中医以阴阳划分人体结构："夫言人之阴阳，则外为阳，内为阴；言人身之阴阳，则背为阳，腹为阴；言人身之藏腑中阴阳，则藏者为阴，腑者为阳。"（《素问·金匮真言论篇》）以阴阳看待一切事物的运动状况和两个相互依存和相互作用方面的关系，如："阴在内，阳之守也；阳在外，阴之使也。"（《素问·阴阳应象大论篇》）这不是指实体，而是指结构中的一种共时状况。

（二）阴阳历时性结构

历时性（diachronique）结构是指持续演进的一种存在方式。中医用阴阳消长表示事物盛衰变化的一种历时结构，甚至将历时结构看成是健康与养生的关键枢纽："夫四时阴阳者，万物之根本也，所以圣人春夏养阳，秋冬养阴，以从其根，故与万物沉浮于生长之门。逆其根，则伐其本，坏其真矣。"（《素问·四气调神大论篇》）中医以阴阳分四季："春夏养阳，秋冬养阴。"（《素问·四气调神大论篇》）"冬病在阴，夏病在阳，春病在阴，秋病在阳。"（《素问·金匮真言论篇》）又以阴阳分昼夜："阴阳相贯，如环无端。卫气行于阴二十五度，行于阳二十五度，分为昼夜，故气至阳而起，至阴而止。故曰：日中而阳陇为重阳，夜半而阴陇为重阴。"（《灵枢·营卫生会》）

（三）五行共时结构

五行结构的运行规则就是各元素之间相生相克与相乘相侮的关系。因此，五行可以看作是用于描述各种存在关系的运算结构。中医用五行结构将与此在在同一时刻相照面的各种现象和事物，包括五脏六腑、精神心理与气象物候、颜色、声音、植物药

---

① 列维－斯特劳斯. 结构人类学［M］. 陆晓禾，黄锡光，等译. 北京：文化艺术出版社，1989：71.

性和食物等不同领域和不同性质的事物联结起来，使这些现象和事物成为一种同时与人操劳际会的共时结构。例如将不同的现象和事物归属于某一行，并不是说这些事物之间具有某种物理的或因果的联系，而是指这些现象和事物可能会在同一时间内（例如同一个季节内）到来、出现和与人照面。检索《黄帝内经》，"五"这一语词的词频为1 090次，是一个高词频的数字，但这并不是因为"五"这个数字特别神秘，而可能仅仅因为人有5个手指和5个脚趾的共在现象是五行共时结构的初始模型而已。

（四）五行历时结构

中医还用五行更替发展的历时结构将过去、当下和未来时间轴上的现象与事物联结起来。五行关系被建构为一个有时序的结构，并且认为这种时序与健康和治疗的效果密切相关："五行有序，四时有分，相顺则治，相逆则乱。"（《灵枢·五乱》）五行历时结构还常被用于五运六气变化的解释："五运更立，各有所胜，盛虚之变，此其常也。"（《素问·六节藏象论篇》）亦可解释藏腑功能在不同季节的变化："春者木始治……夏者火始治……秋者金始治……冬者水始治……"（《素问·水热穴论篇》）或者用于阐述疾病流行的规律："岁木太过，风气流行，脾土受邪。""岁火太过，炎暑流行，金肺受邪。""岁金太过，燥气流行，肝木受邪。""岁水太过，寒气流行，邪害心火。"（《素问·气交变大论篇》）五行更替变化甚至被认为是预测人之生死和疾病发展趋势的模型："五行者，金木水火土也，更贵更贱，以知死生，以决成败，而定五藏之气，间甚之时，死生之期也。"（《素问·藏气法时论篇》）

综上所述，中医阴阳五行理论始于生活世界的操作际会经验，但一旦上升为一种具有普遍性的概念之后，它们就成为一种划分、观察和建构世界的基底范畴，并且在这一句法对象和句法范畴的意向性指引下，中医建构了包括人体、疾病、症状、诊断、治疗和药物方剂等各领域和各种内容的意向性结构，而且这些结构通过扩展、转换等方式逐渐形成了具有各种嵌套接合关系、次序关系和对应关系的复杂巨系统。简而言之，中医思维与西医学思维的总体区别在于：一个偏爱结构主义，另一个则偏爱还原主义。

皮亚杰曾提出警告，结构研究中最大的危险是那种到结构的实在论中去找出路的做法。[①] 我们对中医的理解和研究亦可能存在着这样一种类似的危险，即痴迷于追寻某种阴阳的物质实体或五行物质的关系，而总是忘记运算才是结构的第一性。那种念念不忘各种层次（无论是基因，还是蛋白大分子等）等新物质及其物质之间关系的发现来试图证明中医阴阳五行理论合理的做法其实只是实在论的一种翻版。事实上，这不是证明，而只是解释，而且是一种导问歧途的错误解释。列维－斯特劳斯曾在对神话结构进行分析之后感慨地说："神话思想中的逻辑同现代科学中的逻辑一样严密，

---

① 皮亚杰. 结构主义 [M]. 倪连生，王琳，译. 北京：商务印书馆，1996：12.

它们之间的区别不在于思维过程的性质，而在于思维对象的本质。神话和科学中存在着同样的逻辑过程，人类从古至今都一样睿智地进行思考。进步——如果这个术语那时还能运用的话——并不是在人的意识里，而是在世界中，在漫长的历史中，人的不变的能力就在这个世界中不断地与新的客体搏斗。"①

从有关阴阳五行理论逻辑哲学的研究中得出的最重要的一个结论是：阴阳五行理论原本就没有本体论承诺（ontological commitment），而只是一个关于分类和关系的方便的逻辑工具。阴阳五行概念及其相关关系只是一种语义原型模型，中医借此而可以方便地建构更复杂和更宽阔的理论体系。我们怎样才知道一个概念有没有本体论的承诺呢？蒯因认为，因为本体论的问题，简而言之，就是"何物存在"的问题，因此，我们只要看看这个概念（或变元）是否为一个量词所约束，如果这个概念为全称量词（∀）或存在量词（∃）所约束，那就意味着这个概念所指称的存在就在这个量词约束的范围之内。根据这个判断标准，我们就可以发现阴阳五行概念的确是一些没有量词约束的概念。换而言之，它们原本就不是指可数的或可计量的实体存在。实际上，只有当一个理论概念具有量词约束变项时，它才能够指称那些它所许诺的存在，这时才可以说是具有本体论承诺的。

按照维特根斯坦确定的哲学任务不是解决问题，而是通过阐释那儿其实并无问题存在而将问题消除的标准，我们也实现了这一通过阐释而消除困惑的中医哲学任务。蒯因提出了"类向何处去？"的疑问，并且他警告：虽然类概念的效力如此之大，能满足各种抽象对象的多种功能的需求，为任何人所用，但同样可以证明真和假，"如果无批判地接受类，会导致荒谬"②。笔者以为对于中医阴阳五行分类的理论来说，其类别的构想将主要演变为关系的逻辑，这是一个可行而有价值的出路。

第二节　中医法天则地的信念与法象思维

科学主义和实证主义一直将建立与人的主观性（包括情绪）没有任何联系的"客观"的理论作为自己的追求目标，而无论在康德、马赫哲学，还是在现象学看来，科学主义和实证主义的这种理想都是不现实的。其实，信念和情态作为意识的一个要素早已经嵌顿在此在的结构中，人对自然的敬畏和规律（道）的信念都是科学研究的主

---

① 列维－斯特劳斯. 结构人类学［M］. 陆晓禾，黄锡光，等译. 北京：文化艺术出版社，1989：69.

② 蒯因. 语词和对象［M］. 陈启伟，朱锐，张学广，译. 北京：中国人民大学出版社，2005：302－303.

体意指出发的原点。在胡塞尔认为，就广义来讲，隐含的信念的成分是一切理性、情感、价值和实践意识的逻辑原点①，一切理论的建构都甩不掉信念和情态的基调，而且这种基调不仅先于理论，而且嵌顿在理论的骨髓之中。中医基于对世间性根本结构——对日地关系的领会和阴阳意蕴结构的原初规定，因此，具有将敬畏自然的态度作为建构中医理论逻辑的情态前件的特点，这是明显有别于西方医学以实验为基础的科学主义的思维模式。例如《素问·四气调神大论篇》中这段经文就充分表达了中医对日地关系及其阴阳结构的敬畏之情："故阴阳四时者，万物之终始也，死生之本也，逆之则灾害生，从之则苛疾不起，是谓得道。道者，圣人行之，愚者佩之。从阴阳则生，逆之则死，从之则治，逆之则乱。反顺为逆，是谓内格。"

所谓敬畏，是指人对待某些事物时所产生的一种既尊敬又害怕恐惧的情态。"敬畏"一词早见于中医古籍，如《素问·六元正纪大论篇》中就表达了对顺应自然气候的敬畏："热无犯热，寒无犯寒，从者和，逆者病，不可不敬畏而远之，所谓时与六位也。"因为害怕恐惧而将"热无犯热，寒无犯寒"作为养生中敬畏的行为法则。敬畏自然，将自然之道作为人的求生、养生、诊疗的大宗师是中医理论立论的基本逻辑原点。"畏"为何能作为逻辑建构的切入口？因为"畏"可以将此在带到自己的生死面前来，海德格尔认为："畏不是仅对……生畏，作为现身情态同时也是为……而畏。"②显然，中医对阴阳之道的敬畏就是为了健康长寿，减少病患的情态。因为"畏之所畏者就是在世本身"，因此，中医对阴阳之道的敬畏不仅表现在人日常生活中的每一个细节上的禁忌，而且因此制定了"法天则地"这个基于敬畏的行动法则。

一、法天则地的领会

"法"做名词时指"标准""模范""可以仿效的"。《说文解字》注："模者，法也。"竹部曰："笵者，法也。""法"也可当"象"解释，如《文心雕龙·书记篇》中说："法者，象也。兵谋无方，而奇正有象，故曰法。"做动词时，"法"做"仿效"和"效法"解释，如《易·系辞》曰："崇效天，卑法地。""则"，为会意词，金文从鼎，从刀。因为古时的法律条文曾刻铸在鼎上，以便让人铭记。本义为准则，法则。《尔雅》注："则，法也；则，常也。"如《管子·七法》解释："根天地之气，寒暑之和，水土之性，人民鸟兽草木之生物，虽不甚多，皆均有焉，而未尝变也，谓之则。"简而言之，法天则地，就是将仿效天地运行规律作为人类生活必须遵守的信条。法天则地是生物和人类进化适者生存的结果，并且基于对大自然敬畏的情态和日地关系的

---

① 胡塞尔. 纯粹现象学通论 [M]. 李幼蒸，译. 北京：商务印书馆，1996：548.

② 海德格尔. 存在与时间 [M]. 陈嘉映，王庆节，译. 北京：生活·读书·新知三联书店，2012：216－217.

领会制定了知"天忌"和法天则地的医疗与养生规则。

中国古人的这一信念源自生活世界中哪样的体验？《素问·移精变气论篇》中说："往古人居禽兽之间，动作以避寒，阴居以避暑。"可见，法天则地首先是所有生物，包括人类进化过程中通过优胜劣汰、适者生存的机制而习得的本能。后来随着人类大脑的进化，学习观察、顺应和模仿自然才演变成人类更自觉的智慧，也成为中医维护健康、预防和治疗疾病的根本大法。如《素问·阴阳应象大论篇》所说："故治不法天之纪，不用地之理，则灾害至矣。"这就是说，天地不言的法象却是指导人健康生活的大宗师。

有人说笛卡尔说的"我思故我在"是人类唯一不证自明的命题，因为人有了主我和客我意识的分化，有了"宇宙是吾心，吾心便是宇宙"（陆九渊语）的认识能动性，人才在真正意义上显示了自己的存在。然而，从存在主义现象学看来，将笛卡尔命题倒转过来的反命题也是可以成立的，即"我在故我思"。因为存在不仅先于而且也决定意识，即人在这个世界中的存在方式决定了人的思维对象、思维范围、思维指向、思维内容和思维形式。人类和居住在同一个地球上的其他所有动物一样，最直接感知的对于生存最基本和最重要的就是日（月）地关系。正如《灵枢·阴阳系日月》篇名所表达的那样：对日地关系的敬畏是中医的基本信仰，也是建构其全部理论体系的基本出发点。

中医"法天则地"的具体内容就是：辨列星辰（法星辰），知日之寒温、月之虚盛，逆从阴阳，分别四时。法天则地的目的主要有四：一是顺应四时养生，认为："故阴阳四时者，万物之终始也，死生之本也，逆之则灾害生，从之则苛疾不起，是谓得道。"（《素问·四气调神大论篇》）二是知"天忌"，预测和预防疾病，避免出现"以身之虚，而逢天之虚，两虚相感"（《素问·八正神明论篇》）的情况。三是作为诊断的参照标准，认为："四变之动，脉与之上下。""阴阳有时，与脉为期，期而相失，知脉所分，分之有期，故知死时。微妙在脉，不可不察。"（《素问·脉要精微论篇》）四是顺应天时而实施调血气的中医治疗。中医不仅从适应环境的进化中积累了法天则地的生存经验，也将其作为中医洞察生理和病理机制，诊治疾病的根本大法。正如20世纪最有影响的物理学家、心理学家和哲学家马赫曾分析的那样："一般人的脑力活动是本能的，并塑造了自然科学方法。"① 因此，用生物进化适者生存的本能来解释中医为何会将法天则地作为其思维逻辑的原点更为合理。

二、法天则地的现象学方法

对人的意识而言，所有一切呈现在意识中的事物和观念都是一种现象，一种可以

---

① 马赫. 认识与谬误 [M]. 洪佩郁，译. 南京：译林出版社，2011：203.

感受到的东西，而现象学就是研究关于现象的意识结构和运作的方法。现象学还原就是将外在世界还原成人的意识的内容，以便我们认识现象的本质。

取类比象是实现中医法天则地的现象学方法。如果说其他动物只是凭借从进化而习得如何适应环境之本能的话，那么，人类则进一步发展出基于事物之间在"象"之间的相似性进行类比推理的智慧，而进行这种类比的第一个尝试就是将人看作是一个与宇宙相似且功能相对应的小宇宙。如："天有四时五行，以生长收藏，以生寒暑燥湿风。人有五藏化五气，以生喜怒悲忧恐。"（《素问·阴阳应象大论篇》）检索《黄帝内经》，"象"字的词频为 37 个，包括"阴阳应象""气象""藏象""天地之象"等。王冰注："象，谓所见于外，可阅读者也。"可见"象"是中医认识事物最直观和方便的抓手，如五藏六腑的健康状况都可以从"藏象"推理所知，所谓："五色精微象见矣。"（《素问·脉要精微论篇》）"象"（而不是概念）理当是最本原、最直观、最明见地进入人意识的东西，在胡塞尔看来："任何本原地给予的直观都是认识的合理源泉。"他甚至认为这是现象学原则的原则，只要依靠这种原则，"我们就不会为任何可想象的理论所迷惑。我们必须看到，任何理论最终能从本原的被给予中获得其本身的真理"①。照此理解，中医的象思维其实是最具有明见性的现象学还原方法。所谓现象学还原就是面对事实本身进行直观，而将一切理论加上"括号"悬置起来不受其影响。

如何才能找到法天则地的医疗方法呢？《素问·示从容论篇》中说："夫圣人之治病，循法守度，援物比类……不引比类，是知不明也。"在传统中医看来，只要发现了两事物之间存在有某种相似的"象"，就可以进行效法、模拟或类推。

中医取类比象的方法主要有以下几种认识功能：

其一是解释功能，如以可见气候之象类推人的生理与环境的同步变化："天地温和，则经水安静；天寒地冻，则经水凝泣；天暑地热，则经水沸溢；卒风暴起，则经水波涌而陇起。"（《素问·离合真邪论篇》）也可以类推人的病理规律："风胜则动，热胜则肿，燥胜则干，寒胜则浮，湿胜则濡泻。"（《素问·阴阳应象大论篇》）

其二是判断功能，如以气候的四季变化作为判断脉象的参照系："脉有逆从四时，未有藏形，春夏而脉瘦，秋冬而脉浮大，命曰逆四时也。"（《素问·平人气象论篇》）

其三是模拟功能，如针灸治疗的原则是"法天则地，合以天光"。即："凡刺之法，必候日月星辰四时八正之气，气定乃刺之。是故天温日明，则人血淖液而卫气浮，故血易泻，气易行；天寒日阴，则人血凝泣，而卫气沉。月始生，则血气始精，卫气始行；月郭满，则血气实，肌肉坚；月郭空，则肌肉减，经络虚，卫气去，形独居。是以因天时而调血气也。"（《素问·八正神明论篇》）模拟或效法是否合理有效，关键在于所观察的两事物之间是否具有本质上的联系或相似。现代研究业已揭示，在不同

---

① 胡塞尔. 现象学的方法［M］. 倪梁康，译. 上海：上海译文出版社，2005：12.

月相（即月地空间关系不同）情况下，月球对地表海水潮汐以及生物体液的涨落的确具有不可忽视的影响。观察与模仿大自然的运行规律是中医探寻治疗方案的基本思路。中医历史上有张元素、李杲、王好古、吴鞠通和李时珍等许多名家对取类比象的方法在辨证施治、治则的确立、选方用药等多方面的应用深有心得体会，并有相关的著述。

基于法象之说的取类比象方法对于现代中医的研究仍具有一定的价值：

其一，有助于活跃思维，促进跨界发现，扩大知识的广度。早在《黄帝内经》时代，受日照昼夜循环变化现象的启发，中医就提出了人体的昼夜生物节律与日照变化相一致的假说："故太阴主内，太阳主外，各行二十五度，分为昼夜。夜半为阴陇，夜半后而为阴衰，平旦阴尽而阳受气矣。日中而阳陇，日西而阳衰，日入阳尽而阴受气矣。夜半而大会，万民皆卧，命曰合阴，平旦阴尽而阳受气，如是无已，与天地同纪。"（《灵枢·营卫生会》）中医描述的这种生物昼夜节律机制直到由杰弗里·C.霍尔（Jeffrey C. Hall，1945—）等三位美国科学家的实验才得到完整的揭示，他们因发现了控制昼夜节律的生物分子钟机制而获得了 2017 年诺贝尔生理学或医学奖。类似的，中医还有关于生物钟的年节律、月节律和疾病发生发展等生物节律的假说亟待后人进一步的实验证明。

其二，有助于快速探寻疾病治疗方法。例如基于"以毒攻毒"法象思维，中医早在唐宋时期就发明了对抗天花的"人痘接种术"，至明朝已经在全国普及，约在 17 世纪传入中亚细亚、土耳其和英国、俄国、法国等国家与地区，英国乡村医生爱德华·詹纳（Edward Jenner，1749—1823）因此受到启发而发明了牛痘接种疫苗法，詹纳也因此获得了"免疫学之父"的世界赞誉。又如葛洪在《肘后备急方》中也同样有基于法象思维的"杀所咬犬，取脑傅（敷）之，后不复发"的治疗狂犬病的免疫疗法，然而直到 1885 年由法国微生物学家路易·巴斯德（Louis Pasteur，1822—1895）宣布用从动物脊髓减毒的狂犬病毒株研制疫苗成功，1890 年德国细菌学家埃米尔·阿道夫·冯·贝林（Emil Adolf von Behring，1854—1917）发现免疫血清中有抗白喉毒素的抗毒素存在，并成功研制出破伤风和白喉抗毒素血清，提出"抗毒素免疫"的新理论，免疫疗法才成为现代医学攻克传染病的利器，贝林也因此荣获了 1901 年首届诺贝尔生理学或医学奖。当代中国的学者继续根据"以毒攻毒"法象思路，在前人验方的基础上用实验和临床证明了用毒药砒霜复方治疗急性早幼粒细胞白血病效果显著，处于世界领先水平。

其三，有助于由表及里对中药药性进行预测，有助于指导中药的临床应用。实践表明，药类法象思维有助于我们从中药植物的气味厚薄、质地色泽、采收时节、入药部位等直观特征，依据物从其类、同类相求、同形相趋的法则，来预测和推断药用植物可能具有的功效和药用价值，这也是传统中医因事制宜，快速探索药物功效，指导临床用药的一种思维模式。例如土茯苓，叶片呈狭卵状披针形，叶面上有很多斑点，雌花和雄蕊同体，根形似鸡卵，呈扁圆柱形而弯曲不直，有结节状隆起，谓禹余粮，人取以当谷，不饥。根据土茯苓之象，很容易让人联想到性与皮肤病的关系。在明代云南人兰茂所著的我国最早的地方性本草专著《滇南本草》中就有土茯苓治五淋、妇人红崩白带，兼治杨梅疮毒的记载。这本书完成于1436年，早于李时珍的《本草纲目》140多年。据历史文献记载，梅毒从15世纪末至17世纪在欧洲非常猖獗流行。大约从16世纪开始，土茯苓治梅毒的显著效果在海外声名鹊起，一时间，土茯苓的外贸交易量剧增。同理，由表及里的法象推理也是中医藏象学、经络学说、辨证施治的认识论与方法论。法象思维方法是贯穿中医整个理论体系建构的基本逻辑。

其四，有助于用一种已知的现象来说明另外一种未知的现象，进而有助于促进抽象的理论假说。例如《灵枢·海论》中将大海与人体内的"髓海""血海""气海""水谷之海"相类比，虽然这是两种完全不同领域的"海"，但中医发现它们经水皆注于此，有广纳百川的大容量特性。同理，现代药物代谢动力学中用房室模型来说明药物在人体内的代谢过程，根据各组织器官的血流情况不同，将人体组织器官分为药物分布速率较大的"中央室"和分布速率较小的"周边室"。其实，中医所指的"四海"与药代学中所指的"房室"都是基于法象的抽象概念。同理，代数学、解析几何学、麦克斯韦的电磁学也都是基于两个以上事物的相似性进而经过抽象而建构起来的科学理论。正如列宁曾指出的那样："自然界的统一性显示在关于各种现象领域的微分方程式的'惊人的类似'中。"① 这就是说，越是抽象的理论就越是基于更多事物之间相似性的发现。据此，中医的阴阳五行、三焦、命门理论的合理性大体上都可因此来加以解释。

胡塞尔非常希望现象学成为一种可以操作的哲学，能将普遍命题的大额面钞兑换成接近事实的细致分析的小零钱。笔者想，基于中国传统文化法象思想脉络的中医具有丰富的法的象和法之于象的具体表现，恰好是实践现象学夙愿的一个实验场。通过取类比象的现象学道路实现法天则地的目标正是中医的无上智慧。

三、法与象的关系

如何理解法与象的关系？实际上就是解释人如何从象直观认识事物本质的问题，即可从法之象与法于象两个方面来分析。

首先，"法之象"说的是道的现象。古人认为道不远人，法之象无处不在，其中最大的法象就是天地运行的规律。"观物—取象—比类—体道"，这是中国传统自然哲学的认识模式。"法象"源自中国古代的一个哲学术语。如《易·系辞上》说："是故法象莫大乎天地，变通莫大乎四时。"也就是说人应该效仿的最大的象就是天地自然运

---

① 列宁. 列宁全集：第二卷［M］. 中共中央马克思恩格斯列宁斯大林著作编译局，译. 北京：人民出版社，1984：295.

行的规律，或曰"道"这个大宗师。法象无处不在，宋代赵佶（宋徽宗）皇帝读《黄帝内经》深有心得，撰《圣济经》一书，说："天之所赋，不离阴阳，形色自然，皆有法象。"宋代主张"尊顺天意""为天地立心"的思想家张载也说："盈天地之间者，法象而已。""法象"作为一个名词是抽象的，但作为自然事物的直观表象却总在具体可感知的细末之处。按张载的说法便是："凡天地法象，皆神化之糟粕尔。"（《正蒙·太和》）没有直观基础的概念是空的（康德语），同样，每一个象都有被知觉之物，每一个思维都有被思维的现象，因此，所谓："象也者，像也。""圣人有以见天下之赜，而拟诸其形容，像其物宜，是故谓之象。"（《易·系辞下》）这就是说，法象与人的意识指向和意识构造活动相关，一切法象都是通过认识主体的"意义给予"而存在。如中医认为人的五藏之脉的法象为："肝脉弦，心脉钩，脾脉代，肺脉毛，肾脉石，是谓之脉。"（《素问·宣明五气篇》）可见"法之象"是中医认识天道与人体阴阳变化的本质或规律的一个方便的窗口。

其次，"法于象"说的则是一种明见直观的方法，如中医所说的那样："夫阴阳者，数之可十，推之可百，数之可千，推之可万。天地阴阳者，不以数推，以象之谓也。"（《素问·五运行大论篇》）天下之大，宇宙变化之速，而法象有常，人只要抓住了这些直观的法象就等于把握了看不见的和变易不居的道。"犹根本之与枝叶也，仰观其象，虽远可知也。"（《素问·五运行大论篇》）从这种意义上说，"法于象"就是从现象到本质、从形式到内容的认知过程。就人体而言，天地之道又是通过何种机制表现为各种躯体上的法象呢？在中医看来："人与天地相参也，与日月相应也。"（《灵枢·岁露论》）这是从生物和人类进化而来适者生存的结果，如《素问·宝命全形论篇》所说："夫人生于地，悬命于天，天地合气，命之曰人。"这自然也成了中医法天则地信念的逻辑前提。中医认为，法象变化的奥秘全在于机体生长与发展中的"气化"机制。所谓："气始而生化，气散而有形，气布而蕃育，气终而象变，其致一也。"（《素问·五常政大论篇》）人来自自然，人之身体由气化聚集而成，所以气变则象异，而一切为人所效法的自然之道的规律亦必然在象中彰显出来。自然之法象随日月运行和四季变化而转移，而人的经气变化与四季大气之间、病情轻重与昼夜之间也存在着复杂的映射关系。如《灵枢·顺气》中早就发现了"夫百病者，多以旦慧，昼安，夕加，夜甚"的现象，并认为这是"四时之气使然……人亦应之"的缘故。因此，中医将法天则地作为真人、至人，以及医者的一种自觉追求："若夫法天则地，随应而动，和之者若响，随之者若影，道无鬼神，独来独往。"（《素问·宝命全形论篇》）"独"是老庄哲学中的重要概念，指能够独立而无所依待的"道"，人只有彻底明白了法天则地的这个道理，不受外界的任何影响，才"后能见独；见独，而后能无古今；无古今，而后能入于不死不生"（《庄子·大宗师》），达到经典所说的"尽终其天年"的理想状况。

"法于象"是古人"仰以观于天文，俯以察于地理"获得的认识与方法，这与现象学方法的认识路线殊途同归。胡塞尔认为，就自我而言的存在都是通过显现而被给予的，所有呈现在人意识中的事物都是现象，而所有现象都是由意识的指向和意识的给予而构成的，意识于某物现象的意向不是一种与某物的静态联系，而是一种活的、"面向事实本身"的趋向，一种有意图的追求，或者说都服从于"目的论"的规律，而这种所谓的目的正是生物为了适者生存而进化出来的结构与功能。因此，研究古人"法于象"的认识机制与现象学研究明见性对于本质直观的作用一样具有同样的哲学意义。胡塞尔曾这样评论道："现象学作为方法是一种获得关于明见性的明见性之尝试。明见性在这里成为哲学认识的种类和哲学认识的对象的基础。"① 而且明见性的概念从此获得了迄今在哲学中从未有过的中心意义。

四、法象之说的时代局限性

当然，诞生于两千多年前的中医法象之说也有它的时代局限性。在自然科学尚不发达的古代，法象之说是引导古人适应环境、认识世界、积累知识、丰富经验的一条捷径，但毕竟从法之象到法于象的解释只能算作是一种基于直观的假设或思想实验，缺乏后续严谨的实验和逻辑论证，以至于以下这些天人相应的类比就显得牵强附会而不合理，如："天圆地方，人头圆足方，以应之。天有日月，人有两目。地有九州，人有九窍……"（《灵枢·邪客》）因此，基于相似性的取类比象在逻辑上有理由不充足的局限性。而这些局限性只是中医法象之说的一方面；另一方面，通过东西方跨文化比较不难发现，运用于类比方法于新的发现也不只是中医一家，近现代西方科学的许多发现就是得益于类比方法。如：荷兰物理学家克里斯蒂安·惠更斯（Christian Huygens，1629—1695）从光与水波和声波关系的相似性推论出他的光的波动学说；牛顿从开普勒关于行星相互吸引的发现和苹果的自由落体现象之间的类似性发现了天上地下都遵循的万有引力定律，并构建了一套完整的力学体系；达尔文受英国地质学家查尔斯·莱尔（Charles Lyell，1797—1875）的地质学理论中对缓慢、渐进的地质变化过程的描述的启发提出了生物进化论。基于近现代自然科学中有许多这样不胜枚举的例子，因此，马赫评论道："相似和类似的主导动机在许多方面证明对扩大认识是促进的和有效益的。"② 通过跨文化比较不难发现，中医仅仅只是满足于用法象假说代替了对具体事物机理的解释，而缺乏将复杂的事物进行简单化处理后的证明过程，以及缺乏精确的数学计算，因而失去了许多可能成为世界第一的机遇。例如《黄帝内经》中有对大小血脉的深浅位置，血脉内行走的气血颜色、清浊、走向的多处描述，而且也知晓"经络之相贯，如环无端"的象，但最终因为没有用解剖证明心脏的结构、毛细

---

① 胡塞尔. 现象学的方法 [M]. 倪梁康，译. 上海：上海译文出版社，2005：13–18.

② 马赫. 认识与谬误 [M]. 洪佩郁，译. 南京：译林出版社，2011：177.

血管的微循环和静脉瓣的存在与血液循环的相互关系，从而失去了本该获得发现血液循环的历史荣耀。这不仅是法象之说历史局限的遗憾，也是现代中医研究应该汲取的教训。

第三节　生活世界与医学的实践智慧

在华夏民族的文化中，世间也被分为阴阳。在世间的生活被称为"阳世"，死后所去的地方叫"阴间"，而且认为，在阳世的一切行为都是为了在那个谁也没有体验的阴间的日子好过一些。唐代孙思邈在《大医精诚》一文中引老子之语曰："人行阳德，人自报之；人行阴德，鬼神报之；人行阳恶，人自报之；人行阴恶，鬼神害之。寻此二途，阴阳报施，岂诬也哉？所以医人不得恃己所长，专心经略财物，但作救苦之心，于冥运道中，自感多福者耳。又不得以彼富贵，处以珍贵之药，令彼难求，自眩功能，谅非忠恕之道。志存救济，故亦曲碎论之，学者不可耻言之鄙俚也。"

基于华夏民族和中医的这种关于阳世和阴间的根深蒂固的信念和人类集体无意识的进化史，再去观察中医学在生活实践中规定的一切法则、技艺和禁忌文化，将会对中医有更多的领会和理解。

从人类历史来看，医学是世界上所有民族都有所发明的生存技艺和实践智慧，医学肯定起源于生活世界的实际生存问题，而首先不是为了满足求知的好奇。于是，讨论下面这些问题就显得非常有必要：临床医学、基础医学和预防医学都属于科学技术范畴吗？它们可以采用同一的真理标准和尺度进行评价吗？生活世界，还是实验才是检验医学的可靠性和合理性的基石？

一、认识对象与认识方式的关系

从认识论的角度来看，生物医学模式的最大缺陷是不加区分地将认识动物生命的一般性方法推及于人类，而事实上，人类医学问题与动物生理病理的区别不仅仅只是因为人类多出了一些心理与社会的境遇问题，而是因为人类医学具有与一般生物科学的知识和认识方式完全不同的性质，从亚里士多德最早提出的标准来看，就是科学知识与实践智慧两种不同类型的知识和认识活动的区别。用海德格尔生存论的观点来看，只有用与人类本真的生存方式相一致的认识方式来认识人类，才能揭示人此在生存的真理。

认识方式应与存在者的性质相对应。根据事物的发生学性质，古希腊人认为有两种不同类型的存在者，即"始点不变的存在者"和"始点变化的存在者"。对于前一种存在者，认识的方式是科学理性的（epistemonikon），它所研究的是不可改变的事物；对于后一种存在者，揭示真理的方式则是筹划的（logistikon）。"筹划的"方式则包括技艺和实践智慧两种形式，它所研究的是可以改变的事物，故属于筹划的理性。亚里士多德认为，在人的认识过程中，事实是首要的，是研究的始点。相应于不同的认识对象，灵魂必然有不同的部分。灵魂认识事物的方式并非只有一种，也并非出于同样的原则，而是根据事物自身的不同特性，从不同的途径和运用不同的方法来揭示其中的真理。揭示真理有五种不同的认识方式，分别是：技艺（techne）、科学（episteme）、实践智慧（phronesis，或明智）、智慧（sophia）和理智（nous）①。

海德格尔在研读了亚里士多德上述观点之后认为，希腊语"真理"一词 a-letheia 的前缀"a-"具有否定意义，"a-"是去除，"letheia"是遮蔽，Aletheuein（揭示真理）意即揭开，去掉遮蔽（Aufdeckendsein），所以揭示真理的过程就是去除遮蔽的过程，认识始终因存在者本身相关。所谓"是真的"乃是一种把存在者从晦暗的、遮蔽的状态揭示出来让人看，因此，可以把"真理"定义为揭示的存在，或者说，真理乃是此在的展开状态，真理属于此在的基本建构。② 然而，首先不同的存在者有自己特别的存在方式，那么与这种存在方式相应的揭示真理的方式也不应相同，我们必须根据存在者的各自不同的存在方式揭示出关于它们的真理。其次，就目的而言，"由于实践是多种多样的，技术和科学是多种多样的，所以目的也有多种多样"③。因此，不同的知识或者说真理也应有不同的评价标准和尺度。

根据亚里士多德的观点，就人类临床医学的对象和工作性质而言，在上述多种认识方式中，实践智慧是人的生活中揭示健康之真理的更为根本的或现实的方式。这是因为科学是关于普遍性的学问，而普遍性是针对全体共同性质的。亚里士多德说，他"从来没有看到过从手册里培养出来的医生"④。他认为："医生不仅要研究健康，研究人的健康，还要研究个别人的健康，因为他所医治的乃是个别的人。"⑤ "行为的全部原理要和材料相一致，在行为及各种权宜之计中，正如健康一样，这里没有什么经久不变的东西。如若普遍原理是这样，那些个别行为原理就更没有普遍性，正如医生和舵手一样。"⑥海德格尔也认为，实践智慧与科学的普适性不同，拥有某种科学知识，就可以一般地应用于所有事例中，在实践智慧中人所遭遇、打交道的对象和情境每次都不相同，其体验和进行筹划与审思所付出的智慧，甚至达到的目的每次也都是新的。尤其在医学这类实践智慧中，医患之间需要对话和交谈，在这个过程中充满了价值判断、伦理决策和移情推理：如果什么是什么，或发生了什么，医生应该如何做，以及

---

①③④⑤⑥　亚里士多德. 亚里士多德全集：第八卷 [M]. 苗力田，徐开来，余纪元，等译. 北京：中国人民大学出版社，1991：123，3，235，11，29.

②　海德格尔. 存在与时间 [M]. 陈嘉映，王庆节，译. 北京：生活·读书·知三联书店，2006：260.

这样做会有什么结果，诸如此类。所以，临床实践智慧与程序化的科学有很大的不同，实践智慧充满如何达到最善的选择。如果说科学依靠理论指导的话，那么，实践智慧则是源出人的内心良知。从这种意义上说，实践智慧具有不会被遗忘的特征，我们求良知只能向自己内心，而不是向身外，而那些通过从别处理论学习而来的解蔽方式，都可能被忘记和被重新遮蔽。

中医学和亚里士多德都认识到了这样一个真理：由于实践行为过程中面对各种人、事物和情境，充满各种变数和差异，因此，如何达到善，实现最好的整体幸福并没有既定的答案，也没有一成不变的方案。亚里士多德所描述的实践智慧就是"在恰当的时候，对恰当的事物，同恰当的人，为了恰当的目的，以恰当的方式"，具有某些感情和进行行动的选择，即所谓的"中道"（mesotes）。一个好的选择就是使行动符合中道，达到行动的最大的善。这种智慧在中医学那里则表现为辨证施治。辨证施治的核心智慧就是因人、因时、因地而异的个体化思维。有趣的是，"中道"一词正是亚里士多德从医学那里借用而来的，因为人的健康被希腊人看作是一种中间（meson）状态，而德性也就是在行为和情感上达到的中道，过度和不足都是违背中道的。亚里士多德的中道观与中国儒家的中庸观、中医中和观的思想内核是完全一致的。中医将"以观过与不及之理，见微得过，用之不殆"（《素问·阴阳应象大论篇》）作为一种医疗经验。

医学思考与行为始于行善，终于善的实现，医学的始点和目标就是人生活的善，是好的行动自身，而好的实践本身就是行为之所为的目的。然而科学和技艺却未必如此，科学追求认识事物，并不求实用；技术则是关于创制和创制对象的，技艺的目标是产品，而产品是为了另外的使用目的而存在的，当一个产品完成的时候，技艺就没有什么用处了；逻辑的智慧和理智虽然能够揭示始点，却不直接指导人的实践行动。医学实践智慧的对象就是生活世界中的人的实践行为，从一个人想做什么的始点，形成行为的决定，直到达到完成的行为过程，实践智慧自始至终都在行动中作为指导性的原则而存在和内在地属于行为。实践智慧是关于行为和行为对象的，其中充满行为与不行为，以及行为的选择和避免某些行为。医学，传统意义上所指的主要是临床医学，虽然在基础医学研究中有科学，在临床医学中有技艺，但就临床医学整体的性质、目标、任务和行为的特点来说，临床医学当属一种实践智慧。因此，我们在研究和评价医学领域中的不同学科时应该根据其对象的不同性质而采取不同的认识方式和真理评价标准，如果不分青红皂白把一个原则和标准运用于所有领域，那是非常不恰当的。

许多人站在西方文化中心的立场，并以科学主义的眼光来评价中医，于是只看到中医与西方科学不同的那一面，而没有看到中医学里所表现出来的在生活世界中的丰富的实践智慧。

二、寻求生成健康的实践智慧

亚里士多德认为，人的一切行为都由灵魂所决定，而灵魂可以分为两个部分：一个是有理性的，或称为理智上的德性；一个是无理性的部分，或称为伦理上的德性。在理性部分中，又存在着明智、机敏、智慧、悟性、记忆，以及诸如此类的东西；在无理性部分中，则存在着被称为德性的那些品质，如节制、公正、勇敢，以及一切那些值得被称赞的道德性质。① 理智德性大多由教导而生成和培养起来，因此，需要经验和时间；而伦理德性则由风俗习惯沿袭而来。如果按照医学科学的观点来看，一切医学行为都应该是理性科学的行为，而这就意味着按程序、标准、共性和普遍性行动；而按照伦理的观点来看，一切医学行为都应该是善的行为，这就意味着按照共情的、个体化、具体化、特殊性、情境性来行动。事实上，理智上的德性和伦理上的德性是灵魂活动中不可分的两个方面。尤其在医学实践中，既要有理智的德性，也要有伦理的德性，但就其医学的根本性质来说，医学实践的智慧与行为选择必须与人的此在的存在境域相适应。现代医学教育与医疗实践存在的问题就是：人为地分割了人的这两种德性，好像一个是附着在另一个之上的东西，两种德性需要由两种不同职业的人来担任和完成。

海德格尔在存在论意义上认为，此在的根本枢机即为"在—世界—中—存在"。人的存在总是具体地在场的，人的生存和行动源始地是在一个境域中，人的行动总是涉及一系列具体的人、物、时间、地点以及行动的目的和方式。尽管海德格尔所说的这不是一个复杂的道理，可是，那些只是按照科学原则行动的人却往往忽视了这一点，只是机械地按照既定的标准、程式和方法行动。尽管人的行为都是经由审思决定的，而且审思的好坏决定了行为的善恶，但并不是任何审思都是好的，例如，技艺的目的在制作之外，任何技艺既可以被和平地和善意地使用，也可能被用于暴力和恶行；科学技术在带来进步的同时也常带来破坏自然平衡的恶果和战争；医疗技术既可以被当作救死扶伤的工具，也可能被当作牟取暴利的摇钱树。相比而言，中医实践的目的不在自身之外，它不是要获得某个东西，而是要达到行动自身的某种状态和方式，就是行动自身的好。中医的实践智慧有很多，其中最为根本的是"圣人不治已病治未病，不治已乱治未乱"的实践智慧。中医提倡避免生病，建立生成健康、带来幸福的生活方式，而不仅仅只是治疗疾病，减少疾病的痛苦而已。实践智慧的终极目标或最高目标就是人自身的整体的善，是好的生活整体。

中医是彻底的"以人为本"的医学，具有最彻底地将人理解为"在—世界—中—

---

① 亚里士多德. 亚里士多德全集：第八卷 [M]. 苗力田，徐开来，余纪元，等译. 北京：中国人民大学出版社，1991：252.

存在"的生存论的眼界，这是一种与实验医学完全不同的视角。在中医眼中的健康者或患者都是生活在或处于一定地域、气候、境遇中的人，从来就没有抽象的一般的人，都是具有民族性、种群性，体质有别和境遇不同的、有个性的人。在中医看来，现实中的人是一个生活在上有天、下有地、中有社会人事的环境中，有思想、有情感、有性行为、有饮食、有家庭的完整的人。人健康的生存不能缺少上述其中任何一个要素，而人的病患也总是来源于人与上述其中一个或多个因素关系的失调。于是，中医将法天则地、顺其自然、为所当为作为促进健康的基本准则，主张一切从当下环境、时空变化、生活习惯的实际出发，尊重人，维护生活的完整性，积极调动人的主观能动性和意志等精神力量，充分利用饮食、性生活、起居等生活中一切促进健康的因素。从这种意义上说，中医是一种全面谋划健康生活，研究如何生成健康的生活智慧。对于人这种存在物来说，"在—世界—中—存在"，并不简单地就是处于其中，而是意味着操持、牵挂、制作、料理、使用、保藏、放弃、观察、了解、探究、界定等一切主动的日常实践行为。明智的医学必须考虑到人"在—世界—中—存在"的真实状况，而不是仅仅将其理解为一种单纯的被动的生物。

亚里士多德认为："医学并不能维持健康，而只能寻求怎样生成健康。它只是为了健康而作处之，而不是作为健康。"① 也就是说，从生存论的角度来看，医学是一种促进生存健康的实际行动和生活操作，而不只是一些死板的知识。患者如果只是听医生的话，而不按医生吩咐的去做，那么，对于健康的改善是无济于事的。无论是对于患者，还是医生，真正的健康生成都应该是患者自己的实践行为。中医说："病为本，工为标，标本不得，邪气不服，此之谓也。""精神不进，志意不治，故病不可愈也。"（《素问·汤液醪醴论篇》）中医认为，一个临床医生应该知道患者自己才是健康可持续或疾病不愈的根本，启发患者知晓这一点，促进健康主体朝患者转变，而不是让患者觉得医生才是救命恩人。亚里士多德也认为："最高的实践智慧就是好的谋划，就是对应该的事情，在应该的时间，应该的境况，应该的关系，应该的目的，以应该的方式的正确谋划。"②③ 并且，只有那些能够把握中道，善于对生存的境域进行筹划并做出正确决定的人才能恰当地领会行动的时机并恰当地行动，也才能如其所是地实现最大的善和存在的可能性。中医实践的正是这样一种中道。主张"法于阴阳，和于术数，食饮有节，起居有常，不妄作劳"（《素问·上古天真论篇》）的健康生活方式。亚里士多德认为，生活得好与行为得好，不是其他什么，恰是幸福。因此，幸福存在于美好的生活中。④幸福是一种实现的活动或过程。相反，衰老和病患生于"以酒为浆，以妄为常，醉以入房，以欲竭其精，以耗散其真，不知持满，不时御神，务快其心，逆于生乐，起居无节"（《素问·上古天真论篇》）的欲望和纵欲的遮蔽。幸福不是及时

---

① ② ③ ④　苗力田. 亚里士多德全集：第八卷［M］. 北京：中国人民大学出版社，1991：137，131，36，250.

行乐，而是贯穿在人一生的时间中。中医不仅强调每一天、每一季、每一年的养生，而且要求颐养天年，延年益寿。中医学的目标所追求的是人一生的健康与幸福，而不仅仅是将急性的病患治好。正所谓"下医医病，中医医人，上医医国"。

医学实践行为充满选择，当然回避也是一种选择。中医早就领悟了人的操心、操劳和操持对健康的影响。如《灵枢·本藏》中说："心端正则和利难伤，心偏倾则操持不一，无守司也。"在这里所谓的"心端正"和"心偏倾"应解释为人的意识指向。由意识的指向决定了人的操持。

人是一个有自我意识和行为意志的生物，人人有选择不同生活方式的权利和机会，因此，健康从生活方式的选择开始。中医学描述了一种悠然自得的生活方式："夫上古圣人之教下也，皆谓之虚邪贼风，避之有时，恬惔虚无，真气从之，精神内守，病安从来。是以志闲而少欲，心安而不惧，形劳而不倦，气从以顺，各从其欲，皆得所愿。故美其食，任其服，乐其俗，高下不相慕，其民故曰朴。是以嗜欲不能劳其目，淫邪不能惑其心，愚智贤不肖，不惧于物，故合于道。所以能年皆度百岁而动作不衰者，以其德全不危也。"（《素问·上古天真论篇》）能深谙上述这种养生规则的人并不是很多，但可以分为四个等级：第一级是"真人者，提挈天地，把握阴阳，呼吸精气，独立守神，肌肉若一，故能寿敝天地，无有终时，此其道生"。第二级是"至人者，淳德全道，和于阴阳，调于四时，去世离俗，积精全神，游行天地之间，视听八远之外，此盖益其寿命而强者也，亦归于真人"。第三级是"有圣人者，处天地之和，从八风之理，适嗜欲于世俗之间，无恚嗔之心，行不欲离于世，被服章，举不欲观于俗，外不劳形于事，内无思想之患，以恬愉为务，以自得为功，形体不敝，精神不散，亦可以百数"。第四级是"有贤人者，法则天地，象似日月，辨列星辰，逆从阴阳，分别四时，将从上古合同于道，亦可使益寿而有极时"。从这种意义上说，中医是一种追求人生整体幸福的社会学和人类学。

第十章　经络、命门、三焦
概念的逻辑分析

功能观点是现象学的中心观点，由其产生的诸研究几乎包含着整个现象学范围，而且最终一切现象学分析都以某种方式为它服务，作为其组成部分或基层结构。[①]

—— 胡塞尔

在中西医有关躯体结构功能理论领域的跨文化比较中不难发现，有关五藏六腑、骨骼、四肢五官等大部分解剖生理结构与功能，中西医理论是基本一致的，但中医学理论中有关经络、命门、三焦等概念不仅在中医历史上一直存在着各家学说的不同解释，甚至从来没有停止过争论，而且在西方医学和现代医学中也找不到相对应的组织器官，这种状况在世界科学和医学史上都较为罕见，澄清或解决这些争论应该是中医理论传承创新现代发展中的一个难点。

既然哲学是一种诠释存在的学问，那么，当中医学遇到一些关于存在和存在者（物）的困惑，或者说长久以来，运用自然科学的方法根本就找不到某些"有名而无形"的存在的时候，哲学的功能就应该得到充分的

---

① 胡塞尔. 纯粹现象学通论 [M]. 李幼蒸，译. 北京：商务印书馆，1996：218.

发挥，也就是说，哲学要为解决这些元逻辑问题提供方向性的意见或有关根本原理设定的解答。事实上，现象学可以为解决中医理论的这些疑难问题提供一种独特的视角和方法，现象学关注的是被还原的体验及它们的本质相关项。①实现这一目标的方法主要包括还原、建构和解构三个基本环节，本章基于中西医比较的现象学研究的视角②，分别对经络的本质③、命门的本质，以及三焦的本质进行现象学分析④，澄清中医各家学说在这些概念之争中的认识误区，消除现代中医的困惑。通过对继承而来的经络、命门和三焦等概念和各家之说的批判性解构，正本清源，有助于维护原创专属概念的唯一性，提高中医逻辑的严谨性。

维特根斯坦说过这样一个比喻："哲学问题可以比作保险柜上的锁，拨某个词或者数字可以打开它，这样，只有当这个词正好对上了时，才会轻而易举地打开它，而且只要是对上了，连小孩子都能打开它。"对于历史上许多被长期争论不休的中医命题来说，他的这个比喻也许很有启发性。

在正式讨论中医理论中经络、命门、三焦这些与指称有关的问题之前，要特别提醒各位预先了解一些逻辑哲学中关于指称和指称意义的不确定性理论（theory of indeterminacy）是有好处的。不少学者认为，指称及其表达的谓词的理解和翻译有多种可能性存在，而"没有同一性则没有了实体"似乎成为一个被广泛认同的认识原则。R. J. 内尔森认为："作为共同体的科学可以为真或假的，并且只有在整体的坐标背景中，我们的语言学系统才与实体具有指称性的关联。"⑤这就是说，对中医理论概念的理解必须将其放到母语的背景下，对任何指称和命题的理解也必须放在更高一层的理论假设框架中才能得到正确的结论。如果缺少这种语义的溯源，那么指称和指称的意义都是不确定的。中医的整体论同样适合于对自身理论结构的分析。

① 胡塞尔. 纯粹现象学通论 [M]. 李幼蒸，译. 北京：商务印书馆，1996：173.
② 邱鸿钟. 中西医比较的现象学解释 [J]. 医学与哲学，2016，37（6）：9 – 11.
③ 邱鸿钟，梁瑞琼. 经络本质的现象学分析 [J]. 中医研究，2013，26（12）：61 – 64.
④ 邱鸿钟. 中医证本质的现象学分析 [J]. 中医研究，2010，23（7）：1 – 3.
⑤ 内尔森. 命名和指称：语词与对象的关联 [M]. 殷杰，尤洋，译. 上海：上海科技教育出版社，2007：116.

第一节 经络的本质

关于经络的本质，一直是一个对现代人而言充满神秘、诱惑和困扰的问题。一方面是以经络学说为理论基础的针灸技术应用广泛，疗效神奇；另一方面是关于经络存在的争论纷纭，从未偃旗息鼓。尽管铁杆中医采用红外摄影、放射元素示踪等各种先进的技术来试图证明经络的存在，但无论如何也不能回避关于经络本体形态的解剖学质疑。简而言之，经络的实质是什么？或者说，经络现象如何才能有一个中医和西医或争论双方都能接受的合理解释？笔者认为，基于传统文化重演的现象学方法，可以为经络之争找到一条开悟之路。借助于"现象学的研究着眼于存在者之存在的解释"①的这一方法来重审关于经络实质的中西医之争就可以发现，关键在于双方对经络实质的理解和对经络概念解释的分歧。

一、经络概念的溯源

对经络本质问题的回答就必须先回到有关经络的生活经验的考察上去，如胡塞尔所说："认识论对经验可能性的询问也就是对经验本质的询问；而要想阐明经验的现象学可能性，我们就必须回到现象学的素材上，在现象学上，被经验之物就是由这些素材所组成的。"② 又因为这些关于经络的经验源自古人的实践，因此，追溯概念产生的历史又是必然的基础性工作，而这种基于与传统的联系，以本源的方式向历史上所提出的那些问题之先的回溯也正是现象学课题研究的新视野。

胡塞尔关于现象学事实上是一门纯描述性科学的论断③其实对于中医研究者是具有非常大的意义的，这是因为现代人关于经络的争论恰好与对中医原典的实物描述不感兴趣有很大的关系。其实与"经络"争论有密切关联的两个基本问题仅仅通过经典的描述句就可以得到澄清："经络"是指一物还是两物？经络是指血管、神经、筋膜或除此之外的另一种传导系统吗？

汉语中的"经"，在六书中属于形声兼会意字，始见于西周金文，在金文中该字像绷在织布机上的三条直而长的直线，后加"糸"旁，从糸、巠声，故《说文解字》

---

① 海德格尔. 时间概念史导论［M］. 欧东明，译. 北京：商务印书馆，2009：428.

② 胡塞尔. 生活世界现象学［M］. 倪梁康，张廷国，译. 上海：上海译文出版社，2005：77.

③ 胡塞尔. 纯粹现象学通论［M］. 李幼蒸，译. 北京：商务印书馆，1996：155.

说："经，织也。"后来有其他的衍生意义，例如用于刻画纵贯南北的道路，"凡地东西为纬，南北为经"（《大戴礼记·易本命》）。后又引申指人体气血运行的通路，如"技经肯綮"（《庄子·养生主》）。"络"在《说文解字》中的解释是："络，絮也。"《广雅》中说："络，缠也。"可见，络的本义是指一种像十字交叉而成的网状之物，具有可以包裹、围绕和缚住其他东西的功能。将"经"与"络"两字相连并用其语义自明，是指一种具有纵向直而长形态的网状系统，而不是指单数的某物。经络概念的语义原型源自织布与地理标识等先于医学的生活范畴。

通过反复研读《黄帝内经》不难发现以下几点。其一，"经脉"与"络脉"是指有区别而又有关联的两物。《灵枢·小针解》中说："皮肉筋脉各有所处者，言经络各有所主也。"《灵枢·经脉》中已经明确表述了经脉与络脉的区别："何以知经脉之与络脉异也？"这是可以通过观察区分的："经脉者，常不可见也，其虚实也，以气口知之。脉之见者，皆络脉也。"又言："经脉十二者，伏行分肉之间，深而不见；其常见者，足太阴过于外踝之上，无所隐故也。诸脉之浮而常见者，皆络脉也。"《灵枢·脉度》中还论述了"经脉"的递进关系："经脉为里，支而横者为络，络之别者为孙。"可见，十二经是泛指处于机体较深部位的气血通行的较大的通道，络脉和孙脉则是指处于机体浅表部位的较小的通道。

其二，经脉与络脉所指的通道究竟是指神经还是血管，或者是其他的通道呢？《素问·脉要精微论篇》说："夫脉者，血之府也。"《灵枢·经水》说："经脉者，受血而营之。"《灵枢·经脉》说："脉不通，则血不流。"又说："脉道以通，血气乃行。"可见，从经脉的功能来看，经脉所指的就是血管而已。《素问·调经论篇》中说："神有余，则泻其小络之血。"既然络脉中有血可放，络脉当然不是指神经。传统中医认为经脉和络脉可目察、手可扪及，还可解剖视之和从体表间接测量，没有任何神秘可言。《灵枢·经水》中说："若夫八尺之士，皮肉在此，外可度量切循而得之，其死可解剖而视之。"《灵枢·九针十二原》中说："血脉者，在腧横居，视之独澄。"当然只有浅表血管可看可摸。《灵枢·经脉》中又说："凡此十五络者，实则必见，虚则必下，视之不见，求之上下。"《灵枢·骨度》中还介绍了如何使用体表骨骼标志来间接测量经脉之长度的方法，声称："先度其骨节之大小、广狭、长短，而脉度定矣。"

我们还可以从古代中医发现的动脉和静脉的区别，及其血液循环，对血液中气血关系的认识来确定经脉和络脉就是指血管。《素问·气府论篇》中说手三阳、足三阳、督脉和任脉中运行的是"脉气"。《素问·调经论篇》中说："气有余，则泻其经隧，无伤其经，无出其血，无泄其气。"可见中医认为经脉与络脉中运行的"血气"是指"血"与"气"两种有区别而又有关联的物质。中医不仅通过"察色按脉"发现了经脉、络脉和孙脉血管大小的分级，以及浅表静脉血液颜色的变化，还发现了血液中气血代谢的循环运动，所谓"六经为川"。《灵枢·经水》曰："凡此五藏六府十二经水者，外有源泉而内有所禀，此皆内外相贯，如环无端，人经亦然。"中医知晓了心与血液循环的关系，有"心者，脉之合也"。《素问·经脉别论篇》曰："经气归于肺。"可以为证。

传统中医还知道通过观察脉搏的跳动来判断气血运行的方向，《素问·离合真邪论篇》中已经明确地提出了"动脉"的概念，曰："经之动脉，其至也亦时陇起，其行于脉中循循然，其至寸口中手也，时大时小，大则邪至，小则平，其行无常处，在阴与阳，不可为度，从而察之。"《灵枢·逆顺肥瘦》中又说："切而验之，其非必动，然后乃可明逆顺之行也。"当然，传统中医毕竟没有在静脉中发现防止血液倒流的静脉瓣。中医还注意到血与气在肺里完成的某种交换，所谓"经气归于肺"。《灵枢·逆顺肥瘦》中已经描述了"气"的含量与血液颜色的相关性，已经区分了"气涩血浊""气滑血清""血清气浊""血浊气涩"等几种不同的情形；认识到"血与气相失""血气离居""血与气并""经络之凝涩"（《灵枢·阴阳二十五人》）等病理状况；还认识了血气之间的某种转换关系，如《灵枢·营卫生会》中说："夫血之与气，异名同类，何谓也？岐伯答曰：营卫者，精气也；血者，神气也。故血之与气，异名同类焉。"现代医学业已证明，血液中的确含有氧、氮等气体成分，而且揭示了血红细胞携带氧气和二氧化碳的代谢过程[①]。1998 年诺贝尔生理学或医学奖授予了佛契哥特（Robert F. Furchgott）、伊格纳罗（Louis J. Ignarro）和慕拉德（Ferid Murad），表彰他们发现和证明了"一氧化氮是心血管系统的信号分子"。可见，中医将血气并称就不难理解了。

经络也不是筋膜，《素问·调经论篇》中说："病在脉，调之血；病在血，调之络；病在气，调之卫；病在肉，调之分肉；病在筋，调之筋；病在骨，调之骨。"可见，经脉、络脉与筋膜是并列的机体组织。何况《灵枢》中另辟有"经筋"独立成篇。

虽然在《黄帝内经》中有极少量的"经络"合称的词句，如"经络之实虚""经络之海"，但上下文的具体语义都是非常清楚的。"经络"只是体内"经脉"和"络脉"的合称或集合概念，而不是指单独存在的另一种实体，正如我们只能看到苹果、梨子，而不能找到抽象的"水果"一样。除血管、神经、淋巴系统之外，我们并不能通过解剖和实验找到"经络"这个另类的传导系统。因此，把一个词项用作单称还是合称，这要视语境而定。

蒯因认为，在哲学上，实现从谈论对象到谈论语词的转变最有用的方法就是他提出的"语义上溯源"（semantic ascent）[②]。其实我们以上分析也正是运用这一方法剥掉了一些争论问题的骗人的外表，展示出经典文本表达方式的真实面目。

---

① 伊格纳罗. 一氧化氮让你远离心脑血管病［M］. 吴寿岭，杨刚虹，译. 北京：北京大学医学出版社，2007.

② 蒯因. 语词和对象［M］. 陈启伟，朱锐，张学广，译. 北京：中国人民大学出版社，2005：307.

二、经络现象结构的指引、场域与定向

既然"经络"这个词在中医经典里就是指经脉或络脉血管系统，只是偶尔被作为一个集合名词使用，为何却常常会被误读为一种非血管、非神经的另类的传导系统，除了有民族自尊因素对解释的影响之外，主要还与以下疑惑有关：经典上描述的经络在体表的走向与体内的血管分布状况为何并不完全重合一致？如何解释针刺穴位的得气现象与经脉和络脉的关联性？针灸的操作在解释和揭示经络现象上具有怎样的作用？

奥地利哲学家维特根斯坦认为，有意义的哲学研究是一种语法性的考察，或者说是一种对语言的实践结构的考察。笔者认为，要正确理解和解答上述这些令人困惑的问题，澄清人们在经络用语上的错误，的确需要返回到针灸的实践结构和"经络"一词的语用环境中去。首先，我们应该明白的是我们现在谈论的"经络"这个"物"，其实是在意识作用下由某种意向对象组成的物的观念，而不是指一个与此在无关的"纯粹的"自然之物。众所周知，中医藏象学说及其"由表及里"的推理方式是中医认识藏腑生理病理的认识路径，按照这一视角来理解，"夫脉之小大滑涩浮沉，可以指别；五藏之象，可以类推"（《素问·五藏生成篇》）。不仅五藏六腑的生理和病理状况可以通过五官、皮肤、毛发、舌象、脉象等加以推断，而且"伏行分肉之间，深而不见"的经脉也只有通过一些与经络相关联的可见的指引，并由许多这些相互关联的指引以及一些体表骨骼标志所组成的场域，才能让我们感知它的存在，穴位正是这样一种指引经络存在和走向的，以及方便识别的体表标志。

被誉为针经《灵枢》的首篇"九针十二原"中，首先，论述了经脉、络脉与穴位的关系和各自的生理功能，曰："经脉十二，络脉十五，凡二十七气，以上下。所出为井，所溜为荥，所注为腧，所行为经，所入为合，二十七气所行，皆在五腧也。"其次，再论穴位和脉象为推测藏腑生理和病理的有意义的指引，所谓："五藏有疾，当取之十二原。……十二原各有所出，明知其原，睹其应，而知五藏之害矣。"穴位进而也是针灸治疗操作的指引，如《灵枢·四时气》中说："四时之气，各有所在，灸刺之道，得气穴为定。"因为穴位在体表比较固定易找，所以，经典里对各经穴位的数量及其定位做了细致的描述，如《素问·气府论篇》中说："足太阳脉气所发者七十八穴"，"手少阳脉气所发者三十二穴"，"督脉气所发者二十八穴"，"任脉之气所发者二十八穴"，"冲脉气所发者二十二穴"。可以认为，对每一经脉系列相关穴位的描述构成了指引该经脉存在的场域。如关于足太阳脉穴位的描述是："两眉头各一，人发至项三寸半，傍五，相去三寸，其浮气在皮中者凡五行，行五，五五二十五，项中大筋两傍各一，风府两傍各一，侠脊以下至尻尾二十一节十五间各一，五藏之俞各五，六府之俞各六，委中以下至足小指傍各六俞。"由此可见，从中医临床实用的角度来看，经脉和络脉在体内的形态结构是什么已无关紧要，关键的是能在体表找到实用的施治的

针灸定位。穴位以及相关的体表骨骼标志构成了彰显出寰围经络的一种现象结构，中医正是凭借这些寰围结构认识和体验着经脉和络脉的存在。中医这种"由表及里"的推理过程是一种由近及远的"去远"现象学的认识方式。

穴位并不神秘，现代研究者不难用形态解剖的方法证明，穴位之处也总是血管神经密集之处。从知识发生过程和现象学的角度来看，经脉、络脉与神经系统的功能关联同针灸这种工具的操作是分不开的。《灵枢》以"九针十二原"作为开篇，认为要知晓经脉和络脉就必须"先立《针经》"，了解九针的功能，这是很有寓意的篇章排列方法。现代解剖学知识告诉我们，血管壁之上总是附着有神经纤维的，血管的收缩与扩张受神经支配的影响。也就是说，中医在实施操作针灸的过程中，可以感受到"得气"，而且以患者是否"得气"作为针灸取得疗效的必要条件。问题在于，"得气"在体内是依靠什么组织来传导的？对此，在《黄帝内经》中除了经脉和络脉的指称，并没有证据表明还有其他的解释。然而，用还原思维来看待针灸"得气"和循经传感现象的现代人则以为还有某种特别的传导系统存在。事实上，针灸操作是去除经络遮蔽的前提。现代人关于针灸的困惑或争论正好发生在这里！正是针灸的操作具有给"经络"的存在指派一种在"场位"的可能性。也就是说，循经传感的"得气"，必须依赖于针灸施加者的在场和当下对患者穴位实施针灸的这种操作，正是针灸穴位所带来的酸胀麻，以及循经传感的知觉体验，指引医者推及"经络"及其"向……而去"的场域。现象学所说的"去远"是指相对于我的由近指引较远的某物之间的一种关联。因此，从这种意义上说，在针灸实践意义上，"经络"可以理解为在活体上进行针灸操作，所昭示的经脉或络脉运行的实际存在的样式。医者与针灸这种工具的真正关系是与它的使用性打交道。于是，针灸也化成了经脉和络脉存在的指引。从操作的意义上看，经络是一种有待于针灸操作的产物，即一个被生产出来的世界，而且此产物有着"为……之用"的特性。或者说，经络就是一种有赖于针灸实践的存在，就像任何一种化验指标都依赖于其检验的假设和检验的方法来定义一样。从临床实用的角度来看，中医的杰出智慧和贡献就在于发明了通过体外针灸刺激穴位来实现调节血液循环以及相关神经功能状况的实用技术，所谓"其治以针艾，各调其经气"（《灵枢·经水》）；"凡将用针，必先诊脉，视气之剧易，乃可以治也"（《灵枢·九针十二原》）。从知识发生学的角度来看，经络是在"可利用的世界"这个意义上被理解的。

"现象学的研究着眼于存在者之存在的解释"[①]，在现象学中特别强调，"存在"是一个容易混淆的问题，切记不能将"存在"理解为"存在者（或物）"，存在物的存在只能通过人的某种工具的操作而被揭示。也就是说，只有正确理解了针灸、穴位和经络的推及关系，才能解释为什么经络现象只能在活体状况下存在，而不是能在标本上求证的研究结果。可见，针灸操作意义上的经络现象就是解剖静态意义上的经脉和络

---

① 海德格尔. 时间概念史导论［M］. 欧东明，译. 北京：商务印书馆，2009：428.

脉这种存在物的存在。

中医虽然认识到血管走向和神经传导"从头走足""从足走腹"等分布规律，却没有精确区分传入神经与传出神经、感觉神经和运动神经、中枢神经和植物神经，这不能不说是一个遗憾。

三、经络现象如何成为公开可见的一种结构

从词语形态上看，"经络"只是将经脉和络脉合称或简称的一个词语，但事实上，正是这种合称和基于针灸穴位时传感体验的推及，导致不少现代研究者将经络错误解释为区别于血管和神经组织的另一种新的传导系统。导致这种错误解释的原因，还与今人对古人言说方式的结构的不理解有关。

从文本形式上看，《黄帝内经》是一本对话录，对话是与自言自语著述形式有别的另一种言说方式。海德格尔认为，言说有四个结构性环节：一是言之所涉，即言说首先是关于某物的言说，每一言说都有得到称述的东西；二是言之所道，即如何将言之所涉的东西表述出来的方式；三是共享，即每一言说都是向他人和同他人的言说，都是通过言说所道出的东西和通过言之所道本身而与他人共同得到分享，而共享就是一种对公开可见者的参与；四是传达，即言说所表达的此在总是与言说者现身情态一同得到揭示，并通过语调与语速的变化而得到传达的。

海德格尔认为，一切言说本质上都是由这四个环节所规定的，就语言是此在本身的一种可能性而言，这些结构本身就是先天的结构，所以不容易为言说中的人们自己所察觉①。如前所述，中医经典里的"经脉""络脉"和"孙脉"这些概念的"言之所涉"原本是确切清晰的，而将其合称为"经络"一词时，这种将言之所涉的东西表述出来的方式则指引人们共享和传达了一种新的语义。尤其在中西医冲突、民族情绪强烈的情态背景下，"经络"被一些人解释为一种非血管、非神经、非淋巴，由中医所发现的独特的组织结构，似乎由此可以增进民族拥有独特发现的自豪。现象学认为，其实正是因为人们通过"将某物看作某物的称述"使某物成为可感知的存在。例如将针灸后的"得气"现象看作经络传感现象的解释，使经络成为一种被特定言说方式所彰显或构造的实体。或者说，"经络"一词的意义来自人的针灸实践活动的构造。

海德格尔认为："语言是此在的存在可能性，作为这一可能性，语言使开觉状态中的此在经由解释并因而经由意蕴成为公开可见的。"② 从这种现象学的视野来看，只有在"经络"这样合称的指引下，接受针灸的人才会有经络传感体验的解释；而只有这样的解释，才会使经络存在的称述成为可能。事实上，经络问题提出的基础是：中医的藏象理论和"由表及里""以我知彼"的认识方法的取向。只有通过中医藏象理论

①② 海德格尔. 时间概念史导论 [M]. 欧东明，译. 北京：商务印书馆，2009：428，363.

背景下的理解，经络现象的解释才能够明晰起来。因此，可以认为，"经络"这一特定的合称术语，很容易导致人们误以为另有一种非血管、非神经的存在。因为中医的意向行为（intentio）和意向对象（intentum）与西医大相径庭，所以，现代中西医之间很难相互理解。如，中医多倾向于将活体状况下的"藏象"作为意向的对象，而西医却只将机体结构作为意向对象。从意向行为来看，经络正是人们在针灸操作背景下，对经脉与络脉功能状况的一种意向性结构。

基于上述对经络的理解和解释，再来看有关任脉与督脉存在的争论就容易明白，无论是用解剖形态的方法，还是用红外摄影或放射性元素示踪等先进的技术手段来证明经络的存在或不存在，都不仅是徒劳的，而且不符合传统中医的原创精神。任脉、督脉和所有的经络只是一种特定意向行为下的意向对象，而不是指一种可见的实体！

对经络现象的理解除了应该从实体结构的视界跳出来之外，还应特别注意依循时间线索来解释经络的存在现象。《灵枢》里有不少篇章论述了经脉之气的历时变化，如《灵枢·五十营》中以中国古时的天文历法和时辰计算方法来推断血气在经脉中的运行速度和一天的次数，等等。现象学认为，"物作为时间物，以时间的必然'形式'呈现在其观念的本质中"①。"并不是时间存在，而是此在取道于时间生成它的存在。"② 众所周知，重视经脉气血的时间变化是中医针灸理论的重要特点。从现象学的意义上说，经络的此在就是气血以生物节律显示自身的存在，对经络实质的揭示就是对生物节律时间现象的分析。简而言之，对"经络"本质的理解离不开中医特定的生活形态和认识取向与语言框架，而关于"经络"语词的用法，随现代医学的解释和研究方法的演变而偏离了原创经典的原义。经络本质之争产生于对话语用法的误解，即脱离了传统中医关于经脉和络脉原有的用语规则。

运用现象学的方法对中医界争论不休的"经络"概念进行语义辨析，认为中医原典中只有以名取实的"经脉"和"络脉"的称述，而将经脉和络脉合称的"经络"只是一个容易造成歧义和引发无谓争论的集合概念。

W. V. O. 蒯因曾基于对儿童学习语言过程的观察与分析，将语词分为单独词项（singular term）和普遍词项（general term）③，前者只适合指称一个对象，而后者则适合于指称任意多的对象，或者说具有集合性指称对象的语义特征，例如"水"这样的物质名词就属于后者。借助于蒯因的上述分析，我们是否可以认为"经络"概念就是一种类似"水"这样的普遍词项，当单独词项与普遍词项结合成一个句子进行述谓（公式是：a 是一个 F，其中 a 代表单独词项，F 代表普遍词项）时，其句子的真假就取决于此普遍词项是否适用于为此单独词项所指称的对象。④ 不难理解，"经络"这一

① 胡塞尔. 纯粹现象学通论 [M]. 李幼蒸，译. 北京：商务印书馆，1996：359.
② 海德格尔. 时间概念史导论 [M]. 欧东明，译. 北京：商务印书馆，2009：447.
③④ 蒯因. 语词和对象 [M]. 陈启伟，朱锐，张学广，译. 北京：中国人民大学出版社，2005：94，101.

具有集合性指称的物质普遍词项并不适用于任何一个为单独词项指称的对象或机体器官。但是蒯因认为，一个普遍词项也有它的作用，例如结合指示词，它能带出指示单独词项的指称分离。对于中医经络概念来说，这就意味着如果在"经络"普遍词项之前加上诸如"手太阴肺经"等十二个定语时，那么，这些句子就将变成具有指称，而且可以加以观察证实或证伪的具有刺激意义的句子了。与普遍词项类似的是抽象词，这些词项存在的功用在于可以简略交互指称（cross-reference），但我们不能将其视为一种独立的实体对象。

笔者认为，穴位以及相关的骨骼标志构成了彰显出寰围经脉和络脉的一种直观结构，而针灸的操作给经脉和络脉的存在指派了一种存在的可能方式，中医正是凭借这些寰围结构的体验，推及了神经和血管系统的关联机制，并且发展出临床实用的针灸治疗技术。

第二节 命门的本质

现象学还原是指将研究的目光从沉溺于客体的自然态度向人（即此在）的意向生活及其行思—所思体验关注的转变，或者说是从对存在者的把握引回对该存在者之存在的领会①。在索绪尔结构语言学中，任何语言符号都是由"能指"和"所指"构成的，他把意指作用中用以表示具体事物或抽象概念的语言符号称为能指（signifier），而把语言符号所表示的具体事物或抽象概念称为所指（signified），所指也是意指作用所要表达的意义。可见"意指作用"或指称（reference）连接了"能指"与"所指"两者的关系。名词（或代词）所涉及的目标对象（object）即是语词所涉及的"指称对象"（referent），而指称对象既可以是物质的，也可以是精神的；既可以是客观的，也可以是主观的；既可以是现实世界的，也可以是可能世界或想象的对象。因此，指称对象及其指称意义依此在的意指的不同而不同。

"命门"是中医学里的一个长期具有纷争的概念，其争论的要点主要集中在："命门"有形或是无形之体，如果有形，它所指称的对象是什么？定位在哪里？功能又如何？命门概念及其相关命题的临床意义如何？本节试图运用原型分析和现象学还原分析相结合的方法来探讨中医命门概念的语义原型，并以此来尝试解决有关命门概念纷争中的有关难题。

---

① 海德格尔. 现象学之基本问题［M］. 丁耘，译. 上海：上海译文出版社，2008：27.

一、"门"的词源与门族概念的原型

"命门"是由"命"和"门"两字组成的中医特有的术语。"命"为汉语中的常用字，"命"做动词时，语义为"给予……"，例如"命名"和"命题"，例"以名命气，以气命处，而言其病"（《素问·至真要大论篇》）。"命"做名词时，可指生死、贫富和人生的各种遭遇，如"性命"和"寿命"，例"气血正平，长有天命"（《素问·至真要大论篇》）。在《黄帝内经》中，"命"一词出现的词频为 106 次，属于一个高频词，但以"命名"用法的词频最高。

原型（archetype 或 prototype）是由分析心理学创始人卡尔·荣格所提出来的一个文化心理学概念，是指普遍存在于集体无意识中一种先验的意象构成倾向（image-forming tendency）。原型源自先人无数重复的生活经验和原始意象的凝缩，堪称人类种族的集体记忆。本能与原型相互依存，本能是原型的基础，而原型则是本能内身的潜意识意象。原型的数量可能有许多，一般认为人生中经历了多少种典型的情境和普遍性结构，就会产生出多少原型，例如出生原型、死亡原型、太阳原型、月亮原型、树木再生原型、英雄原型等。门是动物进化中出现的安全保护的产物，一般来说，应该先有洞穴或房屋，才会有门的产生。凡有洞穴的动物都有进出洞穴的进出口，而这个进出口对于动物的生命安全尤其重要。据洞穴生物学的研究，洞穴动物（cave animal）可以分为真洞穴动物、喜洞穴动物和寄居性洞穴动物三类。从这种意义上说，古猿、智人应该属于寄居性洞穴动物，与白天寄居在洞穴、晚上出来活动的蝙蝠相反，人类是白天在阳光下活动，而在晚上则偏好寄居在洞穴的动物。洞穴或房屋的进出口及其遮挡物的门是普遍见于原始社会居住场所的一种结构，自然也成为最基础的人文原型。《周易·系辞下》说："重门击柝，以待暴客，盖取诸豫。""上古穴居而野处，后世圣人易之以宫室，上栋下宇，以待风雨。"《素问·移精变气论篇》中也描述道："往古人居禽兽之间，动作以避寒，阴居以避暑。"可见，为了安全，防止外敌侵入，挡风遮雨，人类发明了门，并且门从洞穴或房屋必经之处的遮挡之物的本义逐渐推演发展成为一种泛化的认知原型。

从原型到造出相应的文字符号又经过了漫长的文化发展史，"门"最初为象形字，最早见于商代甲骨文和金文，古字"门"就是两扇打开的大门，上面加一横木构成的形状（䦅），反映了商代晚期房屋建筑中门的普遍结构。从甲骨文到楷书，"门"的字形义基本相同，左、右两竖像门框，上面一横像门楣。由于"门"在字形上是由两个独体象形的"户"正反书写而构形的合体字，故《说文解字》中将"门"的语义解释为：闻也。从二户，象形。"认为"户"为单扇之门象形，"户，护也，半门曰户，象形"；而"门"是指由相望相闻的二户人家所构成的一个生活空间，据此，"门"也可解释为一个会意字。

门内是家园，门外是社会，从建筑之门向人文之门的语义发展，如孔子曰："谁能出不由户？何莫由斯道也？"（《论语·雍也》）这里是以房门为喻，教人要走正道。老子又以门窗为喻，论无与有的辩证关系："凿户牖以为室，当其无，有室之用。故有之以为利，无之以为用。"（《道德经》第十一章）门与房屋关系密切，在东汉经学家刘熙的《释名》中对房的解释是："房，防也。""屋，奥也。其中温奥也。"门不仅为人类的安全、爱和隐私空间划定了一个明显的界线，而且成为人文论证的原型和需要捍卫保护的心理情结。基于门在人类生存中的重要意义，门成为中国传统文化中崇拜的诸神之一。门神，即为民间所礼奉的司门之神。据《礼记·祭法》中的记载，古时将门列在五祀（门、户、中溜、灶、行五种主要祭祀）之首，可见门神之地位。据《山海经》，最早的门神为"神荼"和"郁垒"二神，神荼守卫西南方的"神门"，郁垒则守卫东北方的"鬼门"，二神的职责都是防止邪神恶鬼偷吃仙桃。后来，随着历史的发展，门神的所指对象及其语义也不断地变化，并演化成一种岁末期间在门上张贴门神图画的民俗，一般左贴神荼，右贴郁垒。从居住之门，到"门神"文化，投射了民众对门的崇拜与畏忌之情感，其中包含安全、庇护、隐私、亲密、内外分别、关键控制、方法路径等多种认知与情感要素。

随着"门"从房屋通道的本义，经过隐喻或转喻的机制向抽象的语义衍生，"门"一词逐渐变得复杂多义，以致形成一种以"门"原型为核心义项的词族（word family）现象。如果按"门"一词的词性及其意指对象的不同，大体可以分为如下几类：①做空间和实物名词，指建筑物或区域或物体的进出通道，如房门；器物开闭的装置，如柜门；指作用像门的东西，如油门；指人体组织器官的孔窍，如幽门。②做形容词，指方法的窍门和事物发展过程的关键，如门道；指家族门第；指技艺或师徒传承人，如师门；指宗派或学术流派，如儒门。③做抽象名词，指事物的分门别类，如动植物的门类。④做量词，如几门大炮；等等。由此可见，"门"或参构的词汇其意指的对象和语义在不同的语境下并不完全相同，既可能是实指，也可能是虚指。检索文献可以发现，"门"的语义从器物指称，到抽象的语言符号，再到文化中各种各样有关门的意象，以"门"为原型意象的研究遍及哲学、政治、经济、文学、教育学、心理学、语言学、民俗学、建筑学、医学等多个领域，文献数量和研究热度日渐增加。

二、中医理论中的门族概念

在分析心理学看来，一切有意识的想象和行动都依赖于无意识原型意象的引导。[①]在《黄帝内经》中就有许多依据"门"这个原型建构起来的门族概念，词频搜索共计出现过50次，属于一个中等词频的术语，考察其使用的语境，主要包括以下几类：其

① 卫礼贤，荣格. 金华养生秘旨与分析心理学［M］. 通山，译. 北京：东方出版社，1993：78.

一，指可以定位的经络腧穴，如"风中五藏六府之俞，亦为藏府之风，各入其门户所中，则为偏风"（《素问·风论篇》），还有"神门""命门""瘖门""云门""液门""畜门"等类似专名。其二，为抽象的普遍词项，如"通而取之，外引其门，以闭其神"；"推阖其门，令神气存，大气留止，故命曰补"（《素问·离合真邪论篇》）。其三，指可见的组织器官的开口，如"口鼻者，气之门户也"（《灵枢·口问》）；"胃之五窍者，闾里门户也"（《灵枢·胀论》）；"蔽者，耳门也"（《灵枢·五色》）；"寒气客于子门，子门闭塞，气不得通"（《灵枢·水胀》）；"肾者，胃之关也，关门不利，故聚水而从其类也"（《素问·水热穴论篇》）；"魄门（肛门）亦为五藏使，水谷不得久藏"（《素问·五藏别论篇》）。此外还有"咽门"等类似概念。其四，作为数量众多不可胜数的组织器官的开口，如"故阳气者，一日而主外，平旦人气生，日中而阳气隆，日西而阳气已虚，气门乃闭"（《素问·生气通天论篇》）。气门亦指汗孔、玄府、鬼门，如"开鬼门，洁净府，精以时服，五阳已布，疏涤五藏，故精自生，形自盛，骨肉相保，巨气乃平"（《素问·汤液醪醴论篇》）。张介宾在《类经十三卷·疾病类五》中注解，说："气门，玄府也，所以通行营卫之气，故曰气门。"其五，引申为一个抽象的概念，如"圣人春夏养阳，秋冬养阴，以从其根，故与万物沉浮于生长之门"（《素问·四气调神大论》）。又如"门"还可比喻为事物的起点与关键，如《灵枢·小针解》中说："在门者，邪循正气之所出入也。"此外还有"天地之门户"，也属于抽象概念的语用现象。

由以上分析可见，"门"这一原型在中医理论体系建构中已经形成了一个遍及多个组织器官的词族现象。"门"的语义逐渐从物质的、可见的，扩展到功能的、微细的和不可见的，甚至是虚构的、精神的和社会意义上的抽象之"门"。"门"成了中医理论建构中的一个元概念或认知范畴。

三、命门概念的意指对象及其语义的演变

在《黄帝内经》"门"族概念较为丰富的语境下，将"命"与"门"组词的"命门"在《黄帝内经》中只出现 6 次，属于低词频的概念，说明在《黄帝内经》时代，"命门"还不是一个很重要的概念，而且其指称对象和指称意义都十分清楚确切，如《灵枢·根结》中所说："太阳根于至阴，结于命门，命门者目也。"可见"命门"一词的本义只是指足太阳膀胱经"结于"眼睛的一个重要穴位，与其他穴位名相比并无什么特别，而穴位都是与针灸操作有关的躯体上的某个特别的位置，而不是指一个独立的组织或器官。可以想象，对于主要依靠视觉来感知世界和行动的人类来说，眼睛的极端重要性毋庸置疑，中医认为"诸脉者皆属于目"（《素问·五藏生成篇》）；"五藏六府之精气，皆上注于目"，"目者，心使也，心者，神之舍也"（《灵枢·大惑论》）；"志与心精共凑于目"（《素问·解精微论篇》）。因此基于对眼睛如此重要地位

的理解,《黄帝内经》的作者将"命门"这个听起来与性命攸关的名称赋予了眼睛,其理由似乎是完全充足的。再检索《伤寒论》,其中仅有"期门"这个穴位名出现过 6 次,而"命门"则一个也没有出现过,说明在当时"命门"这一术语并不是那么引人注目。

"命门"指称对象与意义的变化与文化偏好和临床操作有关。索绪尔告诉我们,"能指"这种声音形象的符号与其所反映的事物的"所指"之间的联系并不是必然的,而是约定俗成的,这也被称之为符号的任意性原理。事实上,世界上的各种语言都具有"能指"的功能,而"所指"则可以随此在的意指作用而变化,继而可以认为,理论随意指而异,真理依此在而变。①

成书于战国时期的《难经》最先改变了《内经》"目为命门"的原创概念的意指对象与意指意义,提出了"左者为肾,右者为命门"的新说。但首先我们有无追问:《难经》为何偏偏要将右肾命名为"命门",而不是左肾?《难经·三十六难》中是这样解释的:"脏各有一耳,肾独有两者,何也?然:肾两者,非皆肾也,其左者为肾,右者为命门。"基于笔者之前对中医左右等空间范畴的分析,"左与右"是一个与中医此在空间定位有关的意向结构,男与左为阳,女和右为阴已经是一种先于《难经》就已经建构的中国传统文化的话语背景和认识框架,如《素问·玉版论要篇》中说:"上为逆,下为从。女子右为逆,左为从;男子左为逆,右为从。""左右"是此在认识事物存在时必须依赖的一对空间范畴,具有指引、标识和分类等认识与方法论作用,其指称对象往往并不具备实体或本体论的意义。

据《说文解字》中对"姓"字的解释可知,古人认为生育为女性之事,因此,将右肾意指为"命门"是合乎男左女右这一汉族话语族群(discourse community)逻辑的自然推论。《难经》为何要将"命门"这一特别术语命名给腰部之肾,而不是其他成对的内脏?这也许是因为人作为直立的动物,腰部成为全身负重最大而又缺乏像胸腔或盆腔那样被包围支撑的部位,随增龄和劳动而来的腰部劳累和损伤更为普遍多见,尤其在生殖崇拜的古代,缺乏节制的房事,腰酸乏力的感受,以及精液从尿道排出,经血从阴道流出的直观经验都容易引起医家对腰部症状与生殖功能相关性的关注和理论假设,如《难经·三十六难》中说:"命门者,诸神精之所舍,原气之所系也,男子以藏精,女子以系胞,故知肾有一也。"这似乎是对为何将"命门"赋予肾脏的一种解释。为了保持与中医气机学说的自圆其说,《难经》又继而解释道:"火降于右,水升于左,故左者为肾,右者为命门。"在《难经》看来,左右肾是一对关乎气机升降运动、相辅相成的一个系统,而不是两个各自独立无关的器官。为了强调双肾在维系全身生命活力上的作用,《难经·六十六难》中又说:"脐下肾间动气者,人之生命

---

① 李雅方,梁倩蓉,邱鸿钟. 理论随意指而异,真理依此在而变[J]. 中华中医药杂志,2020,35(1):39-43.

也，十二经之根本也，故名曰原。"可见，在《难经》语境中，"命门"的指称对象及其指称意义主要是强调左右肾功能在维系生命繁衍和生命活力方面的协同作用，而非意指两肾的实质性区别。这种"肾间"和左右肾气机升降的说法也淡化或削弱了右肾独为命门的意指意义。究竟如何理解《难经》中关于"左肾右命门"的指称义？基于《难经》解答问题的话语风格，借助句中的词语组合关系来考察某词语的实际意义，可以认为，在《难经》语境中，"命门"的指称对象及其指称意义主要是强调左右肾功能在维系生命繁衍和生命活力方面的协同作用，而非意指两肾的实质性区别。依据逻辑学关于命题是概念规定的展开，而概念则构成命题的根据的理论，在有关"命门"的命题中，主语"命门"为意指的对象，而宾语则为在头脑中的一个表象，即关于对象的反思。因此，不能将"生命之原"之类的宾语语义认为是主语"命门"具有的属性。

海德格尔认为，此在对存在的领会离不开此在的筹划和上手的操作行为。因为存在并不像存在者那样容易通达和简单地碰见它，存在必定总是在此在的一种自由筹划中被带进关注的目光之中。正是这种向着存在及其存在之结构的自由筹划被称为现象学的建构①。推动"命门"意指对象及其意指意义变化的原因正是如此，魏晋时期，皇甫谧（215—282）从针灸操作的层面上将"命门"这一专名还原给两肾之间十四椎下督脉上的一个穴位，尽管与《内经》所意指的"目"不同。"命门"本来只是针灸几百个穴位中的一个穴位名称而已，在《难经》以降，沉寂了八百多年之后，直到隋唐以后才有多位医家开始关注命门之说。但"命门"所指称的对象、定位，及其意指意义在不同的医家那里有不同的说法，如：唐代杨玄操以关元穴为命门，明代虞抟以气海穴为命门，清末莫枚士则以男子石门穴、女子关元穴为命门。除此之外，还有将命门指称为其他脏器的医家，如：刘完素和李杲的心包命门说，徐灵胎的冲脉脑髓命门说，朱楠的脑髓命门说，张志聪的睛明穴与两肾之间上下命门说，等等。历代医家对"命门"意指对象及其意指意义的说辞差异很大，这与医家的辨证意向、旨趣和临床操作体验密切相关。

命门之说之所以在明代尤为兴盛，还受当时中医临床治疗方案的取向与用药偏好，以及亟须理论支持的背景有关。元末明初之际，随朱丹溪（1281—1358）"阳常有余，阴常不足"相火论的盛行，医家对腰部症状和肾脏功能日趋重视，尤其是当时温补肾命临床用药的偏好亟须找到一种理论解释的支撑，于是"命门"之说被重提，一时甚至成为各医家热衷讨论的焦点。太医院医士薛己（1487—1559）承丹溪之宗，熔东垣脾胃之说和王冰、钱乙肾命水火之说于一炉，既重视温补脾胃，也以温补肾命为本，尤其受王冰"壮水之主，以镇阳光；益火之源，以消阴翳"的启发，将《金匮要略》中的八味丸与钱乙《小儿药证直诀》中的六味丸糅合起来用于治疗各种虚损病证，使

---

① 海德格尔. 现象学之基本问题［M］. 丁耘，译. 上海：上海译文出版社，2008：25.

补肾的治法推广至各种杂病的治疗，对赵献可等后世医家的临床诊治取向产生很大影响。为何要补肾，如何补肾，都需要有理论的说辞予以支持和解释，这样可以让患者觉得有必要，医者觉得有底气去补肾。如果没有中医药信念就不会有中医药消费，反过来，补肾的消费进一步促进了命门学说的繁衍。所谓"肾虚"的理念（或者说是信念）和补肾药品或保健品消费市场的大小是一对一荣俱荣的孪生兄弟。

现象学认为，正是操持让此在与存在的际会成为可能，并且通过这样的一种际会世界的可能，此在才能开显出世界①。换而言之，历代医家的各种命门之说其实只是医家基于自己的临证操作经验，对躯体某组织器官与"命门"指称关系的一种解释。虽然还有医家试图将不同的命门之说协调整合起来，如隋代杨上善（589—681）在《太素·经脉标本》中认为"肾为命门，上通太阳于目，故目为命门"。但这些做法并不能终止各家对"命门"指称对象及其指称意义的争论。事实上，这种中医各家对"命门"的指称对象及其意指意义认知的多元化现象正好表明，如果用实物定位或具体所指的方法是不可能解决这类争端的。即使到了现代，一些研究者试图通过实验或临床方法来证明某一组织器官是唯一的"命门"的做法，也只可能得出各自认为正确的"命门"之说。"命门"之所以成为中医史和中医理论中的一个难题，并不是因为"命门"是一个很特别的组织器官，或者是"命门"的位置发生了变化，而事实上只是因为人们在"门"原型上语义泛化和语用习惯所导致的认知问题。

四、命门概念的现象学解读与意义

明代以后，各医家对"命门"的指称对象及其意指意义的解释五花八门，各执一词，这种"命门"指称的多样化现象说明了什么呢？如张介宾（1563—1640）借太极理论阐述"命门"，认为太极是天地人掌管性命的中心，北辰星是天司阴阳之柄的太极，即命门之枢纽；而人身之太极则是受生之初居二肾之中的命门，由太极生两仪，主水火消长，为性命之本。他所意指的"命门"目标对象并不唯一固定，一曰："肾有精室，是曰命门。"又曰："夫命门者，子宫之门户也。"甚至还有概括性的意指语义，曰："故命门者，为水火之府，为阴阳之宅，为精气之海，为死生之窦。"（《类经附翼·求正录》）赵献可（1573—1664）认为"命门在两肾之间"，还有具体的定位：左边一肾属阴水，右边一肾属阳水，各开一寸五分，中间是命门所居之官。他还认为，人的发育过程，先有命门，而后生成五藏六腑，命门为十二藏腑之根，为生命之原。命门是为人一身之主的真火，而不是心，命门的水火即人的阴阳。孙一奎（1522—1619）认为"命门乃两肾中间之动气，非水非火，乃造化之枢纽，阴阳之根蒂，即先天之太极，五行由此而生，藏腑相继以成"。在这些医家看来，处于两肾之间的命门是

---

① 海德格尔. 时间概念史导论［M］. 欧东明，译. 北京：商务印书馆，2009：229.

维系性命的先天太极，绝不是"漫语"。事实上，我们知道人的五藏六腑相互依存、相互作用，每一个器官都不能缺少，历代医家特别强调心、脾和肾等某个脏器的重要性，各家学说都只是由原创者自己建构起来的一种理论解释体系，各有其产生的社会背景和相应的临证语境，并无非此即彼的对错，也无法裁决孰真孰假，他们都没有拿出证据来证明自己所说的是事实，而只能说他的解释不同而已。"命门"一词几乎成了辩士们都想挤进来的一所狭小的蜗居，并且每一个辩士都想将自己意指的组织器官解释为唯一真正的"命门"，但这样的争论和不断新增加的解释并无益于中医理论的传承发展。其实，仅仅在《黄帝内经》中，还有"神门""气门""液门""鬼门""魄门"等许多与"命门"类似指称的术语，但中医界唯独被"命门"这个专名所迷惑千年而执着不悟。我们应该通过对"命门"概念来源的还原，以及对历代各家"命门"之说的批判性解构，正本清源，维护《黄帝内经》原创"命门"专属概念的纯正性，扫除后来附庸上去的各种意见的遮蔽。事实上，"命门"指称的多样化说明该概念早已不能名副其实。"命门"的指称对象及其指称意义随意指的不同而不同，"命门"这个术语不可能在同一意义下意指各种不同的存在者。既然如此，任何医家试图通过解剖等实验或临床方法来证明某一组织器官或身体某部位才是唯一的"命门"都是徒劳无益的，即使现代医学研究已经发现的许多神经的、内分泌的、免疫的、精神的细胞核团或中枢，也不能证明这就是中医早就发现的所谓"命门"①。

依照现象学的方法来分析中医历史上关于"命门"之争的各家学说，可以看出，这些不同学说的分歧之根源在于医者的我思中有不同的原初信念与相应的设定，或者说，新意向对象的性质和价值会因为新的意向作用或取向而有所不同。一句话，"命门"之争依旧是一个可以依据现象学方法澄清的意识构造问题，而不是"命门"意向对象的本体论问题。

现象学认为，一切存在都是在与人打交道的操作中，在人意识的意向性的注视和意向性的建构中，才能够"被看见"和"被认识"的，其存在的意义才能够被追问。通过"命门"之说的现象学还原、建构与解构分析，我们可以发现此在意向性在"命门"体验中的给予方式和构成作用，并且进一步说明正是因为不同的医家站在自己意向体验和临床操作的基础之上，才提出了自以为是的"命门"之说，而争论的各方却没有察觉到正是因为自己的意向性不同导致了分歧。

基于对"命门"概念原型及其语义演变的现象学还原，可以对中医"命门"概念的建构机制再做如下分析。

其一，命门概念的内涵与外延及其相关命题的意义随医家或研究者意向性的不同而不同，意向性在"命门"概念及其命题的建构中具有指称对象及赋予对象存在意义

① 贾耿.《内经》目睛命门的本质及其与足太阳经源流关系的探讨［J］. 湖南中医药大学学报，2018，38（9）：1016－2021.

的构成作用。换而言之，无论是《难经》与《黄帝内经》中有关"命门"意指对象及其相关命题意义的不同，还是后来有关"命门"各家学说的争论，并不关乎其概念的对错或命题的真假，而只是因为不同的认识主体基于自己的临床经验和意向性提出的意见不同。各家所争论的有关"命门"的有形与无形、定位或功能如何的问题，实际上只是一个语言学问题，而不是真正关于机体组织器官的现实问题。

其二，因为"命门"一词多义，即使不同的医家在谈论同一个术语时，其各自所意指的对象甚至完全可能不同，例如或将肾脏的功能，或将生殖功能，或将内分泌等功能分别赋予"命门"，可见，这种由于语用问题导致的纷争是毫无实际意义的。后人在使用"命门"这一专属术语时，最好能遵循《黄帝内经》原创文本的立意，不要用同一名称去表述属于自己意指的其他对象和现象。事实上，历史上的各种"命门"学说虽然都在使用"命门"这一术语，但各医家所意指的对象并不是在相同位置的组织或器官，其意指意义也不是单义的，而最多是类比性的。各医家使用了同一术语，却指称着各自不同的意指对象，自然不可能得出统一的共识。就像海德格尔所说的那样，物体的或精神的"存在"虽然都使用"存在"一词，却具有不同的含义。①

其三，如前所述，"命门"的语义不是单一的，既可实指占有一定空间的事物，也可虚指一种类比门的抽象之物。或者说，在中医大多数的语境下，"门"族的概念及相关命题大多是一种功能性概念或模态命题，实际上我们可以将任何被认为至关重要的组织器官或生理功能认定为"命门"，例如，将母亲的产道称作"生命之门"就是很常见的比喻。从现象学的眼光来看，作为人（此在）的存在枢机，全凭意指揭示和解释着世界。"命门"的本质就是一种与认知主体意向性构造和意义赋予的存在，也即被此在意指所规定的一种存在，此在愿意规定"命门"在哪里，它就在哪里显示自己存在的意义。"命门"并不是与此在意向性无关的某种实体，因此，将意向性构造当作实在之物去寻觅，这是"命门"纷争而不会有结果的根本原因。

其四，尽管"命门"概念"虚而不实"，但是，在中国文化中，门前有多少乾坤，而门后又有多少秘密。即使在现代，在中医理论体系中，"门"的原型概念及相关命题仍具有一定的理论价值与临床实际意义，因为对于理解人体系统的代谢与能量的平衡现象来说，输入与输出，以及对其进行开关调节控制的理念是必不可少的，而"门"的原型就是一个生活化的开关概念，为中医诊治思维提供了最合适的认知模型。在《说文解字》中有"宫，室也"。而在分析心理学看来，房屋就是一个围起来的容器或空间，与母亲子宫具有心理上的同构性，而门就是进入这一空间的开关，例如在下列有关针灸治疗机理的阐述中，"门"的原型概念是不可或缺的："泻实者气盛乃内针，针与气俱内，以开其门，如利其户；针与气俱出，精气不伤，邪气乃下，外门不闭，以出其疾；摇大其道，如利其路，是谓大泻，必切而出，大气乃屈。"（《素问·

① 海德格尔. 时间概念史导论［M］. 欧东明，译. 北京：商务印书馆，2009：253.

调经论篇》) 又如："凡刺热邪，越而苍，出游不归，乃无病，为开通乎辟门户，使邪得出，病乃已。凡刺寒邪，日以温，徐往徐来，致其神，门户已闭，气不分，虚实得调，其气存也。"（《灵枢·刺节真邪》）"守其门户"也是中医辨证的重要观察点，如："救其已成者，言不知三部九候之相失，因病而败之也。知其所在者，知诊三部九候之病脉处而治之。故曰守其门户焉，莫知其情而见邪形也。"（《素问·八正神明论篇》）张介宾注解："三部九候即病脉游行出入之所，故曰门户。"可见，门有助于人意会那些看不见而又不能不领会的东西（例如气门），门的意象连接了现实世界和想象世界。

　　综上所述，其实将"命门"意指在哪里并不重要，因为"理论随意指而异，真理依此在而变"。"命门"之说纷争的困境是由非要在一个狭窄的名词蜗壳中去打擂台所造成的，正是这个令人受诱惑而有局限的"命门"专属术语束缚了各医家学术想象的空间，否则，中医历史上也许还会多涌现出几个有价值的创新。事实上，机体上的任何一个"门"族概念所意指的组织器官的进出开合功能对于维持生命的健康都不能少，即使是微小的但数量众多的气门或液门的关闭功能失调，都会导致热代谢和水液代谢障碍，危及生命。所以，在中医理论体系中，"门"族概念及其命题仍具有一定的认知价值与临床意义。

第三节　三焦的本质

　　"焦"字在《黄帝内经》中的词频为 121 次，属于高词频的语词，可与其他语词组成多种术语，例如"焦心""舌焦""焦渴"等。其中"三焦"概念的词频为 37 次，属于中等词频的专属术语。"三焦"概念是中医藏象学说中一个特有的名词术语，是上焦、中焦和下焦的合称，但《黄帝内经》以降，关于三焦是有形还是无形，上中下三焦的定位与区域如何划分，所属三焦的组织器官有哪些，三焦的生理功能与病症如何等一直争论不休。随着近几年西方医学界把"肠系膜"及"间质"定义为解剖学的新器官的动态，中医界即刻将三焦概念联想在一起，再次掀起三焦在何处存在的讨论热，三焦概念成了一个扑朔迷离又令人兴奋不已的追问之谜。

一、三焦概念的溯源

"焦"字历史悠久，词性丰富，在甲骨文和金文中，"焦"字为上下结构，上象形短尾鸟"隹"，下部为"火"，象征将鸟放在火上烤，可见，古人造"焦"字为一会意字，本义是指将鸟等食物经火烤而变黑黄色并变脆的状况。"焦"做动词时，《说文解字》的释义是："焦，火所伤也。从火、雥声。"又如："濡灸之举焦。"（《礼记·内则》）在中医那里，"灸"是指用火苗集中于躯体某个部位（穴位）进行加热的行为。做形容词时，"焦"可指动植物和人体组织缺乏水分和光泽的干枯状况，如"舌焦唇槁"（《灵枢·刺节真邪》）；"肺气焦满"（《素问·四气调神大论篇》）；"血气皆少则耳焦恶色"（《灵枢·阴阳二十五人》）；"不通则面黑，皮毛焦而终矣"（《素问·诊要经终论篇》）；"鼻闻焦臭"（《灵枢·胀论》）；"痹热焦渴"（《素问·举痛论篇》）。如引申用于描述人的情绪状况时，表示焦虑、心焦、焦劳、焦躁、焦闷等，比喻好像把心放在火上煎烤一般，如"苦焦心，大愁忧"（《灵枢·本藏》）。做名词使用时，表示物体烧焦后产生的气味，如"南方赤色，入通于心，……其臭焦"（《素问·金匮真言论篇》）。可见，三焦的语义原型是在火能驱动下的一种气化现象，后指在机体一定的相关组织器官系统协同作用下完成的一种生理机能，而不是指三种物质或三种组织器官。

有时候，"焦"与"椎"通假，意指一个部位，如"肺俞在三焦之间，心俞在五焦之间，膈俞在七焦之间，肝俞在九焦之间，脾俞在十一焦之间，肾俞在十四焦之间"（《灵枢·背俞》）。按照现象学的研究方法，只有将那些含糊不清和有争议的概念或命题拆除，到这些概念所由出的源泉，才便于看清困惑的原因，找出问题的症结。我们可以通过溯源《黄帝内经》中有关三焦的描述和命题来确定三焦概念的指称对象及其指称意义究竟是什么。

我们要追问的是：三焦有形吗？如果为有形之物，那么其定位又在哪里？三焦各由哪些组织器官构成？三焦概念最先出现在《黄帝内经》中，三焦概念所指称的对象是什么，当以原创作者的意指为准。在《灵枢·营卫生会》中黄帝已经有这样的追问："愿闻三焦之所出。"岐伯答曰："上焦出于胃上口，并咽以上，贯膈而布胸中，走腋，循太阴之分而行，还至阳明，上至舌，下足阳明，常与营俱行于阳二十五度，行于阴亦二十五度，一周也，故五十度而复大会于手太阴矣。""中焦亦并胃中，出上焦之后，此所受气者，泌糟粕，蒸津液，化其精微，上注于肺脉，乃化而为血，以奉生身，莫贵于此，故独得行于经隧，命曰营气。""下焦者，别回肠，注于膀胱而渗入焉。故水谷者，常并于胃中，成糟粕而俱下于大肠，而成下焦。渗而俱下，济泌别汁，循下焦而渗入膀胱焉。"从上面这段提问与解答中，大致可以得出如下结论：①三焦由上、中、下焦三个部分构成，并且分别位于躯体的上、中、下部三个不同的区域；大体而言，膈肌以上心肺为上焦区域，横膈以下至脐区域为中焦，其中有脾、胃、肝、胆等藏腑；脐以下区域为下焦，其间有肾、大肠、小肠、膀胱等藏腑。②三焦包括多个有形的相关的组织器官，而不是对某个单一的组织和器官的命名；它既是纵横上下左右内外贯通联系的跨界系统，但是又不属于任何已知五藏六腑的"孤府"。③三焦具有多个组织器官整合后的功能特点，而非某一组织器官能独立完成的生理功能。④三焦之间在结构和功能上具有上下承接和转运的关系，例如《灵枢·本输》中有这样的描述："三焦者，上合手少阳，出于关冲"，"三焦者，足少阳、太阴之所将"，由此可见，三焦是一个共同担负食物加工处理，气体交换，泌糟粕，蒸津液，化其精微，向全身提供氧气和营养物质，以及水液代谢和排泄废物的系统。由上可见，三焦并非是一个独立的组织器官，而是用以特指人体上、中、下三个区域共同承接完成气体交换和营养传输功能的某种系统。虽然三焦各区域中包含五藏六腑，但三焦又不属于其中任何一个藏腑，因此，那些尝试将某些组织器官解释为唯一的三焦结构的做法都是有违原创概念的意指对象和意指意义的。

二、三焦各家学说的解释问题

既然中医已经将人体区分和命名为五藏六腑与经络等组织器官，为何还要创造出一个纵横全身上中下和内外，而又不属于任何一个藏腑的"孤府"三焦之名呢？既然三焦在躯体组织器官范围之内，但又不是独立的另类的组织器官，那就只有一种可能：历代三焦各家学说的思考方向和解释有问题。

笔者认为，既然在《黄帝内经》中五藏六腑和经络等组织器官都已经是各自区分和独立命名的，那么，三焦就不可能与这些概念在内涵与外延上相交叉，历代医家总是乐于用其他已有命名的组织器官来解释三焦的结构和处所，这当然是一种方向性的基础错误。因为这种做法不仅违反了经典关于三焦不属于"孤府"原创规定，也违背了如下理性思维的最起码的通则，即同一个理论中不应该有两个意指对象相同的概念。以下关于三焦与几种组织器官的关系就是需要加以辨析的。

（1）三焦不是募原或各类膜。清代薛雪（1681—1770）在《湿热论》中说："膜原者，外近肌肉，内近胃腑，即三焦之门户。"这不仅没有说明三焦就是膜原，反而恰好说明膜原与三焦不同，膜原只是三焦的外围组织，不是三焦，如《素问·疟论篇》中说："邪气内薄于五脏，横连募原也。"清代唐宗海（1846—1897）在《血证论·脏腑病机论》中也持类似观点："三焦，古作膲，即人身上下内外，相联之油膜也。"张锡纯（1860—1933）在《医学衷中参西录》中也将三焦解释为各种膜的组织："三焦即是膜，发源于命门，下焦为包肾络肠之膜，中焦为包脾连胃之膜，上焦为心下隔膜及心肺一系相连之膜。"用各类膜原组织解释三焦肯定也是有违三焦概念原创者的意指对象的，其实早在《素问》中就有"肝藏筋膜之气"，"脾与胃以膜相连"，"寒气客于小肠膜原之间"和"肝主身之筋膜"的说法，但并没有将膜与三焦必然联系在一起。现代学者也试图用肠系膜来解释三焦，这与张氏牵强附会的解释如出一辙。

（2）三焦不是空腔。明代虞抟在《医学正传·医学或问》中说："三焦者，指腔子而言，包涵乎肠胃之总司也。胸中肓膜之上曰上焦，肓膜之下脐之上曰中焦，脐之下曰下焦，总名曰三焦。"

（3）三焦不是腠理。"腠理"在《黄帝内经》中的词频为69次，属于较高词频的术语，比"三焦"的词频高出一倍。"腠理"是指皮肤上微小的细胞间隙或开口，如"正邪者，身形若用力，汗出，腠理开，逢虚风，其中人也微，故莫知其情，莫见其形"（《素问·八正神明论篇》）。显然，"腠理"是一个向体外开放的组织结构和门户，如"腠理开则邪气入，邪气入则病"，这与纵横躯体上下，具有向全身提供氧气和营养物质，以及担负水液代谢和排泄废物功能的三焦系统不同。据《灵枢·五癃津液别》中所说，皮肤和腠理反而要靠三焦之气来营养充实，所谓"三焦出气，以温肌肉，充皮肤"。"卫者，水谷之悍气也，其气慓疾滑利，不能入于脉也，故循皮肤之中、分肉之间，熏于肓膜，散于胸腹。"（《素问·痹论篇》）这是对"卫气"特性的阐述，与三焦结构无关。

（4）三焦不是玄府。《素问·调经论篇》说："上焦不通利，则皮肤致密，腠理闭塞，玄府不通，卫气不得泄越，故外热。"何谓玄府？《素问·水热穴论篇》中说："所谓玄府者，汗空也。"张景岳在《类经·针刺三十八》中注释："汗属水，水色玄，汗之所居，故曰玄府，从空而出，故曰汗空，然汗由气化，出乎玄微，是亦玄府之义。"刘完素在《素问玄机原病式·火类篇》中对"玄府"的外延进行了扩展，认为："玄府者，谓玄微府也。然玄府者，无物不有，人之脏腑、皮毛、肌肉、筋膜、骨髓、爪牙，至于世之万物，尽皆有之，乃气出入升降之道路门户也。"可见，上焦不通利是玄府不通的原因，显然，玄府不是上焦。

（5）三焦不是经络。《难经·第八难》说："诸十二经脉者，皆系于生气之原。所谓生气之原者，谓十二经之根本也，谓肾间动气也。此五藏六腑之本，十二经脉之根，呼吸之门，三焦之原。"显然，三焦是与五藏六腑、十二经脉平行的概念，三焦不在经络之属，经络也不在三焦之中。

（6）三焦不是包络府。汉代班固在《白虎通义》中说："三焦者，包络府也，水谷之道路，气之所终始也。"将三焦定义为所有藏腑之外的包络府，与杨上善"五脏皆有膜原"的意指对象类似，但包膜不可能具有"上焦如雾，中焦如沤，下焦如渎"（《灵枢·营卫生会》）的功能。

（7）三焦也不是包罗诸藏腑的大腑。张介宾在《类经·藏象类》中说："然于十二脏之中，惟三焦独大，诸脏无与匹者，故名曰是孤之腑也。……盖即脏腑之外，躯体之内，包罗诸脏，一腔之大腑也。"清代薛雪在《医经原旨》中说："三焦者曰中渎之府，是孤之府，分明确有一腑，盖即脏腑之外，躯体之内，包罗诸脏一腔之大腑也，故有中渎、是孤之名，而亦有大腑之形。"显然，符合这种所谓的"大腑"资格的就只有胸膜和腹膜了，但它们又如何可能赋予三焦那么多的生理功能呢？将三焦概念的外延扩大至包裹全体藏腑的大腑是自相矛盾的。

受西方解剖医学的影响，还有一些学者认为三焦是人体胸腹腔的淋巴系统，或者认为三焦是胰腺，或者认为三焦就是脊神经、植物神经等。

由以上分析可见，问题并不完全源自三焦各家学说都是站在自己的角度来"看"三焦的，关键在于各医家没弄明白，其实"看"有两种不同的类型，混淆了不同的"看"的性质就会导致认知方向的南辕北辙。胡塞尔认为，理性意识的第一基本形式就是原初给予的"看"，有两种：一种是有知觉行为的"看"，一种可能是"观念的"或非知觉行为的"看"。这是两种设定的体验间的区别。① 从现象学的观点来看中医三焦各家学说的认识误区，正是因为没有重视原创者关于三焦概念"有名无形"的原初规定，将观念的或非知觉行为的"看"当作有知觉行为的看。当然，"广义上，一个对象——'不论它是否是现实的'——是在某种意识关联体中'被构成的'"②。也如法国现象主义哲学家莫里斯·梅洛－庞蒂（Maurice Merleau-Ponty，1908—1961）所说的那样："物体的意义是通过它被已身看到的方向而确定的。"综上所述，历代医家关于三焦的说法都是徒劳的，虽然可以认为许多组织器官与三焦结构和功能有关，却不能用任何已知有命名的组织器官来完整地解释三焦的结构与功能，事实上，这些思考取向偏离三焦原创意指对象和意指意义的各家学说反而遮蔽了三焦概念的本质。

三、三焦概念的本质

在以往关于三焦有形或无形，以及三焦在何处的讨论中有两个非常关键的问题并没有被追问：其一，"三焦"既然是上、中、下三焦的合称，那么，"三焦"就是一个集合概念，而集合概念意指的对象既可以是自然存在的，也可以是精神存在的。集合概念具有与非集合概念不同的逻辑学性质，但不少人将两者混为一谈。其二，经典里说三焦是有名而无形的孤腑，那么，为何还需要发明这样一个有名而无形的概念呢？意指如何？意指意义又如何？

我们先来讨论三焦概念是一个集合概念这个问题。所谓集合是指"确定的一堆东西"，集合里包含的那些"东西"被称为"元素"。在现代数学中，集合被定义为由一个或多个确定的元素所构成的整体。根据集合中元素数目的多少（即集合的基数），将含有有限元素的集合叫作有限集，含无限元素的集合叫作无限集，而不含任何元素

①② 胡塞尔. 纯粹现象学通论［M］. 北京：商务印书馆，1996：329，327－328.

的集合叫作空集。集合的特点是，作为整体所具有的属性并不一定为构成它的每个元素所具有，或者说，集合体的属性并不反映在它的每一个个体上。因此，集合概念反映的是事物的整体，集合体和个体的关系就是整体和部分的关系。显然，三焦是一个由上、中、下焦共同组成而且具有承接转化关系的集合概念；同理，上、中、下焦也分别是集合概念，其各自下属的组织器官是其组成元素。由此可见，试图将集合概念理解为单一实体的指称对象（即非集合概念）注定是行不通的。

集合概念与非集合概念是根据所反映的对象是否为集合体来划分的。集合概念就是反映集合体的概念，而非集合概念则是反映非集合体或者类的概念。非集合概念反映的是类与分子的关系，类与分子之间具有属种关系，即分子都具有类的属性。非集合或类的概念在中医学中十分普遍，如阴阳、五行、精、气、藏腑都属于非集合概念。在中医学里，将心、肝、脾、肺、肾称之为藏，将胃、肠、胆、膀胱称之为腑，每一藏或腑都具有同类的基本特性。因此，三焦概念容易被误读，可能与中医既将三焦作为一个转运营气的系统而归属为一个特殊的府类，即"孤府"，但同时其意指的组织器官又具有集合体元素的性质有关。

集合体可有或可无边界，在集合论中一般用 [x，y] 表示集合有边界，即表示 x 到 y 之间的数以及 x 和 y。就中医理论的语义而言，三焦最核心的属性边界就是营气的制造、传输、分布和新陈代谢。这是三焦集合体内各元素共同相互作用的重要特征，集合体也具有确定性的属性，因此，三焦是有确定边界的，而不应该看作一个囊括所有组织器官的大皮囊。对于给定的一个集合，任何一个元素，该元素或者属于或者不属于该集合，二者必居其一，却可以有跨界的模糊集合情形的出现。集合中的元素也具有互异性，在集合中，任何两个元素都是不相同的，所以，三焦不是由同一元素组成的，而是通过多个组织器官协同作用的。在一个集合中，每个元素的地位原本是相同的，元素之间既可以是有序的，也可以是无序的，但中医三焦学说中定义了上、中、下三焦的序关系，而这种关系也明显表现了意指的构造性和规定性。集合概念的表示方法通常有列举法、描述法、图像法和符号法等，中医学中所使用的主要是特征描述法，如"上焦如雾，中焦如沤，下焦如渎"（《灵枢·营卫生会》），就是对上、中、下焦特征的形象描述。

接下来，我们再讨论三焦概念的另一个问题，即中医为何需要发明这样一个有名而无形的概念呢？意指如何？意指意义又如何？在现象学看来，存在的基本方式有自然之存在与精神之存在，三焦既是基于机体多组织器官协同作用的一种自然存在，也是中医理论中的一个专属的概念。就三焦概念的本质而言，它是一个与此在意指对象和意指意义赋予有关的存在，而不是某种存在者或实体。从现象学方法来看，对三焦概念本质的理解涉及此在对存在把握的过程中的意向性构造与意义赋予的机制。这就是说，三焦是概念原创者对人体内营气和水液代谢功能系统的一种独特领会，三焦是一种意向性构造的存在结构，并因此在赋予的意指意义而显示其存在方式。

在三焦概念上所造成无效争论的主要原因在于，将对存在方式的追问变成了实体存在者的寻找。三焦是在此在的意指下，基于藏腑功能聚类分析所建构的一个意向性结构。这就是说，作为三焦集合概念之下的组织器官当然是有形的、实体的，其功能是由多种组织器官共同参与完成的；但作为本质直观的概念，它却只存在于中医家的意向性构造中，并由原创者对三焦概念赋予了特别的意指意义。

中医为何要发明"三焦"这样一个抽象程度"高于"任何一个藏腑的概念？这与中医学理论建构的整体风格以及临床思维取向相一致。正如"证"的抽象程度高于舌象、脉象、皮肤色象一样，三焦概念的提出有助于中医对功能相关组织器官作用与运行状况的整体把握。与脉诊、舌诊等微观和五运六气宏观理论相比，藏腑辨证、卫气营血辨证、三焦辨证、六经辨证属于中观层次的操作，而这正是中医区别于西医认识论的特质在概念上的反映。在许多情况下，概念源于操作，而操作也可以让概念变得可见。《灵枢·本输》中有"三焦者，上合手少阳，出于关冲"等关于三焦与手少阳等经络和腧穴的关系的详细表述，因此，可以认为三焦概念的产生与针灸和辨证施治的操作有关。与中医"髓海""气海""血海""水谷之海""四海"概念一样，"三焦"也是一个中观尺度视角背景下产生的概念，与西医所说的"某某系统"的概念大体相当。正如我们不能将某一个组织器官认定为就是"某某系统"一样，当然我们也不能将三焦这个中观尺度的意指对象解释为某单一的组织器官。凡将此在意向构造的意指对象还原为单一的实体对象，这条路肯定是走不通的。

在本章的最后，基于对中医经络、命门和三焦本质的讨论，我们要讨论一下有关名与实、命名和指称，或者说关于语词和对象的关联这些逻辑哲学的基本问题。

其一，《黄帝内经》对于名（概念）与事物（实在）的关系有很清晰的认识。一方面主张以名举实，名正言顺，用各种名词术语对各种疾病、症状、舌象、脉象等千差万别的现象进行了细致的辨析与命名；另一方面绝不因名害义，或因名而割裂对事物之间关系的认识。甚至还指出了"有名而无形"特殊情况的名实关系，如《灵枢·阴阳系日月》中说道："且夫阴阳者，有名而无形，故数之可十，离之可百，散之可千，推之可万，此之谓也。""有名无形"的概念可以理解为虽有名词，但其意指对象是不含任何元素的"空集"。德国数学哲学家弗雷格早就指出，有含义的名称未必有指称，正是在这样领会的基础上，《难经·第三十八难》中指出："三焦……主持诸气，有名而无形。"明代李梴在《医学入门·卷之一·脏腑条分》中说："三焦，如雾、如沤、如渎，虽有名而无形；主气、主食、主便，虽无形而有用。"明代喻昌在《医门法律·论三焦》中亦说："所谓形者，非谓脏腑外别生一物，不过指其所而为形耳。"可见这些智者已经初步察觉了三焦之争陷入的窘境，而正是"三焦"概念的这种有名而无形的名实关系成为容易被误解的逻辑难点。事实上，只有包含指称的名称和命题才有真假，因此，三焦各家学说已经成了一个没有真假的无谓争吵了。① 胡塞尔说："在现象学范围内既无偶然事件又无事实性因素：一切都具有合乎本质规定的动机。"② 同样，在中医学有关三焦概念的争论中，如果领会到合乎原创者本质规定的动机，也许能少走许多弯路吧。

其二，即使是面对同一个名称或关于同一物的命名，但各人对这一名称或命名的意指及其意指对象的理解不同而会出现争论。在哲学和逻辑学历史上，有人将意指理解为联结精神和物质世界的一条中间纽带，或者将其理解为从观念集合到对象集合的一种映射，或者是一种语词与事物之间直接的和抽象的关系，或认为指称仅仅是由对象引起的观念的因果关系的标签，或者是意识主体的一种意向，或者说意味着从符号到对象的一种推理的索引式联系，等等。③ 正因为对意指及其意指对象理解的差异，导致中医各家对经络、命门和三焦概念的思考方向有很大的不同，显然，持因果论的人会埋头到对象世界中去找与概念吻合的实体，而持现象学论的人则会从自我的意向性中去寻找答案。也许蒯因对持不同意见人的提醒是非常值得铭记的，那就是我们必须分清楚我们究竟是在讨论何物的实际存在呢，还是在争论何物存在的说法问题。事实上，何物存在肯定不依赖于人对语言的使用，但如何说何物存在却一定取决于使用语言的习惯。蒯因与弗雷格都认为，有些名称虽然有含义，但不一定有指称，或者说，名称并不是本体论承诺的承担者，一切名称都可以视为或转化为摹状词进行处理。蒯因认为，实际上只有现代逻辑学中称之为量词的约束变项才是真正的指称基本手段。按照这种标准来看，无论是经络，还是命门和三焦概念及其相关命题的指称就很容易被检验了。例如日月水火这些认知对象的外延意义是客观的，且是社会构建的；但"命门""三焦"这些没有外延的概念就是没有实时指称（realtime reference）的。

其三，结合逻辑实证主义和现象学观点，可以认为任何概念原本就是被意向规定的概念，而一个有具体指称，可以举出若干标志或规定的概念就是一个清楚的概念；反之，就是一个模糊的概念。用这样的标准来看，经脉、络脉、孙脉是标志清楚的概念，而"经络"则是一个没有具体指称和标志的概念。根据词项外延元素的多少，可分为空词项、单独词项和普遍词项几种情况。事实上，也存在着没有指称实体的名称，而且这是指称理论的一个主要难题。④ 换而言之，在意向作用下，词项的意指对象既可以是具体唯一的事物，也可以是一种抽象的理念，甚至可以指思辨的并非具体实存

---

① 邱鸿钟. 医学与语言：关于医学的历史、主体、文本和临床的语言观 [M]. 广州：广东高等教育出版社，2010：182－183.

② 胡塞尔. 纯粹现象学通论 [M]. 李幼蒸，译. 北京：商务印书馆，1996：334.

③④ 内尔森. 命名和指称：语词与对象的关联 [M]. 殷杰，尤洋，译. 上海：上海科技教育出版社，2007：25－39，21.

的东西，或纯粹就是精神虚构的东西，这时的词项就是一个外延为空集的空名（empty names）。在中医学中，有许多词项在实际语境中就属于普遍的或空名的现象，需要依据具体的意向性进行分析判断。现象学意向性分析主要关注体验内容的本质或体验意识的结构，或者说从意向性角度考虑词项（或概念）与存在的关系这一方法论对于中医学界解决经络、命门、三焦概念方面的无谓争执是有益处的。这与黑格尔的下述观点完全是一致的，即"概念自身在本质上只能以精神去把握，它不仅为精神所有，而且是精神的纯粹本身"①。因此，如果没有弄清概念的精神缘起，而只是将概念当成对象，那么就会失去正确的认识方向。

其四，一切知觉形式均以意向性意识结构为前提，每一个意向对象都是按照意识的方式有目的和在意向支配下构成的。②原初意向性给予的"看"和原初的设定不仅是理性的第一基本形式，而且也决定了意向对象在其所给予的方式中的意义和价值。③同时，对任何局部问题本质、意义、价值的领会和解释都必须从属于此在的整体意向性和意义的全体。意识与世界之关系、中医理论概念、命题与实在的关系都应放在意向结构中才能得到正确的理解。罗素关于共相与殊相关系的讨论也许对我们很有启发。他认为，可以根据时间和空间的特点，将所有的实体划分为两类：一类是殊相，它们属于人所经验的世界，并且在时间中存在，不能占据一个以上的地点；另一类是共相，它不在时间中存在，而且与任何一个地点没有任何关系。他认为，应该将知觉活动的对象与概念活动的对象进行区别。因为知觉属于殊相，知觉在时间中存在，知觉的对象与知觉活动同时并存，而概念属于共相，概念对象与时间无关。③显然，对照罗素的标准，前面所讨论的中医经络、三焦、命门都不属于占有空间和时间的可以知觉的殊相的实体。

其五，人意指的事物是有待于被知觉的，而人对任何意向之物的知觉总是在物的一个侧面的呈现方式中的知觉，而意向和物的侧显系列永远显示着更新的侧面，并"没有一种显现方式可被认为是绝对的所与物"。因此，"无限地不完善性乃是物和物知觉间相互关系的不可取消的本质的一部分"，而且意指对象的意义也将随着这种物的知觉而变化。⑤换而言之，虽然我们主张应该终止既往中医关于经络、证、命门、三焦的争论，但并不意味着关于人体结构和器官功能多个侧面的知觉和领会与理解会因此停止不前。在中医名词术语的指称及其指称意义的理解中，我们不仅要考察这些名词术语的缘起和命名的本意，也要注意它们在社会语言的链条中传递和产生歧义的历史。按照卡尔纳普的观点，哲学问题的本质就是语言问题。由上可见，关于经络、命

---

　　①　黑格尔. 逻辑学：下卷［M］. 杨一之，译. 北京：商务印书馆，1976：282-283.

　　②③⑤　胡塞尔. 纯粹现象学通论［M］. 李幼蒸，译. 北京：商务印书馆，1996：356，330，122-123.

　　③　罗素. 逻辑与知识［M］. 苑莉均，译. 北京：商务印书馆，2009：128，149.

门和三焦有关何物存在的问题也是一个与中医"语言框架"设置密切相关的问题。换而言之，它们并不是语言外的实在问题，而只是"有关语言策略的实用的问题"。①

关于本章研究的意义，笔者想借用 R. J. 内尔森下面的这段话来进行评价，他说："随着逻辑的发展，它逐渐为好的科学在澄清语言方面提供了治疗性场所；在逻辑分析中，它的目的主要在于修复（reconditioning）指称工具。"② 的确，解决中医理论中关于经络、命门、三焦等概念的千年争论的最大关键就在于需要对其指称问题的一场治疗。指称因为此在内在的意向性及其约定性关联而出现多种可能，因此，规范传统中医的名词术语可以视为一场必要的哲学治疗活动。在本章即将要结束的时候，笔者忽然觉得如果想一想由 14 世纪英格兰的逻辑学家奥卡姆·威廉（William of Occam，1285—1349）提出的奥卡姆剃刀定律（Occam's Razor）将具有革命性的意义，他当时正是对那种关于"共相"和"本质"之类的无休无止争吵感到厌倦，认为那些空洞无物的普遍性都是无用的累赘，应当被无情地"剃除"，而主张用"如无必要，勿增实体"（Entities should not be multiplied unnecessarily）这一"思维经济原则"来进行思考。类似的，在传统中医学领域，正本清源、守正创新的同时，也许我们也需要一把奥卡姆剃刀。

---

① 蒯因. 语词和对象 [M]. 陈启伟，朱锐，张学广，译. 北京：中国人民大学出版社，2005：307.

② 内尔森. 命名和指称：语词与对象的关联 [M]. 殷杰，尤洋，译. 上海：上海科技教育出版社，2007：110.

第十一章　中医心神与情志概念的逻辑分析

即使最纯的理论也不曾甩开一切情绪。只有当理论能够平静地逗留于某某东西而在闲暇和娱悦中让现成事物来前就自己的时候，只还现成的东西才会在纯粹外观中向着理论显现出来。①

——海德格尔

在现代逻辑学体系中，还存在着一个不可还原的领域，即精神或心理学领域。因为物理和生物学科的语言都是外延性的（extensional），能以命题和谓词演算而得到近似的表达，但是，人的精神或心理的语句却是内涵性的（intentional），例如信念、意向和情绪这些语词与相关的命题。内涵语句不能等值地由外延逻辑来表达。

在海德格尔看来，人这个此在总是有情绪的，人有情绪，或者说人的各种情态正是人显示自己这个"此在"在这个世界中存在的一种方式。"在情绪中，此在被带到它的作为'此'的存在面前来了。"或者说，人在情绪中展开了、敞开了和现身了自身的存在。②然而，在现代学术体系中，

---

① ② 海德格尔. 存在与时间 ［M］. 陈嘉映，王庆节，译. 北京：生活·读书·新知三联书店，2012：161，157.

有关此在这种展开的情态被分割为不同学科的研究碎片，例如道德情感只是德育才感兴趣的话题，而情绪，尤其是抑郁、焦虑和恐惧等情绪则成了精神医学治疗的问题。但事实上，道德和情绪这些有关人性的各个方面都与人的存在、人的健康和疾病密切相关。相比于西方医学而言，传统中医学将人的情绪、意志等人文心理现象提升到此在的本体论地位，并将其高度融入诊疗思想和方法之中，形成了独特的中医情志理论。然而，在中医学界有关中医之"心""神"和"情志"概念，以及究竟是"心主神"，还是"脑主神"等命题一直存在着争论，以致中医学不得不一直在使用一些晦暗不明的概念来进行教学，笔者以为这种状况理应在中西医逻辑跨文化比较中加以澄清和解决。

本章基于对《黄帝内经》中的"神""心"和"情志"概念及其相关命题的现象学分析，以及东西方心理学相应概念的跨文化比较，来澄清中西医在相关理论解释上的分歧，祛除对有关中医经典情志命题的误读，阐述中医情志概念的合理性，及其所具有的现代哲学意义和临床价值。我们决不应该认为研究心神、情志概念的本质和烦、畏等此在的情态的意义只是局限于中医心理学的领域，而应该提高到关于此在本体论和认识论的高度来重视。从现象学关于"作为意识相关物的自然世界"的视角来看，心神、情志概念本质的研究对于还原分析中医学理论建构中的意向性结构是非常有启发性的。

第一节　中医之心神

现象学研究原则的座右铭就是"朝向事情本身"，即不事先设定或隐含任何假设的前提、结论，不隐含任何属于有关研究之知识事实内容的教条的一种研究态度与方法。现象学研究的新视野常常是基于与传统的联系，以本源的方式向历史上所提出的那些问题之先的回溯。基于现象学方法，我们不妨再一次回溯《黄帝内经》中关于"心"和"神"概念的表述。

一、"心"的语义辨析

检索《黄帝内经》，可以发现，有关"心"的词频为 537 次，远高于"肺"的 304 次、"肾"的 294 次、"肝"的 251 次和"脾"的 236 次，说明"心"是那时候被中医最关注的器官。在甲骨文中，"心"为一象形字，为人或动物心脏的外形轮廓，中间部分像心脏之本体，外围像心之包络。到了金文时，心的字形逐渐变异，心肌理纹被略去，但在字形中增添了一点以示心中流动的血液，经过小篆和隶变，"心"的字形发生了更大的变化。在不少合成词中，"心"字可以作为一个组词的词素，直接写进合成词中，例如"愁"；也可以作为竖心旁写在字的左边，例如"忧"。"心"的词性主要为名词，其本义指称心脏，如《素问·痿论篇》中说："心主身之血脉。"汉代许慎在《说文解字》中对"心"的解释是："人心，土藏也，在身之中。象形。博士说以为火藏。凡心之属皆从心。"据考证，在古文《尚书》中，心脏被定义为"土藏"，并不与火相配。"心"字可引申为思维之器官，如《孟子·告子上》有："心之官则思。"在这种语用条件下，心是指思维活动的本体或承担思维的器官。"心"也可指人的意识功能，如陆九渊在《杂说》中说："宇宙便是吾心，吾心即是宇宙。"《荀子·解蔽》中也有："心者，形之君也，而神明之主也。""心"做动词时，指关心、挂念等，如三国魏曹操《祀故太尉桥玄文》："北望贵土，乃心陵墓。"在上述引申语义中，"心"字虽同，但指称相异，这是尤其需要辨析的。

在中华远古文化基础上建构的中医学理论，以及《黄帝内经》等经典文本中的"心"字及其组词在不同语境下至少有两种不同的语义，一是指大脑中的意识之心，如"劳心""烦心""疾心""心和""洞心"等词组都是这种含义；二是指安居在胸腔内的血肉之心，如"心痹""心主血脉"语句中所指称的心脏。如果我们在阅读经典文本时，不仔细联系文本上下的具体语境来辨析"心"的意指对象和意指意义，就会出现张冠李戴的混乱和导致无谓的争论。

下面我们先来讨论中医之心的第一种语义及其相关命题的解读。何谓意识之心？

《灵枢·本神》中的解释是"所以任物者谓之心",在此处语境中,"心"是指能将外界之物纳入认识视野的一种认知结构。为何经典中不说清此"任物者"的具体位置呢?这不仅是传统中医一贯的认识论和方法论所决定的表述风格,同时也与意识之心的属性有关。维特根斯坦认为,一个事物(thing)的名称并不代表该事物,而只是描述或临摹了该事物具有如此般的形状、性质,处于如此般存在状况的事实(fact)。因为每一名词都是摹状词,限定摹状词还蕴含着一个存在命题。中医无论是理论思维,还是临床观察都有注重事物的状态和过程而不看重结构描述的特点。从心有记忆、意志、思维等机能来看,中医说的"任物者谓之心"就是能思维、能记忆和预见,有情绪的大脑结构。例如"积神于心,以知往今"(《灵枢·五色》)和"心悲名曰志悲"(《素问·解精微论篇》)语句中的"心"当指大脑中承担各种意识功能的神经中枢,这不仅符合现代脑科学和心理学的认识,也是一种自明性的生活常识。现象学的开山鼻祖胡塞尔在晚年批评西方科学淡忘了科学本源于生活世界的历史,号召研究者回到事物本身,回到直观把握的现象。正因如此,笔者以为中医之心的含义原本就是生活化的直观经验,并无很特殊的晦涩意义,在经典文本的具体语境中,意识之心通常并无歧义。之前我们讨论过,弄清含义与指称、实体与关系、事实与事物、存在与存在物等相似而实际不同的概念之间的区别是避免现代人误读传统中医学理论的一个关键。①

考察心与神的关系将有助于进一步理解中医所意指的意识之心的功能与定位。中医认为,"心者,神之舍也"(《灵枢·大惑论》);"心为君主之官,神明出焉,神失守位,即神游上丹田,神既失守,神志不聚"(《素问·本病论篇》);"血气已和,营卫已通,五脏已成,神气舍心,魂魄毕俱,乃成为人"(《灵枢·天年》)。由这些例句可见,中医认为神居住在意识之心中,神明即源自意识之心的功能。"神气舍心"中的"心"只能是指大脑的意识之心,如《孟子·告子上》中所说的那样:"心之官则思,思则得之,不思则不得也。"虽然意识之心在大脑,但心的本质却不是指不变的静止的某种实体,而是指一种能产生神明作用,具有"任物"功能的神经中枢,意识之心的活动犹如原子中的电子层,是一团在大脑开觉状况(或曰清醒状况)下的活火,如佛界所说的"观心无常"的体验,因此,如果用现象学的方法来重建中医之心的解释,那么,意识之心的本质就是意识(神)的意向性。"心驰神往""心不在焉""心烦意乱""心神不定""心乱如麻"这些成语所表述的状况,也只有用意识的意向性才能解释得准确贴切。《左传·成公四年》中说:"非我族类,其心必异。"为什么非我族类,其心必异呢?这当然只能解释为不同民族的意识意向性有差异,而不是意识结构的不同。正如中医与西医各自关注的、有兴趣的、所追求的、实践的差异一样。

《黄帝内经》中有如下命题:"诸痛痒疮,皆属于心"(《素问·至真要大论篇》);"人之哀而泣涕出者,何气使然?岐伯曰:心者,五藏六府之主也。故悲哀愁忧则心动,心动则五藏六府皆摇,摇则宗脉感,宗脉感则液道开,液道开故泣涕出焉。液者,

---

① 邱鸿钟,梁瑞琼. 中医理论概念的语义辨析 [J]. 南京医科大学学报(社会科学版),2012,12 (1):1-4.

所以灌精濡空窍者也"(《灵枢·口问》)。现代医学的常识告诉我们，人的痛痒和悲痛哭泣当然只可能与大脑主司的情绪和神经功能有关。《黄帝内经》中还有"务快其心""心安而不惧""恶见人，见人心惕惕然""惊则心无所倚""无恚嗔之心""心私虑之""心为之乱惑"等命题，基于具体语境，不难理解，上述所论及的各种心之状况都是指大脑中的意识之心。

　　我们再来回顾一下中医之心的第二种语义，即关于心脏的语义。《灵枢·经水》中说："若夫八尺之士，皮肉在此，外可度量切循而得之，其死可解剖而视之。"可见，中医早就有了较为发达的解剖技术，通过最直接的肉眼观察就可以明明白白知道胸腔之心为血液循环的器官，所以如下命题中的语义自明，如"心者，脉之合也"(《灵枢·经脉》)；"经气归于肺"(《素问·经脉别论篇》)；"切而验之，其非必动，然后乃可明逆顺之行也"(《灵枢·逆顺肥瘦》)；"心生血""心主舌"(《素问·阴阳应象大论篇》)。可见，古人并没有将心脏认为是思维的器官。只是因为用同一个"心"字意指两种不同的对象，并赋予了相应不同的意指意义，给阅读者带来了容易误读的麻烦，但这种误读的危险是可以通过具体语境的分析加以避免的。按照黑格尔所说的"区别是概念的本质环节"① 的标准来看，中医用同一个"心"字来表述两种不同的对象，有区别不足的弊端；然而，从意识之心与心脏之心之间的心理生理联系与互动关系来看，这种故意或无意的不加区别的做法，也许是蕴含了中医思考的一种独特的领会。

二、"神"的语义分析

　　《素问·八正神明论篇》对"神乎其神"的神进行了追问。岐伯曰："请言神。神乎神，耳不闻，目明心开而志先，慧然独悟，口弗能言，俱视独见，适若昏，昭然独明，若风吹云，故曰神。"这段经文的大意是，神是非常神奇的，用耳朵是听不到的，但随视觉和意识之心的开启后，它则可以先行意指于认识对象，只有此在自己具有这种内在的体验，又不能用言语形容表达出来；虽然众人都能看见，但见解却是独自的，神好比在昏暗之处，却明明白白得可以独自明了；神变化不居，如风吹云，所以才称之为"神"。由此可见，如果将中医所说的"神"直接翻译为"精神"，显然有失简单粗糙。"神"一词在《黄帝内经》中的词频为 196 次，"神"有时与其他名词组词合称，例如"精神"一词的词频为 21 次，合称为"神明"的词频为 17 次，"神气"为14 次。"神"有时作为动词的宾语组词，如"养神""守神""得神""失神"等。

　　基于中国古代文化的话语特点，传统中医乐于从人与被意指的对象之间的体验来形容或比喻该对象的特点。通过跨文化比较不难发现，中医之神具有"目明心开而志先"特征的描述与现象学的先驱——意动心理学关于意识是此在开觉状况下的意向活动的观点十分接近。在海德格尔看来，所谓的"开觉状况"是属于此在之存在本身的

---

① 黑格尔. 逻辑学：下卷 [M]. 杨一之，译. 北京：商务印书馆，1976：281.

一种方式，只有在这种心灵意识的开觉状况下，此在才有可能绽开自己本身和揭示它的世界。意动心理学认为，人的心理活动的本质是一种没有外化的意识动作，即意动，而意动总是要指向或包括一定的对象或客体的。也就是说，人的意识总是必有所见、有所闻、有所思的，而所见、所闻和所思之物是内容，见、闻、思才是意动。现象学方法建立于意动心理学之上，"现象学就是关于先天的意向性的分析性描述"①。据此可以认为，中医所说的"神"就是指此在在意识觉醒的状况下，先于视觉等感知，主动"发出"的一种意向性的目光。现象学认为，这种具有意向性的"目光"是从"我思"本身中涌现出来的。②

在大多数情况下，"神"是作为与"形"相对应的概念来加以阐释的，"形与神"是中医的一对范畴，与西医"身与心"的范畴相对应。胡塞尔认为："'物质'和'心灵'就是不同的存在区域，而后者是以前者为基础的，由此产生了心灵学以身体学为基础的事实。"

神与记忆、思维、意志等心理活动的关系如何？对此，《灵枢·本神》中有系统完整的解释："故生之来谓之精，两精相搏谓之神，随神往来者谓之魂，并精而出入者谓之魄，所以任物者谓之心，心有所忆谓之意，意之所存谓之志，因志而存变谓之思，因思而远慕谓之虑，因虑而处物谓之智。"由此可见，中医之神是指人出生后就开始出现的意识，而意识是意、志、思等其他精神活动的前提，如笛卡尔所说的："我思故我在。"值得注意的是，《黄帝内经》使用"所忆"和"所存"，以及"往来""出入"等词汇来表述各种心理活动的存在方式与意动心理学的观点是基本一致的。在现象学看来，意识正是贯穿于我知觉、我记忆、我想象、我判断、我感觉、我渴望、我意愿中的每一项，以及包括在其流动的形态中的自我体验，而神的本质就是意识的意向性。《素问·移精变气论篇》中说："得神者昌，失神者亡。""得神"或"失神"正是人意识生命的标志。

三、心与神的关系

有趣的是，意识之心与胸腔之内的心脏在生理和心理上也的确具有密切的互动关系。现代医学研究证明，心脏上面布满植物神经，主要包括迷走神经的分支和从颈部、胸部交感神经节发出的交感神经的分支。心脏活动受交感神经和副交感神经的双重支配，即通过兴奋和抑制的相互拮抗发挥对心动周期的长短和心肌收缩强度产生调节作用。一般认为调节机制是通过末梢神经递质作用于心肌细胞膜中的受体调节心肌功能，心交感神经纤维末梢释放去甲肾上腺素（NE），与心肌细胞中的 β1 肾上腺素能受体（β1 受体）作用；副交感神经纤维末梢释放乙酰胆碱（Ach），与心肌细胞中的胆碱能受体（M 受体）相互作用。也正是通过植物神经和神经递质，心脏功能状况可以受到

---

① 海德格尔. 时间概念史导论［M］. 欧东阳，译. 北京：商务印书馆，2009：104.
② 胡塞尔. 纯粹现象学通论［M］. 李幼蒸，译. 北京：商务印书馆，1996：107.

包括大脑意识之心和其他多因素的影响，大脑意识之心的杂念和内隐的情绪都可以通过胸腔内的心脏反应而显现出来，例如"心脏神经官能症"就是一种最能说明两者关系的疾病。尤其在一些具有神经质的个体上，当脑海里有某些过去听闻的关于亲朋好友因为心脏病猝死的杂念划过之时，就会立即诱发出急性焦虑发作，个体将即刻感受到自己心脏骤然的紧缩、心悸，出现手抖、气促，紧张不安、恐惧，甚至濒死的感觉。"痛心疾首""心如刀割""忧心忡忡""心烦意乱"这些成语都反映了大脑的意识之心受到某些负性事件刺激之后在心脏上的反应体验，包括疼痛、紧缩感、心悸等。由于心脏上植物神经的作用和β受体的敏感性，以致心脏成为大脑心理活动状况最为迅速和敏感的反应器官。

同时，心脏功能状况对意识之心的影响也十分突出。其一，心脏供血功能一旦停止，意识即刻丧失。心脏功能状况对其人的意识功能的维持举足轻重。其二，由于心脏本身的冠状动脉狭窄或阻塞等生物病变可直接引起患者的心痛、恐惧和焦虑等心理反应，例如经典中描述的情况："涩则心痛"（《素问·脉要精微论篇》）；"心病者，胸中痛"（《素问·藏气法时论篇》）；"心痹者，脉不通，烦则心下鼓"（《素问·痹论篇》）；等等。临床观察表明，不管是什么原因引起的心痛（或胸痛）、心悸，甚至只是自己怀疑有心脏病而导致的焦虑、恐惧情绪都是最常见的急诊现象。

回顾历史文献可知，对于中医"一心两义"的现象，明代医家李梴早有察觉，他说："心者，一身之主，君主之官。有血肉之心，形如未开莲花，居肺下肝上是也。有神明之心，神者，气血所化，生之本也，万物由之盛长，不着色象，谓有何有？谓无复存，主宰万事万物，虚灵不昧者是也，然形神亦恒相同。"[①] 虽然李梴没有明确指出神明之心居于身之何处，但他已经正确地区分了中医经典文本中关于"心"的两种不同的意指对象和相应不同的意指意义。

《素问·阴阳应象大论篇》中说："智者察同，愚者察异。"事实上，中西医面对的是同样的人体世界和疾病世界，两者理论文本的许多差异在许多情况下只是"说法"的不同，而不是事实的相异。我们只需溯源到中医理论原创时代的语境中，就能领会中医之心的一词二义，就能明白各自意指的对象和意指意义，无谓的争论就自然消解了。

第二节　中医之情志

有研究显示，有情绪脑结构的动物都有情绪的表现。人类和哺乳动物以及鸟类都共同存在愤怒、恐惧、伤心、喜悦等基本的情绪类型，因此，中西医关于基本情绪种类的概念并无大的不同。《黄帝内经》的文本中虽然没有"情绪"这个抽象的词，但

---

① 李梴. 医学入门［M］. 北京：中国中医药出版社，1995：59.

有喜、怒、悲、忧、思等具体的情绪之种类名。情绪的确是此在存在的一个基本的生存结构。中西医都认为，情绪为天赋的人之本性。

《黄帝内经》时代的传统中医学文本中是没有"情绪"这个语词的，但随着西学东渐和国学世界化，如何寻找一个与西医对等的中医学概念成了现代中医学理论建构中的一个难题。例如是否能将中医学原创的"情志"对等地翻译为"情绪"就是其中的一个问题。现代中医人虽然一方面承认"情志"是中医学的特有称谓，另一方面却从来没有搞清楚这种特有称谓的真正意指意义是什么。基于对《黄帝内经》的词频统计，可以认为"意"和"志"是中医学原创时期的重要概念，经典文本中将喜、怒、思、忧、恐的种概念统摄在"志意"的属概念之下是具有深意的，通过与意动心理学和现象学的跨文化比较以及现象学还原分析，可以认为中医"志意"和"情志学说"至今仍具有重要的学术价值和临床意义，值得进一步发掘和继承发扬。

一、何谓志意

对《黄帝内经》进行词频检索，可以发现"志"这个字词出现96次，"意"这个字词出现100次，其中"志意"合用10次。与此相对照，"情"字仅出现了19次，且其中16次是以"愿闻其情""莫知其情"等词组形式出现的。可见，在中医学理论的初创时代，"意"和"志"是高频词，而"情"则不是。

何谓"志"？何谓"意"？它们各自的功能是什么？两者的关系又如何？这些都是必须先辨析清楚的基本问题。《灵枢·本神》中说："所以任物者谓之心，心有所忆谓之意，意之所存谓之志。"《灵枢·本藏》中又说："志意者，所以御精神，收魂魄，适寒温，和喜怒者也。""志意和则精神专直，魂魄不散，悔怒不起，五藏不受邪矣。"从经典文本所述可见，志意有如下特点：其一，"意"指源自意识之心的所思所想的心愿。如《易·系辞上》："书不尽言，言不尽意。"其二，志和意虽然有别，但两者密切联动相关，如何将心愿加以保持和努力去实现就是志向了。于是，许慎在《说文解字》中甚至将志与意互释，曰："志，意也，从心之声。"又说："意，志也，从心察言而知意也，从心从音。"他也指出了意与志只是人内心的意向性活动，也只能从听其言语来进行了解。志意在精神活动中虽然非常重要，却不容易被观察和表述得明白，如《荀子·解蔽》说："志也者，臧也。"唐初孔颖达在《毛诗正义》中曾借诗言志的关系，形象地解释了志的这种内在性："诗者，人志意之所之适也；虽有所适，犹未发口，蕴藏在心，谓之为志；发见于言，乃名为诗。"孔颖达还说："此六志，《礼记》谓之六情，在己为情，情动为志，情志一也，所以言之异耳。"[1] 宋代朱熹曾对"心""意""情""志"几个概念的区别与关系进行了较为清晰的辨析："心者，一身之主宰；意者，心之所发；情者，心之所动；志者，心之所之。"[2] "所之"是一个汉语词

① 李学勤. 十三经注疏 [M]. 北京：北京大学出版社，1999：7.
② 黎靖德. 朱子语类 [M]. 长沙：岳麓书社，1997：87.

汇，释义为"所去的地方"。因此，"志者，心之所之"可以解释为志是精神意指的方向。按朱熹的解释，心当指人的意识；意即意动，即指人意识的指向或欲望的发动；而志则是将意的欲望推向前往的目标（或意向对象）的过程或力量。据考，金文"志"（𡊥），由𡊥（之，前往）和𢖔（心）两个象形词素构成；"志"字从"士"从"心"，也提示"志"有坚定执行心之意向的语义。如明代字书《正字通》上所说："心之所注为志。"清代《康熙字典》上也说："志者，心之所之也。""意"既然是一种有指向性的愿望，所以也可能出现"精神不专，志意不理"（《素问·征四失论篇》）、"志意恍乱"（《灵枢·本神》）和"志意乱"（《灵枢·大惑论》）等心理问题，甚至还可能导致人类独有的好色之病，如"思想无穷，所愿不得，意淫于外，入房太甚，宗筋弛纵，发为筋痿，及为白淫"（《素问·痿论篇》）。志意都是内心的意向性活动，只能从其言语来进行了解。

二、志意与情绪的关系

中西医关于情绪的理论同中有异，异中有同。其一，关于情绪的种类、情态的区分及其命名的概念，中西医并无太大的区别。中西医都认为，情绪为天赋的本性。如《礼记·礼运》中说："何谓人情？喜怒哀惧爱恶欲七者，弗学而能。"古时，"情"与"性"两字常常互用通假，认为情就是人性的表现。如《荀子·正名》说："性之好恶喜怒哀乐谓之情。"朱熹说："性者，心之理；情者，性之动也；心者，性情之主也。"（《元亨利贞说》）其二，与西方心理学将情绪分为积极的和消极的两类相似，中国古人将性情分为阴阳两极，如汉代董仲舒说："身之有性情也，若夫天地之有阴阳也。"王充也说："善者，是见其阳也；谓恶者，是见其阴也。"[①]

三、情绪与藏腑的关系

在传统中医学中，情志也被当作远比认知更为原始的一种此在现身世界的基本展开方式，不仅被认为是人之为人存在的基本特征，甚至是嵌入躯体组织脏器的一种先天结构。如在《素问·阴阳应象大论篇》中，就建构了一种五藏与情志相对应的解释模型，规定："在藏为肝，……在志为怒，怒伤肝。……在藏为心，在志为喜，喜伤心。……在藏为脾，……在志为思，思伤脾。……在藏为肺，……在志为忧，忧伤肺。……在藏为肾，……在志为恐，恐伤肾。"这种将内脏与情绪类别相联系的假设在西医看来是不可思议和无法接受的，因为情绪一直被认定为源自情绪脑的心理活动，很难想象与纯生物性的内脏有关。然而，自从 20 世纪现代医学有关脑—肠轴（brain-gut axis）的研究兴起以来，中西医原先不可通约的情绪理论似乎峰回路转，有了可以

---

①　余书麟. 中国儒家心理思想史［M］. 台北：心理出版社，1995：77.

对话的一些共同认识。研究发现，人类大肠内约有100万亿个微生物组成的肠道菌群的代谢物可通过G蛋白偶联受体影响中枢神经传导物质（5-羟色胺、多巴胺等）的合成，这些激素的95%在肠道里合成，并可作用于大脑中的快乐中枢，引起愉悦。研究还发现肠道为1亿多个神经细胞所包围，被称为肠神经系统（enteric nervous system，ENS），而且在脑肠之间具有传入和传出双重功能的相互联系。临床观察也表明，失眠、帕金森综合征、老年痴呆、糖尿病都与脑—肠轴功能有关。虽然中医早说过"思伤脾""胃不和则卧不安"（《素问·逆调论篇》），但其生理病理机制却一直未得到合理的解释，脑—肠轴的研究可能为此释谜带来一线希望。中西医在情绪与藏腑生理相关性这一领域搭起的相互对话和理解的平台，在哲学上带来的意义是有望为解构传统哲学在心身关系问题上长期陷于二元分割的认识窘境提供新的冲击。

四、志作为情绪属概念的意义

《素问·阴阳应象大论篇》中说："在志为怒……在志为喜……在志为思……在志为忧……在志为恐。"中医将"志"作为一个将"喜、怒、忧、思、恐"归类在一起的上位概念或属概念，这是西方心理学所没有的特点。那么，进一步要追问的问题是：为何中医学要将"情绪"归类在"志"这个概念之下呢？或者说"意""志"与"情"的关系究竟如何？这是一个与此在意向性有关的问题。《孟子·公孙丑上》中说："夫志，气之帅也；气，体之充也。夫志至焉，气次焉；故曰：'持其志，无暴其气。'"可见古人认为，志不仅可以影响生理之气，也可以左右人的情绪之气，如俗语所说"某人生气了"，在这里所说的"气"就是指某种消极的情绪。金元时期的中医家刘完素在《素问玄机原病式》中说："五脏之志者，怒、喜、悲、思、恐也，若五志过极则劳，劳则伤五脏，凡五志所伤皆热甚也。"这就是说，中医认为情绪失调其实源于"五志过极"，而这种"过极"正是志意过于专注于某人某事所致。明代张景岳在《类经·情志九气》中说："世有所谓七情者，即本经之五志也。"经过历代医家的不断诠释和应用，"性情""五志""七情"等相关概念发生了融合变化，"情志"作为一个新词成为中医学理论的一个专属术语，而"志意"的重要作用反而被逐渐淡忘，这一淡忘恰好是现代中医学理论发展中的一种不可忽视的失误。

现在我们需要进一步追问的是：从世界心理学发展的视野来看，中医心理学的"志意"概念和五志学说在现代还有其学术价值和临床意义吗？回答是肯定的。中医学不仅正确地认识到情绪产生的生物性，而且认识到情绪的发动还与此在的意向性活动有关。如《荀子·正名》说："情然而心为之择，谓之虑。"《乐记》说："人生而静，天之性也。感物而动，性之欲也。"在古人看来，产生情的基础尽管是天赋生理的，但发动之念和情绪的指向却是属于"志意"的。"志者，心之所之也。之，犹向也。""心向所喜所怒之人，志也。"[①] 古人还认为："若意与心作比较，心大意小，心

---

① 余书麟. 中国儒家心理思想史［M］. 台北：心理出版社，1995：766.

以全体言，就意全体以上，一念发起处言。""意为心之动，思量运用之义也。对情性之动，则意为心之发。"① 可见，古人认为，志意对情绪的发动、维持和对象选择具有决定性作用。事实上，七情六欲过极的病变都是"志意乱"的结果，由此看来，传统中医学将人之七情归在"志"的属概念之下是有深意的。

将中医学志意和情志的观点与布伦塔诺意动心理学和海德格尔存在主义现象学关于情绪的观点进行跨文化比较，不难发现，东西方哲人的看法具有非常一致的趋同性。布伦塔诺认为，心理的本质是意识的活动，即意动。只有意动才是心理现象，也是心理学真正的研究对象，而心理内容则应该是物理学的研究对象。他认为意动的心理现象具有内在对象性的特点，这就是说，意动不能离开认识和体验的客体和内容而独立存在，意动总是指向或包含一定的认识对象在内。基于意识的意向性，胡塞尔将其发展为现象学的还原分析方法。他认为，一切意识活动都具有意识指向性这个特征。由此看来，中医学将人的各种情绪置于"志意"范畴之下的思想也是非常合理的。也就是说，"性外别无情存在"②。人的所有情绪都是意指某人或某事的。有趣的是，中医和现代认知心理学竟然都认为意指下的情绪是可以通过眼动或眼的状况来推断的。如中医说："目者，心使也；心者，神之舍也"（《灵枢·大惑论》）；"夫心者，五脏之专精也；目者，其窍也；华色者，其荣也。是以人有德也，则气和于目；有亡，忧知于色。……志与心精共凑于目也"（《素问·解精微论篇》）；"观其色，察其目，知其散复；一其形，听其动静，知其邪正"（《灵枢·九针十二原》）；"目赤心热"（《素问·六元正纪大论篇》）。中医还有如下的思考："请问人哭泣而泪不出者，若出而少，涕不从之，何也？"答曰："夫泣不出者，哭不悲也。不泣者，神不慈也。神不慈则志不悲，阴阳相持，泣安能独来？夫志悲者惋，惋则冲阴，冲阴则志去目，志去则神不守精，精神去目，涕泣出也。"（《素问·解精微论篇》）虽然理论解释未必科学，但古代中医能将眼运动及其伴随的其他状况作为推断志意、道德与情绪的窗口实属难得。

海德格尔曾批评西方哲学家和心理学家大多只是将情绪看作是感性的和妨碍理性的东西，并没有揭开情绪此在本身的结构，也没有正确理解情绪在此在中的意义，以致情绪仍旧是人这个此在结构中没有被揭示的晦暗不明的一种现象。海德格尔认为如果将人们常说的"情绪"一词改称为"情态"也许更为合适，他认为，不应该将情绪看成是认识过程的伴随物，就像下冰雹伴随雷电一样。"毋宁说，现身情态就是此在之存在的一种基本样式，就是此在的之中—在。"③ 这就是说，现身情态蕴含的是人这个此在一生操心操劳的一种开觉状况。事实上，人在日常生活中的所有认识和行为都是带有某种情绪的，情绪具有对人体验世界和融身于世界之中起着构成作用的特性。对现身情态也只应当在与此在本身的基本行止之联系中获得理解。这就是说，情绪与思在此在之中不仅可以并列为一系列的状态，而且还具有先有的地位。他说："现身情态乃是先有的东西，它是一种与展开状况相并存的同等原初的特性，并与展开状况一同

---

①②　余书麟. 中国儒家心理思想史［M］. 台北：心理出版社，1995：764，758.
③　海德格尔. 时间概念史导论［M］. 欧东明，译. 北京：商务印书馆，2009：354.

构成着我们称之为开觉状态的现象。"① 对《黄帝内经》进行词频分析,"怒"字出现92次,"喜"字出现74次,"恐"字出现68次,"悲"字出现47次,"思"字仅仅出现27次,可见,相对而言,传统中医心理学更为重视情志问题的观察。中医并没有将思(认识)作为可以指挥情志的东西,而是将"喜怒悲恐"与"思"相提并论,将情志与思都视为同样的致病内因,如《素问·举痛论篇》说:"余知百病生于气也。怒则气上,喜则气缓,悲则气消,恐则气下,寒则气收,炅则气泄,惊则气乱,劳则气耗,思则气结。""思"不能解释为"忧",忧是思"纠结"的结果,正如中医没有将"喜怒悲恐"看成病因,只是将过度的大喜、大怒、大悲和大恐才视为病因一样。

中医将情绪置于"志意"之下的理论至今仍具有重要的临床意义。其一,有助于提醒医者要非常注重对患者志意状况的观察,如"凡治病必察其下,适其脉候,观其志意与其病能"(《素问·五藏别论篇》);以及考虑志意因素对病情归转的影响,如"精神不进,志意不治,故病不可愈"(《素问·汤液醪醴论篇》)。其二,有助于积极调动患者的志意,促进其主动参与康复的过程,如《素问·标本病传论篇》中说:"谨察间甚,以意调之,间者并行,甚者独行。"其三,提出的志意调节目标,有助于建立相应的心理治疗评价标准,如:中医提出"专意一神"(《灵枢·终始》);"使志无怒""使志安宁"和"使志若伏若匿"(《素问·四气调神大论篇》);等等。其四,提出通过志意促进少病长寿的养生方法,如《素问·上古天真论篇》中说:"志闲而少欲,心安而不惧,形劳而不倦,气从以顺,各从其欲,皆得所愿。"也就是说只有做到"志闲",即志意"不执着"和"无所住"时,才能实现"视而不见"和"听而不闻"的少欲、心安而不惧、形劳而不倦,气从以顺,各从其欲,皆得所愿的目标。

综上所述,传统中医心理学的"志意"与"情志"概念至今仍具有积极的世界性的学术价值和临床实际意义,复兴中医心理学的这些原创的核心概念在中医学基本理论中的地位,倡导在临床中积极发挥志意对于情绪调节和促进身体健康的作用将是一项十分有意义的工作。

第三节 此在的情态

自我标榜客观的西方科学总是试图尽量将各种情绪因素从科学研究中排除出去,其实这未必不是一厢情愿。培根早就提出过这样的警告:"人的理智并不是干燥的光,而是有意志和感情灌输在里面的,由此便产生了可以称为'任意的科学'的科

---

① 海德格尔. 时间概念史导论 [M]. 欧东明,译. 北京:商务印书馆,2009:356.

学。……总之，情感以无数的，而且有时是觉察不到的方式来渲染和感染人的理智。"① 海德格尔批评自亚里士多德以来，西方关于情绪的哲学阐释几乎不曾有过任何值得称道的进步，反而将情绪和情感降格为与表象和意志并列的一种心理现象。在海德格尔的存在论研究中，情绪的地位从以往只是在心理学和医学中讨论的现象提升到哲学的高度加以关注。他认为："情绪袭来。它既不是从'外'也不是从'内'到来的，而是作为在世的方式从这个在世本身中升起来的。……现身的有情绪从存在论上组建着此在的世界的敞开状态。"② 这就是说，从存在主义来看，情绪或有情绪并不是一种无足轻重的和游离变动不居的东西，反而"相对于情绪的源始开展来说，认识的各种开展之可能性都太短浅了"③。情态就是"有心情地"看世界的一种开觉状况，因此，它是此在在一世界一中一存在的基本结构。情绪不仅将此在带到当下的此时此地现身，而且将此在本身向世界敞开了。如果说现象学追求"让此在自己解释自己"，那么，情绪就是此在自己对自己在世存在的展开和解释，而"现身情态是'此'之在活动于其中的生存论结构之一"④。

有些哲学争论问题也许可以借助科学的发现来加以澄清、辨别和裁决，例如关于情绪脑（又称边缘系统）的研究可以告诉哲学家，这个靠近脑干和衔接左右半脑的胼胝体附近的较原始的大脑区域，就像是筛选所有感官信息的"滤波器"，识别其快乐、悲伤、恐惧、愉悦等情绪信息，并将这些分类标记的信息传递给大脑各区域相应皮质，再传递给杏仁核，对分析后的信息做出相应的内脏和行为反应，如果识别的信息意味着对个体生命安全的严重威胁，这些信息会跳过皮层理性的分析而直达杏仁核。从情绪的神经学的角度来看，情绪系统可以产生本能性的运动输出，调节感觉输入，能在情绪刺激消失后继续维持情绪唤醒，情绪反应既接收认知调节，也调节和引导认知活动。可见，情绪脑在人的认知、决策和本能反应过程中都具有举足轻重的发言权，各种不同的情态就是人这个此在展开的不同样式，而不是此在与生存无关紧要的一种副产品。

研究以下几种情态将有助于我们认识情态在人的生存方式，及其对健康长寿的追求、病患行为方面的深刻影响，或者说是一并卷入此在存在中的基本结构，而不仅仅只是一种外部的影响。

一、向死而生的畏

《说文解字》对"畏"字的解释是："畏，恶也。从由，虎省。鬼头而虎爪，可畏也。"畏是指对鬼头虎爪这种陌生怪物所产生的害怕情绪。"怕"是一个形声词，在

---

① 培根. 新工具［M］//北京大学哲学系外国哲学史教研室. 十六—十八世纪西欧各国哲学. 北京：商务印书馆，1958：17 – 18.

②③④ 海德格尔. 存在与时间［M］. 陈嘉映，王庆节，译. 北京：生活·读书·新知三联书店，2012：160，157，166.

《说文解字》中的解释是："怕，无伪也。从心、白声。"是指个体对预感或面对的某种具有威胁性质的东西，心中一片空白而又无能为力逃避的一种恐惧的感觉。"畏"和"怕"的字形义道出了它们都是一种本能性的不可自制的潜意识反应。

海德格尔认为，怕有许多现身的变式，例如当具有威胁性质的东西一旦突然闯入在世，怕就变成"惊吓"；如果这种威吓之物具有某种全然不熟悉的性质，怕就变成了"恐怖"；如果威胁之物既以恐怖性来照面，同时又具有惊吓的突然性，怕就变成了"惊骇"。除此之外，怕还有胆怯、羞怯、慌乱、尴尬等许多现身衍变的可能性。

海德格尔认为，畏和怕是有亲缘关系但有区别的两个概念。具体而言，"怕总是一个世内的、从一定场所来的、在近处临近的、有害的存在者。这种存在者也可能不出现"。相比而言，"畏之所畏是完全不确定的。这种不确定不仅在于实际上不曾确定是何种世内存在者在进行威胁，而且等于说世内存在者根本是不'相干'的。凡是在世界之内上手在手的东西，没有一样充任得了畏之所畏者。"由此看来，畏的特征就是："威胁者乃在无何有之乡。畏'不知'其所畏者是什么。""无何有之乡"并不意味着无，相反，它不仅已经在此，而且还如此逼近，使人感到窒息。那么，畏之所畏究竟是什么？海德格尔的解答就是："畏之所畏者就是在世本身。"或者说："畏之所畏就是世界本身。"①

在存在论意义上，畏与害怕、恐惧属于一组语义相近的词汇。在《黄帝内经》中，畏及其语义相近的许多概念出现的词频较高，说明中医已经认识到畏是人生存在世的一种基本情态。对相关字词进行检索，显示"惊"的词频为 69 次，"恐"的词频为 67 次，"畏"的词频为 22 次，"怯"的词频为 16 次，"惧"的词频为 15 次。由于这些字语义的近缘关系，所以在汉语中常被连用，如"恐惧""畏恐""恐畏"(《灵枢·淫邪发梦》)等。如果认为死亡是一个最令人畏惧、害怕的事件，那么"死"的词频高达 492 次。事实上，围绕"死"的畏之情态是中医高度关注的一个核心问题。海德格尔认为，怕的所有变式都是自己现身的可能性，它们都指明："此在作为在世是'会惧怕的'。"②虽然凡生物都有生有死，但只有人才对生死的存在进行反思和心存害怕。海德格尔将畏当作在存在论上意味深长的基本现身情态首先加以关注，这是因为正是这种情态成为人类不断发展经济、科技和文化，以克服这种死之畏的内在动力。

海德格尔建议，应该从"怕之何所怕"(怕什么)、"害怕"(怕的各种变式)和"怕之何所以怕"(为什么怕)三个方面来考察"怕"这种现身情态的结构。③他认为，"怕是现身的样式"，"怕主要以褫夺方式开展此在"。④正是这种来自动物生命本能的怕以依法剥夺的方式铺垫了此在生存目的与追求的基本格局。人每度过一个昼夜，期望寿命就减少了一天，正是这种心知肚明的无可避免的死亡的逐渐迫近使人内心深处感到害怕、焦虑和抑郁。他认为："在死之前畏，就是在最本己的、无所关联的和不可逾越的能在'之前'畏。这样一种畏之所畏者就是在世本身。畏所为而畏者则完完

————————

①②③④ 海德格尔. 存在与时间 [M]. 陈嘉映，王庆节，译. 北京：生活·读书·新知三联书店，2012：215-217，166，163，165.

全全是此在的能在。不可把畏死与对亡故的怕搅在一起。畏死不是个别人的一种随便和偶然的'软弱'情绪，而是此在的基本现身情态，它展开了此在作为被抛向其终结的存在而生存的情况。"①

将畏视为此在最本己的存在具有什么意义？畏为何会成为此在在世的最基本的现身情态？它对于中医理论建构的解释带来怎样的影响？人是唯一能够自觉意识到不能免于死亡的特殊存在者，死亡的观念和对待死亡的态度不仅是人之为人的一个特性，对死亡之畏或怕也是人自我意识中最终的和最深层的情结。如果说此在在一世界一中一存在有任意多的可能性，但死亡却是唯一不用怀疑的可能性，那么畏的情态就是将这种对此在具有威胁性质的可能性展开出来。正如海德格尔所说的那样："畏把此在抛回此在所为而畏者处去，即抛回此在的本真的能在世那儿去。畏使此在个别化为其最本己的在世的存在。"② 在狄尔泰生命存在论哲学中，认为："从生到死，这一关联最深刻而普遍地规定了我们此在的感受，这是因为那由死而来的生存的界限，对于我们对生的领会和评价，总是具有决定性的意义。"③ 海德格尔认为："死亡的生存论阐释先于一切生物学和生命存在论。而且它也才奠定了一切对死亡的传记—历史研究的—人种—心理研究的基石。"④

对于中医学来说，基于对畏在存在论意义上作用的理解，充分利用了畏在此在存在上的原始性作用，并将由死而观生当作一种规劝和促进世人健康行为的重要力量。死亡的观念及其对死敬畏的态度不仅是医学道德、价值观念、伦理准则形成的一个重要基础，而且也深刻地影响着世人的求医和养生保健的动机和行为，左右着医学理论建构和技术发明应用的取向，以及医护人员的医疗行为。由于受整个文化背景的影响，中西医对死亡本质的看法、对待死亡的态度，以及死后世界的观念都显出各自不同的文化特点。

对于人来说，什么是死亡？如何看清任何人都不能逃避的这种可能性是人类生存论中一个头等重要的严肃话题。然而这种思考源于生活中的常见现象，如明代学者李渔所说："日日死亡相告，谓先我而生者死矣，后我而生者亦死矣，与我同庚比算、互称兄弟者又死矣。噫，死是何物？"（《闲情偶寄》）然而，世人虽然不断看见或听闻他人死去，却不愿意谈论这个话题，患者更是忌讳这个字眼，好像死与己无关，或者当成遥远不可及的事。海德格尔认为，世人对死的这种回避态度也正是导致此在存在晦暗不清的一个重要原因。死亡的生存论分析应先于一切生物学、心理学和神学的存在论。

死，意味着什么？海德格尔的回答是：死不是一个事件，而是一种必须从生存论上领会的现象。《灵枢·天年》中也很早就提出了这样的生存论问题。黄帝问："（人）何失而死，何得而生？"岐伯答："失神者死，得神者生也。"黄帝又进一步追问："何者为神？"岐伯曰："血气已和，营卫已通，五藏已成，神气舍心，魂魄毕具，乃成为

①②③④　海德格尔. 存在与时间［M］. 陈嘉映、王庆节，译. 北京：生活·读书·新知三联书店，2012：288－289，217，286，284.

人。"从这种观点来看，神是人之为人的充要条件，得神与失神是人存在与不存在的分界线。"藏败神去，故必死。"（王冰注《素问·阴阳别论篇》）中医关于死亡的划界标准与整个中国传统文化的生命观是一致的。如《史记·太史公自序》中所说："凡人所生者，神也；所托者，形也。……形神离则死。死者不可复生，离者不可复反，……由是观之，神者，生之本也；形者，生之具也。"王充《论衡·论死》："人殁不悟，则死矣。"清代医家王清任《医林改错·脑髓说》说："脑髓中一时无气，不但无灵机，必死一时；一刻无气，必死一刻。"如果将古人所说的"气"解释为脑机能的话，那么，古代中国与现代西方认定的脑死亡标准的领会是基本相同的。孔子认为在"心死"与"身亡"之间，心死才是最悲哀的。《庄子·田子方》所谓"夫哀莫大于心死，而人死亦次之"。可见，中国文化中的死亡标准更加重视人的精神和社会特征的丧失与否。从中国传统文化对死及其心身关系的领会可见，如果把人死亡标准的讨论仅仅限于心跳、呼吸和脑电波之类生物特征的层次上，那么无异于将人的此在本质降解为了动物！而且随着医学技术的发展，医学完全有可能把维持生物生命的能力向前再一次大步推进和提高，如果是这样的话，有关死亡标准的讨论就如物质的无限可分问题一样没有止境。对人死亡标准的界定如果不与人之为人的本质理解联系在一起，那么，这就将降格成一个没有伦理和社会意义的生物学问题！

死，其实不是突然降临此在的，而是内在于此在的一种结构，"死是一种此在刚一存在就承担起来的去存在的方式"①。就基因和生物机体代谢而言，生与死是生命生存发展的必然结果；就人之为人的精神而论，失神和失去自我的沉沦几乎每天都让此在在日常操劳中死去。在生命存在论意义上，而不是在生物学意义上，海德格尔将死亡解释为"向终结存在"，而不是此在的存在到头的亡结。所谓"向终结存在"是指"终结悬临于此在"②。从生存论上来看，死有三个最本质的特征：死是每个人从一出生就要由自己承担的，最为本己的存在；死是此在之不可能的可能性，是不可逾越的；死是任何人也不可替代，与他人无关的。因此，海德格尔总结道："死亡绽露为最本己的、无所关联的、不可逾越的可能性。作为这种可能性，死亡是一种与众不同的悬临。"③ 死亡就是每个人都心知肚明的"站在那里"的此在之不可能的可能性，这便是"悬临"（德语：Bevorstand）的含义。④ 正是此在对生存的领会，此在终生保持着一种不可消除的畏以及为了掩饰和逃避这种畏而被抛入非本真的沉沦。

二、日常情态的烦

通过回到原始的意识现象，描述和分析观念的构成过程，以此获得有关观念的真实意义的明证是现象学方法的主要追求。烦就是海德格尔现象学存在主义哲学最为关注的此在的基本情态。检索《黄帝内经》，可以发现"烦"一字共出现71次，经内容

---

①②③④　海德格尔. 存在与时间 [M]. 陈嘉映，王庆节，译. 北京：生活·读书·新知三联书店，2012：282，287，288，287.

分析可以确认"烦"是一个长期被忽略的中医学的基本概念。烦与焦虑相近，但内涵与外延并不相同，烦不仅是可以被世人广泛意识到的一种主观体验，也是日常用语中出现的一个高频词汇。对中医之烦概念的内涵和外延及其相关命题进行分析，并与海德格尔现象学存在主义哲学所阐述的"烦"之学说进行跨文化比较，可以发现烦也是此在在一日常生活一中一存在的一种基本情态。

现象学注重人的意向结构的还原分析，且提倡先从研究意识经验之前更基本的感知觉结构开始，也就是说要知晓科学的概念和逻辑就必须先回到前科学和前逻辑的根那里，即从一此在（da-sein）或生活世界的本体结构中去寻觅。

（一）烦的躯体化表现

基于现象学认为知觉世界是一切意义的源泉的理论，可以认为汉字的字形义为后人考究概念原创者的知觉与观念的形成提供了一块活化石。"烦"一词在汉语中有多种不同的词性。当形容词使用时，修饰事物名词或代词的特征。烦字的偏旁为火，既是声旁也是形旁，表示烧烤；烦，篆文 𤏻 = 火（火，烧烤）+ 頁（页，头），《说文解字》中说："烦，蒸头痛也。"可见，烦最初是指因为思虑过度或纠结理不出头绪，而又无法摆脱头脑发热的一种身心状况。"烦"可通"繁"字，指事情多或细到烦琐生厌，如"世浊则礼烦"（《吕氏春秋》）。当动词使用时，烦用来表示一种额外的操心或操劳的状态。如《广雅》中说："烦，劳也；扰也。"

烦在中医学中的含义主要是指一种情态的躯体化表现。当"烦"一词在《黄帝内经》中被引申为中医学的一个术语时，主要是用来描述有多种细微差别的心身症状，如按词频高低排列，在《黄帝内经》中与"烦"有关的前三位词汇"烦心"出现24次，"烦满"出现9次，"烦冤"出现8次。列举如下：①"烦心"，指一种叙说不清或难讲出口的苦恼，如"夫痤疽之痛也，非刺骨髓，则烦心不可支也"（《韩非子·外储说右上》）。烦心还总是与心悸、胸口憋闷的感觉相关联，如"民病身热烦心，躁悸"（《素问·气交变大论篇》）、"烦心胸满"（《灵枢·经脉》）等。②"烦冤"，指一种委屈、愤懑而不能言的心情。如"蹇蹇之烦冤兮，陷滞而不发"（《楚辞·九章·思美人》）；"肝虚、肾虚、脾虚，皆令人体重烦冤"（《素问·示从容论篇》）；"尝有病喑者，为人所苦，烦冤无以自言"（沈括《梦溪笔谈·权智》）。③"烦满"，如"烦满而囊缩"（《素问·热论篇》）、"烦满喘而呕"（《素问·痹论篇》）。隋朝巢元方在《诸病源候论》第三十九卷还单列出"烦满候"，可见这一证候在当时之多见，他还给烦满首次下了一个医学的定义："烦满者，心烦，胸间气满急也。"④"烦悗"，指心思矛盾纠结，不知所措，如："阴脱故烦悗"（《灵枢·血络论》）、"舌纵涎下，烦悗"（《灵枢·寒热病》）。所谓"悗"，"清浊相干，乱于胸中，是谓大悗"（《灵枢·五乱》）。⑤"烦躁"或"躁烦"，如"心热烦躁""呕逆躁烦"（《素问·至真要大论篇》），指人的言谈举止急而不宁，如《易·系辞下》中有"躁人之辞多"一语。但烦与躁有细微差别，明代医家陶华在《伤寒六书》中对此做过辨析："烦为扰乱，而躁为愤怒，躁为先烦而渐至躁也。"可见，从烦到躁是一个渐变的过程。⑥"烦闷"，指讨厌忧郁，心情不畅。如"烦闷善呕"（《素问·刺热篇》）；等等。⑦"烦热"，如"民病胸中烦热"（《素问·至真要大论篇》），中医多指内心如焚，伴两手两足心发热、心胸闷热、血热或里热的五心烦热之证。⑧"烦劳"，指身心劳累，如"阳气者，烦劳则张，精绝"（《素问·生气通天论篇》）。由上可见，烦，是一种人人可以体验到的常见的心理现象，因为烦大多伴有一些躯体化症状，因此，烦也可以认为是一种生理心理现象。

烦有时也可以成为一种疾病诱因，如《左传·昭公元年》中说："至于烦乃止也已，无以生疾。"说明烦与疾病发生的前后因果关系。以下命题中，烦似乎都是其他症候出现的逻辑前提（p→q），烦甚至可能带来多种多样的躯体形式障碍，如"烦躁鼽嚏"（《素问·至真要大论篇》）；"烦心，胸中热，甚则鼽衄，病本于肺"（《素问·至真要大论篇》）；"烦心头痛"（《灵枢·厥病》）；"烦心心痛"（《素问·至真要大论篇》）；"烦劳则张，精绝，辟积于夏，使人煎厥"（《素问·生气通天论篇》）；"烦满喘而呕""烦则心下鼓"（《素问·痹论篇》）；"心烦悗善怒"（《素问·调经论篇》）；"烦而不能食"（《灵枢·癫狂》）；等等。

产生烦的机理有多种，中医认为，从根本上看，烦是阴阳气血不平衡所致，即"阴气少而阳气胜，故热而烦满也"（《素问·逆调论篇》）；"热甚生烦"（《素问·刺腰痛篇》）。具体而言，"气逆"可以导致烦闷，"其病气逆则烦闷"（《灵枢·经脉》）；藏腑不和也令人烦难眠，如"夫心胀者，烦心短气，卧不安"（《灵枢·胀论》）；"脾胀者，善哕，四支烦悗，体重不能胜衣，卧不安"（《灵枢·胀论》）。慢性疾病绵延不愈也肯定令人心烦，如"久不愈，令人病烦心"（《难经·第五十六难》）等。

检索中医古文献不难发现，除《黄帝内经》之外，在战国时的《难经》、东汉张仲景的《伤寒论》和《金匮要略》、唐代孙思邈的《千金方》、金代刘完素的《河间六书》、元代李杲的《东垣十书》、明代戴元礼的《证治要诀》、清代喻昌的《医门法律》等国医大师的著作中，"烦"这个术语一直被持续使用，可见，烦一直是被中医医家认可并实际应用的一个重要概念。不仅如此，烦甚至还被元代巢元方和清代陈梦雷等医家列为一种单独的证候门类，即"烦躁门"，这应该是世界上最早对人的这一心理现象的划分。

（二）烦的意义

一般而言，用更准确的术语来表述人对疾病和症状感受的细微差别，并且将其固定为一个独有的专门术语，通常被认为是评价临床医学认识水平高低的一个重要标志。通过跨文化比较可以发现，中医之烦的概念并不只是作为一个独特的症状学术语这样简单，而是已经形成了一组相关的术语词族和相应的理论。与现代精神病学相近但不相同的"焦虑"一词相比，中医之烦的概念及其相关理论有许多特殊的哲学和临床意义。

其一，在中医看来，烦无处不在，无时不有，是人在日常生活中操心操劳的一种平常而又独有的情态，而焦虑则总是带有病态或反常的、急性的或慢性发作的性质。

烦的产生通常与个体存在中的某事某人等际遇相关，而神经性焦虑的对象和情境总是令人费解或莫名其妙的。在海德格尔看来，人在世界此在中的烦（sorge）其实就是人的日常的存在状态。"烦"包括"烦忙"（Besorgen）和"烦神"（Fürsorgen），或可通俗地翻译为汉语的"操劳"和"操心"。他认为，人的独特性就在于人能对世界上其他人和事物进行定向关注或牵挂，因此，人在日常生活中几乎不可能摆脱对各种各样的人和事的操心和操劳。而且，个人总是赋予了操行和操劳以某种意义，正因为个体对这种意义的理解和接受的差异，烦可以被人平淡接受或极力抗拒，或因为烦的意义获得新的解释，烦即刻被消解。宋代医家许叔微在《普济本事方·卷第一》中记述了一个与烦之意义解释有关的医案。有一位患者自觉每卧则魂魄飞扬，惊悸多魇，更数医而不效。后来，许大夫应用中医心理学理论为患者的梦魇所蕴含的意义做了全新的解释，患者认为，许大夫的解释前所未闻，虽未服药，已觉沉疴去矣。可见，烦总是与某种意义解释相联系的情态，所以，并不在于人是否烦或有多烦，而在于当事人对烦意义的理解，这也许正是中医名言"医者意也"的真谛。一个良好的解释有助于减轻患者对疾病的恐惧，这绝不是一件可有可无的小事。

　　其二，中医认为，烦总是与某事、某人或某种躯体不适的意向性相联系，或者说，烦是一种意向体验。"意向性是现象学的基本课题。"① 胡塞尔曾预言，从系统地研究意向体验的各种可能变化的典型形态出发，进而达到对心灵生活的总类型的认识将是心理学面临的一项普遍任务。② 可见，研究烦的意向性具有特别的心理哲学意义。现象学认为，人的每一个意识行为和拥有的每一种经验都是意向性的，烦亦如此，这与无明确对象的或与不必紧张的情境相联系的焦虑不同。虽然烦和焦虑都可与某种躯体不适感相联系，但烦在中医学里被细化为更具体化的有差异的情态，并且可被表达为不同的术语词汇，而焦虑除了加上急性和慢性的定语之外，则呈现为一种笼统概括的表达。中医认为烦可以通过望闻问切进行辨识，但焦虑测评则大多需要依赖自我报告。意向性包括意向行为（intentio）与意向对象（intentum）两个方面的结合③，而中医正是从烦的意向对象和意向行为两个方面进行烦的辨证。从寒热的自我感知可报告，"烦者，热也"。从脉象来推断，"数则烦心"（《素问·脉要精微论篇》）、"数则热烦"；医家可从脉象分出"大烦"和"微烦"（金代成无己《注解伤寒论》）；烦还可以表现在脸色上，如"烦心颜青"（《素问·刺热篇》）。烦也可能表现为沉默静寂的情态，如"烦心密嘿，俯首静伏"（《灵枢·五乱》）。意向性的测量甚至也可作为测评烦的手段，如《灵枢·大惑论》中说："目者，心使也；心者，神之舍也。"现代认知心理学认为，眼动轨迹和注视时间的确可以成为判别心神意向性的重要指标。与西方心理学只能测出焦虑的高低程度相比，中医之烦的测评更具有指导临床的实用价值。目前，心理学界关于焦虑的测评研究似乎停滞不前，而关于烦的测评研究方兴未艾也说明了这种研究趋势。

---

①② 海德格尔. 时间概念史导论［M］. 欧东明，译. 北京：商务印书馆，2009：185，189.
③ 胡塞尔. 现象学的方法［M］. 倪梁康，译. 上海：上海译文出版社，2005：181.

其三，在中医学的理论体系中，从来就没有身心分开的藏腑和神志概念，认为："肝……在志为怒，怒伤肝；心……在志为喜，喜伤心；脾……在志为思，思伤脾；肺……在志为忧，忧伤肺；肾……在志为恐，恐伤肾。"（《素问·阴阳应象大论篇》）因此，中医认为："心者，五藏六腑之主也；心动则五藏六腑皆摇"（《灵枢·口问》）。无论何种疾病，"精神不进，志意不治，故病不可愈"（《素问·汤液醪醴论篇》）。中医明智地认识到烦总是与意向性和意识的对象相联系的，因此，只要当患者因为某种诱因而将自己的意识指向自身的任何一个器官时都可能转化为各种躯体形式障碍。事实上，国内多地综合性医院的调查资料显示，表现为躯体化形式障碍的心身疾病是最容易被误诊和滥用药物过度治疗的病种。许多人宁愿相信自己的疾病是生物因素所致，也不愿意承认意志和情态因素在发病和疾病归转中的重要作用。在传统中医看来，烦几乎就是一个遍及所有疾病的情态，凡治人病都必须兼顾处置身心之烦两个方面，这应成为一个治则，而不是说只有心理疾病才需要心理治疗。

其四，中医之烦理论的另一种实践意义是提出了如何通过减少人之烦的修养方法促进健康长寿的思想和技术。"恬淡虚无，真气从之，精神内守，……志闲而少欲，心安而不惧。"（《素问·上古天真论篇》）可以看作中医提倡的治烦总则。为此，中医家还发明了多种精神内守静坐的修炼方法。烦只是人的一种存在状况，与心安并不是不可通约的，如六祖慧能所言："烦恼即菩提"，"前念着境即烦恼，后念离境即菩提"。其实，所谓"着境"或"离境"不过就是牵挂之烦而已。

针对各种躯体形式障碍之烦，中医还发明了减少烦之情态的大量的中药方剂。例如，张仲景在《金匮要略》"血痹虚劳病脉证治"篇中介绍了一个与失眠相关"虚烦"的辨证施治方案："虚烦不得眠，酸枣汤主之。"所谓虚烦，宋代医家严用和在《济生方》中解释道："夫虚烦者，心虚烦闷是也。"明代医家楼英在《医学纲目·虚烦》中说："虚烦身不觉热，头目昏疼，口干咽燥不渴，清清不寐，皆虚烦也。"金代刘完素在《河间六书》中也论述了烦导致的失眠治疗方案："懊㥪烦心，反复颠倒不得眠者，烦热怫郁于内，而气不能宣通也。或胸满结痛，或头微汗出虚烦者，栀子汤主之。"据元代医家李杲在《东垣十书》中的解释："仲景以栀子色赤而味苦，入心而治烦；盐豉色黑而味咸，入肾而治躁，名栀子豉汤，乃神药也。"可见，中医治烦之药方源出取类比象的智慧。除此之外，历代中医还发明了治疗"阴虚相火动而烦"的竹叶石膏汤，治疗"心神不安"的朱砂安神丸，治虚劳烦扰的酸枣汤，治大病后虚烦不得眠胆寒之证的温胆汤，治疗不吐不下心烦者的调胃承气汤等大量的治烦中药方剂。

总而言之，中医之烦的理论在当代哲学和临床心理学意义上，仍是一种具有世界性魅力的研究课题。

三、非本真的沉沦与逃避

海德格尔认为，向死存在既然源始地本质地属于此在之存在，那么它必定在日常生活中以非本真的方式展示出来。海德格尔将沉沦看作此在在世日常存在的一种基本方式和存在论生存论上的一种结构。在他的解释中，所谓"沉沦"并不表示任何消极的评价，而是指此在消散于与其他存在者共处在世之中的状况。在这种意义上，日常状况的个体往往是失去了自我的常人，是一种在公众解释中组建起来和闲言中道出自身的常人。此在的个性和自由也因被常人中的他人共同此在所攫夺而变得非本真。①海德格尔认为，闲言与两可就是共同此在的一种诱惑，它可能使得此在在常人中失落，沉溺于无根基的状况。当闻讯"有人死了"，仿佛那是死亡偶然碰上了与我完全无关的常人。海德格尔一针见血地指出："有所掩藏而在死面前闪避，这种情形顽强地统治着日常生活，乃至在共处中'最亲近的人们'恰恰还经常劝'临终者'相信他将逃脱死亡，不久将重返他所操劳的世界的安定的日常生活。这种'操持'帮着他更充分地掩藏他的最本己的、无所关联的存在可能性，想通过这种办法把他带回此在。"②此在沉沦于这种由常人所承担和掩盖的状况中，自信地认为一切都是在"最好的安排中"。所以，此在"沉沦在世对它自己起到引诱作用的同时也起到了安定作用。非本真存在的这种安定却不是把人们诱向寂静无为，而是赶到'畅为'无阻中去。沉沦于世界的存在现在不得宁静。起引诱作用的安定加深了沉沦"③。

海德格尔还将此在沉沦于常人所操劳的"世界"称为在它本身面前的"逃避"，认为此在"在它本身面前'逃避'"，"在沉沦中，此在背离它本身"④。但这种沉沦之背离并不是因为对在世照面的某种东西的害怕，而恰恰是要转回到世内存在者中去而消散于其中。人因为知道终有一死，且不想直面这个让他畏惧的终结，逃避那种旦夕祸福的"悬临"，于是，此在不仅对死亡这件事缄默不语，避而不谈，而且还让自己沉沦于各种操心和世俗的快乐之中。据《素问·上古天真论篇》中的描述，那时候"以酒为浆，以妄为常，醉以入房，以欲竭其精，以耗散其真，不知持满，不时御神，务快其心，逆于生乐，起居无节"已经成为世人沉沦和逃遁的一种常态。海德格尔借"常人"这一概念说明那种信念和行为被"平均化"但并无此人的大众。海德格尔指出，每个人只是谈论别人的死亡，好像死亡与自己无关，死亡远离现在，仿佛那只是很遥远的会偶然碰到的一个事件。其实，这种似乎从不把死亡当作一回事，每日只是沉沦于各种各样的操劳之中的状况恰好投射出世人对此在终极所畏的逃遁。可见，向死存在之畏与操心之间具有一种生存论上的联系，如海德格尔所说："死，就其存在论的可能性着眼，奠基于操心。"⑤"此在首先与通常以在死亡之前逃避的方式掩蔽最本己的向死存在。只要此在生存着，它就实际上死着，但首先与通常是以沉沦的方式死着。"⑥事实证明，任何沉沦的逃遁只会让此在死得更早更快。正是在生存论领会的意义上，《黄帝内经》很早就指出了这种沉沦逃避的结果将使得世人只能活到期望寿命的一半。中医认为，沉沦的后果就是此在失去存在发展的许多可能的"时机"，《黄帝内经》中有关"失"的词频为140次，例如"与道相失""失常则天地四塞""失时反候""失其机""形气相失，谓之难治""不失四时""真气已失""失志者死""过

---

①②③④⑤⑥　海德格尔. 存在与时间［M］. 陈嘉映，王庆节，译. 北京：生活·读书·新知三联书店，2012：204，291，206，214－215，289，289.

之则失时也"等。可以认为，中医学对此在"失去"某种有关预防、治疗、康复、长寿健康时机的关注远远多于西医。

其实，沉沦也是一种操心，只不过是此在一种逃离畏的非本真的操心，而且这种操心往往还是此在的苦心经营，古人曰："祸福无不自己求之者。"（《孟子·公孙丑上》）"天作孽，犹可违；自作孽，不可活。"（《尚书·太甲中》）说明古人已经领会到此在的祸福是可以自主选择的，这是此在的能动性，是人自己的选择决定了此在向终结存在的时间。沉沦与逃遁使此在迷失了本真的自我，变成了无家可归的被抛弃的存在。

四、敬畏、禁忌与避免

从生存论来看，源自此在存在的畏不仅推动了人类医学的产生，而且是日常生活与医疗行为中许多禁忌的始因。如古人所说："古之时，人之害多矣。有圣人者立，然后教之以相生养之道。……为之医药以济其夭死。"（韩愈《原道》）炎帝"作方书以疗民疾，立医道救民夭札"（徐春甫《古今医统大全》卷一）。可见，医学创立的原初目的就在于延年益寿，避免过早的死亡。那么，医学怎样才能告诫芸芸众生珍惜自己的生命，把握当下存在的价值和意义，自觉维护自己的身体健康呢？《灵枢·师传》篇中道出了古人确立的再教育策略："人之情，莫不恶死而乐生。告之以其败，语之以其善，导之以其所便，开之以其所苦，虽有无道之人，恶有不听者乎？"显然，中医意识到要唤醒人爱生、惜生和防病于未然意识的最好方法，莫过于让人走到存在的边缘面对死亡，利用人"恶死而乐生"畏的情态。人若没有向死而生的意识，就难以从功名利禄的沉沦中醒悟过来。叔本华曾经说过，死亡是意志挣脱原有的羁绊和重获自由的一个转机，是从偏狭的个体性解脱的瞬间。海德格尔也说："畏将此在从其消散于'世界'的沉沦中抽回来了。"[①]《黄帝内经》中有关"死"的词频高达492次。从这种意义上说，传统中医是一个最早懂得利用以人的死亡意识与畏的情志来唤醒世人注重养生防病的警世医学。只有使人意识到死的不可避免性和不可替代性，才可以凸显人存在的独一无二的珍贵性，才能激发人养生保健的自觉性、紧迫感和自我责任感。人作为向死的存在，所以对死亡的理解就先于和高于任何其他关于存在与本质的思辨。只有解决了这个问题，人才能彻悟人生之理，活出境界，活出意义，焕发出生命的活力。因此，中国儒家和道家与存在主义一样，认为任何鸿篇巨论若不从人之"死理"上阐述透彻，便都是无济于事的虚设。正如程颐所说："人能原始，知得生理，便能要终，知得死理，若不明得，便虽千万般安排者，并不济事。"（《二程集·伊川先生语四》）由此看来，王冰注《黄帝内经》时，把"上古天真论"放在开篇应该是一种基于生存论的考虑。在那里，用长寿与早死现象的对照，提出了中医应该敬畏、禁忌和

---

① 海德格尔. 存在与时间 [M]. 陈嘉映，王庆节，译. 北京：生活·读书·新知三联书店，2012：218.

加以避免的事情和行为准则。把死亡的警告当作高悬在人们头上的一把剑。人是走向死亡的存在，死亡每时每刻都伴随着生的过程和病患的过程，死亡在每一瞬间都是可能发生的，因此，不仅患者，而且连临床医生，面对脆弱的生命随时都要高度警惕，"慎守勿失，如临深渊，手如握虎"。死如暮鼓晨钟，时刻提醒着人要重己贵生。"敬畏"是一种既敬重又害怕的情态，没有敬畏，就没有自我约束。畏的情态不仅具有保护此在生存上的意义，而且可以作为医疗不能违反的准则。

首先，中医认为凡有害健康的饮食行为必须加以禁止。基于敬畏而产生明令取消和制止的规定就是"禁"。考《黄帝内经》，"禁"字的词频有 54 次，甚至有"刺禁论""禁服""五禁"这样的专论。许多领域的禁令已经形成知识体系，如中医所说的五味所禁："辛走气，气病无多食辛；咸走血，血病无多食咸；苦走骨，骨病无多食苦；甘走肉，肉病无多食甘；酸走筋，筋病无多食酸；是谓五禁，无令多食。"（《素问·宣明五气篇》）患病之时的饮食禁忌是中医治则中具有特色的重要内容，黄帝曾经发问："病热当何禁之？岐伯曰：病热少愈，食肉则复，多食则遗，此其禁也。"（《素问·热论篇》）

其次，将可能违反气候变化使用药物作为需要特别提醒的治疗禁忌。《素问·六元正纪大论篇》中说："热无犯热，寒无犯寒，从者和，逆者病，不可不敬畏而远之，所谓时与六位也。帝曰：温凉何如？岐伯曰：司气以热，用热无犯；司气以寒，用寒无犯；司气以凉，用凉无犯；司气以温，用温无犯。间气同其主无犯，异其主则小犯之，是谓四畏，必谨察之。帝曰：善。其犯者何如？岐伯曰：天气反时，则可依时；及胜其主，则可犯。以平为期，而不可过，是谓邪气反胜者。故曰：无失天信，无逆气宜，无翼其胜，无赞其复，是谓至治。"可见，智慧的中医并没有停步在这种消极的存在状况不可自拔，反而将这种此在基本现身的情态作为促进健康养生、调动患者做自己健康主人的积极性和制定法天则地诊治法则的推动力。

最后，对于灾难等有害健康的自然变化，人应该采取"避"的行为，加以敬畏而远之。《黄帝内经》中有关"灾"的词频为 35 次，避免灾难是维护健康的基本准则，如"故治不法天之纪，不用地之理，则灾害至矣"（《素问·阴阳应象大论篇》）。又如"夫上古圣人之教下也，皆谓之虚邪贼风，避之有时"（《素问·上古天真论篇》）；"往古人居禽兽之间，动作以避寒，阴居以避暑"（《素问·移精变气论篇》）；"八正之虚邪，而避之勿犯也"（《素问·八正神明论篇》）；"食岁谷以全其真，避虚邪以安其正"（《素问·六元正纪大论篇》）。对于可能造成危及生命安全后果的治疗行为也须加以警惕，尽力加以避免，如"凡刺胸腹者，必避五藏"（《素问·诊要经终论篇》）。"避"并不意味着被动，而是此在的选择性行为，是先行的操心。如中医说："夫天之生风者，非以私百姓也，其行公平正直，犯者得之，避者得无殆，非求人而人自犯之。"（《灵枢·五变》）就相同的高危因素而言，人或犯或避的行为全在于此在的选择，而这正是人类健康与患病现象的一个突出特点。

第四节 筹划与超越

如果说敬畏、禁忌和避免还只是此在基于畏的被动的存在样式的话，那么，良知、志意和决心就是此在能动的存在方式。

一、良知与决心

海德格尔分析道："常人总已经从此在那里取走了对那种种存在可能性的掌握。常人悄悄卸除了明确选择这些可能性的责任，甚至还把这种卸除的情形掩藏起来。谁'真正'在选择，始终还不确定。此在就这样无所选择地由'无名氏'牵着鼻子走并从而缠到非本真状况之中。"① 也就是说在日常状况下，此在被常人的闲言杂语耳濡目染，却对发自自我的声音充耳不闻或麻木不仁，那么，此在如何才能从这种沉沦和迷失中摆脱出来？海德格尔认为，唯当此在先打断去听常人的意见，能从丧失于常人之中的境况中把自己收回到他自己面前时才有可能做到。所谓"收回自己"就是从常人的生存方式转为本真的自己存在的生存方式，而收回或唤醒自己的这种力量就是"良知的声音"。正是良知才能从丧失于常人的境况中唤起此在本身。什么是良知？海德格尔认为，良知就是能打断此在充耳不闻自身而去听常人的功能，并呼唤此在在聆听本己的声音并令人有所领会的呼声。② 作为此在，有两种话语可以选择去听：一种是日常生活中来自常人的新奇的、模棱两可的闲言杂语，另一种是不嘈不杂、明白单义、无容好奇立足的呼声。前者是迷失自我的听，后者则是面向本己的听，两者性质截然不同。只有当此在实现了这种倾听的转向，常人的权威性地位才会坍塌或隐退，才会将常人驱入无意义之境，使原先失去家园的本真的本己重新找到自己的栖息地。然而，海德格尔并没有给出如何打断来自常人闲言杂语的干扰和对自我的遮蔽，如何让良知的呼声响亮起来的途径和方法。通过跨文化比较的方法，我们可以惊奇地发现，在中国传统文化和中医学中已经发现了这样的途径和操作方法。道家的"坐忘"，儒家的敬坐，禅学的内观，中医提出的"精神内守"，都是为了扭转此在的倾听方向、倾听内容与倾听方式的发明。我们先来重温一下《素问·上古天真论篇》中的这段话：

> 夫上古圣人之教下也，皆谓之虚邪贼风，避之有时，恬淡虚无，真气从
> 之，精神内守，病安从来？是以志闲而少欲，心安而不惧，形劳而不倦，气

---

① ② 海德格尔. 存在与时间 [M]. 陈嘉映，王庆节，译. 北京：生活·读书·新知三联书店，2012：307 – 308，311.

从以顺，各从其欲，皆得所愿。故美其食，任其服，乐其俗，高下不相慕，其民故曰朴。是以嗜欲不能劳其目，淫邪不能惑其心，愚智、贤不肖不惧于物，故合于道。所以能年皆度百岁而动作不衰者，以其德全不危也。

这里所表述的意思是：避免受到外界有害因素的侵害，预防疾病和延年益寿的关键是保持自我的恬淡虚无、精神内守，但这并不意味着自我要逃离在世，而是应该气从以顺，各从其欲，皆得所愿，美其食，任其服，乐其俗，只是那些过度的欲望已经不再能迷惑和危害自己了。在中国哲学看来，道不远人，道就在日常生活的世界中，"合于道"是指在世的此在要与心安而不惧的本真的此在相一致，这种生存状况被称之为"朴"。那么，在儒道禅和中医所发明的这些方法中，此在究竟听到了良知怎样的呼唤呢？海德格尔认为，虽然良知只是在沉默的样式中呼唤，而并不付诸任何声音，也没有给出任何世间的某种具体讯息，甚至可以说是无，但是呼唤的指向和展开出来的东西还是明了一义的，那就是让此在自身领会到或可觉知到它最本己的诸种可能性。[①] 为何良知向此在的呼唤是无，却会带来此在对"诸种可能性"的觉悟呢？这是因为正是这种"无"才可以破除常人原来的执着、偏见和痴迷。故《金刚经》上说："一切圣贤，皆以无为法。"这个"以无为法"是儒道禅共同认同的法则。什么是"无"？无不是没有，也不是虚空。六祖慧能（638—713）的领会和解释最为贴切："先立无念为宗，无相为体，无住为本。"（《六祖坛经·定慧·第三节》）通俗地说，"无念"就是不让自己的意念执着于任何操心操劳的人和事，做到念念无停滞，明白世界上的一切事物刹那常变的本质。所谓"无相"就是不要让自己的意念被脑海中的任何表象所迷惑，其实一切表象都是一种与人意指相关联的，由人心构造并赋予某种意义的东西，一切表象都依人的意念而变化。所谓"无住"就是心无挂碍、万法不滞、逍遥自在，没有束缚、没有停滞，对一切事情，物来则应，去而不留。内观、坐忘也好，敬坐和精神内守也好，既是唤回初心，促人回到原初此在被抛在世的起点，也是将此在唤上前来承担自己应该承担的罪责，朝向当下和未来的可能性中去。简而言之，基于无念、无相和无住的清理，人就获得了进入诸种可能性的自由。基于中国传统文化，中医亦认为"是以圣人为无为之事，乐恬澹之能，从欲快志于虚无之守，故寿命无穷，与天地终，此圣人之治身也"（《素问·阴阳应象大论篇》）。

儒道禅早已经知道，良知的呼唤者和被召唤者都只在此在本己之中，而不是外界任何的他人。对此，海德格尔也有同样的看法，他说："此在在良知中呼唤自己本身。……此在既是呼唤者又是被召唤者。"[②] 良知呼声的情绪来自畏，出自无家可归的此在的畏，唯有这样一种呼声才能将此在从迷失于它所操劳的纷纷扰扰的世界中呼上前来，唤回到生存的内在之中，唤到它的诸种可能性上去，并愿意下定决心向着最本己的有责任的能在进行自身筹划。呼声提供出来让人领会的其实就是此在原始的罪责的存在。海德格尔认为，这种生存论上所指的此在的罪责并不是由道德来规定的，而

---

①②　海德格尔. 存在与时间 [M]. 陈嘉映，王庆节，译. 北京：生活·读书·新知三联书店，2012：313，315.

是指此在在生存上的诸种可能性中选择了一种可能性，而没有选择其他的可能性。例如在《黄帝内经》中就曾有如下一段关于罪责的发问："至其淫泆离藏则精失，魂魄飞扬，志意恍乱，智虑去身者，何因而然乎？天之罪欤？人之过乎？"（《灵枢·本神》）这种此在对自己的发问便是良知的呼唤。当此在领会着呼声并让最本己的自身从所选择的能在方面自在行为，就可称之为负责的。也即"此在以领会呼声的方式听命于它最本己的生存可能性。此在选择了它自己"①。换而言之，良知的呼声启动了此在寻找自己家园的行程（道）。儒家总结了如何实现这种生存样式的训诫："天命之谓性，率性之谓道，修道之谓教。道也者，不可须臾离也，可离非道也。是故君子戒慎乎其所不睹，恐惧乎其所不闻。莫见乎隐，莫显乎微。故君子慎其独也。"（《礼记·中庸》）

如果说良知只是默默地呼唤，那么愿有良知就必须下决心将这种最本己的此在加以展开和让此在见证。海德格尔是这样界说"决心"这个生存论环节的："这种与众不同的、在此在本身之中由其良知加以见证的本真的展开状态，这种缄默的、时刻准备畏的、向着最本己的罪责存在的自身筹划，我们称之为决心。"②

在汉语和中医理论中，与海德格尔所说的"决心"概念含义接近的概念是"志意"。《灵枢·本藏》中说："志意者，所以御精神，收魂魄，适寒温，和喜怒者也。"志意是调控其他精神活动的主宰。志意都是内心的意向性活动，只能从其言语来进行了解。在汉语文言中，所谓"志意"是此在内在的、本己的、缄默的和能动的有方向的决心。海德格尔认为，决心是此在整体本真地在世的展开状况的一种突出样式，只有下了决心的此在才可能解放自己和自由面对世界，才能让此在在最本己的能在中存在。因为决心意味着此在让自己从丧失于常人的境况中被唤起，并对当下处境中的可能性有所开展进行筹划、确定与掌握。虽然此在没有与世隔绝，也没有从在世中抽身出来，常人的闲言碎语还在耳边响起，但已经是听而不闻，不能再搅乱此在下了决心的生存。对于常人来说，环境是一种被动偶遇的外在制约条件，而对于下决心的此在来说，处境并非是此在被摆在其中的现成框架，而是在决心中展开的此在，或者是一种把握机会向着为最本己的存在的自由筹划。因为"决心把此在带入其处境的生存"，因此，下决心的此在是主动积极的生存。决心来自此在对良知呼唤的领会，换句话来说，决心公开和见证了此在愿有良知的生存论结构。在中医生存论看来，志意状况是影响疾病疗效和康复的核心要素，所谓"精神不进，志意不治，故病不可愈"。

二、畏惧与超越

海德格尔说："向死存在本质上就是畏。"③ 中国人将人这种向死而生的悬临图解成如下的意象：一个人抓着一根绳索倒悬在悬崖半空，往上上不得，想下下不去，因

---

①②③ 海德格尔. 存在与时间［M］. 陈嘉映，王庆节，译. 北京：生活·读书·新知三联书店，2012：329，339，305.

为悬崖顶上有一只紧追的猛虎，悬崖下还有张开大嘴的鳄鱼等着坠落的你，尤其要命的是还有两只象征昼夜的黑白老鼠正在撕咬着那根唯一悬挂着你的救命绳索，人每度过一天，那绳索就被老鼠断掉一股，就愈接近死亡的终点。正是在这种意义上，海德格尔将"死或死亡则作为此在借以向其死亡存在的存在方式的名称"①。畏可能让人沉沦、焦虑和烦，也可能促进人的积极反思和行动。虽然"终结悬临于此在"，但此在并不会甘心沉沦在畏的情志之中不可自拔，而是会思考：人在面对死的这种最本己的、不可逾越的可能性时怎样有所作为？如果说此在的本质就是生存，那么如何才能找到从死亡之悬临的危机中解脱的途径与方法就是生存论哲学的核心主题。可以说，基于"敬畏"而遵循道的筹划和操行，这也是整部《黄帝内经》思想展开的一条红线。

　　超越由死亡而带来的畏之情绪，从对待死亡的态度转换开始。中国儒家的主张是："乐天知命，故不忧"（《周易·系辞上传·第四章》）；"死生有命，富贵在天"（《论语·颜渊》）；"未知生，焉知死"（《论语·先进》）。不仅有把注意力放在生上的意思，更有另一层哲学反思的含义，如维特根斯坦所说的那样："死不是生活里的一件事，因为人是没有经历过死的。"② 那么对于那个谁都没有经历过的事还能说什么呢？于是人应该超越这些关于死的命题，"对于不可说的东西我们必须保持沉默"③。"存，吾顺事；殁，吾宁矣。"（张载《西铭》）把死亡仅仅看成是安宁的休息而已，何等潇洒。儒家不以死为意，但注重是否死得其所，如《左传·襄公二十四年》将立德、立功、立言作为"死而不朽"的答案，如果是这样地死去，就是死得其所。在儒家眼里，即使"朝闻道，夕死可矣"（《论语·里仁》）。在孟子看来："当今之时，万乘之国行仁政，民之悦之，犹解倒悬也。"（《孟子·公孙丑上》）仁政带来的喜悦可以克服死之畏。儒家认为死并不可怕，关键在于人的精神价值的实现与否，只要"生理已尽，安于死而无愧"（《朱子语类·三十九》）；"无求生以害仁，有杀身以成仁"（《论语·卫灵公》）。只要实现了仁就"死而不亡"，精神永垂不朽。

　　与儒家以关注精神不朽的价值标准不同，道家则有另一番接受死的态度。《庄子·大宗师》中说："古之真人，不知说（同'悦'）生，不知恶死，其出不欣，其入不距。倏然而往，倏然而来而已矣。不忘其所始，不求其所终。受而喜之，忘而复之，是之谓不以心捐道，不以人助天，是之谓真人。"《庄子·大宗师》从此在对时间领会的角度阐述了对死之畏悬解的策略："且夫得者，时也；失者，顺也。安时而处顺，哀乐不能入也。此古之所谓悬解也，而不能自解者，物有结之。"道家认为，既然死亡是自然的安排，跟我们喜欢与否、愿意与否毫无关系，明智的态度和方法就是顺其自然，听之任之，"将'生死'二字，置于度外，未死先学死，虽生不知生。生也由他，死也由他。……犹如死人，不识不知，任凭天断"（刘一明《通关文·生死关》）。如果我们能领会此在与时间的关系，忘其始终，安时处顺，以一种悠然而往、悠然而来的情

―――――――――――――

　　① 海德格尔. 存在与时间 [M]. 陈嘉映，王庆节，译. 北京：生活·读书·新知三联书店，2012：284.

　　②③ 维特根斯坦. 逻辑哲学论 [M]. 贺绍甲，译. 北京：商务印书馆，1996：106，108.

志对待生死的话就能得到悬解。庄子妻死鼓盆而歌的故事，形象地说明了道家"以理节情"对死亡的超脱态度与行为。敢于正视死亡，"直面死亡而先行"是道家和海德格尔存在主义一致认同的强者或真人的标准。

与儒道对待死亡态度相一致的丧葬传统文化也有助于缓解此在对死的畏惧和悲哀，安抚在世的此在众生。如李觏《礼论》所言："达孝悌，则老者有归，病者有养矣。正丧纪，则死者得其藏。修祭祀，则鬼神得其飨矣。"《荀子·礼论》："礼者，谨于治生死者也。生，人之始；死，人之终也；终始俱善。人道毕矣。"君子应该敬始而慎终，终始如一；应该"事死如事生，事亡如事存"。当然将死后的丧葬礼仪搞得如此繁杂盛大也可以领会为此在逃遁死之畏惧的一种文化策略。

能否超越对死之畏，还在于对此在在生与死之间的存在关系能否看得通透。《吕氏春秋·仲春纪》依据此在的生存质量，将人的存在状况分为四类，即"全生为上，亏生次之，死次之，迫生为下"。所谓全生就是有尊严地生活，其六欲[①]皆得其宜；亏生则是指六欲没有都得适当的满足，而且尊严的生活也有所欠缺；迫生是指六欲都没有得到满足，反而陷入了令人厌恶的存在状况，受到不应有的侮辱。相比而言，死只不过是没有知觉而已，所以如果迫生，还不如死。不难理解，包括重病垂危、植物人等各种原因造成的令人厌恶的生存状况，相对于没有任何感知觉的死亡状况来说，不仅不能满足人的基本欲望，反而还被痛苦、丧失感、恐惧感等令人厌恶的东西所折磨，因此，在四种生存状况中，迫生是最违反人性和没有意义的。

中国文化用先天禀赋有差异的观点来看待人寿命的长短，并能理性地进行处置，如《灵枢·寿夭刚柔》中分析的那样："人之生也，有刚有柔，有弱有强，有短有长，有阴有阳。……形有缓急，气有盛衰，骨有大小，肉有坚脆，皮有厚薄"，这些因素影响了人的寿夭，并发现那些"形与气……不相任则夭"，"血气经络……不胜形则夭"，"皮与肉……不相裹则夭"，"骨小则夭"，"肉脆则夭"，等等。因此，凡寿命短、始生而死、未产而伤的生命都属于先天禀赋薄弱而致，所谓"命当夭折，虽秉异行，终不得长"，"人受气命于天，卒与不卒同也"（王充《论衡·命禄篇》）。孟子也说："生亦我所欲，所欲有甚于生者，故不为苟得也。死亦我所恶，所恶有甚于死者，故患有所不辟也。"（《孟子·告子上》）这就是说，人并不是不愿意生，而只是因为当下的境遇，死比生可能是更好的选项。据史料载，明代有一乳医（即乳腺专科医生）曾见一孕妇生有四头连缀一项的畸形儿，因惊惧而杀之。可见，在伦理上，传统中国文化对畸形儿等特殊生命状况的特别处理是能宽恕的。

中医认为，人光知道必有一死是不够的，而应该为此境界而先行。人不能仅仅知道会死，还要本真地对待自己的生与死。由于"何时死亡的不确定性与死亡的确定可知结伴同行"[②]，因此，掌握预测死亡的技术对于向死而生的此在来说是很有价值的，

---

①　东汉哲人高诱对"六欲"的解释是指生、死、耳、目、口、鼻六种与生俱来的欲望。

②　海德格尔. 存在与时间 ［M］. 陈嘉映，王庆节，译. 北京：生活·读书·新知三联书店，2012：296.

以便筹划有哪种可能性的存在，即有哪些可以做到的事情、可控制的东西、可通行的途径与方法。

翻开《黄帝内经》和《伤寒杂病论》，便可以强烈地感受到中医那种"由死观生"的价值观在整个诊疗体系中的渗透。中医早就发出了这样的警告："病已成而后药之，乱已成而后治之。譬犹渴而穿井，斗而铸锥，不亦晚乎?"（《素问·四气调神大论篇》）为了远于死而近于生，就必须诊察人死亡的征兆，才可以先行为自己的生活做出更为符合自由意志的安排。如王冰在《素问·移精变气论篇》的注释中说："观色脉之臧否，晓死生之征兆，故能常远于死而近于生也。"

如何诊察和预知人的死亡?中医不仅有自己独特的理论和方法，而且使得原先那种掩盖在常人之中远离自己的他人的死成为最本己的可能性。虽然"常人不让畏死的勇气浮现"[①]，但中医确要将观察人的勇怯作为诊疗常规。在死之"畏"面前的沉沦是逃遁，而畏的反义词是"勇"。敢于直面死亡和承认自己畏死是需要勇气的，有勇气的人不仅对于病患有较高的抵抗韧性，而且能够本真地作为他自己而存在。中医将人的勇怯作为诊病之道中要加以观察的重要指标，不能不说是一种具有上医生存论高度的智慧："诊病之道，观人勇怯、骨肉、皮肤，能知其情，以为诊法也。"（《素问·经脉别论篇》）"圣人之治病也……从容人事，以明经道；贵贱贫富，各异品理；问年少长，勇怯之理；审于分部，知病本始；八正九候，诊必副矣。"（《素问·疏五过论篇》）甚至将"不别人之勇怯"作为严重的诊治失误。中医还将勇怯视为人之所病和疾病预后的指标："勇者气行则已，怯者则着而为病也。"（《素问·经脉别论篇》）《灵枢》中还有"论勇"专篇，阐述了人的勇怯情态的识别，以及与疼痛耐受和行为特征的关系等有关"勇怯之所由然"的观点。中医认为，决定疾病疗效的根本因素是患者本人的意志，而不是医生的作用，所谓"精神不进，志意不治，故病不可愈"，"病为本，工为标"（《素问·汤液醪醴论篇》）。从生存论意义上说，当此在能主动将他最本己的、与他人无所关联的责任承担起来时，此在才是最本真的存在状况。

中医还发明了通过对身心状况的诊察，将死亡的预测作为个别化的可能性展开来，以唤醒麻痹在常人之中的梦中人。《素问·三部九候论篇》中说："五藏已败，其色必夭，夭必死矣。"王冰注释曰：因为"色者神之旗，藏者神之舍，故神去则藏败，藏败则色见异常之候，死也"。除了观察人的面色之外，从脉象来观察血液循环也是很重要的，所谓"人有三部，部有三候，以决死生"（《素问·三部九候论篇》）。中医还观察到许多"死前之证"，如"形瘦脉大，胸中多气者死"；"三部九候皆相失者死"；"目内陷者死"（《素问·三部九候论篇》）。清代医家徐大椿在著作中记录了不少"死证"，如"直视心绝，眼闭肝绝，手撒脾绝，鼾睡肺绝，遗尿肾绝。昏沉不醒，肉脱筋痛，发直头摇，吐涎面赤，汗出如珠，痰声漉漉，皆在不治"（《杂病证治卷一·死证》）；"如环口唇青，冷过肘膝，舌卷囊缩，脉绝者须臾即死"（《杂病证治卷二·死

---

①　海德格尔. 存在与时间［M］. 陈嘉映，王庆节，译. 北京：生活·读书·新知三联书店，2012：292.

证》）；"泻后肿胀有青筋者死"，"戴眼反折遗溺者必死"，"反张离席一掌者死"（《杂病证治卷三·死证》）；"脐下忽大痛，人中黑者，此肝肾俱败，不治"（《杂病证治卷五·死证》）；"指甲青黑者死"（《杂病证治卷六·死证》）；"脉细，皮寒少气，泄利前后，饮食不入，是为五虚，死"（《杂病证治卷七·死证》）。用今天的话来说，中医认识到的"死证"包括瞳孔散大、肌张力为零、深度昏迷、肾功能衰竭、恶病质、虚脱休克、肺水肿、微循环障碍、角弓反张、急腹症等。在常人看来，死是确知的可能性，但其确定可知本身却是未规定的，而中医用自己的辨证将个体化的死揭露得有迹可循，不仅可以让患者感受到敞开的威胁，而且有助于提醒更合理的医疗决策。中医治病有"上工救其萌芽，……下工救其已成，救其已败"（《素问·八正神明论篇》）三种境界，而关于死症的辨证将为在无可逾越之境中的此在先行赢得一种本真的筹划向死而生的自由。

海德格尔在生存论存在论的意义上，为死亡给出如下的定义："死作为此在的终结乃是此在最本己的、无所关联的、确知的、而作为其本身则不确定的、不可逾越的可能性。"① 而中国传统文化和中医学却开辟了一条从悬临到悬解的可能性道路，这就是从穿透此在与时间、此在与世界的关系中领会人生的存在，不回避最本己的、无所关联的和确知的死，而是勇敢地将此在带到自己的死面前，认清自己的沉沦和承认自己的畏，从丧失于常人的沉沦中解放出来，通过不忘其所始，不求其所终，本真地作为向死的自己而存在。

---

① 海德格尔. 存在与时间［M］. 陈嘉映，王庆节，译. 北京：生活·读书·新知三联书店，2012：297.

第十二章　中医的直觉主义逻辑

　　只有通过回溯到先验纯化意识中的直观根源，现象学才向我们阐明，在我们有时谈到真理的形式条件，有时谈到认识的形式条件时，其真意为何。普遍来讲，它向我们阐明了属于认识、明证、真理、存在（对象，事态等）诸概念的本质和本质事态；它教导我们理解判断活动和判断的结构，意向对象的结构在认识上被确定的方式，在这方面"命题"怎样起到它的特殊作用，以及它的认知"充实性"的不同可能性。[①]

—— 胡塞尔

　　如何评价中医，现代人常常遇到用什么评价标准和用什么方法进行评价的问题。直觉主义逻辑和布伦塔诺开创的自明性现象学的观点为我们重新看待中西医之争所涉及的真理标准，以及思考如何认识中医的科学性的问题开辟了一条新的道路。原来正是自亚里士多德以来的真理符合论和近代物理学首创的科学主义的论证模式成了中医科学性论争的裁判标准。面对现代西方科学真理标准的强势，中医几乎陷入一种无语的尴尬境地。事

[①]　胡塞尔. 纯粹现象学通论［M］. 李幼蒸，译. 北京：商务印书馆，1996：353.

实上，要合理解决中医被西方科学标准不公正裁决的窘境，中医应回溯到经典原创的思想上来，回归到中医赖以建立的生活世界的起点上来重新看待所谓真理的标准问题。换而言之，即使在西方文化中也不认同只有西方形式逻辑和科学才是衡量世界上一切科学文化现象和人类行为的唯一标准，合理评价中医学需要更为广阔的人类学视角和逻辑哲学的标准。

人类医学究竟是要以实验科学作为行动的依据，还是要根植于此在生活世界的自明性呢？当然这并不是一个矛盾的问题。现代医学中有大量来自实验的科学知识，但医学并不就等于实验科学。相对而言，中医原本就不是来源于实验，而是以中国古人的日常生活世界为基础建构起来的，中医的健康观、疾病观、诊断观和治疗观中有许多直觉的知识，而且与日常生活世界的观察和生活方式的选择密切相关。显然，如果用实验科学的标准来评价中医的合理性肯定会出现根本性的冲突，于是，一些人认为中医实验方法不能解决中医科学性的论证，而另一些人则热衷于用实验方法企图将中医科学化。有趣的是西方人却一直在反思现代医学所追求的目标是否被异化，科学主义和技术主义是否忽略了人生存、生存质量和健康的意义。

事实上，从认识论的意义上讲，中医理论的合理性是建立在人的日常生活世界的自明性之基础上的。我们可能需要另辟一条与实验方法不同的道路来回答中医的合理性问题。本章试图运用直觉主义逻辑和现象学关于自明性的观点和方法来重新阐释中医理论本源于生活世界的意指构造性，揭示中医基于生活世界实践的基本特征。

第一节　直觉主义逻辑的发展

翻开中医典籍《黄帝内经》可知，中医的许多理论命题和诊治原则是作为一种类似公理的形式呈现出来的，并没有经过一个严密的逻辑论证过程，例如《周易·系辞上》说："一阴一阳之谓道。"《素问·天元纪大论篇》上也说："阴阳者，天地之道也；万物之纲纪，变化之父母，生杀之本始，神明之府也。"以上这一类命题在古代中医看来就是不证自明的知识，并且可以成为其他命题推理的大前提。那么，我们应如何看待传统中医理论的这种建构现象呢？这种由直觉建构的知识体系具有合理性吗？

一、直觉主义逻辑的产生

早在古希腊和罗马时期的哲学家就已经提出了"直觉"的概念。通常认为，直觉（intuition）就是直观的认识，是指不受人的意志所控制的，没有经过分析推理步骤就直接获得对事物的整体洞察，并且主体对直觉结果的正确性或真理性具有本能的坚定信念的一种特殊的思维方式。从思维发展的历史来看，直觉是人类的一种历史久远的基本的思维方式。

坚持直觉优于理性，一切认识都必须通过直觉，认为直觉或直观是比抽象的理性更基本、更可靠的认识世界的方式的思潮和学说被称为直觉主义（Intuitionism），德国哲学家叔本华、法国哲学家伯格森、英国哲学家布拉德雷、意大利哲学家克罗齐、德国哲学家胡塞尔都是直觉主义的代表人物。

亚里士多德认为，人类一般经由证明过程得到认知，所谓证明，就是能产生科学知识的三段论[①]，而且他认为自己的逻辑学的主题就是关于证明的学科[②]。但他指出，只有当证明的知识的前提必定是真实的、原始的、直接的，比结论被知道得更清楚、先于结论而存在的，而且结论同它们的关系就如结果与原因的关系一样，才能保证关于科学知识的证明是正确的。在这里，亚里士多德所说的"在先的"和"被知道得更清楚"的原始前提就是指关于离感官较近的事实的知识或没有其他命题先于它的直接命题或基本真理[③]。可见，即使是力主三段论证明形式逻辑的亚里士多德也清楚地意识到："证明必须以先于结论并比结论被知道得更多的前提为根据。"[④] 他承认，并非

---

①②③④　亚里士多德. 工具论：分析后篇［M］. 李匡武，译. 广州：广东人民出版社，1984：159，92，160，163.

一切知识都是证明的知识，直接前提的知识就是独立于证明的。他明确指出："直觉就是科学知识的创始性根源。"① 除了直觉外，没有任何其他种类的思想比科学知识更加确切，原始前提又是比证明更为可知的，而一切科学知识都是推论的。相比而言，"证明不可能是证明的创始性根源，因而也不能是科学知识的科学知识"②。按照亚里士多德的观点，直觉是先于一切实验的、逻辑的、数学等一切证明的创始性根源，而且是先验的和独立产生的原始前提。

法国哲学家笛卡尔对直觉的解释是："我所了解的直觉，不是感官所提供的恍惚不定的证据，也不是幻想所产生的错误的判断，而是由澄清而专一的心灵所产生的概念。这种概念的产生是如此简易和清楚，以致对于认识的对象，我们完全无需加以怀疑。"③ 英国哲学家洛克也论述过这种"直觉的知识"。他认为，所谓的直觉知识就是指："心灵直接从两个观念本身，不必插入任何别的观念，就察觉到两个观念的符合或不符合……例如心灵知觉到白不是黑，一个圆形不是三角形。……这一类知识是人类脆弱的能力所能得到的最清楚最可靠的知识。这一部分的知识是不可抗拒的，就像耀眼的阳光一样，只要心灵向它一看，它就立刻迫使心灵知觉到它；它丝毫不为犹豫、怀疑或检视留有余地，立刻以自己明亮的光辉充满了心灵。"④ 那时，人类的全部知识的可靠性和明确性都依靠这种直觉。洛克还认为，相对于直觉知识或获得的真理而言，那种需要通过引入另一些观念来论证的知识，由于不如前一种知识那样明白，而且不是事先没有怀疑的，因此研究是需要费力的。由于推理太长和所用的论证太多，而且证明中的每一步都必须有直觉明证的参与，记忆常常又不能熟练地、严格地保持这种各个中间观念的知觉的直接符合，因此，就造就了这种论证的知识远不及直觉的知识完善，甚至往往把谬论当作证明。由以上几位先哲的观点来看，直觉不仅可以直接获得，而且也是先验可靠的；直觉可以是形象的，也可以是概念的；直觉知识不是零碎的，而是完善的。在洛克看来，直觉的、证明的和感性的知识属于三个不同等级的知识，每一等级都具有不同程度和不同方式的明确性和可靠性。按照他的看法，直觉的知识在三者之中是最为明确的和可靠的。不管是得到什么样的确信，只要不是来源于直觉的或者是证明的，那么就只能说是一种信仰或意见，而不是知识。

荷兰哲学家斯宾诺莎和莱布尼茨对"感性的直觉"和"理性的直觉"进行了区分。

康德也强调直觉在知识建构中的重要价值，但他更推崇感性直觉。他认为，几何学源于对空间的直觉，代数源出对时间的直觉。人的认识就是直觉和思维在心灵里不

①② 亚里士多德. 工具论：分析后篇 [M]. 李匡武，译. 广州：广东人民出版社，1984：256，256.

③ 全增嘏. 西方哲学史 [M]. 上海：上海人民出版社，1983：511.

④ 北京大学哲学系外国哲学史教研室. 西方哲学原著选读：上 [M]. 北京：商务印书馆，1981：461－462.

断综合构造物自体的过程，例如数学体系的构造。康德区分了经验直观和纯粹直观，所谓纯粹直观就是在先验感性论中对于空间和事件的感性纯形式的感知，例如对空间和时间的直观是纯粹直观。

德国哲学家叔本华发表了《论充足理由律的四重根》和《作为意志和表象的世界》等著作，是哲学史上第一个公开反对理性主义哲学的人，并开创了"意志是世界的本质""知识也是意志的工具"的唯意志论，开创了非理性主义哲学先河，其思想对近代的学术界、文化界有深远影响。他研究康德的《纯粹理性批判》，指出康德的最大功绩不是他的认识论，而在于他指出了表象和物自体之间的区别。康德指出知识只是在认识表象而不是自在之物，物自体不能被完全认识但能被直接认识；而康德的错误又在于假定知觉包括想象，将直观和思维混淆起来。叔本华看到了柏拉图的理念论和康德的物自体有异曲同工之妙，柏拉图认为，认识的经验世界不是真正的认识对象，只有理念才有意义。仅用直观就能获得经验对象。

法国哲学家、诺贝尔文学奖获得者亨利·柏格森（Henri Bergson，1859—1941）发表过《创造进化论》和《直觉意识的研究》等成果。他认为直觉是使人得以体验事物本身运动的精神状态和洞察终极实在的非概念性认识。直觉是一种智力的移情，借此一个人把自身置于一个对象之中，以便与该对象中的独一无二的品性因而也是无法表达的东西相应和，即主客体之间达到某种无差别境界时认识所达到的绝对的领域，也就是运动变化、绵延、生命冲动的领域和实在的领域，他宣称所有最能长存且最富成效的哲学体系都是那些源于直觉的体系。

柏格森认为直觉作为一种认识方法，与人的记忆有关，记忆是直觉的来源。由于每个人意识的存在都离不开记忆，因而直觉也必定在每个人的意识里潜存着，只不过人已经习惯于理性思维，没有注意发挥直觉的能力罢了。在人面对某个事物的时候，保存在记忆里以往的和当前的经验彼此交织渗透，最后浓缩成一个单一整体的直觉，所以直觉具有创造性、随机性、整体性和顿悟性的意识特点。

柏格森的直觉主义哲学是建立在对理性主义不足的认识之基础上的，他认为理智之所以不能认识人的精神世界的本质，首先在于理性认识是主体通过感知表象、分析归纳、综合，运用概念、判断和推理过程，从外部去理解、描述、研究、说明客体的认识，在主体和客体之间也必须以某种符号中介为桥梁。既然如此，理性认识就只能是对客体的间接的和某一侧面或一定角度的认识，也只是相对的认识，只是关于事物的外部肖像和事物空间中的因果性。其次，理智的认识是一种把整体分解为各个部分的分析性认识，虽然分析的方法适合于处于空间中的、外在的、可分的、物质的自然界，但不适合分析不可分的和内在的人的精神现象。再次，理智是一种借助固定的概念进行判断推理的认知方式，而这种静止的逻辑之网不能捕捉到川流不息的意识流。最后，理智常受功利的目的影响而选择认知的对象和取向，追求实用的知识，对那些关于形而上学的先验的绝对的本质问题不感兴趣。总之，柏格森认为科学的"真理"

充其量是部分的和相对的，要得到一种更加"绝对的"知识，一定得诉诸直觉等非理性的认识能力。

英国哲学家布拉德雷代表作有《逻辑原理》（1883）、《现象与实在》（1893）等。他认为，就人的认识关系来说，在精神之外没有而且不可能有任何实在，物质世界不过是一种现象或假象。他还提出真理等级说，认为最低的是对于个别事物的感觉经验；其次是能认识到事物之间关系的经验，即思想；最高的是能直接把握绝对统一体的"绝对"的"超关系的经验"，即直觉，而且是最高的认识形式和真理，并声称只有诉诸神秘的直觉和信仰，才能把握最终的实在。他把反理性的直觉看作最高的认识形式，提出哲学必须建立在信仰的基础上。

意大利哲学家克罗齐（Benedetto Croce，1866—1952）深受黑格尔思想的影响，但认为黑格尔的精神哲学还不够彻底。他认为对于人类的认识世界来说，除精神之外单纯的自然是不存在的，单纯的物质本是一种没有任何规定性的东西，不过精神假定有这么一种东西，作为直觉以下的一个界限，这种精神所假定的东西不是精神的认识对象，精神的对象只能是由精神本身给予了规定性的东西。主体的一切认识和行动的对象也无一不是精神的产物。事物间的区分无非就是精神活动形态之间的区分。他把精神活动分为认知和行为两大类，前者分为直觉和概念，后者分为经济和道德。他认为直觉是精神（心灵）的基本活动。直觉的特点在于其对象的直接性和具体性，直觉中的一切都是原始的、纯粹的，没有主体和客体的区别，没有一种事物跟另外一种事物的比较，没有任何反思的成分。而精神活动的第二种形式——理智，即概念的逻辑的认识活动必须以直觉为基础。直觉是关于特殊的东西的理论活动，而理智就是关于一般的东西的理论活动。因为判断按其本性来说就是普遍与个别、概念与直觉的综合。理智活动必然依赖于直觉活动。理智活动不能掌握事物的内容，而只能抓住事物之间的关系，只有直觉才能达到内容。理智不能进行直觉，理智的唯一作用就是将感性直觉联系起来。

读懂胡塞尔的现象学不容易，这是因为现象学是由西方哲学史上的许多相关的思想连起来的一串珍珠，其中可以见到笛卡尔的我思、我在，康德的先验范畴、纯粹的意识，黑格尔的精神现象学，莱布尼茨的单子论等珍珠闪烁的光芒，而布伦塔诺的意动心理学就是串联这些珍珠的一根红线，正是由这串珍珠链圈起了现象学的研究领域。胡塞尔用数学博士的思维重新改造了传统哲学关于思维与存在关系的论述方法，尝试建构出一种纯粹的和先验意识的如数学般严谨的科学的哲学。正因为他有数学的学术骨髓，因此他打造的现象学就特别具有偏爱直觉认知方式的特色，他也是再次尝试将逻辑学纳入现象学研究的视野，并试图来解决元逻辑哲学问题的现代哲学家。现象学难懂的另一重要原因是现象学的术语和话语方式不确定的特点。现象学虽然继承了既往哲学中"现象"这个词，却改变了这个词的内涵，在更多的时候，现象学还使用了既往哲学从来没有使用过的普通"生活用词"或者数学等多学科的术语来表述其哲学思想，例如"意向作用""充实""明证性""映射""权能性""游戏场""视域"等。胡塞尔坦言在现象学创建的阶段，"任何词语都适用，尤其那些能引导我们的目光朝向可被明晰把握的现象学过程的，任何适当选择的比喻性词语"①。他也曾经承认，如何表述自我与时间的关系这一问题还缺少名称。后来海德格尔甚至说现象学的语言之所以被人觉得难以明白或者不确定，这是因为到目前为止，现象学的语言还没有被发明出来。

　　胡塞尔认为："逻辑学中的一个基本概念的每一简单的公理化表述都可成为现象学研究的一个项目。"② 胡塞尔把直观分为感性直观和范畴直观两类。所谓范畴（希腊语：κατηγορια）是指把事物进行归类所依据的共同性质，或者说是事物种类的本质。性质、关系和类都被认为是抽象的而非具体的范畴。一般认为，范畴是在经过无数次的感知验证、理知推演和抽象思维形成的具有高度概括性、结构稳定的基本概念。因为一个种类的本质往往由多个性质所构成，而本质与构成它的各个性质之间又总是以一定的结构方式互相联系着的，这个方式就是合 |正/反| 的命题结构性。所以，范畴的定义是：规范与筹划事物所依据的合 |正/反|。其符号定义式为：A |B/C|。读作：A 是 B 涵反 C 之合，即 A⟷ |B/C|。简称：合 |正/反|。其意思就是：如果正概念 B 涵盖着其反概念 C，那么就构成一个范畴，可以用 A 来合称。与既往哲学将范畴解释为先验的、前逻辑的或者抽象思维的结果不同，胡塞尔将范畴看作是一种可以被直观的认识对象。他认为范畴直观和感性直观是两个不同层次的认识形式，感性直观是指感官听或看到认识对象的直接感知，而范畴直观则是指在意识中对观念性对象（例如一般性的抽象概念和系动词"是"和"存在"等范畴）的直观。感性直观是基础，范畴直观必须建立在感性直观之上，并通过范畴直观完成对事物本质的认识。在胡塞尔看来，范畴直观是概念意义的充实过程，在认识过程中，主体对于认识对象先有一个概念，然后通过本质直观去把握和充实它。胡塞尔试图通过本质直观（wesenschau）来解决认识存在的根据或合理性这个哲学界长期悬而未决的难题。所谓本质直观，就是一种原初的被给予性，也就是说直观给所有的认知推理奠基，不再需要追问了，然后可以再从直观向下演绎。③ 在胡塞尔之前的认识论认为只有个体之物才能作为直观的对象，而观念之物或所谓的"一般之物"必须通过抽象过程才能被认知。而胡塞尔一改这种传统的哲学认知，将直观扩展到理念的范畴领域，首次提出了"范畴直观"或"本质直观"的概念。他认为，人的认知总是具有意向性（intentionality）的，每一种意识行为总是直接指向某个特殊的意识对象，而意识对象可以分为可感知的实在对象和范畴理念的对象两大类，而实在的对象对应于简捷的意向性行为，范畴理念的对象则对应于复合的（或多层次的）意向性行为。感性直观是简捷的直观，范

---

　　①② 胡塞尔. 纯粹现象学通论［M］. 李幼蒸，译. 北京：商务印书馆，1996：212，324.

　　③ 直观（intuitive）亦可以译为"直觉的""凭直觉感知的"，但中文语用习惯上，直觉和直观的使用语境还是有所区别的。

畴直观是多层级的直观。例如当人通过感官而指向某一个对象，其对象的颜色、大小、性状等各种规定性就被给予认识主体，但并不是突出地被给予；但如果将注意力集中到这个对象的某个性质（例如颜色）之上时，在这个层级上就有了范畴的表达，认识主体将前述两个层次或两个阶段的认知联结起来，在逻辑语句上其实就是将主词和谓词联系起来，把对象理解为一个整体，把它的某些部分理解为部分，将部分作为整体的一个部分来意向，并在这个判断中表达出来，这个谓述表达句就是一个范畴的实现。那么，这种范畴的意向性是怎样得到充实的呢？胡塞尔认为，人无法在感性中经验到或者不能看到这个"是"，这需要借助高层级的直观行为，直观是非表述性的。因为胡塞尔认为我们不仅能谈论感性直观，也能谈论范畴直观。本质直观是范畴直观的一种。本质直观是对理念（ideativ）对象的直观，人的信念和认知行为都是在给定时间的关于某些意识对象和某些概念的范畴（categories）的，这些范畴被称为"本质"（essences）。"本质"是指预设在关于对象的认识中，在各种不同的实在内容和变动不居的意向内容中直接地直观把握不变的东西，或者说所谓的"本质"就是一般性。胡塞尔认为，本质直观就是一种原初给予的看（see），但不是感官意义上的看，实际上是在看概念、看本质。也就是说，当人的意识指向一个认识对象的时候，眼睛所看到的对象和脑海中的种类概念实际上对上了，或者说，通过一个具体的对象将脑中的意向呈现出来。在传统哲学中，理性主义认为这种一般性的本质是一种公共知识，是人不能达到的神的领域，而经验主义则认为这是隐藏在具体对象内部的某种共性。但现象学认为，这个作为一般性的本质是认知主体的一个思维结构，当然现象学的这一观点是西方几千年哲学传统传承创新的结果。本质直观是类似于感性知觉的东西，而非类似于想象的东西，它无须理智的抽象过程就可以通过一次直观把握本质。"本质直观"不仅是胡塞尔现象学的核心观点，而且也许是唯一能使不同的现象学家联合起来的信念。就认识论和逻辑学而言，他认为："现象学特别能使我们理解，先天的逻辑真理与命题的直觉充实化的可能性（由此可达到对相应事态的综合直观）和命题的纯粹综合形式（纯逻辑的形式）之间的本质关联有关，而且同时，每一可能性都是正当性的条件。"[①] 他甚至将直观当成现象学的"一切原则之原则"，他说："每一种原初给与的直观都是认识的合法源泉，在直观中原初地（可说是在其机体的现实中）给与我们的东西，只应按如其被给与的那样，而且也只能从原初给与物中引出其真理。"[②] 可以说，现象学本质直观的观点不仅为理解直觉主义逻辑和形式逻辑之间的关系搭建了一座桥梁，而且为以直觉为基础建立的知识体系的合理性提供了较为充分的论证。

直觉主义逻辑是在批判逻辑主义和形式主义数学观的基础上发展起来的。逻辑主义认为，逻辑是数学的基础，全部数学可以从逻辑中推导出来；而形式主义则认为数学的正确性也即等值于能证明一个数学形式系统的无矛盾性。可是在 20 世纪 30 年代，

---

①② 胡塞尔. 纯粹现象学通论［M］. 李幼蒸，译. 北京：商务印书馆，1996：353，84.

美籍奥地利数学家和逻辑学家哥德尔证明了形式数论（即算术逻辑）系统的"不完全性定理"，即把初等数论形式化之后，在这个形式的演绎系统中总是可以找出一个合理的命题来，在该系统中既无法证明它为真，也无法证明它为假。可以说"不完全性定理"宣布了逻辑主义一统天下局面的结束。哥德尔证明了数学的不可完全性，以及数学内容和数学直觉的不可消除性。存在数学的终极内容不能归约到形式系统的逻辑构造；数学直觉也不可能用任何语法约定所替代，因为抽象数学直觉所把握的数学内容远远超出了任何语法约定的界限，数学的先验确定性、语言约定论和严格经验论的结合完全是一个空中楼阁。哥德尔将直觉看作能使我们对抽象概念的本质获得直接把握的意识状态和行为，并认为应该将直觉当作用来判断数学真理和某些数学命题（如数论命题、集合论公理）是否为真的一种直观信念。哥德尔虽然从数学上证明了逻辑理性主义信念的根本漏洞，但是他并未找到解决这一难题的出路。近年来公布的关于哥德尔的大量遗稿提示，出乎人们意料的是，这位 20 世纪最伟大的逻辑学家和数学家自从维也纳移居美国后，几乎将大部分精力用于哲学研究。他不赞成康德把直觉限定为感性直观的见解，后来他系统地研读了胡塞尔现象学几乎所有重要的著作，胡塞尔关于本质直观的研究引起了他的许多共鸣，并在多种场合表达了与胡塞尔本质直观论颇为相似的观点。他主张抽象数学的直觉是把握概念本质的基本认知能力，断定对高度超穷的数学真理的认识必须从直觉之泉汲取养料。哥德尔看到胡塞尔的现象学为详细阐明我们思想中所使用的基本概念和对于清晰地阐释意义提供了一种系统化方法，他似乎开拓了一条由不完全性定理通往胡塞尔现象学的道路。

荷兰数学家鲁伊兹·布劳维尔（Luitzen Brouwer，1881—1966）在荷兰语言效用学者曼诺利教授的指导下，在他的《论数学基础》这篇博士论文中批评康托尔、罗素和希尔伯特关于数学基础的逻辑主义，并初步提出自己的直觉主义观点。1908 年，他发表《关于逻辑规律的不可靠性》一文，在逻辑史上第一次提出了对于潜无穷体系排中律不可靠的见解。他认为，古典逻辑学只是研究有穷事物的思维规律的，自然，排中律也只是对有穷事物的思维才是有效的，但是，这条规律却被无根据地应用到无穷集合中去。对于一个无穷集合是无法用有穷的步骤来证明其命题的真假的，因此，在可证明和可否证之间存在着"不可断定"的第三种可能，这显然与排中律认为的在两个相互矛盾的命题中必有一真的观点不符，所以，对于无穷体系而言，形式逻辑的排中律就不是普遍有效的。对于直觉主义反对排中律的主张，形式主义的希尔伯特十分懊恼，反驳道："禁止数学家用排中律，就象禁止天文学家用望远镜或拳师用拳一样。"[①]1912 年布劳维尔发表《直觉主义和形式主义》一文，进一步阐述了这种观点，认为数学来源于先验的初始直觉，以自明的原始概念，即"原初直觉"来构造数学对象；数

---

① 克莱因. 古今数学思想：第 4 册［M］. 北京大学数学系数学史翻译组，译. 上海：上海科技出版社，1981：317.

学的存在等于人类心灵的可构造的创造性，间接的纯存在证明是不可靠的；决定概念正确性与可接受性的是直觉，而不是经验和逻辑；在可证和不可证之间还有中间可能，因之排中律不能成立。1918年后，布劳维尔开始根据直觉主义和构造主义观点改写集合论和函数论中许多定理的证明，结果认为原来的许多经典定理不能保留，另一些定理则需用复杂而冗长的方法才能证明。他认为用形式逻辑这样构建起来的体系，仅仅可以作为描述规律性的手段而存在，根本不能作为数学的基础。他甚至认为纯数学并没有确定性的语言，逻辑主义的观点没有说服力，形式主义在纸上的游戏不能证明数学的严密性。他认为数学独立于语言和逻辑，它的基础是一种初始的直觉，即心灵自主的创造性的构造性的程序活动。"神创造了整数，别的都是人造的。"直觉主义者柯朗涅克的这句名言表达了直觉主义以直觉上是否可接受作为裁剪数学真理的标准的基本精神。在直觉主义看来，只有整数是最易为直觉所接受的，因而是最基本的数，而其他类型的数都可以用整数定义出来。

对数学存在性问题的研究不仅影响到数学本身，还波及最为生机蓬勃的自然科学。因为最先进的自然科学理论全都是数学化的。随着数学直觉主义的确立，被认为是精密科学方法公式化的演绎法也有缺陷。科技发展史也表明，人类的许多重大成果的取得离不开直觉和灵感思维。对于这一点，作为哥德尔朋友的爱因斯坦也多次指出："我相信直觉和灵感。""物理学家的最高使命是要得到那些普遍的规律……要通向这些规律，并没有逻辑的通路，只有通过那种对经验共鸣的理解为依据的直觉，才能得到这些定律。"在谈及数学工具的时候，爱因斯坦认为只要数学的命题是涉及实在的，它们就是不可靠的；只要它们可靠，它们就不涉及实在。

直觉在知觉上，可用完型（或格式塔）认知现象来解释，在中国文化中相当于"顿悟"的或不证自明的公理。

二、直觉主义逻辑的形式化

在1930—1950年之间，布劳维尔的学生荷兰数学家阿兰德·海丁（Arend Heyting，1898—1980）对直觉主义逻辑做了形式化的处理，出版了《直觉主义》（1956）等著作，第一次尝试为鲁伊兹·布劳维尔的数学直觉主义提供一个形式化的符号逻辑，这就是直觉主义逻辑（intuitionistic logic）或构造性逻辑（constructivism）。直觉主义直接要求 there exists，而构造主义则将其解读为 there can be constructed（要证明一个东西存在，必须把它构造出来）。直觉逻辑的公式的语法类似于命题逻辑或谓词逻辑。直觉主义命题逻辑，或称直觉主义命题演算（intuitionistic propositional calculus，IPC）的语言和经典命题逻辑的语言是一样的。在直觉主义看来，任何数学对象被视为思维构造的产物，所以一个对象的存在性等价于它的构造的可能性。不存在绝对的真理，只存在理想化数学家（创造主体）的知识构建。逻辑判断为真当且仅当创造主体可以核实它。所以，直觉主义逻辑不接受排中律。在古典逻辑中，无论是否拥有对任何命题其中叙述情况的直接证据，命题公式都是以 true 和 false 来评估其真值，除了"为真"，就是"为假"，此外没有其他任何值存在的可能性。相比之下，直觉主义逻辑中的命题公式并不赋予明确的真值，只有当命题有直接证据时才被认为是"真实的"或被证明。直觉主义逻辑的形式化系统，有如下几个重要特征[①]：其一，算子的不可互定义性。直觉逻辑的公式的语法虽然类似于命题逻辑或一阶逻辑，但是直觉逻辑的连接词不像经典逻辑那样是可互定义的，而是将所有常项符号都视为未定义的初始符号，也即意味着它只允许直觉可接受的东西作为初始的逻辑起点，而不是从某些初始符号进行推理的结果，因此，在经典逻辑中的许多重言式在直觉逻辑中不再是可证明的。其二，引入新的逻辑符号。在直觉命题逻辑中通常使用 →，∧，∨，⊥ 作为基本连接词，把 ¬ 作为 ¬ A =（A → ⊥）的简写处理。在直觉一阶逻辑中的全称量词 ∀ 和存在量词 ∃ 也是需要的，并引入了否定符号 ¬，以区别于古典命题逻辑的否定符号 ◡；用 ∧ 表示合取词，用 ∨ 表示析取，用 → 表示蕴涵关系。其三，直觉逻辑的语义解释要比经典逻辑更加复杂。除用 0 和 1 表示真假二值之外，允许用 2 表示一个命题不能为假，真又未能被证明时的逻辑值，即使用海丁代数语义代替了布尔代数语义的解释。所以，直觉主义逻辑学中已经包含或允许非二值逻辑的存在。其四，许多经典有效重言式不再是直觉逻辑的定理，经典逻辑的证明论被弱化。直觉逻辑将排中律，以及建立在排中律（P∨¬P）基础之上的所有判断排除在外。直觉主义逻辑里的语义不是通过其值表来判断的，而是通过构建模式来进行解释的，这就是著名的 BHK 释义（Brouwer-Heyting-Kolmogorov interpretation）[②]。此外，美国逻辑学家、哲学家、模态逻辑语义学的创始人，因果—历史指称的首倡者索尔·阿伦·克里普克（Saul Aaron Kripke，1940—　）为直觉逻辑建立了另一套克里普克语义或关系语义解释系统。

设 Ø 为逻辑式的最小集合，⊥（读"谬"）为常量和变量都是 Ø 的元素，则有以下直觉逻辑的基本命题：

（1）$Ø_1 ∧ Ø_2$ 的构造（或证明）包含 $Ø_1$ 的构造和 $Ø_2$ 的构造。

（2）$Ø_1 ∨ Ø_2$ 的构造包含一个指数（indicator）$i ∈ \{1, 2\}$ 和一个 $Ø_i$ 的构造。

（3）$Ø_1 → Ø_2$ 的构造是一个把每一个 $Ø_1$ 的构造都转换为 $Ø_2$ 的构造的函数（方法）。

（4）不存在 ⊥ 的构造。

直觉主义逻辑不仅打破了经典逻辑非黑即白、非真即假二值思维的霸权地位，而且直觉主义逻辑和经典逻辑的逆向思考的碰触催生了中间逻辑（intermediate logic）的诞生，这是在直觉主义逻辑和经典逻辑之间的中介，这种逻辑被称为超直觉主义或次经典逻辑。这种中间逻辑也为中医学的理论解释提供了新的工具。

---

① 杨百顺. 现代逻辑启蒙 [M]. 北京：中国青年出版社，1989：99.
② Heyting 是 Brouwer 的学生，而 Kolmogorov 有个著名的学生叫 Martin-Löf。

第二节　直觉知识的明见性

证明知识的合理性一直是所有哲学和逻辑学的终极目标，也是现代中医研究者梦寐以求让中医登上科学殿堂的一种理想。然而，实现这一理想的途径和方法并不是只有自然科学方法的论证一种，中医学的基本理论命题的公理亦可以经由生活世界的直觉认知方式和自明性体验而获得。

一、自明性体验和直觉知识

回顾哲学史，当代认识论是从批判亚里士多德的真理观和超越康德对认识论的解决方法那里开始的。在传统的认识论中，通常是以亚里士多德的"判断着的思维与现实相符合"的真理概念为基础，布伦塔诺认为，这种真理概念会引起许多不可克服的困难。如果说思想可以被划分为表象与判断的话，那么，通过单纯表象的结合并不能产生判断（例如将"绿色的"与"人"两个表象结合，并不意味着可以认为存在着"绿色的人"），而在存在的判断中也不能将任何表象结合起来（例如"神"与"存在"），因此，判断是一种独特的体验，也就是说，只有那种承认或否认某种东西的心理活动才能赋予"真的"或"假的"这类谓词。在一些学科中，确实有真判断，却不必涉及存在着的事物，如几何学。但如果根本就没有真实的事物，那么说一个判断的真理性在于它与现实相符合，就是毫无意义的。当我们有理由否认某种东西的时候，判断应该与之符合的实际存在物也就不存在，例如关于龙。于是，布伦塔诺认为，在判断和它有关的真实存在物的符合中是找不到真理标准的。布伦塔诺也不同意康德以先验的综合判断为出发点来解决认识论问题的方法，他认为在先验综合判断中，人们看到的不是认识，而只是盲目的成见。如果存在着纯粹的理性形式的话，那么，幻想和认识又有何区别？布伦塔诺认为，符合论是走不通的，真理的概念只能用体验的方法加以阐明。"假定所有概念都来源于体验，那么，在阐明一个概念的时候，主要的事情就是揭示概念从中抽取出来的体验源泉。"那么，什么是真理概念所依据的体验呢？布伦塔诺认为，那就是自明性的体验（evidenz）。所谓自明性（或明见性）是指认识过程中的一种直观的被给予，原初的直观的意向体验就是指对事物的视觉感知，它是不能再做进一步规定的东西。当一个人在做出一目了然的判断时，就可感受到它。从一个自明性判断，每个人都可以领会到一种相同的东西，而不会领会到相反的东西。

因此，普遍有效性是由自明性产生的必然结果。① 后来胡塞尔补充论证道："在自明性存在时，被意念的东西本身出现了。因此，自明性不是别的什么东西，而是对被意念的东西和这个出现的东西本身的一致的认识。"在胡塞尔看来，直观也即意味着"当下拥有"，是指事物在此时、此地的当下中显示给认识主体，并为主体所感知的一切。胡塞尔认为，由于人认识活动的意向性，以及意识活动的整体性，只要是受到人意识关注的对象都自然而然地被赋予一种意义或被意义充实，因此，在认识论意义上可以说，所有认识对象通过"意义给予"而存在，所有对象的统一都是"意义的统一"，而这种意义的统一是从直观的、确定无疑的认识过程中给出的，而并不是从某些形而上学的理论中推演出来的。胡塞尔进一步指出，这种意义的统一是以意义给予的意识为前提的，而意义给予的意识是绝对的，它自身不再通过意义的给予而存在。换而言之，意识的这种认识特性是自明的。② 不过从发生学上看，我们还应该对胡塞尔的这一结论加以补充的就是，意义给予的意识能力是由人类的文化所塑造的，而且不同文化中的认识主体所给予对象的意义的意识是有很大差异的。

柏拉图和亚里士多德都强调，我们不要忽视两种不同研究风格或认识路径的区别，即有的理论自本原或始点开始，有的理论以本原或始点告终。研究的途径到底是来自始点或本原，还是回到始点或本原？正如在跑道上，既可以从裁判员站的地方跑到起点，也可以反过来跑一样。不过亚里士多德认为，还是从我们知道的地方开始为好。其实，这个古人所唯一知道的始点或本原就是生活中具有自明性的体验。所谓"始点或本原是指一种在其充分显现后，就不须再问为什么的东西"③。如白天与黑夜、热与寒、男与女、上与下、内与外、虚与实、动与静、出与入等中医的元范畴都来源于不须再问为什么的生活体验。你如果想知道这些范畴的含义，根本无须去请教专家，而只需亲临生活实践，中医理论范畴与日常生活经验几乎具有同等的明见性，对中医原理的透彻理解只需要回归生活世界的土壤。

海德格尔对既往的认识论这样评论道："我们实在还背负着太多的由理论和意见以及由一种特定的自然式见解（而这些都具有它们的权利）所导致的包袱，以致我们不能看到：非理论行为恰好就是那种不但揭示着世界，而且揭示着此在本身的东西。"④ 从历史的常识来看，古老的中医学的合理性不应该用近现代的理性主义作为评价标准，而应该用另外一种与理性主义不同的直觉的明见性标准来予以论证。

① 施太格缪勒. 当代哲学主流：上卷［M］. 王炳文，燕宏远，张金言，等译. 北京：商务印书馆，1986：45 - 50.

② 胡塞尔. 生活世界现象学［M］. 倪梁康，张廷国，译. 上海：上海译文出版社，2005：175.

③ 亚里士多德. 亚里士多德全集：第八卷［M］. 苗力田，余开来，余纪元，等译. 北京：中国人民大学出版社，1994：7.

④ 海德格尔. 时间概念史导论［M］. 欧东明，译. 北京：商务印书馆，2009：230.

二、中医学基本范畴的自明性

从布伦塔诺直觉自明性哲学的观点来重新评价传统中医学的基本理论，可能另辟一条中医药知识解释的路径。

其一，中医理论的基本概念和理论模型是基于生活的自明性体验之上的，这些两千多年前古人的认识水平和生活经验可以经文献的考证而得到证明。中医的"阴阳""五行"等基本概念及其相关理论都可以追溯到日常生活中直觉的明见性。例如，"阴阳"概念就源于人在日地月关系中的体验，《灵枢·阴阳系日月》中说："天为阳，地为阴，日为阳，月为阴，其合之于人，奈何？"可见阴阳往来，在于日道。古人日出而作，日入而息，生活节奏完全受制于太阳的日照时间和强弱，人的生活世界被日照一分为二（即光明的和黑暗的、运动的和安静的、温暖的和寒冷的对立），成了古人最早直觉到的一条自明性体验，最后才被演绎成一条涵盖全部生活世界的公理，如《周易·系辞上》所概述的那样："一阴一阳之谓道。"或如《素问·天元纪大论篇》所说："阴阳者，天地之道也，万物之纲纪，变化之父母，生杀之本始，神明之府也。"近代不少学者曾评论中医学是一种演绎逻辑的体系，但他们大多并没有回答中医演绎逻辑大前提来源的合理性这个元哲学的问题。现在我们的回答是：中医"阴阳"这一核心范畴源于华夏民族直觉的自明性体验。

又如"五行"概念，同样源出百姓对日常生活中生活资料开发利用的直觉体验。《左传·襄公二十七年》中说："天生五材，民并用之，废一不可。"《国语·郑语》中又说："以土与金木水火，杂以成百物。"《尚书·大传》中说："水火者，百姓之所饮食也；金木者，百姓之所兴作也；土者，万物之所资生也，是为人用。"百姓在使用这五材中直接体验到这些物质的基本性质是："水曰润下，火曰炎上，木曰曲直，金曰从革，土曰稼穑。"（《尚书·洪范》）并可体验到五材之间的工具性关系，即"木得金而伐，火得水而灭，土得木而达，金得火而缺，水得土而绝"（《素问·宝命全形论篇》）。最后，五行概念演绎成阐释自然"五气更立"和内脏"五藏传变"的认识原型。

除了阴阳五行这些基本概念之外，考察中医学的四气五味说和食疗治疗观、病因观和治疗法则，几乎全都来源于生活世界的直观体验，其理自明，几乎与定理（theorem）这种独立于任意前提而得到证明的陈述等价，如下列中医命题。

关于四气五味说和食疗观：

"人以水谷为本。"（《素问·平人气象论篇》）"真气者，所受于天，与谷气并而充身也。"（《灵枢·刺节真邪》）

"毒药攻邪，五谷为养，五果为助，五畜为益，五菜为充，气味合而服之，以补精益气。此五者，有辛酸甘苦咸，各有所利，或散或收，或缓或急，或坚或耎，四时五

脏，病随五味所宜也。"（《素问·藏气法时论篇》）"药以祛之，食以随之。"（《素问·五常政大论篇》）

"谷肉果菜，食养尽之，无使过之，伤其正也。"（《素问·五常政大论篇》）即使是食疗，也不能偏食。

关于治疗法则的命题：

"有余泻之，不足补之。"（《素问·调经论篇》）"和者平之，暴者夺之。"（《素问·至真要大论篇》）

"实则泻之，虚则补之。"（《素问·三部九候论篇》）"内者内治，外者外治，微者调之，其次平之，盛者夺之，汗者下之，寒热温凉，衰之以属，随其攸利。谨道如法，万举万全，气血正平，长有天命。"（《素问·至真要大论篇》）"虚者实之，满者泄之，此皆众工所知也。"（《素问·宝命全形论篇》）"高者抑之，下者举之，有余折之，不足补之，佐以所利，和以所宜。"（《素问·至真要大论篇》）

"寒者热之，热者寒之，温者清之，清者温之，散者收之，抑者散之，燥者润之，急者缓之，坚者耎之，脆者坚之，衰者补之，强者泻之，各安其气，必清必静，则病气衰去，归其所宗，此治之大体也。"（《素问·至真要大论篇》）"治热以寒，温而行之；治寒以热，凉而行之；治温以清，冷而行之；治清以温，热而行之。"（《素问·五常政大论篇》）

"坚者削之，客者除之，劳者温之，结者散之，留者攻之，燥者濡之，急者缓之，散者收之，损者温之，逸者行之，惊者平之，上之下之，摩之浴之，薄之劫之，开之发之，适事为故。"（《素问·至真要大论篇》）

"刺针必肃，刺肿摇针，经刺勿摇，此刺之道也。"（《素问·诊要经终论篇》）

关于病因观：

"夫百病之始生也，皆生于风雨寒暑、阴阳喜怒、饮食居处、大惊卒恐。"（《灵枢·口问》）

"以酒为浆，以妄为常，醉以入房，以欲竭其精，以耗散其真，不知持满，不时御神，务快其心，逆于生乐，起居无节，故半百而衰。"（《素问·上古天真论篇》）"生病起于过用，此为常也。"（《素问·经脉别论篇》）

"余知百病生于气也，怒则气上，喜则气缓，悲则气消，恐则气下，寒则气收，炅则气泄，惊则气乱，劳则气耗，思则气结。"（《素问·举痛论篇》）

"尝贵后贱，虽不中邪，病从内生，名曰脱营。尝富后贫，名曰失精，五气留连，病有所并。"（《素问·疏五过论篇》）

"饮酒中风，则为漏风。入房汗出中风，则为内风。新沐中风，则为首风。"（《素问·风论篇》）

"阴阳更胜之变，病之形能也。……能知七损八益，则二者可调；不知用此，则早衰之节也。……知之则强，不知则老。"（《素问·阴阳应象大论篇》）

"西北之气，散而寒之；东南之气，收而温之，所谓同病异治也。"（《素问·五常政大论篇》）

关于病患体验：

中医学中的许多命题也来源于患者和医生的直接体验。如："夫百病者，多以旦慧昼安，夕加夜甚。"（《灵枢·顺气一日分为四时》）"人以水谷为本，故人绝水谷则死，脉无胃气亦死。"（《素问·平人气象论篇》）"胃不和，则卧不安。"（《素问·逆调论篇》）

其二，原初的自明性体验是其他后续的认识活动的起点。一个关于认识论的古老的问题是：为何知觉着、认识着、意欲着的主体能够认识它自己的心理活动？布伦塔诺认为，这是因为一旦有了某种原初意识，就可进一步衍生出次生意识，主体在认识活动的意向关联中，总是第二次或若干次与自身发生关系，这种关联在认识活动中是同时发生的，但在认识发生上，原初意识产生在先。如《素问·五运行大论篇》中说："夫阴阳者，数之可十，推之可百，数之可千，推之可万。"说的就是基于阴阳这种原初意识所产生的认识推衍。《灵枢·阴阳系日月》中说："夫阴阳者，有名而无形，故数之可十，离之可百，散之可千，推之可万，此之谓也。"又如关于脉象的分类就是以阴阳概念为认识前提的，如《素问·阴阳别论篇》中所说："所谓阴阳者，去者为阴，至者为阳；静者为阴，动者为阳；迟者为阴，数者为阳。"明代的张景岳看得很明白："医道虽繁，而可以一言蔽之者，曰阴阳而已。故证有阴阳，脉有阴阳，药有阴阳。设能明彻阴阳，则医理虽玄，思过半矣。"可见，阴阳概念是中医分类万事万物的认识基模。又如，中医认为："出入废则神机化灭，升降息则气立孤危。故非出入，则无以生长壮老已；非升降，则无以生长化收藏。"（《素问·六微旨大论篇》）这样抽象的理论命题从发生学上来看当属次生意识，应与"上下相遘，寒暑相临，气相得则和，不相得则病""反常则灾害至矣"（《素问·五运行大论篇》）等同自然气候盛衰变化相适应的生活经验的原初意识相关联。

其三，许多知识虽然来源于经验，但由此断定一切知识都具有经验的性质却过于草率。有些自明性源于直接经验，但有些命题是经过适当的推理而获得间接的明见性。例如《灵枢·决气》中就提出了一个很好的认识论问题："余闻人有精、气、津、液、血、脉，余意以为一气耳，今乃辩为六名，余不知其所以然。"可见，在中医学里，"气"可指清气（氧气）和浊气（二氧化碳）等具象之气，但在更多的时候乃为一抽象概念。因此，我们不能也无须用实验证明这种并非有所实指的"气"的存在，而应该指出在某语境下"气"所表述的所指是什么。换而言之，现代中医研究更需要语义学的治疗。类似的，"经络"概念源出针灸的体验，而不是解剖的具体形态，即使穴位在体表是具体明确的，但穴位之间的经络却只是人对机体内部看不见的穴位之间连接的内在体验，不明白心理学和物理学表达的这种差别，就只能导致无数经络实证研究的屡次失望。

其四，由于人认识活动的意向性，以及意识活动的整体性，只要是受到人意指的现象都自然而然地会被赋予某种意义。因此，在认识论意义上可以说，所有现象通过"意义给予"而存在，所有实在的统一都是"意义的统一"，而这种意义的统一是从直观的、确定无疑的认识中给出的。意识不仅可以想象存在的东西，而且也能够想象不存在的东西（例如命门）。如果某种被想象的东西是存在的，那么它就必须是一个具体的事物。中医历代关于"三焦"和"命门"的"有名而无形"之争，其实反映了争论双方对"以名举实"的具体认识和一般概念的抽象认识两种认知方式看法的分歧。就人类认识发展史的顺序而言，抽象认识是以具体的原初的认识为基础的次生意识。如"三焦"和"命门"的概念就是以对某些藏腑功能具体认识为基础进行抽象思维的结果，是享有"存在着"之名的抽象之物。如古人所说："余闻上焦如雾，中焦如沤，下焦如渎。"（《灵枢·营卫生会》）这就是说，"三焦"只是一种借生活世界可见之现象对某些藏腑功能的比喻，与现代药代学中的"中央室"和"周边室"的抽象概念相当，因为即使是任何现代实验医学也不能证明三焦或命门的功能属于任何一个脏器的机能。当然，这种虚构的概念并不是多余的，而可以是一种"意象"，一种思维意向构造的方便的和有用的表达式。它既可克服一词对应一物的表达方式的局限性，又有助于主体把握和阐述认识对象的整体的一般性质。正如量子世界的测不准原理告诉我们的一样，如果说人是存在之物，而人的生活或生存才是存在的话，那么，科学使人只看到存在之物，而看不到存在本身。胡塞尔说："生活世界是自然科学的被遗忘的意义基础。"[1] 这即使是对于现代医学来说也是一种中肯的批评。现代医学以细胞方式构成的微观世界和来自实验室的法则开始不知不觉地取代了作为唯一实在的，通过知觉实际地被给予的，并能被经验到的直观的日常生活世界和生活经验规则。生物科学家们在做出科学发现的时候，大多没有回过头来探问科学发现所依据的原初生活中的基础对于人的意义，这被胡塞尔称之为"致命的疏忽"。前科学直观的自然和日常生活被一种理念化的自然或人工构造的自然悄悄地偷换掉了。胡塞尔说："我们本身生活在这个世界之中，我们的人的身体的存有方式是与这个世界相适应的。但是在这个世界中我们看不到几何的理念存有，看不到几何空间、数学的时间以及它们的一切形状。"[2] 同样的道理，在我们的生活世界中，人只可能感受到"伤寒发热"，而看不到细菌致热原；人只能感受到喉咙的不适，并以火的意象来表达这种不适，俗名曰"上火"，也不会看到"炎症变性"。尽管这个道理很寻常，然而这种寻常的道理却被后来强势的理性主义的术语所淹没。换而言之，正是中医最大限度地保留了日常生活世界中人对疾病的直观感受、经验和原初的意义。从这种意义上说，那种由精确科学所裁剪的自称为客观科学真理的理念外衣，同时也是一把掩盖生活世界原初意义的伞。

---

①② 胡塞尔. 欧洲科学危机和超验现象学 [M]. 张庆熊，译. 上海：上海译文出版社，1988：58，60.

第三节　证的本质直观

现象学关于直觉知识和明见性问题的认识方法可以为分析中医之证的认识论问题提供一个新的方法论。辨证施治通常被认为是中医学中核心的思想和临床技术。其实，辨证施治不过是与诊断治疗同义的术语，与现代临床医学并无不同，辨证施治中真正独特的概念是其中的"证"及其相关的"藏象"。虽然关于中医证本质的研究一直是现代中医学研究中的热点问题，而且投入了巨大的精力和资金，但其研究结果却令人失望。迄今为止，尚未发现任何一个证具有所谓的特异性指标，或者说发现了可以令现代医学同行认可的新现象。事实上，我们应该对过去有关证本质研究的思路加以认真反思，一个在古代本无人争讼的概念为何反被现代西化的研究者们导向异化，也许我们今天更需要返回到"证"这一概念的经典原处，并对证本质进行语义学和现象学分析，为证本质的研究另辟一条新的途径。

一、关于证的历史与现代困惑

关于中医"证"的概念在中国古代中医本无人不晓，无人争讼。"证"字最早见于《素问·至真要大论篇》中，但仅出现过一次，属于词频很低的术语，所谓"气有高下，病有远近，证有中外，治有轻重，适其至所为故也"。但在此篇大论中，原创者已经将许多种类的疾病、症状和治法进行连接，辨证施治的意向构造体系已经基本成形，举例分析如下：

"风淫所胜，则地气不明，平野味，草乃早秀（病因A）。民病洒洒振寒，善伸数欠，心痛支满，两胁里急，饮食不下，鬲咽不通，食则呕，腹胀善噫，得后与气，则快然如衰，身体皆重（临床症候B）。"对上述症候群的治法是："风淫于内，治以辛凉，佐以苦，以甘缓之，以辛散之（治疗法则C）。"（《素问·至真要大论篇》）

又如："有病身热解惰，汗出如浴，恶风少气，此为何病（临床症候）？岐伯曰：病名曰酒风（诊断的病名）。帝曰：治之何奈？岐伯曰：以泽泻、术各十分，麋衔五分，合以三指撮为后饭（治疗方剂）。"（《素问·病能论篇》）可见，在《黄帝内经》时，中医已经初步形成病因病理分析—临床症候辨别—确立治疗法则与方药的辨证施治体系，并且中医已经开始用可见的一组症候来指称体内看不见的某病，"证"在《黄帝内经》时代还不是一个必需的普遍的中介概念。

除了观察症候之外，在《黄帝内经》时代，观色察脉已经成为当时诊断的主要方法，所谓"治之要极，无失色脉，用之不惑，治之大则"（《素问·移精变气论篇》）。王冰在《素问·至真要大论篇》中有关"惊者平之"的治则之下有批注"量病证候，适事用之"。说明中医辨证施治在唐代时已经成为一种很自然的一体化工作。在此时，"病"与"证"两词合用，证还没有被当作一个很特别的重要概念，证就是疾病的表现而已，与相对稳定的一些症候的组合意义等值。事实上，在《黄帝内经》中，病种的概念更为确定和重要，书中已经记载了痹、痰、厥、疟疾、水肿、热病等380多个病名，而且关于疾病的病理定位一点都不含糊，例如"病本于肺""病本于肝""病本于心""病本于脾""病本于肾"等，疾病病理的定位是藏腑辨证的基础。到汉代张仲景时，也许是基于临床实用的方便性，证的概念被强调凸显，而病种的概念反被淡化隐退。因为外感伤寒发生发展的阶段性特征较为明显，张仲景继承了《素问·热论篇》中关于伤寒热病发生发展阶段的三阴三阳之说，结合自己的临证经验，将疾病—脉证—方药三个要素连接起来，建构了一个方便实用的六经传变的辨证论治模型，著成《伤寒杂病论》。《伤寒杂病论》中各章节名的表达方式是"辨某某病脉证并治法"。这说明"证"的概念在当时主要指脉象，语义清晰，逻辑自明，并不是一个需要特别说明的一般概念。这时，脉证不仅被当成识别疾病，以及实施治疗后，判断病情变化的外观证据，而且成为连接诊断"什么病"与取"什么药"的行为之间的中介概念。但检索《伤寒杂病论》，作为单独使用的"证"这个概念，正文中仅出现过一次，如"观其脉证，知犯何逆，随证治之"（《伤寒杂病论·辨太阳病脉证并治法》）。可见，后一个"证"只是对前一个"脉证"的简称而已，并无特别。

中医的辨证与现代医学所说的疾病诊断本无语义的不同，《素问·阴阳应象大论篇》中说："善诊者，察色按脉，先别阴阳。"《素问·标本病传论篇》中说："凡刺之方，必别阴阳。"都是指疾病的分类诊断之意。那么，为何中医舍疾病诊断之名，而独善于辨证呢？中医诊断思维的这种转向与中国文化的实用主义倾向、中医的生命观，以及与当时中医学的发展水平和临床工作的适宜性密切相关，换而言之，辨证是当时中医临床诊断的一种适宜技术和实用方便的选择。

对证的正确解读必须以中医藏腑观的理解为前提。中医认为："藏府之在胸胁腹里之内也，若匣匮之藏禁器也。"（《灵枢·胀论》）那么，医生又如何能方便地识别疾病之踪迹呢？《孟子·告子下》中说："有诸内，必形诸外。"《灵枢·外揣》中也早已提出了"司外揣内"的认识方法，认为人的体型、五音、五色、脉象、毛发、五官都是间接推断体内藏腑生理和病理的证据。所谓"五气者，五藏之使也，五时之副也。五官者，五藏之阅也"（《灵枢·五阅五使》）；"五藏之气，阅于面者"（《灵枢·师传》）；"五藏已败，其色必夭"（《素问·三部九候论篇》）；"五藏之象，可以类推；五藏相音，可以意识；五色微诊，可以目察"（《素问·五藏生成论篇》）。中医将机体内外信息的响应关系比喻为鼓之应桴、响之应声、影之似形、树根与枝叶的共时关系。所谓"形精之动，犹根本之与枝叶也。仰观其象，虽远可知也"（《素问·五运行大论篇》)。如果说藏腑生理及其病理都是藏伏于体内而无法直接观察到的东西，那么，证则是可以在活体上方便加以把握的表象，或者说，是可以为医生所观察和直觉的疾病现象。

然而，现代中医研究者却提出了一个古人并不曾困惑的质问：证的本质究竟是什么？证如何存在？证存在何处？其实，这种质问来源于那些受西方人体解剖、组织等形态学理论影响之后看中医的思路和视角。这种认识的混乱发生于两个不同文化类型的认识模型之间。回顾各种关于证本质的研究，可以将其研究结果分为两类：一种意见认为，证是机体病患时所表现出来的一种特征，反映出疾病发展过程中某一阶段的病理变化的本质，也就是说，证是一种可以被动物模型模拟的独立的生物状况。另一种意见认为，证只是一种主观的认识模型，证既具有客观实在性，又有主观思辨的抽象性；证是由一组特定的、具有内在联系的、全面揭示疾病本质的症状和体征所组成，是对疾病的病因、病机、病位、病性、病势的概括。然而，这两类几乎完全相反的观点所暴露出来的问题并没有得到足够的重视，更准确地说，自 20 世纪 60 年代开始运用现代医学的方法探讨肾阳虚证的研究以来，第一种意见因为更迎合科学主义者认识事物的态度和方法，便成为关于证本质研究的主流。70 至 80 年代，关于证本质研究的热情不断高涨，在各级招标课题的资助下，有关脾本质、肾本质和血淤证本质，以及五藏诸证的本质研究全面展开，所涉及的病种也不断增多，这些研究多采用还原分析的方法，模拟中医所说的病因刺激，建立了多种证的动物模型，试图通过寻求特异性的生化、免疫等指标来揭示证的本质。几个"五年计划"过去了，证本质研究的形式不断为所谓的高新指标、多纬度指标和研究手段所更新。然而，随着各种各样证本质研究的推进，现代中医人反而陷入了一种新的困顿和迷惘之中，原来期待很高的研究者们失望地发现，实际上迄今为止也没有发现任何一个证的所谓特异性实验指标。例如几十年来对肾阳虚证本质进行了数百次的实验研究，原以为可以将 24 小时尿 17 - 羟皮质类固醇值的降低作为诊断肾阳虚证特性指标，但其后在脾阳虚证和胃阴虚证等的研究中，也发现有相同的指标变化。又如脾虚证的研究涉及消化、免疫、内分泌、能量代谢、植物神经、造血、泌尿等 70 余项系统生理、生化实验指标，研究结果显示，所选指标虽然大多异常，却缺少特异性。上述关于证本质研究的结果说明了什么呢？笔者以为，至少带来了如下启示：证并不是区别于症状和体征的另外一种独立的自在之物，证即使是一种可以被动物模型模拟的机体表现，但它仍然是机体内生理病理变化的投射，而不是另外一种特别的生物特性。简而言之，迄今为止一切有关中医之证的生物学研究都是令人失望的。那么，证的本质究竟是什么？证本质的研究将何去何从？这已经成为中医现代化研究中的一块鸡肋。

令人感到奇怪的是，"证"的概念在古代原本是一个无须特别阐述的自明性概念，为何反而在现代中医研究中被过高地估价为一种前途光明的研究课题？为什么虽然投入了大量的精力和资金进行研究，却出现证本质并无特异性指标发现的困惑呢？笔者以为这些情况都源出于对证本质阐释的语义混乱和研究思路的错误。这种类似的认知错误早就由恩格斯指出过，他说一些经验主义者"甚至在研究抽象的东西的时候，还以为自己是在感性认识的领域内"。他还借黑格尔的比喻说，就像时间和空间这两种存在形式离开了物质当然都是无一样，"我们固然能吃樱桃和李子，但是不能吃水果，因为还没有人吃过水果本身"①。"证"就好像是这样一个不能吃的水果。

二、证的意向构造活动

现在我们来复习一下现象学的有关观点，对于解决证研究中的认识论问题也许是有帮助的。现象学源出对康德学说的改造。康德最先将整个世界划分为"现象"的此岸世界和"本体"的彼岸世界，并认为两个世界之间存在着一条难以跨越的认识横沟。"现象"是与"自在之物"相区别的一种观念，人的认识所能达到的只是现象世界，而不能进入自在之物的彼岸世界。康德认为，认识是知识的"形式"和"质料"的统一，质料来源自经验，而形式来自先天。胡塞尔继承了康德的现象之观念和布伦塔诺关于认识意动的思想，建立起现象学。布伦塔诺认为既然意动不是静止的心理状况，而是可经验的活动过程，因此，以直接观察正在进行着的心理过程为对象的内省是根本不可能的，而对刚刚成为过去的在记忆中仍呈鲜活状况的心理现象进行体验和反省（retrospection）则是完全可能的。后来德国哲学家和心理学家卡尔·斯图姆夫（Carl Stumpf，1848—1936）和胡塞尔将这种方法发展为"现象学方法"（phenomenological method）。胡塞尔认为，呈现在我们意识中的一切都是现象，而且这种现象是在意识意向活动中被给予的方式中自身显现的过程中的对象，认为通过直接的和细微的内省分析，可以澄清含混的经验，获得各种不同的具体经验间的不变部分，即"现象的本质"，从而建立了一种从个人特殊经验向经验本质构造还原的"描述现象学"。他认为这是另外一种不需要通过实验而认识事物本质的途径和方法。现象学是关于意识与知识纯粹原理的科学和方法学，它以意识本身为对象，用"直接认识"去描述意识活动及其本质结构，揭示意识活动和意识对象得以发生的先验根源。现象学要求按经验现象的完整的本来面目来观察和描述纯粹意识结构，反对现象—本质的双重世界观，坚持现象即本质（或直接经验的呈现），强调运用自然观察或本质直观或意向分析来研究和把握纯粹意识及其结构。

胡塞尔的意向分析理论认为，意识活动是一个由自我（ego）、我思（cogito）和我思对象（cogita）三个要素构成的整体。所有意识活动都是意向活动，而意向活动同时就是构造活动。这一构造活动是通过两个步骤实现的，即首先本原的自我把意识的基

---

① 恩格斯. 自然辩证法［M］. 中共中央马克思恩格斯列宁斯大林著作编译局，译. 北京：人民出版社，1971：343.

本结构通过意向活动投射出来，形成本质或共相，这个过程被称为"意义给予"；其次，意识活动将本质或共相与纯质料（即感觉要素）结合起来，就形成具有意义内容的对象，这个过程被称为"意义实现"。可见，"知识的材料是客观经验的积累，知识的结构是主体自我的创造，经验对象的本质或意义则是先验自我的给予"。①

德国完形心理学家沃尔夫冈·苛勒（Wolfgang Kohler，1887—1967）认为，现象世界就是心理世界，它包含着直接给予人的全部材料，因此是最真实的世界。心理学应该以这种"直接经验"或"现象经验"为研究对象。完形心理学通过一系列的实验告诉我们，主体的知觉总是遵循着图形—背景法则、接近法则、相似法则、连续法则、闭合法则等完形组织法则（gestalt laws of organization），将经验材料组织成有意义的整体。在完形心理学看来，人的认识过程中所经验到的现象都自成一种整体的完形或格式塔现象，即心理的整体是不可分析为元素的，整体并不等于部分之和，整体具有一种部分所没有的新的性质；整体离不开部分，但每部分的性质又都是由整体所决定的。完形心理学一方面以现象学为哲学基础，另一方面又为现象学提供了实验科学的佐证。

用完形心理学的观点来看，证其实是中医认识主体通过我思的意向活动，赋予症候等经验材料以某种意义、主动构造的我思对象。证的本质是认识主体对某病的主诉、问诊、脉象、症状和体征等诸多可自然观察到的证据所体验到的一种完形现象。证显然不是病，但也不是疾病之外的某种东西；证不是一种症候，而是在若干症候的基础之上被主体所建构的一种具有整体性质和新意义的完形。某些症候在一个证名之下的统一性，即是在意义给予意识作用下的某种意义的统一。证与西医特异性诊断指标之证据的区别在于：中医之证所依据的是没有工具干扰下观察到的"自然事实"，而西医诊断所依据的是借助仪器设备所获得的生化等特异指标的"科学事实"。前者是指对日常生活状况中活体身上诸症候组合关系的一种现象学本质直观，而后者是指在显微镜等检查设备干涉之下"制造"出来的证据。

中医辨证可以分为八纲辨证、藏腑辨证、六经辨证、气血津液辨证等不同的认知模型。以八纲辨证为例，我们可知中医之证的本质并不是一种存在于机体之中的独立的"自在之物"，而是主体借藏象学说之光所发现的"事实"或构造的认知疾病的一种模型。证依赖于脉证和诸症候，但证并不是脉证和诸症候的简单集合，而是在主体意识中所形成的一种新的现象直观。正如我们用许多分散的小点围成一个矩形一样，矩形并不是各个小点的集合，而是观察者在各小点之间的关系中所看出来的一种格式塔。临床上，我们只可能见到具体的脉证、舌证、寒热等症候，而不能见到抽象的寒证和热证、表证和里证、虚证和实证，它们只能是本质直观的结果。换而言之，它们不是"纯粹的事实"，而只是一种在意义赋予中实现的观念存在。清代程国彭在《医学心悟·寒热虚实表里阴阳辨篇》中认为："病有总要，寒、热、虚、实、表、里、

① 车文博. 西方心理学史［M］. 杭州：浙江教育出版社，1998：415.

阴、阳，八字而已。病情既不外此，则辨证之法亦不出此。"可见，八纲辨证只是一种认识疾病定位、病因和病理性质的理论纲要，以便指导医生从多个维度来诊断疾病。八纲辨证中的任何一证都不是单独存在的疾病自在之物，证是一种具有意向构造的存在，是一组症候构造的具有某种意义的记号，并同时与藏象的意指活动相联系，证只有通过藏象的意义给予而存在，也就是说，证的命题只有通过藏象这个视域才获得其本质的意义。

中医辨证与直观的知觉有关，而一种知觉总会自动转化为知觉的连续体，而且对任何物的知觉永远不会是最终完结的，而是永远存在着新的知觉和不同知觉的可能性，将有更多的新的规定、新的意义充实于知觉对象之上。[①]正是由于直观的知觉的这一基本性质，所以，中医辨证因医者的意向作用和直观的知觉不同而呈现出多样性，尤其在各家学说那里，在持不同病机信念的医家眼中，对病证更容易出现完全不同的直观知觉。

根据以上分析，可以预见对八纲辨证中的任何一证的实验性研究都是劳而无功的。至于对于脾气虚证、肺气虚证等藏腑辨证的实验性研究其实就是对相应藏腑疾病的病理研究，如果现代医学对这些藏腑之病已有详尽研究的话，那么，这些以中医证为名义的实验研究都并不是真正意义上的中医研究，同时也必定是一种重复性的资源浪费。中医之证更需要通过现象学认识论、逻辑学、认知心理学、语言学和文化人类学的研究回归到其原创的思维方向上来。

海德格尔在《存在与时间》中关于数学化的物理学的评论对中医研究很具有启发性。他说："科学形成的关键既不在于给予对'事实'的观察以更高的估价，也不在于把数学'应用'去规定自然进程，而在于对自然本身的数学筹划。"[②]的确，如果我们只把中医之证看作是中医对症候与疾病之间关系的一种筹划，中医之证的本质是中医在藏象理论的前提下，由主体所建构的一种具有整体性质和新的意义的知觉完形，是对症候观察之后反思的产物，是一种观念的符号，而不把它们当作某种实体，则可以消除在证本质问题上的争执。美国文化人类学家莱斯利·怀特（Leslie A. White，1900—1975）曾用"精神是心性活动的过程"的陈述来取代将"精神"作为名词的做法，以消除人们寻找精神实体的徒劳。他感慨地说道："某些语词把我们引入绝境，另一些则把我们引上康庄大道"[③]，而"精神"这一词语就是如此，如果将其从名词看作动词，则可以消除由这一词语带来的困惑。洛克早在其《人类理智论》一书中也告诫过人们："我们如果只把文字看作是观念的符号，而不把它们当成事物的本身，则世界

---

① 可参阅胡塞尔有关直观知觉的观点。胡塞尔．纯粹现象学通论［M］．李幼蒸，译．北京：商务印书馆，1996：358．

② 海德格尔．存在与时间［M］．陈嘉映，王庆节，译．北京：生活·读书·新知三联书店，1987：427．

③ 怀特．文化的科学：人类与文明研究［M］．沈原，译．济南：山东人民出版社，1988：54．

上的争执，一定会比现在减少许多。"逻辑实证主义甚至彻底地批判了既往哲学关于心与物之间关系的观点，认为那只是一个虚构出来的问题，"除了用指谓感觉内容的符号去指谓逻辑构造的某些符号下定义这种语言问题之外，就没有关于心与物的关系的哲学问题"①。按照这种观点来看中医证的本质，那么，"证"便是一个关于连接心与物的概念，同样可以化解为一个语言问题而得到解释，即"证"这个逻辑构造概念的本质就是指谓中医在四诊中所获得的一组感知经验的内容，当然，不同的证就是指谓不同的感知内容，除此之外，并无其他。

笔者相信，关于中医之证本质的重新认识是解决中医理论研究中许多疑难问题的一个典型案例。既往关于证本质的许多说法、意见和争论的问题，要么是语句的或分析的命题，就一定能够得到确定的解答；要么是综合命题的假设，就能被经验证实或证伪。如果不属于上述两种情况，那就应该当作没有意义的形而上学的问题被拒绝。所谓形而上学的问题是指那种"仅当一句话既不是重言式命题，又不能在任何程度上被任何可能的观察所证实"的情况。② 事实上，作为具有直觉逻辑和经验特征的中医学还需要完成许多这种类似的基础性的清理工作。

---

①② 艾耶尔. 语言、真理与逻辑 [M]. 尹大贻，译. 上海：上海译文出版社，2006：107，121.

第十三章　中医的辩证逻辑

> 正确地认识并掌握辩证法是极关重要的。辩证法是现实世界中一切运动、一切生命、一切事业的推动原则。同样，辩证法又是知识范围内一切真正科学认识的灵魂。[①]
>
> ——黑格尔

人的意识意向性不仅是多样的，而且是多变的，因此，世界各民族的思维取向是丰富多彩的，逻辑学当然也不可能只有唯一的某种体系，西方民族发展的形式逻辑和东方民族发展的辩证逻辑就属于不同的逻辑类型。研究中国科技史的英国李约瑟博士观察到，当希腊人和印度人很早就仔细地考虑形式逻辑的时候，中国人一直倾向于发展辩证逻辑[②]。但这并不意味着西方就没有辩证逻辑，而中国就缺乏形式逻辑。事实上，在前面已经证明，中医同样遵循形式逻辑思维规律，而且几乎具有经典形式逻辑的所有命题形式。同样，亚里士多德、黑格尔都是辩证逻辑的大师。中西医是辩证逻辑和形式逻辑类型的典型样本，正是这种逻辑类型的差异形成了中西医各自理论的文本风格和翻译沟通的一些困难。在本章，我们将结合黑格尔辩证逻辑和现象学方法，重点分析中医辩证逻辑的基本特点，阐述中医辩证思维的基本观点、科学价值与现代意义，及其辩证命题逻辑的检验性等问题。

---

① 黑格尔. 小逻辑 [M]. 贺麟，译. 2 版. 北京：商务印书馆，1980：177.

② 李约瑟. 中国科学技术史：第三卷 [M].《中国科学技术史》翻译小组，译. 北京：科学出版社，1975：337.

第一节　辩证逻辑的基本问题

有关辩证逻辑的话题虽然分别在东西方的古代早就提出来了，但它却似乎是一个发展不充分的体系，即使在什么是辩证逻辑、辩证概念是否存在等基本问题上也未取得共识。为了便于研究中医的辩证逻辑问题，我们必须厘清有关辩证逻辑的基本认识。

一、辩证逻辑与辩证法

中文"辩证的"一词本为和制汉语，即由日本学者根据西文"dialectic"翻译而来。所谓和制汉字是日本人根据中国汉字造字法中的会意或形声造字法所造出来的汉字，以会意字多见。辩证法（dialectics）一词源于古希腊文 δναλεχειχ，英语"dialectic"一词由前缀"dia"（交互的，两者之间的）和词根"lect"（发言）所构成，原义指谈话的艺术。

在人类历史上，有关辩证法的学说在东西方古今中外的许多学派和思想家那里都被关注和研究过。公元前 5 世纪，古希腊哲学各派论争之风盛行，苏格拉底把辩证法看作通过对立意见的争论而发现真理的艺术，柏拉图则把辩证法看作在认识的过程中由个别理念上升到普遍理念，又从普遍理念回到个别理念的方法，亚里士多德把辩证法看作揭露对象自身中的矛盾和形成概念、下定义和检查定义是否正确的方法。在中世纪，苏格兰经院哲学家、唯名论代表 J. 邓斯·司各特（John Duns Scotus，约 1270—1308）称辩证法为关于"存在"的学说。18 世纪末和 19 世纪初的德国哲学家康德指出纯粹理性在运用有限的范畴去把握世界时便会不可避免地陷入一种"二律背反"的矛盾之中，而这种矛盾是理性自身包含的矛盾，它既不是可以纠正的逻辑错误，也不是来自感觉经验中的假象，而是理性在进行认识活动时必然产生的假象，而揭示这种假象的客观性和矛盾的必然性，阐述先验假象的逻辑就是辩证法。黑格尔称赞康德关于理性发展一定会碰到的矛盾的这种二律背反是近代哲学界最重要的和最深刻的一种进步。黑格尔继承了西方哲学史上关于辩证法的思想脉络，他从"有"和"无"概念等客观与主观的矛盾运动的辩证分析开始，阐明了辩证法是一种揭示概念、命题和推理等逻辑对象自身的矛盾运动和本质，把握逻辑哲学真理的一种有效方法。黑格尔着重对理性思维自身发展中的矛盾运动的分析，试图突破形式逻辑和形而上学的认识局限，从而将辩证法在逻辑学中的应用推向了一个新的历史高度。到 19 世纪中叶，马克思主义经典作家在吸收黑格尔辩证法学说的基础上，将辩证法提升发展为一种关于自然、人类社会和思维发展的最一般规律的科学。

在黑格尔看来，人类的精神活动的本质有异于禽兽动物的地方就在于它要扬弃那种简单朴素的自然状况，而力求达到自为的存在。但自古以来的先哲已经认识到，在大自然里，这种离开自然的统一的人类精神活动的奇异分裂从没有出现，因此，精神总要通过自力以返回它原来的统一，扬弃那种分裂的境地。当然这种通过曲折的中介阶段而赢得的统一乃是精神的统一，而导致返回到这种统一的根本动力，即在于思维本身。① 因此，所谓辩证逻辑不过就是思维自身扬弃自己造成的同异分离状况，返回原来和谐统一的辩证运动而已。黑格尔曾借用《旧约》中的一个典故说："击伤的是他的手，医伤的也是他的手。"在此，我们也可以说，造成思维概念同异分离的是思维活动本身，扬弃这种分离，返回原来的和谐统一仍然也是思维自身运动发展的必然结果。基于黑格尔上述关于人类精神发展的观点，笔者认为人类逻辑思维本身就是一个自身否定之否定发展的过程，而辩证逻辑（学）就是指运用这种辩证法的观点对思维本身的发展运动进行分析的哲学活动。例如黑格尔的《逻辑学》就是一个运用辩证法分析形式逻辑的典范。以对概念的分析为例，他主要考察了实有、本质与概念发生史的关系，概念对实有和本质扬弃的本质，概念所表现的（意识的）绝对规定性及其自身的消融，概念的本质与统觉的原始—综合的统一的关系，概念形成与自我意识渗透的关系，自我意识概念如何在自在自为之有的同一中获得自由的过程，等等。根据黑格尔的自述，他的研究仅仅只限于是一种对形式逻辑研究可能有所补益的注解而已。②他将在一切种类的对象中，在一切表象、概念和理念中发现矛盾，认识这种矛盾特性当作哲学的思考的本质，并且将这种矛盾性构成他称之为逻辑思维的辩证的环节。③在他看来，任何概念，只要你使用辩证法的观点去分析，就都包含有存在与思维、名与实、主观与客观、普遍与特殊、抽象与具体、内涵与外延、内容与形式等多方面的矛盾，可以加以分析。辩证法看待逻辑的这种旨趣、角度和方法显然区别于主要关注逻辑形式及其外延的经典形式逻辑。黑格尔的研究表明，他只是以普通逻辑的概念和命题等逻辑形式为研究对象，而并没有研究一种叫作辩证逻辑的特殊对象，因为自然语言系统中根本就没有能"具体地反映对象内部的矛盾和对象之间的矛盾关系的辩证概念"，也没有相对应的表达这种"辩证概念"的特殊语词。

概念是意识对存在（有）和本质进行反思的一种产物，各种存在与此在相互作用的辩证运动，决定了概念的发生史、概念的变化都是由这个运动来表现的。由于此在与存在照面和相互作用的方式、作用的程度、作用的时间和作用的层次不同，因而，所有概念的内涵与外延都是处于不断变化之中的，或者说，所有概念都是历史性的。虽然可以说"概念是实体的真理"④，但达到这个真理的过程却往往很漫长。与形式逻辑着重研究概念和命题的静止形式不同，辩证逻辑将任何概念的发展变化作为自己关注的研究对象，但这不意味着存在着某种可以变化的辩证概念和一成不变的普通概念

---

①③　黑格尔. 小逻辑［M］. 贺麟，译. 2 版. 北京：商务印书馆，1980：88 – 92，132.

②④　黑格尔. 逻辑学：下卷［M］. 杨一之，译. 北京：商务印书馆，1976：246，240.

的区别。随着人类对不同领域的存在和本质认识的深入，相应概念的内涵与外延自然也随之变化和更加丰富，例如，近百多年来，人类对于"光""原子""基本粒子""宇宙""细胞""生命""健康"等现象的认识不断加深，其对应概念的内涵与外延自然都发生了巨大的变化，但这些概念仍然是普通概念。因此，概念的变化和内涵的丰富程度并不能成为划分辩证概念和普通概念的标准。或者说，在自然语言中，只有被辩证法分析的概念，而不存在与普通概念有区别的辩证概念。任何概念都经过分析而了解它的形成与存在的关系，它如何从感性具体抽象为普遍，以及又如何在各种语境下返回具体语用的辩证发展过程。与形式逻辑只关注概念本身的形式及其逻辑形式上的真假不同，辩证逻辑关注概念与其反映的存在的关系，即确定概念与存在是否同一的真理问题。如黑格尔所说："经验材料当它在概念之外和以前，并不具有真理，而唯有在它的观念性中，或者说在它与概念的同一中，才具有真理。"①

对偶出现的概念，例如上下、内外、虚实都是两个具有矛盾关系的普通概念，而不是可以独立存在的辩证概念。所以，对偶矛盾概念的存在根本不是辩证概念成立的证据。至于"微积分"，这是一个专名，而类似"又红又专"的句子，是一个联言肢，说它是一个概念就更是违反逻辑常识了。假如真的辩证概念如此之稀少难找，那么，发展辩证逻辑似乎就没有必要了。

二、辩证逻辑与意向性的关系

黑格尔认为，有与本质是发展概念的先行条件，"真理在于客体和概念的统一"，或者说"概念和事物的同一就是真理"。② 概念反映世界存在，概念是世界存在进入意识的逻辑图像，在这种意义上，概念是客观的；但概念和范畴本身是意识的一种发明和构造，世界上的各种存在不会自动地跑到人的意识中来，相反，概念是此在将世界纳入自我意识的一种手段，概念是自我意识的一种纯粹的规定，在这种意义上，"概念是自由的"和主观的③。黑格尔这样分析道："形成一个对象的概念，实际上不外是自我使对象成为己有，渗透对象，并使对象在其自己特有的形式之中，即在共性之中，这个共性直接就是规定性，或说在规定性中，这个规定也直接就是共性。"④ 也就是说，感知表象中的杂多的、特殊和个性的东西在概念或范畴中统统被"过滤"掉，而成为一种被抽象的共性的规定。

基于意向作用和意识构造性是意识的本质特征，因此，在概念或范畴中被抽象出来的共性规定必然是意向作用和意识构造性的结果，因此，不难理解，即使是对同一认识对象，当认识主体或不同的认识主体的意指取向发生了变化时，所形成或抽象出来的共性规定就会有所不同，进而其概念内涵与外延就会发生变化。例如，中医所言

---

①②③④　黑格尔. 逻辑学：下卷［M］. 杨一之，译. 北京：商务印书馆，1976：257，255 − 256，245，248.

之"气"本义指大气和呼吸之气等没有一定形状、体积，能自由散布的物体，到春秋战国时，气体的概念已经演化成为代表天地一切事物组成基本元素的抽象概念，成为一个哲学或逻辑的范畴。后来再进一步衍生出精神状况、情绪状况、机体的功能或疾病状况。气概念的内涵与外延变化的原因并不是来自于世人对气本质有了新的认识，而仅仅只是因为此在的意指及其意指意义的扩展变化而导致的结果。通过中西医的比较就容易看出这一点，在西方医学关于气体的概念中，完全没有中医学之气概念的这些内涵与外延，这种差异当然只能用两者的意向性不同来解释，而不能用认识的不同来解释。

形式逻辑和辩证逻辑的区别不是研究对象的不同，而是关注逻辑问题的意向性和意识构造有别。例如，形式逻辑关注概念自身的同一性，甚至发明各种符号以保持概念的稳定的同一性，而辩证逻辑却关注概念和范畴自身发展中的流动性或否定之否定的变化性。有人甚至将形式逻辑称为"固定范畴"的逻辑，将辩证逻辑称为"流动范畴"的逻辑学。其实，任何概念和范畴的内涵、外延都是相对固定的，否则它们就无法履行其基本的逻辑功能，但任何概念和范畴的内涵与外延又是发展变化的，而变化的根本原因在于认识主体对概念所意指的对象的认识深度、广度或角度发生了变化。意向变，认识变，概念和范畴的逻辑则变，这就是逻辑概念和范畴从固定到流动变化的轨迹，因此，在精神王国实际上并不存在不变的概念。

概念所反映或抽象对象的本质也与意识的意向性和构造作用有关。例如，"光"是一个甲骨文中的词汇，汉字"光"，"从火，在人上"，本义指光芒，明亮。后来经过近现代光学研究，我们知晓了光波的反射、折射、干涉和衍射现象的规律，再后来知道了光是能量的一种传播方式，是一种人类眼睛可以见到的电磁波，甚至可以指所有的电磁波谱，认识到光由光子这种基本粒子组成，并具有粒子性与波动性的性质，即波粒二象性。由此可见，有关光的概念的内涵、外延不仅是变化的，而且随意向性和意识的构造不同而不断丰富。

概念和范畴作为扬弃了表象的观念是抽象的，但在作为此在意指某对象的语境中则是具体的。例如中医"经络"概念是对人体传输气血通道的一种抽象，但在医者的诊疗活动中，经络必定是指某条经络，否则，医者便无法实施任何诊疗行为。所以，任何概念和范畴都是抽象和具体的统一体，而推动概念和范畴实现这种从抽象到具体转化的动力和机制只能是此在的意向性。

范畴是人与世界照面和把握世界普遍联系之网的网上纽结，相比孤立或单个的概念而言，物质与意识、运动与静止、时间与空间、斗争与统一、质与量、肯定与否定，以及原因与结果、必然性与偶然性、可能性与现实性、内容与形式、本质与现象等对偶概念有助于此在对与其照面的世界进行区分、标识和规律的范畴直观，有助于此在从意向对象的各个侧面分析其事物运动变化的规律，从而达到对认识对象更全面和整体性的认识，而这种运用对偶概念观察与分析意向对象的方法就是辩证逻辑的思维模式。无论是辩证法对逻辑的分析，还是逻辑形式的辩证表达都与意识的意向性和意识构造有关。中医学的理论文本具有很浓厚的辩证逻辑的特色，因为辩证法的思想已经融入了中医的理论构造和理论的表达形式之中。

三、辩证逻辑对范畴本质的分析

在辩证逻辑看来，范畴是认识唯一可以依赖的工具，但是所有范畴都以自我意识的统一为本源，因此，使用范畴去把握无限的世界，并由此得到的知识都是相对的。虽然范畴代表了普遍性和抽象，却远离了具体的和经验的事物，那些在形式逻辑阶段被区分为对立矛盾的范畴既是人的创造，也是意识同异分离构造的缺陷。康德指出，懂得辩证法的人应该明白我们并没有权力使用这些源自思维的范畴代替经验的规定。从这种意义上说，辩证逻辑分析有助于我们超越形式逻辑同异分离带来的眼界局限性。以下范畴是中医理论分析中常用到的几对概念，很有必要进行辩证分析，以帮助我们认识到范畴认识功能的有限性。

1. 部分与全体

在由形式逻辑主导的习惯性思维中，人们总是将一个器官、肢体都视作一个区别于整体的部分（或局部），而且这种思维习惯也常常被当作批评西医"头痛医头，脚痛医脚"的口头禅。相反，中医被赞扬为具有整体思维特征的医学。这种评论虽然有些简单，但还是指出了中西医思维取向在如何看待和处理机体局部病变和整体的关系上是有所区别的。在辩证法看来，部分与整体这对范畴也是由抽象思维阶段的局限性所造成的，需要通过辩证法的分析加以超越。黑格尔认为，应该将部分与全体看作是关系（Das Verhältnis）中的一个表现形式，即部分与全体的关系属于直接关系。他认为："本质的关系是事物表现其自身所采取的特定的完全普遍的方式。凡一切实存的事物都存在于关系中，而这种关系乃是每一实存的真实性质。因此实际存在着的东西不是抽象的孤立的，而只是在一个他物之内的。唯因其在一个他物之内与他物相联系，它才是自身联系；而关系就是自身联系与他物联系的统一。"① 普遍联系的关系理念是辩证法思想中最核心的思想，在这一视野下，所谓整体或全体由相互联系的部分结合而成，部分也只有在这种相互联系中才称为部分，而部分之间的相互联系就是它们之间的对立统一的关系。黑格尔直截了当地指出，只有在解剖的尸体中才有单纯机械的部分，而在一个活的有机体中，只有在整体的相互联系中才有器官、肢体和功能。他提醒，无论是生理学家和心理学家都不要注意、不要受部分与全体这对外在人为划分的机械的关系的观点而影响自己的研究。为了认识事物的全体，分解和分析事物是必要的，但"用分析方法来研究对象就好像剥葱一样，将葱皮一层又一层地剥掉，但原葱已不在了"②。因此，在医学研究中切记不要将分析的结论当作事物的本质。曾经中医界一度用唾液淀粉酶等生化指标当作判断脾虚本质的做法就是如此。

---

①② 黑格尔. 小逻辑［M］. 贺麟，译. 2 版. 北京：商务印书馆，1980：281，413.

　　相比而言，传统中医学的整体思维取向有效地克服了黑格尔所说的这种将部分与全体机械分割的思维局限性，无论是辨证，还是施治，都充分体现了从局部看整体、从整体看局部的相互联系的辩证逻辑的优势。例如在中医辨证方面，认为五官就是观察五藏功能状况的窗口，因此，可以通过"五官、五阅，以观五气"（《灵枢·五阅五使》）。从相互联系的观点来辨证，那么必然得出"知阳者知阴，知阴者知阳"（《素问·阴阳别论篇》），"以浅而知深，察近而知远"（《素问·标本病传论篇》）这样的辨证规则。在施治方面，左病右取，右病左取，上病下治，下病上治，扶正祛邪，所有中医治疗都是从相互联系的对立面来着眼的。虽然现代医学已经不再执着于那种简单机械的局部医学观，但是临床越来越细的分科和精细的局部诊治趋势仍然提示目前现代医学将部分与全体分割的习惯思维仍然大行其道，甚至还对年轻的中医一代带来了消极影响，中医的整体辩证思维反而被淡忘，这是值得警惕的一种退化。

　　2. 本质与现象

　　在许多语境下，现象与本质的范畴常被内外这对空间范畴所替代，因为好像有一种先验的信念认为，本质总是藏在不可直接看到的内部，而现象则是在外部的表现。例如在人体领域，内外对偶概念与本质现象对偶概念的意义几乎等值。内外概念和标本都是中医理论中非常普遍使用的范畴，尤其在病与证，藏腑与五官、面部颜色，穴位与经脉络脉，脉诊、舌诊与藏腑生理状况与病变等关系上，内外和标本概念是一个非常重要的思维工具，或者说是联结现象与本质、存在与思维关系上不可缺少的范畴。然而，常见的认识错误是把本质当成单纯的内在的东西，而把外在的东西都当成现象或表面的东西；或者将本质看成是绝对的或根本的，而将现象或存在视为相对的和次要的。例如一些现代中医人将藏腑疾病当成内在的本质，而将证当成外部的现象，同理，将脉象、舌象、五官、皮肤和面部色泽都当成显现于外部的现象，而将由此推理的内部的生理与病理当成本质。其实，这种将内外"非此即彼"对立起来的思维是形而上学思维习惯造成的。黑格尔提醒人们应该记住内与外是人的一种规定，一定不要将其分隔开来看。他说："只要理智坚持内与外的分离，则它们便成为一对空虚的形式，彼此皆同样地陷于空无。无论在自然界以及精神界的研究里，对于内与外的关系的正确认识，有很大的重要性，特别须避免认内为本质的为根本所系，而认外为非本质的为不相干的错误。"[①]其实，"内与外都是那同一个全体性，而这统一体便以全体性为内容"。他认为："凡现象所表现的，没有不在本质内的。凡在本质内没有的，也就不会表现于外。""内表示抽象的自身同一性，外表示单纯的多样性或实在性。但就内与外作为一个形式的两个环节来说，它们在本质上是同一的。"[②] 例如在现代中医研究中，有许多人将疾病或病机病理当成本质，将证当成现象，就是一种陷于将本质与现象同异分离的形而上学的思维错误。

　　虽然从机体与环境的关系来看，机体有外部环境和内部环境之分，但个体的生命

---

①② 黑格尔. 小逻辑［M］. 贺麟，译. 2 版. 北京：商务印书馆，1980：290.

都是机体与内外环境相适应的过程，内外都是个体整体的组成部分。无论是内，还是外，都是机体生命运动的本质和现象，其实，本质和现象的概念只是人为的规定而已。黑格尔这样分析道："本质必定要表现出来。本质的映现于自身内是扬弃自身而成为一种直接性的过程。……发展了的映现就是现象。因此，本质不在现象之后，或现象之外，而即由于本质是实际存在的东西，实际存在就是现象。"① 依照这种现象与本质、内外的辩证关系，对于中医来说，任何五官、面部、脉象、舌象的辨证都是对生理和疾病本质认识的一部分，证并不是病之外的东西，而就是疾病的表现，它们在本质上是同一的。就像"人不外是他的一系列行为所构成"一样，无论是人的生理，还是疾病都是由其内外的一系列运动变化所构成，而证的改善与疾病的好转就是一回事。依照黑格尔的观点，现象就是现实存在的真理。当我们认识了现象时就等于认识了本质，因为本质并不存留在现实之后或现象之外。就发生着和已经形成的疾病而言，无论是证，还是疾病，都是一种实存的现实，无论是观察者肉眼看得见，或是看不见，而现实事物都是本质与现象、内与外形成的整体的统一。② 在黑格尔看来，"在存在里，一切都是直接的，反之，在本质里，一切都是相对的。""本质是设定起来的概念。"③ 逻辑学认为概念是事物本质属性的思维反映形式，黑格尔则认为，其实概念的形成已经体现了本质与现象的融合。他说："本质性在现象中出现，所以现象恰恰不单纯是无本质的东西，而是本质的显现。但那完全变成了自由的对象的表现，就是概念。"④ 他发现，在当下，在概念这个思维中最高的东西上却堆积了一切恶骂，并遭到轻侮。笔者以为这正是缺乏对概念辩证发展的还原分析所带来的结果。

3. 形式与内容

形式与内容也是在普通逻辑中常出现的一个对偶概念，而且经典形式逻辑只研究逻辑的形式的这一事实也提示这一范畴对逻辑学本身发展所带来的限制作用。黑格尔认为，现象界的事物总是一个整体，是完全包含在它们的自身联系之内的。形式本身就是本质性的持存。"形式就是内容，并且按照其发展了的规定性来说，形式就是现象的规律。"内容并不是没有形式的，反之，内容既具有形式于自身内，同时形式又是一种外在于内容的东西。形式和内容既是人对意指对象的规定，对于人的思维来说，两者都同等重要，因为没有无形式的内容，正如没有无形式的质料一样，当然也是可以相互转化的。所以，"内容非他，即形式之转化为内容；形式非他，即内容之转化为形式"⑤。列宁对黑格尔的上述观点做了进一步的发挥，认为："形式是本质的。本质是具有形式的。不论怎样，形式都还以本质为转移的。"⑥ 用这种观点来看中医对机体生

---

① ② ③ ⑤ 黑格尔. 小逻辑［M］. 贺麟，译. 2 版. 北京：商务印书馆，1980：275，295，241 - 242，278 - 279.

④ 黑格尔. 逻辑学：下卷［M］. 杨一之，译. 北京：商务印书馆，1976：256.

⑥ 列宁. 黑格尔《逻辑学》一书摘要［M］//哲学笔记. 中共中央马克思恩格斯列宁斯大林著作译局，译. 北京：人民出版社，1965：125.

理和病理的观察与分析方法，可以发现，在没有显微镜的古代，中医总是通过对四诊可以感知的脉、舌、皮肤、毛发等"形的标志"来推断五藏六腑的精气神的状态（即意指对象的内容），以指导医疗施治。例如"形不足者，温之以气"（《素问·阴阳应象大论篇》）。"形"，在汉语和中医古文言中多表示实体的形体、形状和形态等，检索《黄帝内经》中"形"的词频为 309 次，属于高词频概念。中医从来就没有将形体与气等功能或内容两者看作两个分离的东西。从发生过程来看，气与形的生成与命名关系是："阳化气，阴成形"，"形归气"，"气生形"，"气合而有形，因变以正名"；在病机病理关系中，"气伤形"，"形伤气"。结合内外范畴，观察形之盛衰成为中医推断人之生死的重要依据，如经典中所说："切脉动静而视精明，察五色，观五藏有余不足，六府强弱，形之盛衰，以此参伍，决死生之分。"（《素问·脉要精微论篇》）现代逻辑学已经开始将概念的内涵等纳入逻辑学的研究视野，说明辩证逻辑对形式与内容概念辩证关系的分析与内涵逻辑的取向是一致的。

4. 同一性与差异性

亚里士多德曾说过，世界上没有相同的两片树叶，但人们似乎又走得太远，通常在意识里总是把相异的事物认作是彼此不相干的，而辩证逻辑却看到了差异中的同一性和相互依存的关系。首先要正确认识差异的来源与本质，一方面，黑格尔肯定了"凡物莫不本质上不同"的命题，并且看到了差异本质的构成，认为"差别自在地就是本质的差别，即肯定与否定两方面的差别"。[①] 肯定的一面就是一种同一的自身联系，而否定的一面则是自为的差别物。另一方面，黑格尔看到了肯定与否定并不具有绝对的区别，两者之间具有同一性，甚至可以称肯定为否定；反之，也同样可以称否定为肯定。黑格尔举例说，正如即使将磁石切开，也不能得到独立的北极和南极一样，自然界中的事物"肯定的东西与否定的东西本质上是彼此互为条件的，并且只是存在于它们的相互联系中"。黑格尔注意到，"在近代自然科学里，最初在磁石里所发现的两极性的对立，逐渐被承认为浸透于整个自然界的普遍自然律。这无疑必须看成是科学的一个重大进步"。[②] 虽然形式逻辑认为 a = a 的同一律是基本的思维规律，但黑格尔认为，任何事物皆可加一条与同一律相矛盾的规律，"凡物莫不相异"[③]。而且同异之间也是相互依存和可以转化的。《墨经·经说下》里说："彼止于彼"，"此止于此"，"彼此止于彼此"。这等值于形式逻辑的 A = A，B = B，AB = AB；而在《黄帝内经》中却常将"治彼与治此"看成是需要同时考虑的一对关系。彼与此在中国古代逻辑中是一个充当元语言的逻辑变项，可以指代任意概念和词项。

对中西医理论进行比较不难发现，与形式逻辑只关注普遍的同一的形式结构一样，西医关心的是来自大样本统计数据发现的同一或差异，而中医永远将个体差异作为辨证施治的大纲。例如在中医理论里，"血"与"气"虽分为两个概念，却从没有将两者视为分离的现象，经典还从发生学的角度解释了气与血的这种名实差异的关系："夫

---

①②③　黑格尔. 小逻辑 [M]. 贺麟，译. 2 版. 北京：商务印书馆，1980：255，257，251.

血之与气，异名同类，何谓也？岐伯答曰：营卫者，精气也；血者，神气也。故血之与气，异名同类焉。"（《灵枢·营卫生会》）同理，对于阴阳等一切差异，中医也认为异中有同，十分肯定地说："阴之与阳也，异名同类。"（《灵枢·邪气藏府病形》）差异的事物之间不仅相互联系，而且还会表现出对立的转化，如"寒极生热，热极生寒"（《素问·阴阳应象大论篇》）。黑格尔认为："矛盾是推动整个世界的原则。""事实上，无论在天上或地上，无论在精神界或自然界，绝没有像知性所坚持的那种'非此即彼'的抽象东西。无论什么可以说得上存在的东西，必定是具体的东西，即包含有差别和对立于自身内的东西。"①

在辩证逻辑看来，对偶范畴的意指对象及其意指含义是具有可变性或曰流动性的，以中医的"标本"范畴为例，依不同的语境，其意指对象和意指意义是有差异的，如在下面的例句中："病为本，工为标，'标本不得，邪气不服'，此之谓也。"（《素问·汤液醪醴论篇》）本指患者，而标指医者，因为疾病治疗的根本在于患者，而不是医者。在下面的例句中："故水病下为胕肿大腹，上为喘呼，不得卧者，标本俱病，故肺为喘呼，肾为水肿，肺为逆不得卧，分为相输俱受者，水气之所留也。"（《素问·水热穴论篇》）标指肺，本指肾，肾为水液代谢器官，因为肾功能障碍而导致肺的积水，故肾为根本。虽然标本概念的意指对象和意指意义依语境而不同，但两者都有一个"主次"的基本语义的同一性。因此，在中医理论中，标本仍然是一个普适的认识之道，如是有如下概括："夫阴阳逆从，标本之为道也，小而大，言一而知百病之害。"虽然中医广泛使用这一范畴来指导临床施治行为，但从来没有因此范畴而禁锢自己的行为，在中医看来，"标本相移"，治疗中标本孰先孰后并无固定次序，实际临床中"有其在标而求之于标，有其在本而求之于本，有其在本而求之于标，有其在标而求之于本。故治有取标而得者，有取本而得者，有逆取而得者，有从取而得者"（《素问·标本病传论篇》）。从中医对待标本这一概念的做法来看，中医对诸如标本之类的对偶范畴的认识是具有鲜明的辩证逻辑特色的。

辩证法大师黑格尔非常肯定辩证法在科学发展中的作用，认为："凡有限之物莫不扬弃其自身。因此，辩证法构成科学进展的推动的灵魂。只有通过辩证法原则，科学内容才达到内在联系和必然性，并且只有在辩证法里，一般才包含有真实的超出有限，而不只是外在的超出有限。"② 从这种意义上说，中医之所以能用古老的理论来应对各种新的或具体的困难的力量，就是因为这种在建构时就已经注入骨髓的辩证法思想，而且这种思想历久弥新，维持了中医长生不老的神话。

---

①② 黑格尔. 小逻辑［M］. 贺麟，译. 2 版. 北京：商务印书馆，1980：253，176－177.

第二节　中医辩证逻辑的形成与基本观念

在逻辑哲学的意义上，辩证逻辑是指用相互联系、相互作用、对立统一的矛盾运动的辩证法去分析和解释逻辑规律、逻辑内容和逻辑形式，及其逻辑方法的学科。

一、中医辩证思维的形成与发展

中医的辩证逻辑源自中国古代诸子百家的辩证思维观的发展。早在夏商时期，西周早期作品《诗经·大雅》中就已经有"既景乃冈，相其阴阳，观其流泉"的语句，说明基于日地关系的阴阳概念已经形成；《易经》最早建立了中国古代文化中的矛盾对立统一观和辩证逻辑的运算系统，它以阴爻（－－）和阳爻（—）作为阴阳对立统一的初始符号，然后采用两两组合的方式，建构了太阳、少阳、少阴、太阴四象；然后再三个一叠组合构成乾（天）、坤（地）、震（雷）、巽（风）、坎（水）、离（火）、艮（山）、兑（泽）"八卦"和"天与地""雷与风""水与火""山与泽"四对矛盾；进而再六个一叠，组成乾、坤、屯、蒙、需、讼、师、比、小畜、履、泰、否、同人、大有等六十四卦和"泰与否""损与益"等三十二对矛盾。《周易》在关于爻卦的解释中，表达了许多朴素的辩证思维规律，如"否极泰来"，"无平不陂，无往不复"。认为阴阳对立面不仅相互依存，相互转化，而且是推动事物变化发展的动力。《易传》发挥了《周易》之理，提出了"一阴一阳之谓道"的理论命题。汉代大儒董仲舒曰："凡物必有合。合必有上必有下，必有左必有右，必有前必有后，必有表必有里。有美必有恶，有顺必有逆，有喜必有怒，有寒必有暑，有昼必有夜，此皆其合也。阴者，阳之合……物莫无合，而合各有阴阳。"（《春秋繁露·基义》）对阴阳概念所反映的事物矛盾的两个方面的关系做出了高度的概括。

道家创始人老子（约前570—前500）在《道德经》中阐述了大量成对的矛盾概念，如有无、贵贱、生死、上下、大小、先后、正反、难易、进退、轻重、刚柔、强弱、智愚、古今、阴阳、盈虚、有无等，提出了"万物负阴而抱阳，冲气以为和""相反相成"等关于矛盾相互依存和转化的逻辑命题，以及提出了"反者道之动""物壮则老""正言若反""大成若缺""大直若屈"等辩证逻辑命题。

儒家始祖孔子（前551—前479）也提出了"过犹不及"的中庸之道和"亦此亦彼"与"非此即彼"等辩证命题。在先秦诸子百家关于"名实""同异""坚白"之辩中，还涌现了墨辩学派和惠施学派。墨家创立了"类"与"故"等逻辑概念，应用类推和求故的思想方法进行论辩，认识到同与异的辩证法，提出了"同异交得"的思想，即"有其异也，为其同也"（《墨子·大取》），"同，异而俱于之一也"（《墨子·经上》）。此外，对利害、损益、上与不上等矛盾关系也有所阐述。惠施（前370—前310）讨论了"同异""大小""内外""生死""动静"等矛盾范畴，提出了"合同异"，动静统一、有限与无限统一，"日方中方睨，物方生方死"（《庄子·天下》）等一系列的辩证逻辑命题，强调了异的相对性。庄子（前369—前286）提出的"物无非彼，物无非是（此）"（《庄子·齐物论》），"以死生为一条，以可不可为一贯"（《庄子·德充符》）等观点也属于辩证逻辑的命题。韩非（前280—前233）不仅提出了著名的矛盾律，而且提出了许多有关对立统一发展的观点，如"凡物不并盛，阴阳是也"。所谓并盛，即平衡，认为"万物必有盛衰，万事必有弛张"（《韩非子·解老》）。战国后期荀子（前313—前238）在肯定墨家有关形式逻辑原则的基础上，提出了"类""故""理"和"辨合"等相联系和个别与一般、归纳与演绎相结合的辩证思维原则。

中国先秦诸子百家关于对立统一的辩证思想已经成为当时中国学界的基本哲学取向，因此，这不仅是中医逻辑哲学发展的基本思想背景，也为中医学辩证逻辑体系的建构直接提供了基底性的范畴与命题模式。以《黄帝内经》为例，儒道墨等古代哲学为中医辩证逻辑的建立提供了如下先行的要素。

其一，为中医提供了一种范畴直观的辩证范畴。辩证范畴直观与揭示一般普遍性的范畴直观不同，它是一种对任何事物对立统一两个方面进行整体把握的直观。通过对中医与老子等道家文本的比较，就可以发现中医直接吸收了有无、虚实、动静、聚散、清浊、盛衰等数十对辩证逻辑的基本范畴。[①] 但要记住，凡成对的对立统一的概念或范畴都是此在对意向对象的一种逻辑规定，例如中医问："何谓虚实？岐伯对曰：邪气盛则实，精气夺则虚。"又如规定："经络皆实，是寸脉急而尺缓也。"（《素问·通评虚实论篇》）虚实还可以用于邪气分类，如"从后来者为虚邪，从前来者为实邪"（《难经·第五十难》）。由此可见，辩证逻辑上述范畴为此在同时揭示和命名意向对象中的对立统一的两面性提供了一种现成的工具。

其二，为中医提供了辩证范畴转换的运算规则。在形式逻辑中，虽然看到了矛盾和对立概念之间的对当关系，但是并没有看到这些概念之间的关系与意向性的内在联系，自然也不能方便有效地实现在它们之间视角的转换。而辩证逻辑则揭示了矛盾和对立概念之间蕴含的意向性，即正是意向性的变化才可以让主体同时注意到矛盾和对立两个方面的转换现象，并在相应的概念之间实现视角的灵活转换。如"寒极生热，热极生寒"（《素问·阴阳应象大论篇》）等这类辩证逻辑命题在西医里是很少见的。对矛盾对立两方转化关系的预知把握已经成为中医诊疗的思维原则，自然有助于对意向对象或事态发展态势的预测，如中医认为"燥极而泽，民病寒热"（《素问·六元正纪大论篇》）。

---

① 邱鸿钟. 医学与人类文化［M］. 广州：广东高等教育出版社，2004：268 – 269.

其三，矛盾对立统一的辩证逻辑范畴为中医分析理解和解释季节气候、生理和病机发展变化的内在动力提供了一种工具。例如中医用气的升降出入来解释人之生理机理："出入废则神机化灭，升降息则气立孤危。故非出入，则无以生长壮老已；非升降，则无以生长化收藏。是以升降出入，无器不有。"（《素问·六微旨大论篇》）也用于解释四季气候变化："阴阳之升降，寒暑彰其兆。"（《素问·五运行大论篇》）等等。

中国古代的辩证思维对中医学理论建构的模式影响尤为深远。《黄帝内经》广泛吸收了秦汉时期的辩证思想，确立了以阴阳对立统一为核心范畴的辩证逻辑体系。在阴阳信念及其意向作用下，中医眼中的一切意向对象均被纳入阴阳辩证逻辑的解释体系之中，如经典所说的那样："阴阳者，天地之道也，万物之纲纪，变化之父母，生杀之本始，神明之府也，治病必求于本。"（《素问·阴阳应象大论篇》）

二、中医辩证思维的基本观念

人的认识是一个不断上升的螺旋过程，与从感性具体到抽象思维这一阶段的形式逻辑同异分立的思维方式相区别，辩证思维是指从抽象再到思维的具体阶段的思维方式。所谓观念（idea）是指人的意识对外界事物进行反映而形成的一种具有抽象普遍性的心灵图像（mental picture），即人心所思的对象与内容，而关于某一领域的相关观念往往就构成此在在此领域范畴直观的一种认识模型。就中医而言，以下观念构成了其辩证思维体系的认识原型。

1. 对立统一的观念

恩格斯曾说："辩证的思维，不过是自然界中到处盛行的对立中的运动的反映而已。"[1] 对立统一是中医辩证思维的第一原则，包括如下要点：其一，"阴阳者，一分为二也。"（张介宾《类经·阴阳类》）中医认为，万事万物都可以一分为二（阴阳），例如："夫言人之阴阳，则外为阳，内为阴。言人身之阴阳，则背为阳，腹为阴。言人身之藏府中阴阳，则藏者为阴，府者为阳。肝心脾肺肾五藏，皆为阴。胆胃大肠小肠膀胱三焦六府，皆为阳。"（《素问·金匮真言论篇》）其二，阴阳对立制约，阴阳二者的性质和运动是对立统一的。如"阴静阳躁"；"阳化气，阴成形"；"阴阳者，血气之男女也；左右者，阴阳之道路也；水火者，阴阳之征兆也"（《素问·阴阳应象大论篇》）。其三，阴阳依存互根，阴阳双方彼此相互依赖，缺一不可。如《素问·阴阳应象大论篇》说："阳生阴长，阳杀阴藏"；"阴在内，阳之守也；阳在外，阴之使也"。即阴根于阳，阳根于阴。任何一方的存在，都以对方的存在为前提条件。其四，阴阳此消彼长，相互转化，双方在一定条件下可以向其相反方向转化。所谓"阴静阳躁，阳生阴长，阳杀阴藏。阳化气，阴成形"（《素问·阴阳应象大论篇》）；"四时之变，

① 马克思，恩格斯. 马克思恩格斯全集：第20卷［M］. 中共中央马克思恩格斯列宁斯大林著作编译局，译. 北京：人民出版社，1971：553.

寒暑之胜，重阴必阳，重阳必阴，故阴主寒，阳主热。故寒甚则热，热甚则寒。故曰：寒生热，热生寒，此阴阳之变也"（《灵枢·论疾诊尺》）。其五，阴阳双方只有维持在一种"阴平阳秘"的和谐的状态，才能保证事态的正常发展与变化。如《素问·生气通天论篇》说："凡阴阳之要，阳密乃固，两者不和，若春无秋、若冬无夏，因而和之，是谓圣度。故阳强不能密，阴气乃绝，阴平阳秘，精神乃治，阴阳离绝，精气乃绝。"其六，阴阳的表现形式不仅多种多样，而且总是具体的。如中医理论中的"升降""出入""表里""寒热""虚实""邪正""标本""补泻"都是人体生理和病理过程中呈现的具体的阴阳对立统一体。辩证思维的具体性与普通思维中的感性的具体性是有区别的。辩证思维中的具体性是指经过抽象阶段后的思维再次返回到思维的具体性，这时的思维具体反映了认识对象的多方面性和多样性。正如马克思所说："具体之所以具体，因为它是许多规定的综合，因而是多样性的统一。"①《灵枢·病传》中说："何谓日醒？岐伯曰：明于阴阳，如惑之解，如醉之醒。"可见，明了阴阳对立统一的辩证逻辑是把握中医理论的关键。

2. 相互作用的观念

与分割的和局部分析的形而上学的认识方式相反，辩证思维要求从相互联系的、全面的、整体的角度观察和了解事物的性质与运动，把握事物的发展趋势。如列宁所说："辩证逻辑则要求我们更进一步，要真正地认识事物，就必须把握研究它的一切方面、一切联系和'中介'。我们决不会完全地做到这一点，但是，全面性的要求可以使我们防止错误和防止僵化。"②

中医重视普遍联系和相互作用的辩证观充分体现在对生理、病理、诊断和治疗的思路中。例如，在生理与病理方面，认为人与天地相应，"四经应四时，十二从应十二月，十二月应十二脉"（《素问·阴阳别论篇》）。坚信"夫自古通天者，生之本，本于阴阳。天地之间，六合之内，其气九州、九窍、五藏、十二节，皆通乎天气"（《素问·生气通天论篇》）。认为人体是一个有机的整体，其"五藏受气于其所生，传之于其所胜，气舍于其所生，死于其所不胜"（《素问·玉机真藏论篇》）。五藏之间具有相生相克的相互作用，即"亢则害，承乃制，制则生化，外列盛衰，害则败乱，生化大病"（《素问·六微旨大论篇》）。对于机体内外的关系，认为五藏其华在表，开窍于五官，并以"五官、五阅，以观五气。五气者，五藏之使也，五时之副也"（《灵枢·五阅五使》）。在病理与治疗方面，认为正与邪是对立统一的两个方面，"神客者，正邪共会也。神者，正气也。客者，邪气也"（《灵枢·小针解》）。如果医生不懂得扶正祛邪，反而夺人正气，以从为逆，则会导致荣卫散乱，真气散失，邪独内著，绝人长命。

① 马克思，恩格斯. 马克思恩格斯全集：第2卷［M］. 中共中央马克思恩格斯列宁斯大林著作编译局，译. 北京：人民出版社，1972：103.

② 列宁. 列宁选集：第四卷［M］. 中共中央马克思恩格斯列宁斯大林著作编译局，译. 北京：人民出版社，1972：453.

在治疗中，坚持"病为本，工为标"（《素问·汤液醪醴论篇》）、医者与患者良性互动的辩证关系。

3．动而不息的发展观念

运动是物质的存在方式。中医认为，天地人一切皆在"动而不息"（《素问·天元纪大论篇》），健康与疾病也是阴阳更胜之变的结果，故曰"物生谓之化，物极谓之变"（《素问·天元纪大论篇》）；"夫物之生，从于化；物之极，由乎变。变化之相薄，成败之所由也"；"成败倚伏，生乎动，动而不已，则变作矣"（《素问·六微旨大论篇》）。中医的辩证运动观亦渗透着意向性的构造，如以五行模型解释四季气候的变化规律，曰："五气更立，各有所胜，盛虚之变，此其常也。"（《素问·六节藏象论篇》）又以同样的模型解释脉象的变化："上古使僦贷季，理色脉而通神明，合之金木水火土四时八风六合，不离其常，变化相移，以观其妙，以知其要，欲知其要，则色脉是矣。"（《素问·移精变气论篇》）中医又以正常和非常、太过与不及等阴阳的变式分析各种相关事物，如认为"苍天之气，不得无常也。气之不袭，是谓非常，非常则变矣"（《素问·六节藏象论篇》）。认为太过与不及就是非正常的两种状况，即："未至而至，此谓太过，则薄所不胜，而乘所胜也，命曰气淫。至而不至，此谓不及，则所胜妄行，而所生受病，所不胜薄之也，命曰气迫。"（《素问·六节藏象论篇》）中医力图通过"生理之常"和"气候之常"通达预测"病理之变"，掌握知常达变的方法论。

4．因时因地因人而异的观念

与形式逻辑同异分立的观点不同，中国《墨子·经上》用十几个典型事例论证了"同异交得"的辩证逻辑命题，认为同一性和差异性错综复杂，相互渗透，常统一于同一人或事物之中。例如，一物与他物比度，既多且少，多少共存于一数之身。一定空间范围的"中央"，一定也是另一个空间范围的"旁边"，两者的相异是相对的。因此，运用同异之范畴时，切记不要将其绝对割裂。在中医学里，同异范畴的应用十分常见，一方面，随着认识能力的提高，将容易混淆的疾病加以仔细区分，所谓"其病不同，其病各异"；另一方面，又充分认识到"同出而名异"等同异区分的相互性和转化性，避免了认识的机械化。

辩证逻辑对同异关系的认识在哲学上是辩证法具体问题具体分析思想的体现，在中医学领域的具体表现则是因人因时因地而异的辩证施治原则，而这一原则对于原来主张统一标准化诊治方案的医学来说是一种从普遍性向具体性的回归，也是一种思维的进步，因为这一原则与现代医学提出的精准医疗在本质上是殊途同归的。因时因地因人而异辩证施治辩证观的要点包括：一是疾病的流行爆发因时而异，故有"时疫"和"五运六气"之说，例如认为虽然风为百病之始，但清静则肉腠闭拒，虽有大风苛毒，也不能为害（《素问·生气通天论篇》）。昼夜之间，病情的轻重也因时而不同。二是诊治方案必须因地而异。中医认为居住在不同地理环境中的人所易患的多发性疾病各不相同，所以，"医之治病也，一病而治各不同"。例如对东方鱼盐之地，因其民食鱼而嗜咸，其民皆黑色疏理，其病皆为痈疡，其治宜砭石；对西方沙石之处，其民华食而脂肥，其病生于内，其治宜毒药；等等（《素问·异法方宜论篇》）。三是诊治方案因人而异。中医认为："五藏者，固有小大高下坚脆端正偏倾者，六腑亦有小大长短厚薄结直缓急，凡此二十五者，各不同。"（《灵枢·本藏》）基于人的禀赋、体质和藏腑大小、生理功能强弱的差异和各人易患疾病各有偏重，即使同时遇到贼风邪气，各人对疾病的抵抗力和耐受力不一。因此，中医要求医者诊疗时"切脉动静而视精明，察五色，观五藏有余不足，六府强弱，形之盛衰，以此参伍，决死生之分"（《素问·脉要精微论篇》）。

因时因地因人而异的病因病理观和诊治观充分体现了中医对个性与共性对立统一关系认识的辩证观，再一次将抽象思维上升到个别对象的辩证思维阶段，是值得深入挖掘的中医思想精华。

第三节 中医概念的辩证分析

概念是构成理论的细胞，中西医理论的差异始于概念。与西医形式逻辑概念同异分离的特征相比，中医辩证逻辑的具体概念是一个具有许多规定和关系的丰富的总体，是许多规定的综合，是多样性的统一，即一种对立统一的概念组合体。下面以"阴阳""藏腑"等具体概念为例，对中医基本理论中的辩证概念的逻辑特征进行分析。

一、阴阳概念的辩证特点

1. 阴阳概念中含有具体的对立同一性，即在同一中包含着差异和对立，在差异和对立中包含着同一

这可以从三个方面进行理解。首先，阴阳概念同中有异，如"寒暑燥湿风火，天之阴阳也……木火土金水，地之阴阳也"（《素问·天元纪大论篇》）；"人生有形，不离阴阳"（《素问·宝命全形论篇》）；"阴阳者，血气之男女也"，"阳为气，阴为味"（《素问·阴阳应象大论篇》）；"阴静阳躁，阳生阴长，阳杀阴藏，阳化气，阴成形"，"阳者走上，阴者走下"（《灵枢·口问》）；"静者为阴，动者为阳；迟者为阴，数者为阳"（《素问·阴阳别论篇》）；等等。在上述例句中，阴阳虽为同一语词，却可分别意指一切现象、物质和功能的分类。其次，阴阳概念异中有同，如"阴阳者，万物之能始也"（《素问·阴阳应象大论篇》）；"阴阳者，数之可十，推之可百，数之可千，推之可万，万之大不可胜数，然其要一也"（《素问·阴阳离合论篇》）。在这些不同的例句中，阴阳都不是指具体的事物形态，而只是作为一种抽象的普遍性或矛盾对立双方的离合运动来看待的。再次，阴阳矛盾对立双方互相蕴含，即"阳中有阴，阴中有

阳"（《素问·天元纪大论篇》）。相互蕴含和相互离合推演是阴阳辩证概念的基本共性。

2．阴阳概念是确定性与灵活性的同一

所谓确定性是指在一个具体的语境中，阴阳概念的内涵、外延或种属关系是唯一的，但在不同的条件下，概念的内涵、外延或种属关系又是可变的。如："言人身之阴阳，则背为阳，腹为阴。言人身之藏府阴阳，则藏为阴，府为阳。肝心脾肺肾五藏皆为阴，胆胃大肠膀胱三焦六府皆为阳。"（《素问·金匮真言论篇》）但是中医又规定："背为阳，阳中之阳，心也；背为阳，阳中之阴，肺也；腹为阴，阴中之阴，肾也；腹为阴，阴中之阳，肝也；腹为阴，阴中之至阴，脾也。"（《素问·金匮真言论篇》）可见，阴阳概念的意指内容在一个语境中是确定的，但在另一个语境中又是可变的。阴阳概念的这种辩证特征有助于从概念的横向矛盾方面对同一时间、同一关系中的意指对象，又可以从概念的纵向发展方面对不同时间、不同关系中的意指对象的本质进行多方面的揭示。

3．阴阳概念是一个包含多关系、多层次和多系列的概念

如空间维度，规定"积阳为天，积阴为地"（《素问·阴阳应象大论篇》）；在时间维度，规定"阴阳之往复，寒暑彰其兆"（《素问·气交变大论篇》）；在运动维度，规定"阳化气，阴成形"（《素问·阴阳应象大论篇》）。阴阳概念这种对多样性的高度覆盖性的特点成就了中医对宇宙万物进行归纳分类、标识记忆、推演运算的工具功能。明代医家张景岳不无感叹地说："医道虽繁，但一言以蔽之，曰阴阳而已。证分阴阳、药分阴阳。"对比形式逻辑的抽象概念，外延与内涵之间具有反比关系，这是由于抽象概念仅仅从形式和数量上研究概念内外矛盾所导致的结果；而在辩证逻辑的具体概念阶段，其情形恰好相反，即概念所概括的范围越广，它所反映对象的本质就越丰富，内涵就越深刻。这是因为具体概念是从质和量、内涵和外延的对立同一的关系来揭示对象本质的。观察中医阴阳的概念结构，我们可以强烈地感受到黑格尔描述过的那种"一切概念的毫无例外的相互依赖"和"一切概念的毫无例外的转化"，"概念之间对立的相对性"和"概念之间对立面的同一"的辩证法的风格。

阴阳辩证概念虽然包含多关系、多层次和多系列，以及具有高度的概括性和灵活性等逻辑特点，但也存在一些不足和缺陷。与形式逻辑抽象概念对感性具体的扬弃特性相比，中医阴阳的具体概念大体上始终与感性的具体联系在一起，它主要只是作为一种区分事物的基本范畴和演绎推理的方法，这种无处不在和无所不能的概念从某种程度上阻止了人们对各种事物和现象的细节进行深入认识的动机，而仅满足于一种抽象和笼统的解释而止步不前。

中医学理论中的虚实、寒热等概念都具有与阴阳概念类似的辩证逻辑的特征，这里就不一一阐述了。

二、中医藏腑概念的辩证特点

辩证法自黑格尔改革之后也被认为是关于思维内容的内涵逻辑，这种内涵既可能表征主体关于实践的经验，也可能表征主体的认知意向和对事物意义的理解。通过跨文化比较，可以发现中医"藏腑"与西医"器官"是两种既有同一又有差异的概念，而且这种差异不只是概念外延大小的区别，同时也是主体认知意向的不同。西医以解剖学为基础，将器官看成是分属于机能各自独立的生理单元，空间界限绝对分明，非此即彼，器官概念具有同一、单一和确定性的特点，类似于数学中的经典集合概念；而中医以活体观察为基础，由表及里，除了局部器官的功能，也将相关功能包含在内，其界限亦此亦彼，相互交融，类似模糊集合概念。由表 13 – 1 可见，中医"藏腑"概念的外延比西医相应的器官概念的外延宽广得多。

表 13 – 1　中西医藏腑与器官概念内涵与外延的比较

器官	神经系统	血液及心血管系统	消化系统	运动系统	生殖系统	内分泌系统	泌尿系统	呼吸系统
心	主神明	主血脉	与小肠相表里	—	—	—	与水相济	气为血之帅，血为气之母
脾	—	主统血	主运化	主肌肉四肢	—	—	—	—
肝	—	主藏血	主疏泄	主筋	—	—	—	—
肾	通于脑	主髓		主骨	藏精，主生殖	主生长发育	主水液	主纳气
肺			与大肠相表里				通调水道	主气司呼吸，主声

思维是存在的反映，逻辑也是对现实事物关系的刻画。许多临床事实和生理实验显示，中医藏腑概念外延的扩展并非古人的主观臆断，而是具有相当合理性的。例如肾不仅是泌尿器官，也是一个具有内分泌功能的器官，即人体内唯一形成 1，25 – 二羟维生素 D3（1，25-DHCC）的器官，而 1，25-DHCC 是促进肠钙吸收和骨钙动员的最强的活性物质，是血钙相对恒定和骨钙钙化的必要因子。临床观察也表明，几乎所有的慢性肾疾患者都有一些肾性骨营养不良。肾还是产生促红细胞生成素（EP）的主要来源，慢性肾功能不全导致 EP 减少，进而导致贫血。又如，肺不仅是呼吸器官，还是体内最大的生物活性膜，通过对肾素—血管紧张素系统的调节影响醛固酮的分泌，发挥对水液代谢的调节作用；肺还参与乙酰胆碱、血管活性肽、儿茶酚胺等许多影响

心血管系统功能的生物活性物质的代谢。20世纪，西方关于心脏内分泌功能的发现是对中医"心肾相交""水火相济"观点的一个最好的佐证。1955年基希（Kisch）最先用电子显微镜观察到在豚鼠的心房肌细胞内含有一些特殊的颗粒。1956年帕拉德（Palade）进一步研究发现，心房肌细胞内的这些特殊颗粒和内分泌细胞中所含的激素分泌颗粒十分相似，首先提出心脏具有内分泌功能的假说。1976年马利（Marie）观察到高盐负荷时，心房肌细胞内的这种颗粒明显减少，而在低盐负荷和禁水时，这种颗粒便显著增加，从而确认这些颗粒与钠、水负荷的相关性。1983年德鲍尔（DeBold）和尼尔曼（Needlman）利用生物分离和微量分析技术从大鼠和人的心房肌细胞内提取、分离、纯化出这种由28个氨基酸组成的多肽激素，并命名为心房利钠多肽或心钠素。研究证实，心钠素是目前已知的人体中最强大的利尿、利钠剂，其利尿作用是速尿的500～1 000倍，对维持人体水、电解质的平衡，促进代谢产物的排泄具有重要作用。由此可见，中医藏腑概念的外延反映了器官之间存在的某些相互作用，而其内涵则反映了认识主体在活体状况下观察器官功能的旨趣。恩格斯说："辩证法的规律是自然界的实在的发展规律。"① 中医藏腑概念在一定程度上反映了整体状况下器官之间的实际生理状况。

比较中医藏腑概念与西医器官概念，就整体状况而言，西医器官概念属于单独概念，即只反映一个特定的分子对象，如在一人体内"心脏"只有唯一的一个，而中医藏腑概念在许多语境下却是反映两个或两个以上的分子组成的某一类事物的概念，如中医之"心"在《黄帝内经》等经典文本中既可指意识之心，也可指胸内之心。又如中医之"脾"的外延包括西医所指的脾和胰腺。西医的器官概念是反映人体实体的概念，既然是实体就有对实体的形状、大小和结构的认识。相比而言，中医的藏腑概念大多只是反映对象某种性质和功能的属性概念，中医几乎只关心藏腑的功能、与其他藏腑的相互关系以及在体表所显现出来的现象。

在逻辑形式学中，概念间的关系就是指概念外延间的关系。根据概念的外延有无重合而将概念间的关系分为相容关系和不相容关系两大类。相对而言，西医器官概念之间均为全异关系，而中医藏腑概念外延之间往往具有某些交叉关系和传递关系，在中医眼中"五藏相通，移皆有次；五藏有病，则各传其所胜"（《素问·玉机真藏论篇》）。中医藏腑概念显示出各藏腑之间交互作用的辩证性质以及各藏腑之间边界的模糊关系。中医藏腑概念与西医器官概念的比较将有助于现代中医实验和临床研究避免在同名异物的器官认知上的混乱。

作为一个例子，中医藏腑概念外延的扩大现象反映了中医并没有将人的思维局限在概念有限的框架内。简单来说，生命机体是活的、整体的，相比西医的概念是凝固的和同异分离的而言，中医藏腑概念的外延具有灵活性或流动性。恩格斯在黑格尔逻

① 恩格斯. 自然辩证法［M］. 中共中央马克思恩格斯列宁斯大林著作编译局，译. 北京：人民出版社，1971：311.

辑学的基础上，这样评论道："辩证的思维方法同样不知道什么严格的界限，不知道什么普遍绝对有效的'非此即彼'。……又在恰当的地方承认'亦此亦彼'，并使对立通过中介相联系；这样的辩证思维方法是唯一在最高程度上适合于自然观的这一发展阶段的思维方法。"① 在这种意义上，中医的藏腑概念可以作为辩证思维的一个典型样本。

第四节　中医判断的辩证特点

辩证判断是断定对象内在矛盾情况的一种思维形式。辩证判断的逻辑基础同样源于大自然的现象。希腊哲学家赫拉克利特（Heraclitus，前540—前470）说过："人不能两次踏进同一条河流。"就生物新陈代谢的变化性而言，恩格斯说："生物在每一瞬间是它自身，同时又是别的东西"，因此，辩证逻辑就是人对这种自然界的变化或过程性的一种思维反映形式，而形式逻辑的普通判断则仅仅只是关注找出同异分立的区别，反映对象同一或差异的一个方面的共同点和相对确定性。

一、中医辩证判断的逻辑形式

辩证判断是对事物内在矛盾加以断定的思维形式。黑格尔甚至认为："认识矛盾并且认识对象的这种矛盾特性就是哲学思考的本质。这种矛盾的性质构成我们后来将要指明的逻辑思维的辩证的环节。"② 基于《黄帝内经》文本的分析，辩证判断的主要逻辑形式有以下几种。

1. 谓项为矛盾概念型

如"人有阴阳"（《灵枢·通天》），即谓词由对立统一的两个部分构成。其逻辑形式是：$s—[p \land \bar{p}]$，这类命题的意义是可以揭示主项事物内部相互依存的矛盾双方的存在。

2. 主项为矛盾概念型

如"高下相召，升降相因，而变作矣"（《素问·六微旨大论篇》）；"动静相召，上下相临，阴阳相错，而变由生也"（《素问·天元纪大论篇》）。即主词由两个矛盾的部分构成。其逻辑形式是：$[s \land \bar{s}]—p$。这类命题的意义是有助于揭示主项事物矛盾

---

① 恩格斯. 自然辩证法 [M]. 中共中央马克思恩格斯列宁斯大林著作编译局，译. 北京：人民出版社，1971：190.

② 黑格尔. 小逻辑 [M]. 贺麟，译. 2版. 北京：商务印书馆，1980：132.

双方具有不可分割的整体性质。

3．主、谓项均为矛盾概念型

如"阴阳者……生杀之本始"（《素问·阴阳应象大论篇》），"虚实以决死生"（《素问·玉机真藏论篇》）。其逻辑形式是：〔s∧s̄〕—〔p∧p̄〕。这类命题的意义是揭示了主项矛盾双方为谓项矛盾双方的全部辩证性质。

4．主谓项互为矛盾型

如"寒极生热，热极生寒。……重寒则热，重热则寒。……故重阴必阳，重阳必阴"（《素问·阴阳应象大论篇》）。即在一定条件下，p→p̄，p̄→p。这类命题的意义是揭示了主、谓项矛盾双方在一定条件下的相互转化。

5．辩证复合判断型

揭示宾词或主词内在矛盾有多种规定的形式。如"五行者，金木水火土也，更贵更贱，以知死生，以决成败，而定五藏之气、间甚之时、死生之期也"（《素问·藏气法时论篇》）。其逻辑形式是：s是〔a∧b∧c∧d∧e〕→（i∧i）（j∧j）（k∧k）（m∧n∧l）。

又如"实则泻之，虚则补之"（《素问·三部九候论篇》）。逻辑式是：（p→q̄）∨（p̄→q）。这类命题的意义是反映了事物之间相互关联的复杂性质。

辩证判断逻辑形式的重要特征是：以辩证判断的矛盾结构反映客观对象的内在矛盾，矛盾双方的地位相互转化；主词或宾词是辩证矛盾的复合或有机结合；联系词只能是肯定的；需要密切结合判断的具体内容来研究其逻辑形式。辩证逻辑所说的辩证矛盾与形式逻辑中所说的逻辑矛盾性质不同，后者是指违背了思维的确定性和一致性，是对客观对象及其属性的错误反映。还要将实际上的逻辑矛盾和表面上的逻辑矛盾相区别。前者是经过实践检验证实矛盾的两个方面不可同真的逻辑矛盾；后者是指尚未经过检验的逻辑矛盾，且其背后很可能隐藏着辩证矛盾。例如对光的波粒二象性、遗传与变异、生物平衡与非平衡的认识等，简言之，辩证判断揭示了一切事物本质中固有的对立统一的矛盾性。

二、中西医判断种类的比较

判断是概念关系的展开，是对于认识对象的性质、关系有所断定的思维形式。判断的逻辑特征主要有有所断定（即肯定或否定）和有真值（真或假）。通过比较，可以发现中西医在性质判断等方面具有同等的逻辑结构，说明中医思维亦同样遵循形式逻辑的一般规则。

1．性质判断是对认识对象具有或不具有某种性质的判断。逻辑要素包括主项、谓项、联项和量项

性质判断的逻辑结构式是：S－P或S不是P。例如"阴静阳躁"（《素问·阴阳应象大论篇》）；"膀胱者，津液之腑也"（《灵枢·本输》）。性质判断根据联项性质可以

分为肯定和否定判断，根据量项分为全称、特称和单称判断三类，如"百病之生，皆有虚实"（《素问·调经论篇》）为全称肯定判断；"水为阴，火为阳"（《素问·阴阳应象大论篇》）为特称肯定判断；"通阳不在温，而在利小便"（《外感温病篇》），"心痹者，脉不通"（《素问·痹论篇》）为特称否定判断；"心者，君主之官也"（《素问·灵兰秘典论篇》）为单称肯定判断；"此众痹也，非周痹也"（《灵枢·周痹》）为单称否定判断。中西医性质判断具有高度的可比较和可检验性，是中医现代化研究中最具有实验可行性的命题。

2. 关系判断是对两个相互联系事物间关系的判断或认识形式

关系判断的逻辑要素包括关系、关系项和量项三部分。逻辑构成公式是：a R b（a R b"或 a" R b）。根据关系的逻辑特征，可以将关系判断分为以下几类：

(1) 对称关系，即 a R b 真，b R a 一定真。例如，心应脉，脉应心。

(2) 反对称关系，即 a R b 真，b R a 一定假。例如，"甘入于胃"（《灵枢·五味》），胃入于甘为假。"甘胜咸"（《素问·阴阳应象大论篇》），咸胜甘为假。

(3) 非对称关系，即 a R b 真，b R a 真假不定。例如，"思伤脾"为真，脾伤思或不伤思，真假不定。

(4) 传递关系，即 a R b 真且 b R c 真，a R c 必真；例如，"惊则心无所倚，神无所归，虑无所定，故气乱矣"（《素问·举痛论篇》）可知，"惊"（a）则"气乱"（c）。

(5) 反传递关系，即 a R b 且 b R c 真，a R c 必假。例如，"春胜长夏，长夏胜冬，冬胜夏，夏胜秋，秋胜春"（《素问·六节藏象论篇》）。

(6) 非传递关系，即 a R b 且 b R c 真，a R c 真假不定。例如，"重阴必阳，重阳必阴"（《素问·阴阳应象大论篇》）为真，但"重阴则重阳"则真假不定。

相比而言，中医关系判断的数量和丰富程度远远超过西医，而这正是中医辩证逻辑的重要特征。关注事物之间的关系和相互作用是辩证法的核心思想，如恩格斯曾评价的那样："相互作用是我们从现代自然科学的观点考察整个运动着的物质时首先遇到的东西。"事实上，我们所看到的物理、化学和生物的一系列运动形式，都是互相转化和互相制约的。因此，自然科学证实了黑格尔曾经说过的话："相互作用是事物的真正的终极原因。我们不能比对这种相互作用的认识追溯得更远了，因为在这之后没有什么要认识的东西了。"[①] 在中医的辩证思维中，无论是机体内部，还是机体与环境之间无不存在着因果的或共时的相互联系与相互作用。

3. 联言判断是指断定几种事物或情况同时存在的判断

逻辑要素包括联言肢和联结项，逻辑式为 p∧q，或 p 并且 q。例句如"脉滑浮而疾者，谓之新病"；"脉小实而坚者，曰病在内"（《素问·平人气象论篇》）。

---

① 恩格斯. 自然辩证法 [M]. 中共中央马克思恩格斯列宁斯大林著作编译局，译. 北京：人民出版社，1971：328.

4. 选言判断是指对认识对象多种可能情况中至少存在一种情况的复合判断

选言判断的逻辑要素包括选言肢和析取项，逻辑式是：p∨q（p 或者 q）。选言判断可以分为：①相容性选言判断，即选言肢可以同真，例如，"人之病，或同时而伤，或易已，或难已"（《灵枢·论痛》）。②不相容性选言判断，即选言肢不可以同真，例如，"太阳病，或已发热，或未发热"（《伤寒论》）；"夫邪之生也，或生于阴，或生于阳"（《素问·调经论篇》）；"风之伤人也，或为寒热，或为热中，或为寒中，或为疠风，或为偏枯，或为风也。其病各异，其名不同"（《素问·风论篇》）。

5. 假言判断是指断定一个事物是另一事物存在的条件的判断

假言判断的逻辑要素包括前件和后件，逻辑式是："如果，则"。p（前件）q（后件）例如："脱气则仆"（《灵枢·血络论》）根据条件关系可以分为三类：①充分条件假言判断，即只要有前件就有后件，没有前件未必没有后件（充分条件是原因）。例如，"阳气乱，则不知人也"（《素问·厥论篇》）；"凡积久饮酒，未存不成消渴"（《备急千金药方·消渴》）。②必要条件假言判断，即只要没有前件，就一定没有后件；有前件，不一定准有后件。非 p 则非 q。如"盖无虚，故邪不能独伤人"（《灵枢·百病始生》）。③充分必要条件假言判断，即有前件就有后件，没有前件就一定没有后件。（p 当且仅当 q）例如，"有内，就有外；没有内，也就无外"。

6. 负判断是指否定一个判断的复合判断

逻辑式是：p̄（读作并非 p），例如，"通阳不在温，而在利小便"（叶天士《外感温热篇》9 条）；"临证细参，勿致倒乱"（吴瑭《温病条辨》19 条）；"其热不潮，未可与脉气汤"（张仲景《伤寒论》213 条）；"弗治，病入舍于肺"（《素问·玉机真藏论篇》）；"病在于表，勿攻其里"（缪希雍《本草经疏》卷一）；等等。

通过以上比较可知，中医理论建构具有与形式逻辑同样的所有判断形式，这也就是说，在基本逻辑层面，中西医思维并无不同，这也是人类思维的通则与共性。中西医互通互融，比较和结合是完全可能的。

第五节　中医辩证推理的特点

推理是由已知的判断，推出一个新的判断的思维形式。每一个推理都由一个或 n 个前提与一个结论构成。推理是复句的思想内容，复句是推理的语言形式。根据推理的思维方向，可以将推理分为演绎推理、归纳推理和类比推理；根据前提数目的多少，推理可分为直接和间接推理；根据前提和结论之间的蕴含关系，推理可分为必然和或然推理。

通过跨文化比较可以发现，中西医思维几乎具有相同的推理思维形式与种类，但各有不同的思维偏好取向。从辩证思维的观点来看，演绎推理和归纳推理是相互依存和相互补充的思维方式。即演绎推理所需要作为前提的普遍性判断一般来源于归纳，如果不以来源于生活经验或实验的一般命题的归纳作为演绎的基础，演绎就会成为无源之水、无本之木。另外，归纳推理又依赖于演绎推理解决观察对象、实验目的等方向性问题，从这种意义上看，演绎又是归纳的前提条件。归纳与演绎推理构成了认识活动从个别到一般，再从一般到个别的辩证思维过程。

一、演绎与归纳推理的辩证关系

演绎是指由普遍性的大前提推出特殊性结论的推理过程，演绎推理有三段论、假言推理和选言推理等形式。亚里士多德在《工具论·分析前篇》中最早系统地研究了演绎推理，他认为，在逻辑学发展历史上，在理性认识的自然发展历史上，通过中辞的三段论，被认识得较早、较成熟、更清楚。[1] 以三段论为代表的演绎推理就是证明的学问。所谓证明或论辩都是在陈述某事物属于或不属于另一事物之后用三段论进行论证的。贝尔纳说："精神和躯体一样，也需要一种初步的支点作为它的基础。躯体的支点是两脚可以感觉到的地面，而精神的支点是已经知道的，也就是思想上已经了解的真理或原则。人类除了从已知推向未知以外，将一无所获。"[2] 由此可见，演绎推理是人类自然而然地最早发展起来的推理形式，传统中医亦不例外。

中医演绎思维三段论的大前提来源于日地关系，《灵枢·阴阳系日月》的篇名不仅道出了阴阳概念源于日地关系，而且表明了演绎推理的思维模式："夫阴阳者，有名而无形，故数之可十，离之可百，散之可千，推之可万，此之谓也。"中医从已知的日地关系中感知到"阴阳"变化规律，以此来划分人体藏腑、人体经络、人格气质、疾病现象、药物种类、天文气象物候等天地万物，并以此为前提推演一切事物的发展变化规律。

例句："夫四时阴阳者，万物之根本也。所以圣人春夏养阳，秋冬养阴，以从其根，故与万物沉浮于生长之门。逆其根，则伐其本，坏其真矣。"（《素问·四气调神大论篇》）

根据原文语义，可以将其转换成三段论公式，则有：

四时阴阳者（m）万物之根本（p）　　　　　　m－p

人生有形（s），不离阴阳（m）　　　　　　s－m（《素问·保命全形论篇》）

所以，人生阴阳，为生死之本　　　　　　s－p

换言之，"阴平阳秘（s），精神乃治（p_1）；阴阳离决（s），精气乃绝（p_2）"（《素问·生气通天论篇》）。"从阴阳则生，逆之则死；从之则治，逆之则乱（p_3）"

---

① 亚里士多德. 工具论［M］. 李匡武，译. 广州：广东人民出版社，1984：143.

② 贝尔纳. 实验医学研究导论［M］. 傅愫和，张乃烈，译. 北京：知识出版社，1985：49.

（《素问·四气调神大论篇》）。

就整体而言，演绎法是中医理论建构的主要逻辑工具。

归纳是以若干个别的知识为前提，推出一个普遍性知识为结论的推理形式。归纳常与演绎或证明相对比，亚里士多德说："归纳法是借一切事例的枚举进行的。"① "证明从普遍发展，归纳法从特殊发展。"虽然亚里士多德极力推崇证明法，但他承认："除了借归纳法外，我们不可能进一步掌握普遍……没有归纳法，普遍不可能为我们提供关于它们的科学知识。"② 因此，归纳法被认为是促进发现和上升的辩证法。

亚里士多德认为，归纳逻辑依靠感官知觉发展而来。因为感官知觉是许多动物天生的一种能力，感官知觉能被固定下来的动物就会有知觉，将感官知觉印象固定下来，并能对此进行整理的动物就会有记忆，进而从重复同一事物的记忆中发展出某种经验。所谓某种经验就是许多记忆构成的一个集合。正是从经验中发展出匠人的技巧进而成为科学家的知识。亚里士多德认为，知识既不是天生的，也不是从知识的其他更高状况发展而来，而是从感官知觉发展而成的。在人的思维进程上，思维总是从个别事物的感官知觉开始，然后在初步得到的普遍中站住脚跟，再向进一步的概括的普遍迈出新的一步；而且这个进程不会停止，直到不可分的真正普遍的概念被确立为止。

归纳与演绎推理并不是两种分割开来的逻辑思维，而是具有相互促进和互为因果特点的逻辑关系。亚里士多德认为，其实三段论的前提往往源出归纳的结论，三段论证明从普遍出发，而归纳法从特殊出发，这说明普遍隐含在已知的特殊之内，所以"除了借归纳法之外，我们不可能进一步掌握普遍"，"没有归纳法，普遍不可能为我们提供关于它们的科学知识。"③

自近代培根以来，归纳法得到迅猛的发展，甚至成为推动近代科学发展的主要逻辑工具。根据前提的数量，归纳推理可以分为完全归纳和不完全归纳推理。事实上，除少数数学定律定理是依靠完全归纳法证明之外，大多数自然科学实验研究主要依赖于不完全归纳法，例如细胞学说的建立，等等。

归纳法在中医理论的建构中主要用于建立演绎的大前提。如阴阳、五行、虚实等概念的形成离不开归纳法。

例如，从天与地、昼与夜、冷与热、表与里、生与死、高与下、内与外、强与弱、盛与衰、疾与徐、上升与下降、活动与沉静、亢进与衰退等各种日常生活事件和活动可以一分为二的现象，归纳出阴阳的概念或范畴，以及有关阴阳的基本公理："阴阳者，天地之道也，万物之纲纪，变化之父母，生杀之本始，神明之府也。"（《素问·阴阳应象大论篇》）

又如，从五材、五藏、五菜、五谷、五果等常见的生活物质和五音、五色、五阅、五味、五方、五气等人类文化活动中归纳出五行的概念，以及关于五行的基本公理：

---

①②③　亚里士多德. 工具论［M］. 李匡武，译. 广州：广东人民出版社，1984：143，191，143.

"天地之间，六合之内，不离于五，人亦应之。"（《灵枢·阴阳二十五人》）"天有四时五行，以生长收藏，以生寒暑燥湿风。人有五藏，化五气，以生喜怒悲忧恐。"（《素问·阴阳应象大论篇》）"五行者，金木水火土也，更贵更贱，以知死生，以决成败，而定五藏之气、间甚之时、死生之期也。"（《素问·藏气法时论篇》）

从辩证思维的角度来看，演绎的推理的前提数量是确定有限的，而归纳推理的前提数量是不确定的，从推理得出的结论来看，演绎推理的结论所断定的范围没有超出前提规定的范围，因而，演绎推理只是证明的逻辑；而归纳推理结论所断定的范围一般都超出了前提规定的范围，因而被称为发现的逻辑。演绎只需从公理出发即可完成知识体系的建构，如几何学体系的建构一样；而归纳法必须以经验事实或实验事实为根据，因此，我们就明白了为何传统中医自《黄帝内经》以降就少有新的发现，而近代西医为何热衷于实验，并不断有新的发现。

从前提与结论联系的可靠性方面来看，演绎推理的结论与前提之间的逻辑联系是必然的，即从真实的前提出发能推出必然真实的结论，但是由于中医阴阳、五行、四时等基本范畴的大前提仅来自远古朴素简单的生活经验的归纳，缺乏分析和实验科学作为支撑基础，因此，以演绎为主要方法建构的中医理论体系就其内部来说具有逻辑上的无矛盾性、简洁性和一致性，但是亦具有自我封闭性，即使有新鲜的临床经验和新的发现也被强大的演绎系统所吞并消化，而无法撼动其理论大厦的超稳定性。《黄帝内经》演绎理论的这种情形其实与徐光启在翻译《几何原本》后写的短文《几何原本杂议》中对《几何原本》的评价相似，他说："此书有四不必：不必疑（笔者按：因为其一切结论都是明确无疑的），不必揣（因为一切概念结论均不存模糊之处，不必妄加揣测），不必试（凡推理所得都是正确的，无须再经试验），不必改（因为一切都已井然有序，不必改动）。有四不可得：欲脱之不可得，欲驳之不可得，欲减之不可得，欲前后更置之不可得。……似至晦，实至明，故能以其明明他物之至晦；似至繁，实至简，故能以其简简他物之至繁；似至难，实至易，故能以其易易他物之至难。易生于简，简生于明，综其妙，在明而已。"[①] 从后来的非欧几何学的诞生来看，徐氏当时的这种评论只是一种过时的看法。事实上，从不同的甚至是完全相反的假设前提出发就打破了欧氏几何学不必疑等"四不必"和"四不可得"的神话。由此可以得到启发，中医《黄帝内经》建立的理论体系只是以阴阳五行等基本范畴演绎出来的一种学术范式，而不是唯一的"四不必"和"四不可得"的体系。据史籍载，在《黄帝内经》同期本有诸多医经和医家流派，正说明现存的中医学体系并不是唯一的。

根据演绎方法建立的知识体系具有非唯一性，那么，依靠归纳建立的近现代科学知识体系又是否可靠呢？事实恰好相反，鉴于基于全体样本做出的完全归纳几乎难以真正实现，在生物学和医学领域尤其如此，所以从若干个别推出普遍结论的归纳推理都是或然的，或者说归纳推理的结论正确与否与某种程度的概率估计等值。试想一下，

---

① 利玛窦. 几何原本 ［M］. 徐光启，译. 上海：上海古籍出版社，2011：13.

如果从总量无穷大的对象中随机抽取少量的样本进行观察或实验，得出的归纳结论为正确的概率就是一个有穷的样本数除以无穷大的总体数量的比值，毫无疑问，这个比值几乎接近但不等于零。因此，恩格斯关于"只要自然科学在思考着，它的发展形式就是假设"的那个著名论断毫无疑问是正确的。具体来说，近现代医学以实验科学为基础，用归纳法建立起来的现代医学的各种理论也只是一些有着不同真值概率的假设。

二、中医辩证推理的特点

与单向思维的形式逻辑不同，中医的辩证推理具有从正项推理反项，或者从反项推理正项的两面神思维的特点。基本逻辑形式是：正项（S）→反项（S）；或者从反项（S）→正项（S）。例句："阳虚则外寒，阴虚则内热；阳盛则外热，阴盛则内寒"（《素问·调经论篇》）；"病欲得寒，而欲见人者，病在腑也；病欲得温，而不欲见人者，病在脏也"（《难经·五十一难》）；"数者腑也，迟者脏也。数则为热，迟则为寒。诸阳为热，诸阴为寒"（《难经·九难》）。辩证推理的最大优势在于能够全面反映同一事物对立统一的两个方面和两种发展的可能性。

辩证逻辑思维始终贯穿于中医临床诊疗活动的全过程，而且是一种根本性原则。古人曰："故善为脉者，谨察五脏六府，一逆一从，阴阳、表里、雌雄之纪，藏之心意，合心于精。"（《素问·金匮真言论篇》）"故善用针者，从阴引阳，从阳引阴，以右治左，以左治右，以我知彼，以表知里，以观过与不及之理，见微得过，用之不殆。"（《素问·阴阳应象大论篇》）一言以蔽之，"谨熟阴阳，无与众谋"（《素问·阴阳别论篇》）。

由明代《景岳全书》卷二十中记载的一则病案可以了解中医家运用辩证思维的情况："余在燕都，尝治一吴参军者，因见鲜蘑菇肥嫩可爱，令庖人贸而羹之，以致大吐大泻。延彼乡医治之，咸谓速宜解毒，乃以黄连、黑豆、桔梗、甘草、枳实之属连进之，而病益甚，遂至胸腹大胀、气喘、水饮皆不能受，危窘已甚，延救于余。投以人参、白术、甘草、干姜、附子、茯苓之类，彼疑不敢用，曰：腹胀、气急、口干如此，安敢再服此药？乃停一日而病愈剧，若朝露矣。因而再肯，与药如前。彼且疑且畏，而决别于内阃曰：'必若如此，则活我者此也，杀我者亦此也，余之生死在此一举矣。'遂不得已含泪吞之。一剂而呕少止，再剂而胀少杀，随大加熟地黄以兼救其泻亡之阴。前后凡二十余剂，复元如故。彼因问曰：'余本中毒致病，乡人以解毒而反剧，先生以不解毒而反愈者何也？'余曰：'毒有不同，岂必如黄连、甘、桔之类乃可解耶？即如蘑菇一物，必产于深坑、枯井或沉寒极阴之处乃有之，此其得阴气之最盛，故肥白最嫩也。公中此阴寒之毒而复解以黄连之寒，其谓之何？兹用姜、附非所以解寒毒乎？用人参、熟地非所以解毒伤元气乎？然则彼所谓解毒者适所以助毒也，余所谓不解毒者正所以解毒也。理本甚明而人弗能辨。凡诸病之误治者，无非皆此类耳！'"① 此案例中"不解毒者正所以解毒"的治疗思路与张介宾在《传忠录·论治篇》中提出的"见痰休治痰，见血休治血；无汗不发汗，有热莫攻热；喘生休耗气，精遗不涩泄……皆言不治之治，正《内经》求本之理耳"② 的治则是一脉相承的。他提出的"善补阳者，必于阴中求阳，则阳得阴助而生化无穷；善补阴者，必于阳中求阴，则阴得阳升而源泉不竭"③ 的思想源于《黄帝内经》的辩证思维原则。

在当代，辩证思维并没有过时，反而日益成为一种最重要的科学思维方式。玻尔在微观研究领域提出的互补原理就是一个很好的例子，他认为只有用相互对立概念的总和才能提供关于微观世界的全面图景。日本物理学家武谷三男认为："在量子力学中清楚地暴露出形式逻辑已经跟不上了"，要理解量子力学的这种逻辑结构，"唯有依靠辩证逻辑"④。据说，爱因斯坦在创建广义相对论时遵循的也是一种同时积极地构想出两个或更多并存的（或者）同样起作用的或同样正确的、相反的或对立的概念的"两面神思维"。这提示，从肉眼中观向微观或宏观运动研究进发的同时也意味着形式逻辑向辩证逻辑思维方式转变的需要。

爱因斯坦曾就东西方科技差异的原因进行反思，说过如下一段话："西方科学的发展是以两个伟大的成就为基础，那就是希腊哲学家发明形式逻辑体系（在欧几里得几何学中），以及通过系统的实验发现有可能找出因果关系（在文艺复兴时期）。在我看来，中国的贤哲没有走上这两步，那是用不着惊奇的。"⑤

如今我们可以这样来清晰地解答当时爱因斯坦提出的问题，那就是中医学不仅同样遵循了形式逻辑的基本准则，还运用了辩证逻辑的眼界和现象学的直觉穿越了人类医学的复杂丛林。中医经典中对行医者的知识结构与思维能力提出了如下训诫："是以切阴不得阳，诊消亡；得阳不得阴，守学不湛。知左不知右，知右不知左；知上不知下，知先不知后，故治不久。知丑知善，知病知不病，知高知下，知坐知起，知行知止，用之有纪，诊道乃具，万世不殆。"（《素问·方盛衰论篇》）显然，中医不仅将矛盾看作推动整个世界的原则，也将其视为辩证思维的基本准则。

恩格斯对辩证法与形式逻辑有过一番比较，他认为分析与综合、归纳与演绎等这些形式逻辑初等的悟性活动与方法，甚至是人和高等动物所共有的，而辩证的思维只对于在较高发展阶段上的人才是可能的。他肯定地说："辩证法突破形式逻辑的狭隘的眼界，在自身中包含着更广大的世界观的萌芽。"⑥ 辩证思维最大的本质特点正是对立统一的转化与发展的逻辑。因此，辩证法对于今天的自然科学来说是最重要的思维方式。

①②③ 张介宾. 景岳全书 [M]. 上海：第二军医大学出版社，2006：424-425，26，1176.
④ 武谷三男. 武谷三男的物理学方法论论文集 [M]. 北京：商务印书馆，1975：101.
⑤ 爱因斯坦. 爱因斯坦文集：第一卷 [M]. 许良英，范岱年，译. 北京：商务印书馆，1976：574.
⑥ 恩格斯. 反杜林论 [M]. 吴黎平，译. 北京：人民出版社，1950：138-139.

第十四章　中医的数理逻辑

我们在评价中国人在各门科学技术的贡献时，首先从数学入手应该是适当的。[①]

——李约瑟

数学是从数量概念出发，以极抽象的形式研究现实世界和一切可能的空间形式和数量关系的科学。一般认为，它既不是自然科学，也不属于人文社会科学，而是服务于生活和科学的工具和方法学。天文、算术、农业、医学曾是中国古代的四大显学。如果说天文学奠定了中医观察自然事物的坐标背景，农业奠定了中药发现的土壤的话，那么，数学就是帮助中医思维推演的工具。如《素问·灵兰秘典论篇》这样说道："至道在微，变化无穷，孰知其原？……恍惚之数，生于毫氂；毫氂之数，起于度量。千之万之，可以益大；推之大之，其形乃制。"可见，数学思维一直是中医原创思维的有机组成部分。

数学与逻辑的关系十分密切，逻辑主义认为逻辑是数学的基础，一切数学命题可以从逻辑中推演出来，因此，"数学是一种逻辑的方法"[②]；另一

---

① 李约瑟. 中国科学技术史：第三卷 ［M］. 中国科学技术史翻译小组，译. 北京：科学出版社，1978：1.

② 维特根斯坦. 逻辑哲学论 ［M］. 贺绍甲，译. 北京：商务印书馆，1996：96.

些学者则认为，数学独立产生，并且是逻辑的典范。不管数学与逻辑的关系如何，就中医对数学应用的整体状况而言，中医与其说是一种数学，不如说是一种类似于数理逻辑的象数更为恰当。借《易经》中有关"象"的解释，所谓象数就是为了简化思维运算而对事物或现象的一种形式替身或组合代数。

本章主要讨论中国古代数学的历史、地位和作用，研究中国数学对中医理论思维的影响，以及象数逻辑思维在中医学各领域应用的范例。

第一节　数理逻辑的发展

一、数理逻辑的提出

用数学的方法研究逻辑的系统思想可以追溯到德国哲学家、数学家莱布尼茨。1667 年，莱布尼茨发表了他的第一篇数学论文《论组合的艺术》。莱布尼茨设想把数学方法应用于逻辑，把逻辑推理变成纯符号的逻辑演算，逻辑将成为一种证明的艺术，因而，他被公认为数理逻辑的奠基人。1847 年，英国数学家布尔发表了《逻辑的数学分析》，建立了"布尔代数"，并创造了一套符号系统，利用符号来表示逻辑中的各种概念。布尔建立了一系列的运算法则，利用代数的方法研究逻辑问题，初步奠定了数理逻辑的基础。19 世纪末 20 世纪初，数理逻辑有了比较大的发展，1884 年，德国数学家弗雷格出版了《数论的基础》一书，在书中引入量词的符号，使得数理逻辑的符号系统更加完备。美国逻辑学家皮尔斯最先引入了逻辑符号，从而使现代数理逻辑成为一门独立的学科。1903 年，英国哲学家、数学家和逻辑学家罗素对集合论提出了以他名字命名的"罗素悖论"，这个悖论的提出几乎动摇了整个数学基础，促使许多数学家去研究集合论的无矛盾性问题，从而产生了数理逻辑的一个重要分支——公理集合论。

数理逻辑的主要分支包括逻辑演算（包括命题演算和谓词演算）、模型论、证明论、递归论和公理化集合论。数理逻辑和计算机科学有许多重合之处，两者都属于模拟人类认知机理的科学。

所谓命题演算是研究关于命题如何通过一些逻辑连接词构成更复杂的命题以及逻辑推理的方法。命题是指具有具体意义又能判断它是真还是假的句子。如果我们把命题看作运算的对象，把逻辑连接词看作运算符号，那么由简单命题组成复合命题的过程，就可以当作逻辑运算的过程，也就是命题的演算。逻辑运算满足交换律、结合律、分配律，同时也满足逻辑上的同一律、吸收律、双否定律、德摩根定律、三段论定律。命题演算的一个具体模型就是逻辑代数。逻辑代数也叫作开关代数，它的基本运算是逻辑加、逻辑乘和逻辑非，也就是命题演算中的"或""与""非"，运算对象只有两个数 0 和 1，相当于命题演算中的"真"和"假"。利用电子元件可以组成相当于逻辑加、逻辑乘和逻辑非的门电路，就是逻辑元件。这样任何复杂的逻辑关系都可以由逻辑元件经过适当组合成的逻辑网络来实现。

所谓谓词演算也叫作命题函项演算。在谓词演算里，把命题的内部结构分析成具有主词和谓词的逻辑形式，由命题函项、逻辑连接词和量词构成命题，然后研究这样的命题之间的逻辑推理关系。命题函项就是指除了含有常项以外，还含有变项的逻辑公式。常项是指一些确定的对象或者确定的属性和关系；变项是指一定范围内的任何一个，这个范围叫作变项的变域。命题函项和命题演算不同，它无所谓真和假。如果以一定的对象概念代替变项，那么命题函项就成为真的或假的命题了。命题函项加上全称量词或者存在量词，那么它就成为全称命题或者特称命题了。

二、八卦与二进制

对于莱布尼茨是否受到中国古代八卦图的启发而发明二进制，还是他独立发明出二进制，科学史学界迄今也没有定论。根据莱布尼茨的说法，他在1679年前就发明了二进制算术，而在1703年4月1日才收到耶稣会士白晋所寄来的伏羲八卦图，这时他发现中国的八卦符号演算关系与他构想出来的二进制有内在的一致性。后来撰写了《二进位算术的阐述——关于只用0与1兼论其用处及伏羲氏所用数字的意义》一文发表在法国《皇家科学院院刊》上。于是，许多研究者根据莱布尼茨的这一说法，认为二进制是莱布尼茨在看到伏羲八卦图之前发明的。但是胡阳、李长铎在《莱布尼茨——二进制与伏羲八卦图考》一书（上海人民出版社，2006年）中指出，虽然莱布尼茨在1703年才见到白晋带给他的伏羲八卦图，但这并不意味着这是他首次看到八卦图，史料证明，早在1687年莱布尼茨就已见过八卦图了，因此，他们研究的结论是：莱布尼茨的二进制发明至少在某种程度上受到了中国八卦图的启发。

1687年，耶稣会士柏应理出版了《中国哲学家孔子》一书，其中有13页对伏羲八卦图做了介绍，书中还配有伏羲八卦次序图、伏羲八卦方位图及文王六十四卦图，在伏羲八卦次序图、伏羲八卦方位图及文王六十四卦图中，在相应的卦象上，还标记有阿拉伯数字1~64。在莱布尼茨的二进制中，通过0与1引申，就可以表示一切数字，如000、001、010、011、100分别代表0~4这几个数字，而在易经八卦中，通过阴阳引申，就可以表示宇宙万有的原理。如果把阴爻看作0，把阳爻看作1，所有的卦象于是也就可以看成0和1的组合。比如坤卦就是000000，乾卦就是111111，大有卦就是111101，等等。伏羲图的六十四个卦象，也正好可以看作二进制算术中0~63的数字。在莱布尼茨致友人冯·黑森－莱茵费尔的信中，他向朋友介绍了在《中国哲学家孔子》出版的当年，他就阅读了这本书。而在这封信中，还出现了"Fohi"的字样，这个词就是"伏羲"的音译。因此不难证明，莱布尼茨当年的确见过伏羲八卦次序图、伏羲八卦方位图及文王六十四卦图。

然而，莱布尼茨在1698年5月17日的一封信中声称，他对于二进制的思考已经20多年了，并且在1703年5月18日回白晋的信中也表示，他20多年前就发明了二进制。根据这一情况，柏应理《中国哲学家孔子》一书中关于易图的内容，应该对他发明二进制似乎又没有影响。但胡阳、李长铎通过考证认为，早在1679年之前，也就是莱布尼茨发明二进制之前，欧洲就已经有关于八卦图的书籍出版，例如 1660 年学者斯比塞尔就在荷兰出版了《中国文史评析》一书，书中记载了易经。斯比塞尔与莱布尼茨交往相当密切，而这本书也曾是莱布尼茨为了解中国文化而参考过的一本书。这本书中有两个部分介绍了易经和龙马负图出河、伏羲得图做八卦以及太极阴阳八卦学说。从《中国文史评析》一书中可以看到，1660 年以前，斯比塞尔参考的中国文化文献包括耶稣会士卫匡国 1658 年出版的《中国上古史》以及曾德昭 1642 年出版的《中华帝国》。相比于《中华帝国》中只是简单介绍阴阳八卦学说，《中国上古史》中的介绍就详细得多。该书中详细介绍了阴阳生两仪、两仪生四象、四象生八卦的太极八卦演化过程。有学者认为《中国上古史》可能是第一本向欧洲介绍六十四卦图，并影响了莱布尼茨的著作。1673 年，莱布尼茨特地到巴黎去制造了一个能进行加、减、乘、除及开方运算的计算机。这是继帕斯卡加法机后，计算工具的又一进步。虽然莱布尼茨的乘法器仍然采用十进制，但他率先为计算机的设计，系统提出了二进制的运算法则，为计算机的现代发展奠定了坚实的基础。无论这段公案结果如何，有一点是可以肯定的，那就是中医基本原理所依据的中华易经之理——阴阳之道至少与现代科学的二进制有过交集，并且具有可以通约的核心思想。古老的和简单的不一定意味着落后与原始，也可能是先进的和具有现代意义的。

第二节 中国古代数理逻辑的历史、特点与意义

一、中国古代数理逻辑思想的历史发展

中国古代数学源远流长，数学是从人的生产和生活需要中产生的。《汉书·律历志》说："自伏羲画八卦，由数起，至黄帝、尧舜而大备。三代稽古，法度章焉。"刘徽在《九章算术注序》中也说："昔在包羲氏始画八卦，以通神明之德，以类万物之情，作九九之术以合六爻之变。"殷商以前，中国数学已有两项重要的发明。一是发明了结绳记事的方法。《周易·系辞下》说："上古结绳而治，后世圣人易之以书契。"按甲骨文的字形义来解释，中文"数"字原为用手结绳记数的形象。二是发明了画圆的规矩工具。《淮南子·地形训》和《周髀算经》中都有大禹在丈量土地的生产活动中发明勾股定律的传说。《周髀算经》载："禹治洪水，决流江河。望山川之形，定高下之势，除滔天之灾，释昏垫之厄，使东注于海而无浸逆。乃勾股之所由生也。"从商代起，中国开始有了文字可考的历史。据殷墟出土的甲骨文研究，商代又有了"干

支纪日"和"文字记数"两项重要发明。所谓干支纪日，又称甲子纪日法，就是用甲、乙、丙、丁、戊、己、庚、辛、壬、癸十个"天干"，和子、丑、寅、卯、辰、巳、午、未、申、酉、戌、亥十二个"地支"，交互组合成六十个计日单位。每一个单位代表一日，六十个单位刚好可以记录等值于两个月周期的日子。干支纪日法是我国最早的组合数学。其组合规则是：每次从"天干"和"地支"两组元素中分别抽取一个元素来进行组合，共可排列出六十个既不重复又无遗漏的计算单位。后来，干支纪日法进一步发展为干支纪年法，推动了中国天文历法的发展。这种对时间的划分和计算体系的构造，为中国古人描述运动的人和事物，包括人的生理、病因、病理、诊断和治疗过程提供了基本的思维工具。在中医典籍《黄帝内经》"五运六气""子午流注"等篇章中都有大量基于这一计时工具所提出的理论，可以说，离开了这一计日、计时系统，中医理论则非中医了。商代还产生了一个从个位数到四位复数的比较齐备的自然数系统。根据英国科学史学家李约瑟的看法，相比于古巴比伦的六十进制和玛雅人的二十进制而言，中国的十进位制是更为先进和科学的设计。

周朝初年，简朴的《易经》诞生，根据稍后对易经注释研究的《易传》的阐释，《易经》用数而不言数，是中国古代易数原理的开端，它最大的贡献是建立了一个"倚数为其本，以极数为其用，以逆数为其目的"的数理推理体系，成为与古希腊《欧几里得几何原本》地位和作用类似的中国原创思维模式的范例。一般认为，易理始于河图洛书，如《周易·系辞上》中说："河出图，洛出书，圣人则之。"《汉书·五行志》上也说："伏羲氏继天而王，受河图，则而画之，八卦是也。禹治洪水，赐洛书法而陈之，洪范是也。圣人行其道而宝其真。"不管上述传说的真实性如何，但河图洛书是世界上最古老的排列组合数学的模型却一点不假。据汉代扬雄的解释，河图方阵的组合规则是："一与六共宗，二与七为朋，三与八成友，四与九同道，五与五相守。"（《太玄经·玄图》）根据这一数的组合规则可绘出下述河图（见图 14－1）。河图所表示的五方之象数有何根据，又象征什么呢？如果规定奇数为阳、偶数为阴的话，那么，河图奇偶数的搭配其实就是象征着日照（阴阳变化）在地球表面的东、南、西、北、中五个方位时间长短和光照强弱分布的差异。任应秋先生根据《灵枢·阴阳系日月》的精神解读，认为，"数之所起，起于阴阳，阴阳往来，在于日道"[1]。可谓一语中的。

---

① 任应秋. 阴阳五行 ［M］. 上海：上海科学技术出版社，1960：47.

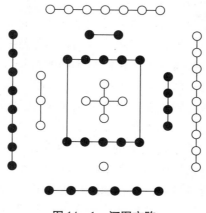

图 14 - 1　河图方阵

　　关于洛书，据蔡元定之说，洛书方阵的组合规则是："九宫之数，戴九履一，左三右七，二四位肩，六八为足，无居中央，龟背之象也。"（杭辛斋《易楔·图书》）根据这一数的组合规则可绘出下述洛书方阵（见图 14 - 2）。这是一个纵横之和为十五的幻方矩阵。河图之数为五十五，洛书之数为四十五，两者相加为一百，古人认为，这象征万物万象，至微至大，均穷于此两图之数的推衍。中医《灵枢·九宫八风》中提出的九宫八风疾病预测模型就是以洛书数理基础来建构的。

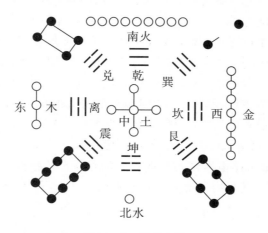

图 14 - 2　　洛书方阵

　　《周易·说卦传》开篇就说明了建构数学方法的动机是："昔者圣人之作易也，幽赞于神明而生蓍，参天两地而倚数，观变于阴阳而立卦，发挥于刚柔而生爻，和顺于道德而理于义，穷理尽性以至于命。"可见，古人已将数学方法当作人认识世界的一条基本道路。孙思邈曾说："不知易不足以言太医。"那么，什么是"易"？其实，易的原义就是占筮，而占筮就是用蓍草按一定的方式排列组合进行预卜情境和行为凶吉推演的思维过程。因此，从这种意义上说，易就是一种借数理推演思维的方法。那么，古人又是如何创建八卦之易的呢？《周易·系辞下》中说："古者包牺氏之王天下也，仰则观象于天，俯则观法于地，观鸟兽之文与地之宜。近取诸身，远取诸物，于是始作八卦。"所谓远取诸物可指日月星辰、气象物候，近取诸身则可指社会生活与人事。简而言之，数学来源于人对自然的观察和社会活动的需要。《周易》在数学方面的贡献在于建构了先秦数学的几个理论支柱，这就是奇偶律、排列组合和四则运算。

从西周到春秋战国期间，中国古代数学一方面对数的认识范围大大扩展，"亿""兆"等高位数和无穷大的概念，以及与高位数相反的"一"以下的分数和无穷小的概念已经出现。如《庄子·天下》中所说："一尺之棰，日取其半，万世不竭"，提出了无穷小的思想。在这一时期使用小竹棍纵横排列的"筹算方法"已成熟普及。筹算方法不仅可以标示出任意的自然数，而且这种位置计数法为加减乘除的运算创造了良好的条件，这种运算方法的简便神奇正如《孙子算经》中所说："一纵十横，百立千僵，千十相望，万百相当。"筹算方法是我国古代数学的独特风格，在中国历史上盛行两千多年，为中国古代数学成就做出了巨大的贡献，这种方法的地位直到明代才为珠算所替代。在殷商时期已经出现的奇数、偶数和倍数的概念在春秋战国时期更为普及，整数的四则运算被普遍应用。

在中国古代，"计数"并不只是指数量关系，也包括空间关系。如先秦时的齐国法家管仲在《管子·七法》就概括了如下"六对范畴"："刚柔也，轻重也，大小也，实虚也，远近也，多少也，谓之计数。"《管子》一书上还记载了世界上最早的"九九"乘法口诀、最早的分数运算、指数概念、角度和弧度、勾股定律等。管仲认为："举事必成，不知计数不可。"他将计数作为法治的基本原则之一的思想，对于中医中药注重数量法度的思想应该是有影响的。比较可知，管仲概括的这"六对范畴"也正是中医《黄帝内经》中分析生理病理的思维的基本工具。清代医家喻嘉言甚至将自己的著作命名为《医门法律》，表明中医试图按标准度量法治医疗行为的一种思想传统。

周朝时的道家老子是第一个运用数学语言来阐释自然的哲学家，他说："善数不用筹策。"（《老子·第二十七章》）他提出了"道生一，一生二，二生三，三生万物"（《老子·第四十二章》）宇宙演化的数理模型。老子的兴趣不在实用数学，而在于以数代物，来表明他"天下万物生于有，有生于无"（《老子·第四十章》）的哲学观。《淮南子·天文训》解释道："道始于一，一而不生，故分而为阴阳；阴阳合和而万物生。故曰：一生二，二生三，三生万物。"将一、二、三看成阴阳离合变化的三个阶段或状况。老子还提出了许多具有辩证关系的数学范畴，如有与无、一与多、长与短、曲与直、前与后等。"有无相生，难易相成，长短相较，高下相倾，音声相和，前后相随。"（《老子·第二章》）"曲则全，枉则直，洼则盈，敝则新，少则得，多则惑。"（《老子·第二十二章》）老子关于数量与空间关系的思想对中医思维特质的影响深远难测。

中国古人对数的辩证认识还充分地体现在数量与质变的关系上，即度的把握。《吕氏春秋·尽数篇》中认为，万物之变既可能有利，也可能为害，人之长寿的关键在于对于饮食、保温和情绪这些平常的东西要把握好一个数量的界限。所谓"长也者，非短而续之也，毕其数也。毕数之务，在乎去害。何谓去害？大甘、大酸、大苦、大辛、大咸，五者充形则生害矣。大喜、大怒、大忧、大恐、大哀，五者接神则生害矣。大寒、大热、大燥、大湿、大风、大霖、大雾，七者动精则生害矣。故凡养生，莫若知本，知本则疾无由至矣"。度量的思想是中医中和养生观的重要内涵之一。

至汉代，中国本土的数学理论和数学专著已经诞生，《周髀算经》和《九章算术》成为最具有代表性的著作。数学与礼、乐、射、御、书合称为"六艺"，成为当时官学之一。至此，以《周易》八卦组合数学模型为代表的阴阳模型、五行模型、数理推演的辩证模型已经奠基完成。相比而言，中医学在那时不过是处于综合运用其他学科知识阶段的应用技艺而已。于是，中医借以对五运六气、子午流注、方剂组合、病理发展进行抽象的推理与说明，这种具有中国文化特质的数学语言与思维方式终于成为中医的一种认识方法。

二、中国古代数理逻辑的文化特质

中医典籍《黄帝内经》成书于两汉前后，因此，中国古代数学对中医思维方法的影响也主要限于秦汉之前的数学。学者们普遍认为，中西思维方式的差异始于远古的文化基因，如果仅就数学思维而言，中西数学的差异也的确在《周易》和《欧几里得几何》那里就彰显出来，中国古代数学具有自己鲜明的文化特质和认识取向。

（一）缺少数学符号发明，偏重象数解释

与近现代数学所发明的一系列符号系统相比，中国古代数学就总体而言是一种以普通文字书写的文章数学，因而，中国古代数学拙于符号计算，而偏重象数解释。所谓象数就是指以数作为某种形象和象征的符号，而不在于计数。象数理念发源于《周易》对奇偶律的发挥。《周易·系辞上》中说："参伍以变，错综其数，通其变，遂成天地之文；极其数，遂定天下之象。"所谓"错"就是指比较两数相差，"综"就是和两数相合，这就是加减律。"极数知来谓之占"，古人正是以加减运算作为基本手段来适应解释万物变化和各种物质形态的需要。那么，什么是"数"？何谓"极天地之数""极八卦之数"？什么是"象"？何谓"比类取象"？《周易·系辞上》说："天一、地二，天三、地四，天五、地六，天七、地八，天九、地十。""天数五，地数五，五位相得而各有合。天数二十有五，地数三十。凡天地之数五十有五。"综观可知，《周易》中规定天为奇数，地为偶数，与天为阳，阳为奇，地为阴，阴为偶的思想是一致的。"天数五"，即一、三、五、七、九，其和为25；"地数五"，即二、四、六、八，其和为30，而"天地之数"则是十以内的奇偶数之总和，其数为55。可见，《周易》时代中国人已经掌握了自然数的奇偶性特点，并懂得推求十以内的连续奇数之和、连续偶数之和，以及连续奇偶数之和的方法。《周易》首创了一种表达奇偶数的符号及其组合方法。《周易·系辞上》说："易有太极，是生两仪，两仪生四象，四象生八

卦。"《周易》用阴爻（－ －）和阳爻（一）两种符号表示两仪，再将阴爻和阳爻两个一组排列起来，得到太阳、太阴、少阳、少阴"四象"；再继续将阴爻和阳爻按三个一组排列起来得到八卦，即乾卦、坤卦、震卦、巽卦、坎卦、离卦、艮卦、兑卦。如果再继续将八卦按六个一组相叠进行排列，则可得到六十四卦（即 2^6）的奇偶数体系。据说德国数学家和哲学家莱布尼茨在提出二进制前后看到了中国的"伏羲六十四卦方位图"，他在阴爻"－ －"和"0"、阳爻"一"和"1"之间看到一种同构性，他在《二进制数字算术》这本奠定计算机数理基础的书中意味深长地说，自己不过是重新发现了中国古代数学中的秘密而已！[①] 从这种意义上说，八卦组合数学对世界文明的贡献度并不亚于火药、印刷术、造纸术、指南针四大发明。

然而，《周易》也好，《黄帝内经》也好，极数的目的并不在于计算，而在于取象。老子说："善数不用筹策。"（《老子·第二十七章》）《素问·五运行大论篇》中也说："阴阳者，不以数推，以象之谓也。"可见，"极数"的目的是描述和解释"象"，若要了解事物的"象"，就必须用"数"来进行推理与演算。何谓"象"？"象"既是现象、形象，又是象征。就人体而言，就有藏象、脉象、舌象之称谓。如《素问·宣明五气篇》中说："五脉应象，肝脉弦，心脉钩，脾脉代，肺脉毛，肾脉石，是谓五藏之脉。"弦、钩、代、毛、石就分别是五个藏于体内的脏器在体表可被感知的现象，这种现象并不是抽象的概念，而是一种可以被比喻为生活中某种熟悉的物体的象征。

《左传·僖公十五年》中云："物生而后有象，象而后有滋，滋而后有数。"可见，在中国文化意义上，"数"实际上成为事物生成的一种符号映射。《素问·三部九候论篇》中说："愿闻天地之至数，合于人形血气，通决死生，为之奈何？岐伯曰：天地之至数，始于一，终于九焉。一者天，二者地，三者人；因而三之，三三者九，以应九野。故人有三部，部有三候，以决死生，以处百病，以调虚实，而除邪疾。"《黄帝内经》用上中下共三部九候来诊察人体疾病信息，可以简约、形式化诊断。到了《难经》时代，更进一步简化为诊察手部的寸关尺三部脉象。河图数在《黄帝内经》中，演变为藏象之数。中医制定了藏象与数的对应规则，如《素问·金匮真言论篇》所云："东方青色，入通于肝，……其类草本，……其数八；南方赤色，入通于心，……其类火，……其数七；中央黄色，入通于脾，……其类土，……其数五；西方白色，入通于肺，……其类金，……其数九；北方黑色，入通于肾，……其类水，……其数六。"至此，象数思维成为自《周易》到《黄帝内经》一以贯之的思维方式。

从数学的角度来看，象数思维的本质就是映射与函数关系的表述，"象"可以看作是函数关系中的自变量以及由全体自变量组成的定义域，"数"则是自变量经过映射变换之后得到的因变量以及由全体因变量组成的值域，这种转换关系就是函数表达式，或称之为隶属函数。不同的"象"与"数"的关系对应着不同的函数关系，如指数函数、幂函数、多项式函数以及对数函数等。如果采用逆向思维从数去寻找"象"

胡阳，李长铎. 莱布尼茨二进制与伏羲八卦图考［M］. 上海：上海人民出版社，2006.

的关系，这就是数学中反函数关系式。当多个"象"重叠在一起构成较复杂的"象"时，其对应的就是复合函数关系式。

象数之间的推理过程是数学归纳法的具体应用，是推理与正整数 n（n 取无限个值）有关命题的重要工具。数学归纳法的理论依据是归纳公理，即设 M 是正整数的一个子集，且它具有下列性质：①$1 \in M$。②若 $k \in M$，则 $k+1 \in M$。那么 M 是全体正整数的集合。最小数原理，即自然数集的任何非空子集必有一个最小数，其实质是把具有共同特征的、无限重复的递推过程用具有高度代表性、概括性的推理方法来代替，其核心是如何利用归纳假设和递推关系。中医学的象数推理就是在象数之间的归纳过程中寻求规律与结论的过程。

《素问·阴阳离合论篇》中说："阴阳者，数之可十，推之可百，数之可千，推之可万，万之大，不可胜数，然其要一也。"王冰认为，这个所谓关键的要素就是指阴阳的离合变化。如果换成数学的术语来说就是阴阳的排列组合。对于天地自然而言，阴阳排列组合的数量级别肯定是复杂庞大，不可胜数，而对于人来说则是有极限可寻的。《素问·阴阳离合论篇》中说道："阴阳之变，其在人者，亦数之可数。"

象数之说在《黄帝内经》理论体系的建构中起到了一种方法论的作用。正如《素问·天元纪大论篇》中所说："善言始者，必会于终；善言近者，必知其远。是则至数极而道不惑，所谓明矣。愿夫子推而次之，令有条理，简而不匮，久而不绝，易用难忘，为之纲纪，至数之要，愿尽闻之。"可见象数之运用使中医知识更加条理化，简洁易用。

（二）善用数学概念模型

在医学研究中，人们常用某些哺乳动物进行各种生理、病理和药理实验，以类推在同样状况下人体可能发生的反应规律。这种通过模型（model）来间接揭示原型（original）的形态、特征、运动和本质的方法称为模拟方法。模型舍去了原型的一些次要的细节、非本质的联系，以简化和理想化的形式再现原型的各种复杂结构、功能和联系，是对原型的抽象、简化和纯化。通过对模型的研究来推知、拓展和深化对于原型客体的性能和运动规律的认识是人类思维的一个典型特征。模拟方法是人类发明的一种高级的认识方式，蕴含着很高的认知价值，如果人们将某些认识的事物建构为一种模型，并内化为一种认知图式的话，就意味着认知水平的一次飞跃和创新。

所谓模型是指一种可以代表或再现原型客体某种本质特征（如结构、功能、关系、过程等）的物质形式或思维形式的类似物。模型可以根据不同的特征进行分类，一般来讲，模型可分为具体模型和抽象模型两大类。具体模型是指与原型在形态上几何相似的模型，如动物模型、房屋模型等，这类模型与原型之间具有物理相似或几何相似；抽象模型是指用语言、符号、图表、数字等抽象形式反映原型内在联系和特征的模型，如数学模型等，这类模型与原型之间只是具有元素或变量之间的同构关系，或者说模型主要只是保持了原型的信息。列宁就曾这样评价道："自然界的统一性显示在关于各种现象领域的微分方程式的'惊人的类似'中。"① 比较中西医发展的历史可知，如何建构人体与疾病的模型，以何物为模型，模拟事物的哪一方面都具有巨大的文化差异。与西医善用动物模型的取向相比，中医具有善用气象模型、生活模型、农耕模型、社会角色模型、兵法博弈模型和排列组合数学模型等文化特点。

就总体而言，中医数学的基本特点是具有算法倾向，长于模型推演。狭义上，数学模型（mathematical model）是指为了某种研究目的，用字母、数字及其他数学符号建立起来的等式或不等式，以及图表、图象、框图等描述客观事物的特征及其内在联系的数学表达式。数学模型可以按不同的特征进行分类，如按是否考虑随机因素，可分为确定性模型和随机性模型；按是否考虑模型变化，可分为静态模型和动态模型；按应用离散或连续方法，可分为离散模型和连续模型；按建模的方法，可分为几何模型、微分方程模型、图论模型、规划论模型、马氏链模型等；按对模型了解的清晰程度，可分为白箱模型（如电学模型）、灰箱模型（如气象学模型）和黑箱模型（如生物学模型）。基于中国古代科技发展水平和文化背景，中医数学模型方法的基本取向是司外揣内的黑箱数学模型、随四季和四时变化的动态模型和连续模型、排列组合的河图洛书模型、三阴三阳模型、五行生克模型等。这些数学模型方法的特点是并非使用实物，而是运用基本概念对周围世界及其事物之间的经验关系进行的简化和系统化处理，这种基于概念模型的复杂性研究正是中医认识论和方法论的重要特点。

（三）强调算法倾向，轻理论系统化

"数学"一词在许慎《说文解字》中的解释是："数，计也。""计，算也。""算，数也。"可见，中国古代人所理解的数学主要就是计算与数数的活动。许多研究者认为，与西方《欧几里得几何原本》的西方数学的演绎倾向相比，中国古代数学具有以解题为中心，在解题中给出算法，根据算法组建理论的倾向。所谓算法倾向是指一切数学研究和发展均与实际生活中的计算问题相联系，一般性的计算程序和算法规则均寓于实际问题的解答之中或来源于其概括，数学中的基本概念往往由一个可操作的算法所导出，而不讲究命题的形式推导和理论的系统化。将土地丈量等实际问题划归为一类数学模型，再应用一套程序化的算法求出具体的数值解，以及发明的算筹和算盘计算工具都是中国古代数学最为令人瞩目的特点。有学者认为，中国古代数学重应用、计算与组合排列，其算法是程序化和机械化的，这正好切合当今计算机时代对算法的要求。② 与《欧几里得几何原本》形成的构造性理论体系相比，中国的数学，例如《九章算术》从整体上却没有建构出一个系统化的理论体系，而只是一些解答实际问

---

① 列宁. 列宁全集：第二卷［M］. 中共中央马克思恩格斯列宁斯大林著作编译局，译. 北京：人民出版社，1959：295.

② 张维忠. 数学文化与数学课程：文化视野中的数学与数学课程的重建［M］. 上海：上海教育出版社，1999：25-30.

题的数学解题集。

事实上，数学发展史上的算法倾向和演绎倾向是一对交替兴盛的推动力量，并无孰优孰劣。古代巴比伦和埃及的原始算法之后，取而代之的是希腊演绎几何的兴旺；中世纪后，希腊数学衰落，中国、印度算法倾向又繁荣起来；直到 19 世纪之后，演绎倾向又再次兴起。但随着计算机技术在 20 世纪的发展，可以预见算法倾向将可能成为数学的新宠，中国数学的确不必妄自菲薄。

三、中医数理逻辑方法的意义

一般认为，在人类历史上，科学的发展程度与数学的应用程度是成正比的。就理论的理性化程度而言，只有当一种科学达到了数学化时，才算达到了真正完善的地步，数学化也是从知识经验上升为理性的显著特征。一百多年前，恩格斯曾经在分析当时数学方法在自然科学各领域应用的情况时指出，数学方法在刚体力学中是绝对的，在物理学中是尝试性的和相对的，在化学中是简单的，而在生物学中几乎等于零。数学方法在生物学领域之所以较其他科学更为困难，主要存在如下三个方面的特殊性：其一，生物特性常以随机变量出现；其二，一个生物系统中的特性的数目非常多；其三，生物系统中有许多无法用数值表示的特性，即非实数特性。[①] 然而，在古代西方生物学和医学尚无法运用数学之时，中医却已经开始大量地自觉地使用数学概念模型的方法来帮助认识生理、病理和疾病流行等复杂现象，应用组合排列、象数推演等数学方法最大限度地实现了部分医学知识的数学化处理，对古代中医认识复杂的生命世界，简化地概括和处理其认识的成果，指导临床实际工作都具有重要的认识论和方法论意义。即使在今天看来，中医古代数学和中医数学的应用也具有许多可以与现代数学融通和链接之处，为反思现代数学给自然科学和医学所带来的双重效应提供了一种哲学的启发。

（一）数是万物的本原，数与道非二本也

即使在古代，数学不仅仅只是一种计算的实用工具，也被认为是一种具有多种神秘性质的哲学。关于数学与哲学的关系一直是古今中外哲学家和科学史学家们热衷讨论的话题。古希腊的毕达哥拉斯认为，数是万物的本原，事物本身就是数，但不是独立存在的数，数不仅是内在于事物的，而且还是先于可感事物的，数学的本原就是一切存在物的本原。[②] 中国《孙子算经》中也表达过类似的认识："夫算者，天地之经

① 邱鸿钟. 医学研究中的数学方法 [M] //常青，邓平修. 医学方法概论. 广州：广东科技出版社，1990：199.

②③ 叶秀山，傅乐安. 西方著名哲学家评传：第一卷 [M]. 济南：山东人民出版社，1984：66－67，75.

纬，群生之元首，五常之本末，阴阳之父母，星辰之建号，三光之表里，五行之准平，四时之终始，万物之祖宗，六艺之纲纪。稽群伦之聚散，考二气之降升，推寒暑之迭运，步远近之殊同。观天道精微之兆基，察地理纵衡之长短，采神祇之所在，极成败之符验。穷道德之理，究性命之情。"① 宋代的数学家秦九韶也说过："数与道非二本也。""万物莫逃乎数也，是数也，先天地而已存，后天地而已立，盖一而二，二而一者也。"（《九章算术·序》）可见，古代东西方在数学本体论的认识上是非常一致的。

亚里士多德和黑格尔等哲学史家们认为，数学观念是介于感性事物与普遍思想观念之间的中介，是自在自为的预备形式，毕达哥拉斯的数学哲学正是从实在论哲学到理智哲学的一种过渡形式。数既被看作质料，又是形式。这种把数既理解为个别、物质性的东西，又理解为一般和观念性的东西是中外古代数学本体论和认识论的普遍特征。在毕达哥拉斯与中国的老子时期的哲学看来，数是先于可感事物的，一切事物是以数为范型，并模仿数这种范型而派生出来的。老子说："道生一，一生二，二生三，三生万物。"（《老子·四十二章》）汉代董仲舒说："人之人本于天"，"人之形体，化天数而成"（《春秋繁露·为人者天》），就是这种观点的缩影。《黄帝内经》中的"人与天地相参""人副天数"的观点明显受这一数学本体论的影响。在中医看来，无论是人之生理，还是病理或疾病流行，都暗含着一种内在的数学规律，而医生的诊治行为即应遵循这一数学规律。如《素问·血气形志篇》中就指出了针灸应该根据经络之血气比例上的差异来实施，即有如下规律："夫人之常数，太阳常多血少气，少阳常少血多气，阳明常多气少血，少阴常少血多气，厥阴常多血少气，太阴常多气少血，此天之常数。"可以认为，古代人将数视为万事万物的一种基本性质的观念是以后推动数学发展和应用的最重要的哲学基础。正如一位毕达哥拉斯学派的早期人物所说的那样："任何一种东西之能够被认识，因为包含一种数，没有这种数，心灵什么东西也不能思考，什么东西也不能认识。"③遗憾的是，尽管中国古代原本有与古希腊相似的数学本体论思想，却因各种原因而未能坚持下去，相反，毕达哥拉斯的数学思想随着西方文艺复兴运动而得到了振兴。近代哥白尼、开普勒、伽利略、笛卡尔、牛顿和莱布尼茨等一大批科学家都相信自然界这本书是用数学书写的，上帝按照数学法则建造了整个宇宙，而研究数学就成了通向了解上帝的道路。这种将自然数学化的思维取向，尤其是将数学观与实验精神相结合成就了近代科学在西方的诞生。

"阴道偶，阳道奇"（《灵枢·根结》），这也是中医数学的基本概念模型。有趣的是，毕达哥拉斯与中国古代数学家一样，也认为奇偶数是构成数的终极元素，而且认为，奇数是有限的，偶数是无限的，奇偶结合而构成一元，由一元形式才派生出不定的二元等数目或质料。西方人已用曲尺和数的不同关系而形成的不同图形巧妙地证明

---

① 算经十书：上册［M］．北京：中华书局，1963：13－23．

了奇偶数的不同组合所带来的奇妙数学现象。①

　　相比于传统中医而言，现代中医人的数学本体论观念几乎已经荡然无存，尽管大家都知道任何事物都是质与量辩证统一的，但人们今天关心的仅仅只是数学模拟与统计的数学方法了。换而言之，只剩下"末技"，而无"根本"了。

（二）数学是辩证思维的工具

　　数学不仅是一种实用的计算工具，还是一种思维方法构造的体系，甚至数学本身就是哲学命题的重要来源。恩格斯不同意黑格尔关于算术没有思想性的说法，认为数学中从一个形式到另一个相反的形式的转变不仅是数学发展的最有力的杠杆，也充满了推演转化的辩证法，是辩证法的很好的例证。

　　根据亚里士多德的考证，毕达哥拉斯学派在将数看成是万物本原的同时，还提出了以下十对具有辩证关系的本原，即有限与无限、奇与偶、一与多、左与右、阴与阳、静与动、直与曲、明与暗、善与恶、正方与反方。这与老子提出的"有与无""一与多""高与下""长与短""曲与直"等大量的数学对立范畴具有异曲同工之妙。那时具有辩证法思想的东西方哲学家都认为，任何事物变化都是从这些对立物或对立力量的离合中产生出来的。古希腊数学哲学的这种辩证思维特点与老子的辩证数学概念和中医阴阳离合论的观点是完全一致的。老子曾看到直线和曲线的辩证转化关系，说："大直若屈"（《老子·第四十五章》），而千年之后恩格斯认为微分的发明是辩证法思想的一次证明。他评论道："由那种把曲线视为直线（微分三角形）并把直线视为曲线（曲线无限小的一次曲线）的数学开拓出来。""直线和曲线在微分运算中终于等同起来了。"②

　　在数学的运算推演中，最典型的一个特征是形式的不断变换。恩格斯认为，即使在简单的乘除法中，"计算方法的一切固定差别都消失了，一切都可以用相反的形式表示出来"③。而这恰好就是辩证法的核心思想。以有无这对范畴为例，老子认为，"有无相生"（《老子·第二章》），"天下万物生于有，有生于无"（《老子·第四十章》）。"无"在数学上可以表示为"零"，而恩格斯是这样评论"零"这个数的意义的："零是具有非常确定的内容的。作为一切正量和负量之间的界限，作为能够既不是正又不是负的唯一真正的中性数，零不只是一个非常确定的数，而且它本身比其他一切被它所限定的数都更重要。事实上，零比其他一切数都有更丰富的内容。"④ 例如，将零放在任何一个数的右边，这个数就将增加十倍。事实上，因为"一切数的定律都取决于

　　① 叶秀山，傅乐安. 西方著名哲学家评传：第一卷 ［M］. 济南：山东人民出版社，1984：82－83.
　　②③④ 恩格斯. 自然辩证法 ［M］. 中共中央马克思恩格斯列宁斯大林著作编译局，译. 北京：人民出版社，1971：170－171，164，167.

所采用的记数法，而且被这个记数法所决定"①。所以可以说，零是任何记数法的逻辑起点。在中国商代就已经发明了十进位制，以后经过算筹的"空位法"大发展，又掌握了记数法的"位置制"，从这种意义上说，老子"有无相生"的哲学命题正是对这一数学思想发展的高度概括。显然对零的正确认识，是负数数学概念发展的必要前提。

恩格斯无比赞叹地认为，数学中的转折点是笛卡尔的变量。"有了它，运动进入了数学，因而，辩证法进入了数学。"②

（三）中国古代数理逻辑方法的局限性与超越

数学本是一种简约的认识范式和认识方法，但中国古代数学因为没有发明抽象统一的数学符号，没有将数学统一建构为一种严谨的系统化的逻辑理论体系，因而在领先了约 16 个世纪之后却失去了建构近现代数学王国的历史机遇和荣耀。当然从现代数学的认识论和方法论的角度来看，中国古代数学原初的研究取向就决定了它后来发展的命运。与中国古代数学将数学界定为计算和算法的取向不同，对欧几里得几何学有深刻影响的亚里士多德早就在《形而上学》中将研究数的算术与研究量性和连续性的几何学做了清晰的区分，正是后一个取向，促使西方发展出了解析几何、微积分，数学的研究对象从常量扩大到变量，函数成了数学的新的研究对象，函数与代数使西方数学逐渐发展成为一门更为抽象的"纯数学"。现在，集合结构、群、环、域、格、拓扑空间、流形、范畴及函子等普遍的抽象的结构都被纳入现代数学的研究对象，数学的内涵与外延都发生了翻天覆地的变化。尤其是近代从伽利略开始将观察实验与数学方法相结合的方式，大大加速了西方自然科学的发展，催生了近代力学、天文学、物理学、化学和生理学。如果说实验经验主义、形式逻辑和符号数学是推动西方自然科学发展的主要杠杆的话，那么，中国文化所拥有的三个相对应的工具就是生活经验主义、辩证逻辑和文章数学。失去的历史机遇是史实，落后的原因也十分清晰，除了承认，我们还可以反思，当然这个反思并非只是检讨，也可以是双向的或两面的：其一如胡塞尔所说，西方自然数学化的历程为什么使西方的科学陷入了深刻的思想危机？其二，中国古代数学和中医对数学的应用在今天是否还有价值？

我们先来讨论第一个问题。胡塞尔在晚年撰写的《欧洲科学的危机与先验现象学》这本书里指出，伽利略既是发现的天才，又是掩盖的天才。正是他开始的工作，促使科学的任务被定位为发现理想的自然界的数学结构，并将它在一个演绎系统中精确地表达出来，于是越来越多的科学被数学化（mathematizing），数学化成了科学是否成熟发达的标志，西方自然科学披上了一件貌似精确客观的外衣。即使在生物学领域，从一百多年前数学应用等于零的状况也得到了突飞猛进的改善，孟德尔（G. J. Mendel）第一次用假设基因的排列组合关系来阐述生物遗传性状出现的规律，获得划

---

①② 恩格斯. 自然辩证法 [M]. 中共中央马克思恩格斯列宁斯大林著作编译局，译. 北京：人民出版社，1971：165，164.

时代的成功，这一成果不仅意味着数学在生物学领域应用的困难被克服，而且昭示着生命的结构和运动本身就是遵循数学规律构造的。现在科学家们又发现，DNA 分子双螺旋又以多种形式在空间盘绕而形成更高一级的新的螺旋——称之为超螺旋，而 DNA 分子的这种三维空间的拓扑构型对它在细胞里如何发挥其功能有重要影响。这些超螺旋结构之间的差异怎样识别？DNA 分子的空间构型发生怎样的形变才有可能使它的基因重组和重排？怎样的形变不会使遗传信息发生变化？所有这些问题都离不开 DNA 分子的空间构型的拓扑描述。四对碱基却排列组合出千姿百态的生物样态，这不能不让我们惊叹中医迷恋的排列组合数学在生物学领域又有了新的用武之地。

20 世纪以来，随着数学方法的发展和生物变量测量技术的改进，科学的数学化趋势同样发生在生物学、生理学和医学领域。一方面，在数学中出现了一个十分活跃的应用数学学科——生物数学，它主要包括生物统计学、生物微分方程、生态系统分析、生物控制、运筹对策论等；另一方面，在生物学中则诞生了数学生物学的庞大体系，包括数学生态学、数量生理学、数量遗传学、数量分类学、数量生物经济学、传染病动力学、数理医药学、分子动力学、细胞动力学、人口动力学，以及神经科学的数学模拟等。今天，数学方法几乎渗透到生物学和医学的每个角落，有关基因调控网络模型、神经网络系统模型、癌症形成机理模型、种群动力学模型、各种流行病和传染病模型、疾病预后模型、药物动力学模型、临床决策模型、计算机数值诊断等层出不穷。生物学由于应用了数学，获得了第二次生命。特别是随着电子计算机的运用，生物数学所处理的巨大的数量问题已经迎刃而解。[①] 有人预言，生物学将会取代物理学成为使用数学最多的领域。现在无论对于细胞微观领域，研究细胞群落之间的关系和群体运动，还是对于生物种群、群落和生态圈宏观领域的研究，数学都已经成为不可缺少的研究工具。

即使在医学技术领域，数学的应用也飞速发展。X 射线计算机断层扫描摄影技术（CT）的基本原理是基于不同的物质有不同的 X 射线衰减系数。如果能够确定人体的衰减系数的分布，就能重建其机体器官的断层或三维图像。但通过 X 射线透射只能测量到人体的直线上的 X 射线衰减系数的平均值。当直线变化时，此平均值也将随之变化。那么，能否通过这个平均值求出整个衰减系数的分布呢？最后利用数学中的拉东变换解决了这个难题，"拉东变换"成为 CT 技术的数理基础。因此，首创 CT 理论的美国人 A. M. 科马克（Cormark）及第一台 CT 制作者英国人 G. N. 豪斯菲尔德（Hounsfield）共同获得了 1979 年诺贝尔生理学或医学奖。此外，1984 年的诺贝尔化学奖授予了在 X 射线晶体照相术中采用傅立叶（Fourier）分析方法获得重大成果的生物物理学家 H. 豪普特曼（Hauptman）。20 世纪 80 年代后期兴起的医学磁共振成像（MRI）技术也是以傅立叶变换的快速精确的反演为主要数理基础的。

按照胡塞尔的分析，欧洲科学出现的危机主要表现在科学主义的自大和对科学目

---

① 邱鸿钟. 医学研究中的数学方法［M］//常青，邓平修. 医学方法概论. 广州：广东科技出版社，1990：203－206.

标的迷惘，以及对科学与人类日常生活关系的忘却。然而，在胡塞尔之前，恩格斯就已经清晰地意识到数学发展中容易出现的认识误区，因为在纯数学研究的抽象堡垒中的人常常容易忘却数学与现实世界数量的关系，例如将无限看作完全神秘的东西，不能正确认识数学发展中的人的主观创造性与客观性之间的辩证关系。恩格斯指出，一方面自然界为数学中一切想象的量都提供了样本，数学几何和代数中的数量都是和我们地球上的物体关系相适应的，自然界无意识完成的数学过程与人脑中有意识完成的思维方式是相同的，例如"自然界运用这些微分即分子时所使用的方式和所依据的规律，完全和数学运用其抽象的微分时的方式和规律相同"①。另一方面，从现实世界抽象出来的演绎推算和数学规律具有自由创造的独立性。数学抽象与现实世界的关系只是近似的、有条件的相对的反映，例如"没有厚和宽的线并不能独立地存在于自然界之中的，因此数学的抽象也只是在纯粹的数学中才是无条件地有效的"②。简而言之，恩格斯分析与论述的核心是思维和存在的一致性，即"我们的主观思维和客观世界服从于同样的规律，并且因而两者在自己的结果中最后不能互相矛盾"③。在现代医学领域，医学的数学化一方面使医学理论和技术具有更精确的外貌和清晰的可操作性，但另一方面助长了只见数字和图像，而不见患者的消极状况和患者对临床服务满意度的下降，现代许多关于医学人文问题的讨论无不与过去医学实践中所暴露出来的问题密切相关：医学目的的迷失，对治愈慢性疾病过高的期待，对高新技术的过分依赖，对疾病的过度治疗，对健康生存质量的忽视，对医学与原初日常生活世界关系的淡忘，等等。

下面我们再来讨论第二个问题。实际上，这也是与第一个问题相关的问题：既然中医没能赶上西方近现代科学数学化的这趟列车，自然是一个历史的遗憾，但是，是否也因此幸运地保留下来一种原生态的古代医学的数学思维模式呢？而且这种数学思维模式是否还具有某种科学价值、认识意义和临床实用性呢？

从许多关于中国古代科学史的研究，以及关于东西方数学史的比较研究来看，中国古代数学及其在中医学领域的应用有不少天才的思想和值得肯定的原创认识方法。虽然中国古代数学体系缺乏整体的构造性或理论的系统化，但是中医数学却具有较为明显的构造化行为，理论的系统化具有逻辑的自洽性。总体上来说，传统中医运用阴阳二元模型、洛书九宫模型、三阴三阳模型、五行生克数学模型等基本的概念模型将医学的观察和临床经验以及推理知识系统化，建构了一个涵盖生理、病理、诊治行为和人与天地相参的整体认识图式或整体论理论。从现代数学的角度来看，任何数学模型都可以在自然界中找到模板，或者说多种多样的物质运动形式往往可以提炼成几类典型的数学方程。一般认为，各种波动过程（如机械运动、声波、电磁波等）可以表示成双曲线型的波动方程，各种输送过程（如热传导、分子扩散等）可表示成抛物线方程，各种稳定过程（如温度、浓度、电场等）可以表示为椭圆形方程，各种周期性

①②③　恩格斯. 自然辩证法［M］. 中共中央马克思恩格斯列宁斯大林著作编译局，译. 北京：人民出版社，1971：160，160，157.

过程（如生物节律等）可表示成三角函数方程，各种突变运动（如基因突变等）可表示为拓扑方程，对于多因素交互作用的状况（如症候群）可以表示成矩阵代数方程，对于正态分布的大数随机现象（如人群某种生理特性常数的分布）可表示成钟形曲线方程等。[①]

据此进行分析，中医理论中能够进一步做数学化处理的概念模型有以下几种：

（1）阴阳四时变化、昼夜生物钟变化、子午流注的针灸理论、五运六气疾病流行学和预后学理论——具有三角函数模型、时间函数模型的特征；而阴阳两极转化模型可以表述为拓扑方程。

（2）河图、洛书与五行理论——群理论。五行理论的最大特点是将中医认识世界中的天、地、人全部事物一分为五，并在它们之间建构了一种对应的同构关系。这些在质上几乎完全不相同的事物为何能在同一个系统中连接起来？这是完全不能用物理、化学和生物学解释的，而只能用数学这种抽象的逻辑同构性才能解释和接受。河图洛书都是以十进制为基础的用图的形式表述的数学模型，河图洛书数理模型在中国文化中的作用主要有：用数为五行定位，推演五行生成数和五行的生克关系，并用这种数理对人与天地之间的关系进行整体概括和系统化处理。五行生成数的推理可以表述为 5（mod5）的同余类关系（见表 14 - 1）；五行之间相生相克的关系可以表述为群之间的映射关系；洛书则可以表述为三阶幻方或代数矩阵。

表 14 - 1　五行生成数的关系表

生数	成数	数学关系	古文释义
1	6	$1 = 6$（mod5）	一与六共宗
2	7	$2 = 7$（mod5）	二与七为朋
3	8	$3 = 8$（mod5）	三与八成友
4	9	$4 = 9$（mod5）	四与九同道
5	10	$5 = 10$（mod5）	五与五相守

在历史上，有人曾根据印度四根学说，认为五行系统也是可以被简化的。事实上，从数学角度来看，素数在整数范围内是不可分解的，它所对应的多体系统是稳定的；复合数是可以分解的，它所对应的多体系统是不稳定的。也许人的手指和脚趾的数目为五是偶然的，但奇素数只能用 1 或它本身来除却是必然的。由数学原理可以推论，由奇数基本单位素构成的多体结构是有极性的稳定系统，因此，五行系统就是一个以五个奇素数所构成的多体稳定系统。[②]

① 邱鸿钟. 医学研究中的数学方法［M］//常青，邓平修. 医学方法概论. 广州：广东科技出版社，1990：209 - 210.

② 雷顺群.《内经》多学科研究［M］. 南京：江苏科学技术出版社，1990：84 - 85.

（3）八卦理论——二进制和双值数学模型。莱布尼茨在发明二进制之前后曾见闻过中国的阴阳八卦图，那时他已认定阴阳八卦模型是东方最早的二进制模型。

（4）阴阳理论——奇偶数律问题。中医用奇偶数命名阴阳，并用阴阳概念划分认识世界中的一切事物，用现代集合论的观点来表达，即将所有自然数的集合用取模为 2 的一次同余类可将其分解为二个真子集体的和，即偶数（阴）集合可以表示为 N = $\{x \mid x = 2n,\ n \in n\}$；奇数（阳）集合可以表示为 U = $\{y \mid y = 2n + 1,\ n \in n\}$。

（5）中药方剂的组合与量效关系——包括君臣佐使排列组合的量效关系、四气五味的组合分析等。

总之，中医理论中有相当大的一部分是具有数学挖掘潜力的，但由于传统中医学以定性研究为主要特点，因此，如何将定性资料转化为定量资料，将文章数学的概念模型转化为符号数学的模型是中医现代数学研究的关键所在。从理论上讲，这种转化的方法是将研究对象的状况空间与一定的实数建立一种函数关系。以脉象的数学化为例，假设最基本的脉象可分为阳脉、平脉和阴脉，可以记为 $\{a_1,\ a_2,\ a_3\}$，设以 P 代表阳，N 代表阴，那么，上述三种表现型的"基因"组合就是 $\{PP,\ PN,\ NN\}$。于是，我们可用"基因型"中的 N 数目对这三个结果加以定量化，结果得到 $\{0,\ 1,\ 2\}$。进而可以建立如下函数关系（X）：

$$X\ (PP)\ = 0,\ X\ (PN)\ = 1,\ X\ (NN)\ = 2$$

它的定义域是 $\{PP,\ PN,\ NN\}$ 的结果空间。

值域是 $\{0,\ 1,\ 2\}$ 的集合。

根据同样的道理，我们可以将生物的其他性质或证型进行数量化的处理。[①]

第三节　阴阳二值数理模型分析

阴阳概念是古人对自然界相互对立和相互关联的事物和现象的概括，是中医的基本认识范畴。

中医学视阴阳为宇宙间的基本力量和发展动力，正如《素问·阴阳应象大论篇》中所说："阴阳者，天地之道也，万物之纲纪，变化之父母，生杀之本始，神明之府也。"中医以阴阳概念为工具对生理和病理进行阐述，而形成阴阳学说。阴阳学说主要阐述阴阳双方力量的共存、对立、互根、消长、平衡和转化的关系。按老中医任应秋先生的概括，阴阳运动的规律主要有两体合一、动静升降、终始嗣续、两极反复。[②]

---

① 邱鸿钟. 医学研究中的数学方法 [M] //常青, 邓平修. 医学方法概论. 广州：广东科技出版社，1990：479 – 480.

② 任应秋. 阴阳五行 [M]. 上海：上海科学技术出版社，1960：12 – 20.

从数学认识论的角度来看，阴阳是二值逻辑或数学，这是全世界古代人最容易想到和建立起来的认识方法。难能可贵的是用这种相对简易的二值数学模型，中医将当时的经验知识和临床观察串联起来，构造了中医系统化的理论。所谓理论的构造系统化，是指用"一以贯之"的理论假说将所有经验知识构造成为一种自圆其说的知识体系的过程。显然，中医是一种经历构造系统化的理论，而不是经验的简单堆积。认识到这一点非常重要，因为理论是构造的结果，所以我们不能采取简单的实验方法来研究中医理论，而必须引入哲学、文化人类学、心理学和逻辑学的研究维度和研究方法来解读中医理论的构造性。

下面我们来分析一下中医阴阳学说的数学构造性和概念模型。

一、阴阳命名、划分与极限转化模型

阴阳概念首先是中医命名与划分事物的工具。"数是我们所知道的最纯粹的量的规定。但是它充满了质的差异。"[1] 数可以当作事物的"名"，事物发展变化次序和阶段的代称。《素问·阴阳别论篇》中规定奇偶数所代表的经络之名为：一阳为少阳胆及三焦之脉，二阳为阳明大肠及胃之脉，三阳为太阳小肠及膀胱之脉；一阴为厥阴心主肝之脉，二阴为少阴心肾之脉，三阴为太阴肺及大肠之脉。为何要用数代经络之名？这是因为中医认为无论是正常气血的运行，还是异常病理之变化发展，都依"三阴三阳"六经的次序而传变。如《素问·阴阳离合论篇》中所说："三阳之离合也，太阳为开，阳明为阖，少阳为枢。""三阴之离合也，太阴为开，厥阴为阖，少阴为枢。"三阴三阳之气血循环相传不得相失。《素问·热论篇》以伤寒病为例，阐述了疾病发病和痊愈过程的次序，即从太阳、阳明、少阳，再到太阴、少阴、厥阴。如果"三阴三阳，五藏六腑皆受病，荣卫不行，五藏不通，则死矣"。可见，用数代替事物之名的好处是可以更简洁地表达事物发展变化的阶段性和揭示质量上的差异。

汉代张仲景发挥了《素问·热论篇》中的六经传变学说，撰写了对后世中医临床影响深远的《伤寒杂病论》一书。从思想渊源上看，中医这种用阴阳迭加、逐级递进的思想来源于《周易》用六爻推演出六十四卦的范式。《周易》中的六十四卦由六爻自下而上排列而成，是一个由低到高、由下至上、阴阳迭用的逐级递进过程。下位为始点，上位为终点，至上位则折反而下，再从初位开始一个新的演变过程，如此周而复始，反复循环。受《周易》六爻阴阳交错的结构之启发，中医认为，阴中有阳，阳中有阴，阴阳总是相互依存的，在任何事物和现象中，阴阳总是各占有一定比例的，在"六经"中亦不例外，阴阳数之不同即代表"三阴三阳"中各阴阳之间的比例具有差异，六经各分为三与六爻分三阴位、三阳位，六经流注表示气血由表及里、由浅入

---

① 恩格斯. 自然辩证法 [M]. 中共中央马克思恩格斯列宁斯大林著作编译局，译. 北京：人民出版社，1971：164.

深的传变与六爻排列由外向里、由少到多、循环往复的思想同构。

中医用阴阳概念对所有事物和时间进行划分，是进行下一步思维推演的逻辑基础。从集合论来看，阴阳学说就是将视野中的万事万物一分为奇（阳）偶（阴）两个子集。例如对一昼夜时间的划分："平旦至日中，天之阳，阳中之阳也；日中至黄昏，天之阳，阳中之阴也；合夜至鸡鸣，天之阴，阴中之阴也；鸡鸣至平旦，天之阴，阴中之阳也。故人亦应之。"（《素问·金匮真言论篇》）用现代数学的眼光来看，中医这种认为阴阳随时间循环往复变化的思想可以表述为三角函数的数学模型。进而扩大来看，中医"五藏应四时"的时间生理学说、"旦慧昼安，夕加夜甚"（《灵枢·顺气一日分为四时》）的病理学说和"五运六气"的疾病流行学说，以及"子午流注""灵龟八法"的时间治疗技术，都可以纳入三角函数方程模型。

阴阳相互包含，并且两极在一定的条件下可以相互转化。《素问·阴阳应象大论篇》里有"寒极生热，热极生寒"，"重寒则热，重热则寒"，"喜怒不节，寒暑过度，生乃不固。故重阴必阳，重阳必阴"等命题正是这一思想的具体体现。阴阳两极的转化总是逐渐积累、彼此起伏、首尾相继的。正如《素问·天元纪大论篇》所说："阴阳之气，各有多少。……故其始也，有余而往，不足随之；不足而往，有余从之。"中医认为，阴阳始与终极限之间的相互转化是一种自然规律，如《素问·脉要精微论篇》中说："万物之外，六合之内，天地之变，阴阳之应，彼春之暖，为夏之暑，彼秋之忿，为冬之怒。"《素问·四气调神大论篇》概括道："阴阳四时者，万物之终始，死生之本也。"《素问·天元纪大论篇》中说："终期之日，周而复始……金木者，生成之终始也。"因此，熟悉和遵循阴阳周而复始的转变关系应该成为临床诊疗的行为准则。如《灵枢·终始》说："凡刺之道，毕于终始。明知终始，五藏为纪，阴阳定矣。"

一般认为，由宋代理学之祖周敦颐所构造的"太极图"（也称阴阳鱼）将阴阳两极互相包含和物极必反的转化关系表达得十分高明。这是一幅完美的反对称图形，黑色代表阴，白色代表阳。依照传统的说法，图中左边的阳鱼按逆时针方向游动为正面，右边镜像对称的阴鱼按顺时针方向游动为反面。阴阳鱼首尾相衔，无始无终，周而复始，相反相成，太极图蕴含了"阴中有阳，阳中有阴""万物负阴而抱阳，冲气以为和"（《老子·第四十二章》），以及有无相生、虚实互含的道家哲学思想。从数学的角度来看，阴阳转化及其图解的太极阴阳鱼蕴含了无穷大与无穷小的相互关系及其运算法则，无穷大又分为正无穷大与负无穷大；无穷大的倒数正是无穷小，而不为零的无穷小的倒数又是无穷大。同样，太极与八卦的关系也反映了无穷小与无穷大的极限运算法，如："有限个无穷小的代数和是无穷小"，而"有限个无穷大的代数和则未必是无穷大"，等等。

二、阴阳八卦矩阵幻方模型

《周易·系辞上》中说："易有太极，是生两仪，两仪生四象，四象生八卦"，用八卦继续叠加排列组合可得出六十四卦数列。不少数学史研究者认为可以从《易经》

阴阳八卦二进制推演的模型进而演化出一些重要的算法。例如，中国北宋数学家贾宪约在 1050 年首先使用"贾宪三角"进行高次开方运算，南宋数学家杨辉在《详解九章算法》（1261）中继承与完善了这一方法，故又称为"杨辉三角"。杨辉发现的"三角形数表"在现代数学中被称为"帕斯卡三角形数列"或"牛顿二项展开式数列"。

这些数排列的形状像一个等腰三角形，两腰上的数都是 1。从右往左斜着看，第一列是 1，1，1，1，1，1，1；第二列是 1，2，3，4，5，6；第三列是 1，3，6，10，15；第四列是 1，4，10，20；第五列是 1，5，15；第六列是 1，6……。从左往右斜着看，同样，第一列是 1，1，1，1，1，1，1；第二列是 1，2，3，4，5，6……。我们不难发现这个数列是左右对称的，上面两个数之和就是下面一行的数，这行数是第几行，第二个数加 1 就是几。可见，杨辉三角其实就是一个幻方，幻方也称纵横图。杨辉是我国南宋时期杰出的数学家，与秦九韶、李冶、朱世杰并称宋元四大数学家，在我国古代数学史和数学教育史上占有十分重要的地位。杨辉以洛书或九宫图三阶幻方的构造方法研究为基础，又系统研究了四阶幻方至十阶幻方，他已经掌握了高阶幻方的构成规律。

洛书之数在《黄帝内经》中演变为九宫图（见图 14-3），九宫图即幻方的别称，古代洛书即是一个 3×3 的数学矩阵或三阶幻方，古人早给出了它的排列规则："戴九履一，左三右七，二四为肩，六八为足，五居中央。"根据这一规则，将 1~9 九个数字填入，横、竖、斜之和都等于 15。据《史记·夏本纪》记载，夏禹治理黄河之水时，以九宫图做指引，"左准绳、右规矩，载四时，以开九州，通九道，陂九泽"，大获成功。传说中神龟所背图是在黄河支流洛水中发现，故称之为洛书。洛书在汉代应用已盛，时有"九宫占""九宫术""九宫算"等

巽四	离九	坤二
震三	中五	兑七
艮八	坎一	乾六

图 14-3　洛书矩阵图

流行，洛书之说在天文、地理、交通、建筑、医学等多个领域有广泛的应用，号称中国"五术"（山、医、命、相、卜）的理论根源。如中医《灵枢·九宫八风》中的九宫八风之说就是以洛书为数理基础而建构的疾病预测模型，这一模型概括了"太一游宫"引起的四时八节及二十四气的节令转移和气象变化及对人体疾病的影响。

将九宫图数学模型应用于天文历法，九宫则是指对北斗星座的斗柄所指的运行空间的划分，以北极星为定位星，以斗柄所指的九个方位上最明亮的星为标志，配合斗柄以辨方定位。即划分为：北方为 1 坎宫、西南方为 2 坤宫、东方为 3 震宫、东南方为 4 巽宫、中央为 5 中宫、西北方为 6 乾宫、西方为 7 兑宫、东北方为 8 艮宫、南方为 9 离宫。其中，乾、坎、艮、震为四阳宫，巽、离、坤、兑为四阴宫，加上中宫共为九宫。规定 5 日一候，每宫八候 40 天，运行九宫为七十二候 360 天。

中医认为，地球上的气象变化和疾病流行都与九宫所呈现的天象变化同步相关。北极星每过宫交节之际（即从一宫到另一宫），都将引起地球上相应的风雨变化，谓之"八风"。即风从南方来曰"大弱风"，从西南来曰"谋风"，从西方来曰"刚风"，

从西北来曰"折风"，从北方来曰"大刚风"，从东北方来曰"凶风"，从东方来曰"婴儿风"，从东南方来曰"弱风"。人们可以通过观测天象的变化，来判断节气循序交换的日期，推论天象和气象变化对地球上事物和人事变化的影响。《灵枢·九宫八风》中说："天必应之以风雨。以其日风雨则吉。岁美民安少病矣。先之则多雨。后之则多旱。"总之，"八风皆从其虚之乡来，乃能病人。三虚相抟，则为暴病卒死"。从宏观上说，中医不仅辨人之证，而且辨病之时、辨所处之空间地理论治。

洛书九宫之数也被应用于针灸之道。《灵枢·九针》提到"以针应数"的规则是："九针者，天地之大数也，始于一而终于九。故曰：一以法天，二以法地，三以法人，四以法时，五以法音，六以法律，七以法星，八以法风，九以法野。"九针不仅形状、大小、长短不一，而且功用、主治亦有别。

将洛书之数与奇经八脉相配，则建构出中医针灸学上强调表里相输，奇正相配，按数、按时、按卦取穴法的灵龟八法。如明朝杨继洲《针灸大全》所说："用如船推舵，应如弩发机，气聚时间散，身疼指下移。"灵龟八法更加充分地考虑了治疗中的时空因素，因而具有更高的针灸疗效。

从数学的角度来看，中医从两极、四象到八卦，由简到繁，由低到高坐标维数的演变和辨证、辨时间与空间论治认识观念的发展可以对应于数学的平面直角坐标系、空间直角坐标系和超平面的演变关系。即从二维平面的四个象限衍生到三维立体空间八个卦限的几何结构，以此为基础还可以再建构抽象空间中的超平面。这种空间结构的扩展延伸和坐标维数的增加即中医整体观的具体实现。

三、阴阳二进制模型

据科学史学家们研究，德国数学家和哲学家莱布尼茨发明"二进制"的过程与他和中国的阴阳八卦先天图的接触有一定的关系。有些学者认为，早在莱布尼茨发明"二进制"以前，他就通过与来华传教士的通信和一些西方人介绍中国文化的书籍知晓了中国阴阳八卦图的存在。例如，1643 年来华的意大利耶稣会传教士卫匡国（Martin Martinius, 1614—1661）1658 年在慕尼黑出版了《中国上古史》，其中就介绍了《易经》中太极生两仪、两仪生四象、四象生八卦的学说。据比利时新鲁汶大学图书馆中所存的斯比塞尔（Gottlieb Spitzel, 1639—1691）所编著的《中国文史评析》（1660 年出版），斯比塞尔就大量引证了《中国上古史》中的资料，并使用了拉丁文"binarium"一词（英文为"binary"，中文为"二进制"）将太极生两仪、两仪生四象、四象生八卦的学说称为"2 的乘方"和"二进制"。斯比塞尔是德国奥斯根堡著名的神学家，与莱布尼茨曾有密切的通信往来。这些通信也表明莱布尼茨的确已通过斯比塞尔了解了中国的阴阳八卦符号。莱布尼茨在通信中还特别谈到"中医科学"（Sinensium Scientiam Medicam）的认识及其与欧洲解剖学、化学、生理学的比较。1659 年来华的比利时传教士柏应理（Philippe Couplet, 1623—1693）于 1687 年在巴黎出版《中国哲学家孔子》(*Confucius Sinarum Philosophus*)一书，该书对 17 世纪欧洲的思想和学术界产生了深远的影响。这本书中也介绍了伏羲八卦次序图、八卦方位图、周文王六十四卦图。柏应理为了帮助欧洲人理解这些中国图形，特意在上述图形边上标有阿拉伯数字 1、2、3、4、5、6、7、8 直至 64。从莱布尼茨 1687 年的书信中可知他之前已经读过柏应理的这本书。1701 年 11 月 4 日，法国传教士白晋神父曾将一幅中国的八卦图寄给了莱布尼茨，莱布尼茨在回信中说："这个易图可以认为是现存科学之最古老的纪念物，然而依我之见，这种科学虽为四千年以上的古物，但数千年来却无人了解它的意义，这是不可思议的。然而它却与我的新数学完全一致。"1703 年，莱布尼茨在法国《皇家科学院纪录》上发表标题为"二进位算术的阐述"，副标题为"关于只用 0 与 1 兼论其用处及伏羲氏所用数字的意义"的论文。这是西方关于二进位制的第一篇论文。

当然，考证中国阴阳八卦模型与西方莱布尼茨二进制的历史关系并不是为了争论科学发明的优先权，而是可以说明看似简单的阴阳概念模型却与二进制数学模型具有同构性。用计算代替推理，减少和避免逻辑矛盾同样是东西方数学方法的共同目标。也许伏羲发明阴阳八卦符号系统和莱布尼茨发明二进制算术都是为了通神明，以数治天下，令人惊奇的是二进制在逻辑电路上的实现，最终使它真正成为电子计算机这种横行天下的最伟大的技术的数理基石。

第四节　五行相关群模型

五行学说是中医理论的核心，经过理论抽象，五行不再是五种具体的物质，而是五种事物或五个集合、五个域、五个环之间的关系。从五行应用的高度抽象性和普遍应用性的角度来看，五行学说的实质是一种抽象数学模型。

一、五行理论的原型和建构

五行思想并不神秘，而是像其他数学概念一样源出日常生活的直观经验。为何恰好是五，而不是二、三或四？这也许源于人的五个指头、脚趾自然现象的启发，也许是基于生活中应用五材的原型。美国数学史学家托比亚斯·丹齐克（Tobias Dantzig，1884—1956）认为，人类在计算方面之所以成功，首先应归功于十指分明。因为根据语音学家的研究，数字语言的结构在全世界几乎是普遍一致的。也就是说，无论在什么地方，人的十个手指都留下了不可磨灭的印迹。一切印度—欧巴罗语、闪族语、蒙古族语和大多数原始民族的语言，其命名法的基础都是十。另一种相关的意见认为，当原始人一手拿武器，一手计数时，便产生了五进制，或者，五进制就是十进制诞生前的一个演化阶段。① 生活与劳动对数学的建立也有影响，如《左传·襄公二十七年》中说："天生五材，民并用之，废一不可。"《国语·郑语》说："以土与金木水火，杂以成百物"《尚书大传》中说："水火者，百姓之所饮食也；金木者，百姓之所兴作也；土者，万物之所资生也，是为人用。"老百姓在使用这些生活材料时可以直接体验到这些物质的基本性质，即"水曰润下，火曰炎上，木曰曲直，金曰从革，土曰稼穑"（《尚书·洪范》），并且可以体验到五材之间的一种制约性的工具关系，即"木得金而伐，火得水而灭，土得木而达，金得火而缺，水得土而绝"（《素问·宝命全形论篇》）。基于这种生活经验的概括和理论化，这五种物质的性质及其之间关系的概念演绎成一种阐释自然、人体和生活经验的抽象模型。五行模型包含的数学要素是五个不同质的元素，以及它们之间的生克乘侮运算关系。

中医用五行模型对感性世界中所发现的各种事物进行分类、整理、概括，不仅使杂乱无章的生活经验变成条理有序的认识结构，使世界上不同领域的事物和运动成为完全可以对应的同构系统，如《灵枢·阴阳二十五人》中所说："天地之间，六合之内，不离于五，人亦应之。"更重要的是通过运算关系使这些不同质的事物之间产生了一种贯通和连接性，而这正是古代原逻辑思维的特征，从而也使得中医学较早地具有复杂系统科学的基本特征。例如：

（1）《素问·阴阳应象大论篇》中对人的脏器、情绪和气候进行了归类，所谓"天有四时五行，以生长收藏，以生寒暑燥湿风。人有五藏，化五气，以生喜怒悲忧恐"。

（2）《素问·藏气法时论篇》和《灵枢·五味》中提出了"毒药攻邪，五谷为养，五果为助，五畜为益，五菜为充，气味合而服之，以补精益气"，"谷气有五味，其入五藏"的食疗学说，并建构了五谷、五果、五畜、五菜、五色、五宜、五禁等分类系统，以及五味所入、五味所禁、五食所裁、五藏所宜的食疗准则。

（3）《素问·宣明五气篇》《素问·玉机真藏论篇》和《灵枢·九针论》提出"五藏相通，移皆有次，五藏有病，则各传其所胜"的藏腑生理和病理生理学说，建构了五气所病、五精所并、五藏所恶、五脏化液、五病所发、五劳所伤、五邪所乱、五邪所见、五藏所主、五实死、五虚死的分类系统。

（4）《素问·五藏生成篇》中建构了五脉应象、五色微诊、五音之辨等诊断分类系统，即："五藏之象，可以类推；五藏相音，可以意识；五色微诊，可以目察。"

（5）《素问·五常政大论篇》《素问·气交变大论篇》和《素问·天元纪大论篇》中建构了五气更立、五气之发、五气交合、五运相袭、五气所病的疾病流行学说。

《素问·六元正纪大论篇》中有一个提问："五运气行主岁之纪，其有常数乎？"由此可见，五行学说中的金、木、水、火、土五种元素已经抽象成为可以用来区分人体生理、病理，疾病种类、疾病流行，诊断和治疗种类的五个范畴、五个代数、五个符号、五个集合、五个群。可见，五行学说是对天下所有事物的重建分类，是一个关

---

① 丹齐克. 数：科学的语言［M］. 苏仲湘，译. 北京：商务印书馆，1985：12－13.

于五种元素或五个子集的系统的认识模型。

从数理上看，五行概念的内涵与阴阳之数的规定关系密切。《周易·系辞上》中说："天一、地二，天三、地四，天五、地六，天七、地八，天九、地十。"根据《灵枢·根结》"阴道偶，阳道奇"的规定，一、三、五、七、九为阳数，二、四、六、八为阴数。既然阴阳之道系于日月地之关系，因此，所谓五行，就是生于五方（东南西北中）、五季（春、夏、长夏、秋、冬）阴阳的变化，或而言之，五行生成之数就是阴阳在各方位、各时区匹偶分布的差异。五行的数理模型正如汉代学者扬雄在《太玄·玄数》中所说："一六为水，为北方，为冬日；二七为火，为南方，为夏日；三八为木，为东方，为春日；四九为金，为秋日；五五为土，为中央，为四维日。"宋代周敦颐认为"阴阳妙合而成五行"。不难发现，河图其实就是关于阴阳数量在五个方位分布差异的图解；从日照与四季变化的时间性来看，五行乃是对阴阳之气周期性变化的五个阶段的划分。

二、五行运算关系

根据传统中国元哲学理论，所谓五行之"行"为动词，如汉代班固在《白虎通·五行》中所说："五行者，何谓也？谓金、木、水、火、土也。言行者，欲言为天行气之义也。"五行之间的运算关系同样源于人生活世界的经验直观，如《素问·宝命全形论篇》中说："木得金而伐，火得水而灭，土得木而达，金得火而缺，水得土而绝；万物尽然，不可胜竭。"可见，从更抽象的意义上看，五气运行即为各群、各集合之间的运算之义。

五行之间的基本运算关系有相生、相克、相乘、相侮四种。所谓相生，即相互资生和助长；相克，即相互制约与排斥。五行相生的次序是木生火、火生土、土生金、金生水、水生木，这一循环始于木，而终于水（图解见图14-4内圈）；五行相克（也称为承制）的次序是金克木、木克土、土克水、水克火、火克金，这一循环始于水，而终于火（图解见图14-4外圈）。两种关系构成一个母与子、大与小、上与下各子系统相互交错互动的复杂的"环"或群。

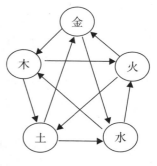

图14-4　"五行"的相生相克关系

相乘和相侮均属于事物关系的反常现象，"乘"即亢盛，盛之极为亢，亢极则乘，乘虚而入而过分地侵袭所胜之气。《素问·六节藏象论篇》中说："未至而至，此谓太过，则薄所不胜，而乘所胜也，命曰气淫。"淫气即亢盛之气。"侮"意指被克之气盛而有余，而恃强凌弱，反克我之气。如《素问·五运行大论篇》中说："气有余，则制己所胜，而侮所不胜；其不及，则己所不胜侮而乘之，己所胜轻而侮之。侮反受邪，侮而受邪，寡于畏也。"

中医应用五行运算关系来阐述气象变化与地理的关系，试图揭示阴阳变化"因天之序，盛衰之时"的规律，如《素问·六微旨大论篇》中说："相火之下，水气承之；水位之下，土气承之；土位之下，风气承之；风位之下，金气承之；金位之下，火气承之；君火之下，阴精承之。""亢则害，承乃制，制则生化，外列盛衰，害则败乱，生化大病。"名老中医任应秋先生对《素问·藏气法时论篇》看得十分明白，他指出，古文中所说的春、夏、长夏、秋、冬在许多语境中其实都不是指的实际的节令，而是代表着木、火、土、金、水五行的性质。[①]

应用五行运行关系来解释病理和指导诊断是中医的基本思维方法，尤其是对于人体内部看不见的藏腑生理与病理传变关系，必须有一个推演规则，方才能进行医理的阐释。如《素问·藏气法时论篇》中说："五行者，金木水火土也。更贵更贱，以知死生，以决成败，而定五藏之气、间甚之时、死生之期也。"在此，贵贱即盛衰之意。《难经·七十七难》中也提出了如何预后的见解："见肝之病，则知肝当传之与脾，故先实其脾气。"此外，临床上还有培土生金、滋水涵木、扶土抑水、壮水制火等治则，均出自五行运算法则的推演。

事实上，无论是现代生理学、生物学、生态学，还是医学的大量研究都在不断显示出生物种群之间、机体与微生物之间、各器官之间、各生理系统之间、疾病发生过程中局部与整体的关系之间存在着复杂的交互关系，因此，从这种意义上说，五行模型的意义不在于那种实在具体的生克关系，而在于其建构了一种有助于揭示各种集合关系的数学群的概念模型，奠定了中医五藏相关、天地人相应的整体辩证思维的基本图式。现代生物复杂系统科学的研究并不是证明了五行学说的正确，而是说明五行学说至少是中医认识人体复杂系统关系的一种认识模型，而且是文化建构性很强的理论模型，而不是实体物理模型。

三、五行与现代群论、环论和域论

"五行"可以表示天地间和人体内任何事物或要素之间的运算关系，是高度抽象的群概念模型，与现代数学集合论、群论、环论、域论具有深刻的概念和模型的同构性。

18 世纪西方数学发展的主流是微积分学的扩展，它与力学和天文学的问题紧密相连，微积分的运用使这些自然科学领域迅猛发展，至 18 世纪末，它们达到了一种相对完美的程度。于是，一方面，为微积分奠基的工作已紧迫地摆在数学家面前；另一方面，热力学、流体力学、电学、磁学、测地学等自然科学出现的众多新的研究领域从外部给予数学发展以新的推动力。上述因素促成了 19 世纪数学充满创新的活力，数论、射影几何、复变函数、微分几何、非欧几何、群论等如雨后春笋般的诞生，突破了分析学独占主导地位的局面。

---

① 任应秋. 阴阳五行 [M]. 上海：上海科学技术出版社，1960：33.

群论（group theory）的发展是数学内部和外部各种动因推动的结果。历史上人们很早就已经知道了一元一次和一元二次方程的求解方法。关于三次方程，我国 7 世纪唐朝数学家王孝通所编的《缉古算经》已经得出了一般的近似解法。到 13 世纪，宋代数学家秦九韶在他所著的《数书九章》的"正负开方术"里已经研究了高次方程的求正根法。在西方，直到 16 世纪初文艺复兴时期，才由意大利的数学家发现一元三次方程和一般的四次方程解的公式。但是数学家们在继续努力寻求五次及五次以上的高次方程的解法时却耗费了三个多世纪的时间。直到法国数学青年伽罗瓦（Evariste Galois，1811—1832）在拉格朗日、阿贝尔工作基础上，将全部代数方程可解性问题转化或归结为置换群及其子群结构的分析，创建了群的理论。这个理论的大意是：每个方程对应于一个域，即含有方程全部根的域，称为这方程的伽罗瓦域，这个域对应一个群，即这个方程根的置换群，称为这方程的伽罗瓦群。伽罗瓦域的子域和伽罗瓦群的子群有一一对应关系；当且仅当一个方程的伽罗瓦群是可解群时，这方程是根式可解的。伽罗瓦开创了置换群论的研究，确立了代数方程的可解性理论，即后来所谓的"伽罗瓦理论"，从而彻底解决了一般方程的根式解难题。作为这个理论的推论，可以得出五次以上一般代数方程根式不可解的结论。

1874 年，挪威数学家李在研究常微分方程与保持这些方程的解不变的变换群之间的关系时，创建了连续变换群理论（现称李群）以及相应的代数（现称李代数）。有了对具体的群的广泛研究，抽象群论获得了新生。1882 年，德国数学家迪克又引进用生成元和生成元之间关系来定义群的抽象观点，开始抽象群论的系统研究，同时，分析与经典代数方法对群论的应用催生了群的表示理论。1900 年，在第二届国际数学家大会上，希尔伯特做了影响深远的题为"数学问题"的报告，成为迎接 20 世纪挑战的宣言。他认为在数学分支各自独立发展的盛世下，更要坚信数学科学是一个不可分割的有机整体，它的生命力正是在于各部分之间的联系。

在伽罗瓦群论思想的基础上，后来的数学家们逐渐开创了一个新的数学分支——抽象代数学，它包括群论、环论、域论、布尔代数等。在 20 世纪，一种新型结构"环"成为数学家们的研究热点。所谓"环"是指一个集合群，其中的元素满足加法的交换律和结合律、乘法的结合律及加法与乘法的分配律。在 20 世纪前 30 多年中，由于德国数学家诺特（Emmy Noether，1882—1935）的工作，环的结构的研究变得非常重要。环论达到了高度抽象的程度。数学家常常用字母表示环中的元素，或将一个特殊的环表示成一个 $n \times n$ 矩阵的集合。这种用矩阵集合表示环或群的方法，已经成为当代数学、物理学，以及理论化学的一个重要组成部分。[①]

众所周知，五行是一个复杂系统，金、水、木、火、土每一个元素都可以看作一个子系统，而每一个系统又是高一级系统的元素，因此，群中套叠着群，群进一步构

---

① 亚历山大洛夫. 数学：它的内容、方法和意义 [M]. 孙小礼，译. 北京：科学出版社，1984：251 – 252.

成环，环中扣环，环又进而拓展为域。群、环、域都具有自己的基本性质，如满足加法和乘法律等。比较可知，中医五行理论的许多命题与这些现代数学群、环、域概念具有深刻的同构性，值得我们进一步挖掘探究。如《灵枢·阴阳二十五人》中将五行分类方法用于人格划分，说："先立五形金木水火土，别其五色，异其五形之人，而二十五人具矣。"五形之人二十五变，均应审察其形气有余不足而调之。可见，五行学说是一个比阴阳二值模型具有更高数量级的逻辑推演模型。

第五节　中医方剂排列组合的数理分析

中药方剂是辨证论治思想的具体承载者，中药组方思想是中医系统思想和数学方法的生动体现。中药方剂由多味中药组成，其中的数学问题主要有三个：君臣佐使的排列问题、各药味之间不同数量比的组合问题，以及由于数量比变化而引起的方剂整体主治功能改变的量效关系问题。

一、君臣佐使排列组合的量效关系

按研究对象数据的离散程度的不同，现代数学学科或数学模型可以分为研究连续对象的分析数学和研究离散对象的组合数学。所谓组合数学（combinatorial mathematics）是一门研究满足一定条件的组态（也称组合模型）的存在、组合计数、组合设计、组合矩阵、组合优化构造等离散对象的科学。随着处理离散数据的工具——计算机技术的日益发展，组合数学的重要性和应用性也日渐凸显，组合数学在国外早已成为十分重要的学科，甚至可以说是计算机科学的基础，组合数学的发展改变了传统数学中分析和代数占统治地位的局面。美国的大学、国家研究机构、工业界、军方和情报部门都有许多组合数学的研究中心，在研究上投入了大量的经费。由于DNA 就是组合数学中的一个序列结构，而 DNA 的结构又决定了复杂的生物现象，因此，美国科学院院士、近代组合数学的奠基人吉安 - 卡洛·罗塔（Gian-Carlo Rota, 1932—1999）教授预言，生物学中的组合问题将成为组合数学的一个前沿领域。有人运用组合数学方法研究药物结构，可以提高试验设计的效率，为制药公司节省大量的费用。

中医认为，千人千面，疾病千变万化，因此，方剂也应随之而变，而变应有规则可循。《素问·至真要大论篇》中指出：人之气有多少、高下不同，病有盛衰、远近之异，证有中外、表里之别，因此，治疗应分缓急、轻重，方剂有大有小，药物有多有少。从数学的角度来看，组方的数学规则是："君一臣二，奇之制也；君二臣四，偶之制也；君二臣三，奇之制也；君二臣六，偶之制也。""近者奇之，远者偶之。汗者不以奇，下者不以偶。补上治上制以缓，补下治下制以急，急则气味厚，缓则气味薄，适其至所，此之谓也。""是故平气之道，近而奇偶，制小其服也。远而奇偶，制大其服也。大则数少，小则数多。多则九之，少则二之。奇之不去则偶之，是谓重方。"王冰对此段经文的解释是：奇，谓古之单方；偶，谓古之复方。单复方配制均有大小之分，奇方中的君药与臣药的比例是君一臣二，或君二臣三；偶方的构成是君二臣四，或君二臣六。中医组方的基本依据是辨因、辨证、因人而异，用量做到勿太过与不及。

　　中医组方，不仅用君、臣、佐、使四个元素进行不断的排列组合变化，而且通过调整药物的用量或各药味之间的数量比的方法，从而变化出无穷的方剂。我们可以将中药组方中这种将诸元素按不同的特性和数量组合为集合的方法称为"组合分析"。单味中药的品种数量是有限的，但方剂的排列组合却是无穷大的。也正是中药组方的无穷变化性保证了中医具有能够不断适应疾病的新变化和个体之间的各种差异的可能，是千年来中医可持续发展和不断创新的源泉。以前，对中药方剂的现代研究多为拆方研究、单方研究，或成分研究，主要原因是：其一，习惯沿用西方医学还原分析的思路；其二，组合数学模型及其交互试验研究的滞后。现在，随着计算机技术的飞速发展，以及全世界对组合数学研究的兴起，可以预见，中药方剂系统设计中的排列组合数学思想将得到发掘和发扬光大。

　　我们先来分析一下中药方剂中君、臣、佐、使药物的排列问题。在中药组方中，根据各味药的作用、地位、功效的不同，中医将组方药物分别命名为君、臣、佐、使四类或四个子集。所谓君药不仅是针对主病或主证起主要治疗作用的药物，药力居方中之首，而且统帅和支配方剂中的其他药物。臣药是指辅助加强治疗主病或主证的药物，或是针对兼病或兼证起治疗作用的药物。佐药是指协助君、臣药加强治疗作用，或治疗兼证，或消除或减缓君、臣药毒性的药物。使药是指引方中诸药以达病所的药物或具有调和诸药作用的药物。不同方剂的组方规则永远是按君、臣、佐、使的次序排列，但同一味药可以在不同方剂内担当不同的角色或处于不同的地位。或者说，不同排列的位置决定了一药物在方剂中的地位。例如在《伤寒杂病论》中，桂枝在桂枝证系列方剂中为君药，但在葛根汤、麻黄汤、大青龙汤和小青龙汤中变为臣药，或为佐药。

　　我们再来分析一下中药方剂中的药物配伍组合问题。所谓配伍组合是指不同药物之间的搭配关系。中药方剂可由一味药或任意多味药组成。中药方剂一般可以按主治功效的不同配伍组合成解表剂、祛风剂、祛湿剂、清热剂、和解剂、消导剂、催吐剂、泻下剂、化痰止咳剂、理气剂、理血剂、补益剂、固涩剂、息风剂、安神剂、开窍剂等类别。例如由辛散解表的药物为主组成治疗表证的方剂为解表剂。如果在基本方剂的基础上再通过加减其中的一味或多味药物，则可以形成主证不变，君药不变，而兼症有变、臣药亦变的多样化的方剂亚型，从而形成一个方剂集合，如张仲景在《伤寒杂病论》中形成的桂枝汤证系列。因此，中药方剂类型的形成主要来源于药物的不同组合。

　　中药方剂组方中还常见药量的加减变化。我们将因为组方元素之间数量比例的变化而引起方剂主治功能或疗效变化的现象称为量效关系。换而言之，组方元素之间比例的量变与质变之间具有一种非线性的关系，如何传承这其中的奥秘便成了传统中医门户之间相互封锁的一种秘密。正如有中医所说的那样："汉方不传之秘在于量。"

中药组方中的量效关系既有简单的，也有复杂的。例如《伤寒杂病论》中的大承气汤和小承气汤之间的量效关系就是较为简单的线性变化。在大承气汤中，大黄四两、厚朴半斤、枳实五枚、芒硝三合。在小承气汤中，大黄数量没变，但厚朴减为二两，枳实减为三枚，咸寒的芒硝被取消。大承气汤用于大热结者，小承气汤用于小热结者，两者组方设计均遵循"热淫所胜，以苦下之"的治疗原则，君药保持不变，只是根据疾病严重程度的差异对臣、佐、使药的用量做了相应的调整。

我们再来看桂枝汤系列中较为复杂的量效关系。在桂枝汤中，桂枝和芍药各为三两，桂枝∶芍药 = 1∶1，该方功效为解肌发表，主治太阳病发热，恶风恶寒，鼻鸣干呕者；在桂枝加桂汤中，桂枝加至五两，桂枝∶芍药 = 5∶3，该方主治变为气从少腹上冲于心的奔豚症；在桂枝加芍药汤中，芍药加至 6 两，桂枝∶芍药 = 1∶2，该方主治功能又一变为太阳病误下症。

日本学者对《伤寒杂病论》中白虎加人参汤降血糖作用的量效关系进行过实验研究。原方组成为：知母六两、石膏一斤、干草二两、粳米六合、人参三两。实验结果发现：方中知母、人参单用均有降低血糖的作用，但两药合用则相恶，其降血糖作用反而减弱；如按原方加入本无降血糖作用的石膏，则可使其全方的降血糖作用恢复，而且各药味之间只有按古方中的数量之比才能使药效达到最为理想的状况。[①] 可见，组方及其呈现的量效关系正是中药方剂的神奇之处。

$$P_n^r = n\,(n-1)\,\cdots\,(n-r+1)\ = \frac{n!}{(n-r)!}$$

$$C_n^r = \frac{P_n^r}{r!} = \frac{n!}{r!\,(n-r)!}$$

$$C_n^r = C_n^{n-r}$$

排列组合的计算公式如下：公式 P 是指排列，意即从 n 个元素中取 r 个进行排列；公式 C 是指组合，意即从 n 个元素中取 r 个，不进行排列。n 为元素的总个数，r 为参与选择的元素个数，! 表示阶乘。

根据 2010 年版《中国药典》第一部所收录的中药 2 136 种，中成药 1 640 个成方制剂，如按组合排列的理论计算，中药方剂创新的空间非常大。如果假定单味中药的总数为 2 136 种，每次取四味药组成一个方剂，那么，可以组合成 864 914 457 330 个不同的方剂：

$$C_{2\,136}^4 = \frac{2\,136!}{4!\ \times\ (2\,136-4)!} = \frac{2\,136 \times 2\,135 \times 2\,134 \times 2\,133}{4 \times 3 \times 2 \times 1} = 864\,914\,457\,330$$

———————————

① 常青，邓平修. 医学方法概论 [M]. 广州：广东科技出版社，1990：454.

如果再按君、臣、佐、使的规则进行排列，那么，总共可以有 20 757 946 975 920 种排列。

$$P_{2\ 136}^4 = \frac{2\ 136!}{(2\ 134-4)!} = 2\ 136 \times 2\ 135 \times 2\ 134 \times 2\ 133 = 20\ 757\ 946\ 975\ 920$$

由此可见，中药方剂组方排列组合的多样性为中医临床实施同病异治（一病多方）、异病同治（一方多用）等辨证施治的思想提供了数理上的可行性。

然而，在中国古代金元之际，《和剂局方》最为盛行，人们据证验方，不愿求医，只寻成药丸散，贪求方便，甚至已成民俗。当时名医朱震亨对这种违背中医辨证施治精神的社会风气猛加批驳，认为："医者，意也。""今乃集前人已效之方，应今人无限之病，何异刻舟求剑，按图索骥，冀其偶然中，难矣。"事实上，中医辨证施治的药物保障机制并不是发现新药，而是基于中药方剂排列组合和灵活化裁的巨大潜力。中医中药方剂组合排列的创新与西药单药发明数量之增的差异，既是中西医文化之别，也是数学模型取向之分。

二、四气五味的组合分析

在古代，人们凭借味觉和对药物功效的观察，提出了"四气五味"学说，四气五味既是分类系统，又是对药性的解释理论。中医认为，气与味合而成药性。所谓"四气"指寒、凉、热、温四种药性，故又称"四性"。事实上，寒与凉，热与温，性质基本相同，只是量的程度有别，凉就是微寒，热就是大温。中医认为，凡是具有清热、泻火、解毒作用的药物，即为寒性，主要用于治疗各种热性病证；凉性药物作用与寒性药物相同，但作用较缓和。中医将具有祛寒、温里、助阳作用的药物，称为热性，用于治疗各种寒证；温性药物作用同热性药，但作用较缓和。此外，还有介于温凉之间的平性药物。在中医历史上，由于医家对药物使用的不同偏好，而形成不同的学派，如金元四大家之一的刘完素，力倡"六气皆能化火"之说，多用和善寒凉之剂，创立河间学派。

四气学说中的"四气"为何规定为四，而不是一或三？从数理上看这也许并非偶然。众所周知，近现代数学史上有一个四色问题，又称四色猜想（Four Color Theorem），曾是世界近代三大数学难题之一。这个难题可以表述如下："任何一张地图只用四种颜色就能使具有共同边界的国家着上不同的颜色。"如果用数学的语言来表示，即是"将平面任意地细分为不相重叠的区域，每一个区域总可以用1、2、3、4这四个数字之一来标记，而不会使相邻的两个区域得到相同的数字"。自1852年由英国的弗南西斯·格思里提出这个难题算起，至1976年由美国的哈肯和阿佩尔用电子计算机运行了1 200个小时完成四色定理的证明为止，几代人足足花了100多年时间。在解决这一难题的过程中，数学家们提出了"构形"和"可约"性概念，为解决这一难题提供了重要的理论依据，也成为后来图论和组合数学中的重要成果。中医理论中本有一元气论和五运六气之说，但在中药学中却要用"四气"来归类，从数理上看，这正如四色问题一样，"四"可能是中药组方构形和不再可约的最佳特性数，具有一定的数理必然性。

所谓"五味"，指辛、甘、苦、酸、咸五种药味。这是古人用味觉辨别和区分药物性质的直观经验，如细辛味辛，甘草味甘，苦参味苦，乌梅味酸，昆布味咸。五味既是人对药物的味觉分类，也与人对其临床药效的经验有关。如《素问·藏气法时论篇》中说："辛散，酸收，甘缓，苦坚，咸软。此五者，有辛酸甘苦咸，各有所利，或散或收，或缓或急，或坚或软，四时五藏，病随五味所宜也。"《灵枢·五味》中也说："五味入于口也，各有所走，各有所病。"的确，药物与机体之间存在着复杂的相互作用与差异性。一方面是药物对机体的作用，产生药效、毒性或副作用，表现为药物的药理作用或毒理作用，这主要决定于药物特定的化学结构特异性；另一方面是机体对药物的作用，即吸收、分布，生物转化和排泄的过程，这取决于药物的水溶性、脂溶性、离解度、分子量、电荷等药物分子整体的理化性质和药代动力学性质，与药物的结构特异性关系不大。中医用"升、降、浮、沉"四性学说和归经学说表达了中医对药代动力学过程的初步认识。

从组合数学的角度来看，中医将千姿百态、数量庞大的中药建构为一个四气五味的认识系统，将人对药物的味觉、药性的经验、疾病性质以及方便识别寻药的标志连接起来，实为一个简洁的符号检索系统，见表14-2。由此可见，中药四气五味学说实为古代最为方便实用的集合映射系统。

表14-2　药性—药代动力—病机—药用植物部分对应表

四气分类	药效	作用	药性	药用部分	病证特点
升	升提	升阳、发汗、	辛甘	花、叶	在上
浮	发散	催吐	温热		在表
沉	下行泄利	降气、平喘、	酸、苦、咸	子、实	在里
降	降逆	通便利水	寒、凉		在下

20世纪80年代，湖北中医学院（现湖北中医药大学）的学者曾运用系统优化的线性规划法建立了中医药物约束处方和最优化处方的数学模型。例如根据细菌性痢疾的中医辨证，建立起气滞、湿热等表象函数，建立对相应药物进行筛选，并进行处方组合设计的线性方程组：

$$\Delta f_1 = 0.035u_1 + 0.046u_2 + 0.023\ 9u_3$$

$$u_1 \leqslant 9 \qquad u_2 \leqslant 5 \qquad u_3 \leqslant 9$$

f_1表示疾病的表象函数（如菌痢的气滞型等），Δf_1则表示它的增量形式，u_1表示相应表象函数所用的药物，u_1前的系数表示该药物对该Δf_1的贡献度，$u_1 \geqslant k_i$表示药物剂量的约束条件或最大克数。其他证型可以类推。利用这一数学模型即可利用计算机进行数据处理，便可以得到一个高效的中药组方系统。

第五节　针灸治疗的数理分析

　　针灸是中医的核心治疗技术之一。针灸的疗效不只是取决于正确地选好相应的治疗穴位，而且还在于法天则地、谨候其时实施治疗。从 20 世纪中期开始，根据时间生物学而建立起来的时间药动学（chronopharmacokinetics）、时间治疗学（chronotherapy）兴起。观察和实验发现，不仅人体的生理功能和病理变化存在着广泛的节律性，而且药代动力学及靶组织对药物的敏感性也有可以预言的"给药时间依赖性"（administration-time-dependency）。如何利用生物的时间节律性提高药物治疗的效果和减少药物的毒副作用成为时间治疗学思考的主要课题。在这一背景下，传统中医针灸时间治疗思想和临床技术重新得到重视。

一、时间针灸学与余弦函数模型

　　中医认为，生命的存在形式不仅占有三维空间，而且还有随时间变化发展的时间特性。时间维度是生命的基本特征，而且体现于人体生理和病理的规律之中，所谓"四经应四时，十二从应十二月，十二月应十二脉"（《素问·阴阳别论篇》）；"五藏应四时，各有收受"（《素问·金匮真言论篇》）；"阴阳有时，与脉为期"（《素问·脉要精微论篇》）。所以，合理的针灸治疗应如《灵枢·卫气行》所说："谨候其时，病可与期；失时反候者，百病不治。"如四季针刺的深浅应该不同，《灵枢·终始》说："春气在毛，夏气在皮肤，秋气在分肉，冬气在筋骨，刺此病者，各以其时为齐。"中医认为这种候时取穴对治疗效果具有很大的影响，如《素问·四时刺逆从论篇》说："凡此四时刺者，大逆之病，不可不从也；反之，则生乱气相淫病焉。故刺不知四时之经，病之所生，以从为逆，正气内乱，与精相薄。"这就是说针刺必须按照经络气血流注的时间规律来进行，这样便能事半功倍，反之则事倍功半。

　　依据《黄帝内经》中的时间医学思想，以时间因素为针灸施治的特定条件，中医创造了子午流注法（又称纳甲法、纳子法、养子时刻注穴法）、灵龟八法、飞腾八法、择时耳穴法等多种按时取穴针灸的治疗方式。

　　所谓子午流注法，是指古代针灸治疗配穴的一种方法，以十二经中的三百六十多个腧穴为基础，结合天干地支五行生克的运算规则，推论十二经气血运行的盛衰和开阖情况，作为取穴施治的依据。子午流注法可分为纳干法和纳支法两种。纳干法是先推出日干数，再算出从哪个时辰开始取穴。纳支法则是根据十二小时经气流行顺序而采取"补母泻子"的一种治疗方法。根据这一规则推算，可得出不同脏器的最佳治疗时间，如卯时（5 点至 7 点）大肠经旺，有利于排泄；辰时（7 点至 9 点）胃经旺，有利于消化；巳时（9 点至 11 点）脾经旺，有利于吸收营养、生血；午时（11 点至 13 点）心经旺，有利于血液循环，心火生胃土有利于消化；未时（13 点至 15 点）小肠经旺，有利于吸收营养；申时（15 点至 17 点）膀胱经旺，有利于泻掉小肠下注的水液及周身的"火气"；酉时（17 点至 19 点）肾经旺，有利于贮藏一日的藏腑之精华；戌时（19 点至 21 点）心包经旺，再一次增强心的力量，心火生胃土有利于消化；亥时（21 点至 23 点）三焦通百脉，人进入睡眠，百脉休养生息；子时（23 点至 1 点）胆经旺，胆汁推陈出新；丑时（1 点至 3 点）肝经旺，肝血推陈出新；寅时（3 点至 5 点）肺经旺，将肝贮藏的新鲜血液输送百脉，迎接新的一天到来。

灵龟八法于金元时代为针灸大家窦汉卿所倡导，是以八脉八穴配合九宫数，再据日时干支所代表的数字计算配穴。因本法以八穴相配代表经脉气血流注之盛衰而取穴，所以又称八法流注、流注八法等。又因本法所用八穴有阴经四个穴位、阳经四个穴位，故俗称阴四针、阳四针。具体步骤是将患者来诊之日、时干支所代表的基数相加之和，阳日除以 9，阴日除以 6，将不能尽除的所余数求出。此余数即是纳于九宫八卦之数。所以要掌握八法逐日干支之基数、临时干支之基数以及八穴纳卦数。

所谓飞腾八法以奇经八脉的八穴为基础，配合八卦，按每日各个时辰的天干推算开穴。其取穴运算周期为 5 天。本法不论日干支和时干支，均以天干为主。这一针灸方法最先见于《玉龙经》。本法所配属八卦与灵龟八法不同，因其以时干为主，故又名"奇经纳甲法"。

现代时间生物学的研究证明[①]，人体生命现象、生理活动都具有相对稳定的时间节律性，目前在机体内已经发现有年节律、季节节律、月节律、昼夜节律等节律的"生物钟"的存在，说明在人的生理节律与日月天体运行节律之间存在着某种未知的密切联系。

根据目前已经发现的生物节律的运行模式，大体上可以将其归属于三角函数模型。哈尔伯格（Halberg）提议用余弦函数来描述生物系统的这种时间节律运动，即有：

$$f(t) = M + A\cos\left(\frac{2\pi}{j}t + \varphi\right)$$

用天干和地支的组合来纪年月日时是我国传统文化的一个特色，为把传统的按时取穴的方法应用于现代中医临床，必须掌握快速即时地由现行纪时法推算干支纪时的方法。这里尝试给出推算年干支、月干支、日干支和五运、阴日和阳日以及时干支的数学方法。

首先，我们为了运算的需要，先将天干、地支和干支的顺序赋予数值化，见表 14-3；天干和地支各以 10 和 12 为循环数，干支以 60 为循环数，见表 14-4。

---

① 金观源，相嘉嘉. 现代时间医学：生物钟与临床［M］. 长沙：湖南科学技术出版社，1993.

表14-3　天干和地支的时间顺序

干支	1	2	3	4	5	6	7	8	9	10	11	12
天干	甲	乙	丙	丁	戊	己	庚	辛	壬	癸		
地支	子	丑	寅	卯	辰	巳	午	未	申	酉	戌	亥

表14-4　天干与地支匹配的时间排序

甲子1	乙丑2	丙寅3	丁卯4	戊辰5	己巳6	庚午7	辛未8	壬申9	癸酉10
甲戌11	乙亥12	丙子13	丁丑14	戊寅15	己卯16	庚辰17	辛巳18	壬午19	癸未20
甲申21	乙酉22	丙戌23	丁亥24	戊子25	己丑26	庚寅27	辛卯28	壬辰29	癸巳30
甲午31	乙未32	丙申33	丁酉34	戊戌35	己亥36	庚子37	辛丑38	壬寅39	癸卯40
甲辰41	乙巳42	丙午43	丁未44	戊申45	己酉46	庚戌47	辛亥48	壬子49	癸丑50
甲寅51	乙卯52	丙辰53	丁巳54	戊午55	己未56	庚申57	辛酉58	壬戌59	癸亥60

对照现行公历与干支纪年，可知公元1年的干支为辛酉，而干支以甲子为始，公元4年为甲子年。由此，求任何一公元 Y 年的干支数的公式为：

$$N = (Y-3) - 60\mathrm{int}\left(\frac{Y-3}{60}\right)[1]$$

其中 int (x)（x 为非负实数）表示对 x 取不大于它的最大整数，N 为干支序数，查表14-4，即得 Y 年的年干支，这个公式的实质是求 Y 被60除的最小正整余数。

比如求2010年的干支：

$$N = (Y-3) - 60\mathrm{int}\left(\frac{Y-3}{60}\right) = 27$$

由 $N=27$ 查表14-4得庚寅，知2010年为庚寅年。若余数为0，代表癸亥，也可以分别求天干数和地支数，公式为：

$$天干数\ T = 年份个位数 - 3;$$
$$地支数\ D = (Y-3) - \mathrm{int}\left[(Y-3)/12\right] \times 12$$

分别以 T 和 D 值为序数查表14-4得 Y 年干支。若 $T<0$，则令 $T=T+10$。按照传统，干支纪年中的年是农历年份，故从公历年元旦至公历1月下旬或2月中旬这一时期可能属上一个农历年，具体何时要由当年历书所载正月初一的日期判断。

我国古代把一天分为12个时辰，地支有12个，正好与之固定相配，以午夜前后的一辰配子，顺次类推。10个天干，在一天中有两个重复出现，因而时天干也就与当天的日天干有关。按现代计时方法，把一天分为24个小时，23点至凌晨1点相当于子时，据此可由所在日的日天干和小时数计算时干支。设这两个值依次为 T_d 和 H，先按下式计算时地支序数：

---

① int (x) 表示取整函数，即该函数值为不超过 x 的最大整数。

$$D_h = \mathrm{int}\left(\frac{H+3}{2}\right)$$

若 $D_h > 12$，令 $D_h = D_h - 12$，再代入下式计算时干支数：

$$N = \left[12\,(T_d - 1) + D_h\right) - 60\mathrm{int}\,\frac{12\,(T_d - 1 + D_h)}{60}\right]$$

以 N 为干支序数，查表 14 - 4 得 T_d 日 H 小时的时干支。

比如求 1996 年 2 月 19 日 16 时 01 分的时干支，这一天的日天干为丙，则 $T_d = 3$，又 $H = 16$，则得 $D_h = \mathrm{int}\left(\frac{16+3}{2}\right) = 9$，于是 $N = 33$，查表 14 - 4 得丙申，知这一时刻的时干支为丙申。在时地支序数已得的情况下可只计算时天干序数，有下列公式：

$$T_h = (2T_d + D_h + 8) - 10\mathrm{int}\left(\frac{2T_d + D_h + 8}{10}\right)$$

其中 T_h 和 D_h 的值为分别从表 14 - 3 可查得该时的时干支。①

二、针灸机理与药代模型的类推

针灸的疗效是如何取得的？针灸为何能镇痛？镇痛的机理如何？换而言之，针灸时并没有输入药物进入体内，为何却可以得到静脉滴注药物类似的效果呢？这些中医治疗的谜中之谜一直困惑着现代研究的人们。当然，这种困惑首先源于人们对经络概念的理解至今没有统一的共识，经络系统至今是一个结构不明的"黑箱"模型。

在结构不明的"黑箱"情况下，采取形态解剖学的方法来研究针刺镇痛的机理是寸步难行的，但采取系统信息输入输出的研究方法结合数学模型的方法进行研究则可以有所发现。针灸镇痛实验表明，如果在某一穴位上（如合谷穴）输入一定量的电针刺激，并同时在另一对应的区域（如面部）测量痛域的变化情况，即输出值，以痛域为纵轴，以时间为横轴，可以绘制出一条反映输入与输出之间数值关系的曲线。有趣的是，这条随时间变化的痛域曲线与药动学中恒滴房室模型的血药浓度变化曲线竟然十分相似。

既然这两条曲线相似，即同为一抛物线方程，根据数学模拟的原理，可以合理地推理：针刺镇痛的机理即相当于在针刺时有某种镇痛类药物的输入，即针刺后可能在体内以速率 α 产生某种镇痛物质，停止针灸后则相当于药物停止输入。相继的有关生化实验证实，这种随针灸而变化的镇痛物质就是脑内自动产生的 5 - 羟色胺、β - 内啡肽等内源性镇痛物质。

总而言之，中医数理逻辑在医理分析、诊断、药物方剂、针灸治疗上的广泛应用不仅充分显示了中医的确具有数理逻辑，而且是一种区别于西方数理逻辑的具有文化特质的中国象数逻辑体系。

---

① 青义学. 数学与医学 [M]. 长沙：中南大学出版社，2004.

跋

我很庆幸在新型冠状病毒感染之前封笔了这本磨磨蹭蹭写了许多年的书，不然，经这一病，思维、记忆和行动力大不如从前。工作 47 年，其中有 40 年在临床工作，其间当过内科、传染科、男科、临床心理咨询科等多个专科的住院医生和门诊医生，当然自己也当过几回患者，但都未曾有过像新型冠状病毒感染这样的特别经历：全家几乎都在同一时间罹患了同样一种疾病，虽然病情不算很严重，但发烧、全身酸痛、少气乏力、咳嗽、茶饭不思、失眠等痛苦足以摧毁一个人的正常生活。疾病是一所大学，让你体验到许多以前只是听说过的东西，例如，现象学认为情绪情感并不是认识的副产品，而本身就是此在的一种基本的存在样态，当被新型冠状病毒感染，容不得你还有什么思考和自主反抗性之时，那一系列的沮丧情绪就占据了你全部的身心，或者说，那种无奈和无力的样态就是人此在的揭示。除此境遇之外，并没有什么本质的东西。

从我在 20 世纪 90 年代为本科生和研究生开设"医学逻辑学"课程的时候算起，对中医学的逻辑思维特质的关注已经超过 30 多年，但之前在相当长的时间内，我的兴趣主要只限于中西医之间逻辑思维同异比较的问题，直到接触了现象学后才逐渐跳出这一狭隘的眼界。也就是说，一方面，运用现象学方法还原中医学的理论建构过程可以为现象学找到一个来自中国文化的生动案例，而这也正是胡塞尔和海德格尔最希望见到现象学在某一具体领域发展的事情。另一方面，现象学方法也极有助于中医学为自己的合理性辩护开辟一条区别于自然科学的和形式逻辑的道路与方法。现象学和存在主义有助于我们对此在的历史和现实存在的领会，对中医学概念和命题逻辑的理解和解释。从现象学的角度来看，中西医学的不同不过就是别具一格的与周围世界照面方式的差异，而现象就是在这种照面方式中与一切属于意向性结构相关联的东西。从现象学存在主义的视角来看，中医学逻辑哲学的意义就在于帮助其清理其概念和命题等言说的意向性结构。为此，本书仅仅就中医学中最重要的时空概念、阴阳五行概念、经络概念、证的概念、心神等基本概念和命题等言说的意向性结构进行了初步的清理，最终希望能为推进中医理论形态的现代化和世界化的进程搭建一些有用的脚手架。传统中医药在新型冠状病毒防疫工作中再次显示出它具有的现代价值，但如何理解中医药的作用和解释它的机理，我们还有很长的路要走。仅仅靠实验和临床并不能解决其认识问题，这也许正是本书还有一点用的地方。因为缺乏哲学的眼界，一些中医药的研究者不仅迷失了方向，甚至成了反对中医药的急先锋，而那些中医"铁杆"们虽然热爱中医，却说不明道不白中医的合理性，因此，逻辑学哲学知识实在是当今中医界亟待需要补充的继续教育内容。

对于这样一本阅读起来有些费力的著作来说，我衷心地感谢广东高等教育出版社的专业支持，正是他们的认真才使得本书尽可能地减少了许多错漏。

邱鸿钟

2023 年 1 月

广州白云山麓湖畔杏林书斋